全国科学技术名词审定委员会

公　布

病理学名词

CHINESE TERMS IN PATHOLOGY

2020

医学名词审定委员会
病理学名词审定分委员会

国家自然科学基金资助项目

科　学　出　版　社

北　京

内 容 简 介

　　本书是全国科学技术名词审定委员会审定公布的病理学名词，内容包括：总论、消化系统、呼吸系统、内分泌系统、泌尿系统、生殖系统、淋巴造血系统、运动系统、心血管系统、神经系统、感觉系统 11 个部分，共 2484 条。这些名词是科研、教学、生产、经营及新闻出版等部门应遵照使用的病理学规范名词。

图书在版编目(CIP)数据

病理学名词/医学名词审定委员会，病理学名词审定分委员会审定. —北京：科学出版社，2020.9
全国科学技术名词审定委员会公布
ISBN 978-7-03-066077-0

I. ①病…　II. ①医…　②病…　III. ①病理学–名词术语　IV. ①R36-61

中国版本图书馆 CIP 数据核字(2020)第 172958 号

责任编辑：王　海　马晓伟　张玉森　路　倩/责任校对：郑金红
责任印制：李　彤/封面设计：吴霞暖

科 学 出 版 社 出版
北京东黄城根北街 16 号
邮政编码：100717
http://www.sciencep.com
北京凌奇印刷有限责任公司 印刷
科学出版社发行各地新华书店经销
*
2020 年 9 月第 一 版　　开本：787×1092 1/16
2020 年 9 月第一次印刷　　印张：20
字数：470 000
POD定价：148.00元
(如有印装质量问题，我社负责调换)

全国科学技术名词审定委员会
第七届委员会委员名单

第四届医学名词审定委员会委员名单

主　任：陈　竺

副主任：饶克勤　刘德培　贺福初　郑树森　王　宇　罗　玲

委　员（以姓名笔画为序）：

于　欣　王　辰　王永明　王汝宽　李兆申　杨伟炎

沈　悌　张玉森　陈　杰　屈婉莹　胡仪吉　徐建国

曾正陪　照日格图　魏丽惠

秘书长：张玉森（兼）

病理学名词审定分委员会委员名单

主　任：陈　杰

副主任：来茂德　郑　杰　李甘地　朱雄增　卞修武　朱明华

委　员（以姓名笔画为序）：

王一理　王国平　王恩华　文继舫　卢朝辉　刘东戈

刘跃华　杜　祥　李　青　张祥宏　范钦和　周庚寅

周晓军　孟　刚　戚基萍

秘　书：孙　健　常晓燕

白春礼序

　　科技名词伴随科技发展而生，是概念的名称，承载着知识和信息。如果说语言是记录文明的符号，那么科技名词就是记录科技概念的符号，是科技知识得以传承的载体。我国古代科技成果的传承，即得益于此。《山海经》记录了山、川、陵、台及几十种矿物名；《尔雅》19篇中，有16篇解释名物词，可谓是我国最早的术语词典；《梦溪笔谈》第一次给"石油"命名并一直沿用至今；《农政全书》创造了大量农业、土壤及水利工程名词；《本草纲目》使用了数百种植物和矿物岩石名称。延传至今的古代科技术语，体现着圣哲们对科技概念定名的深入思考，在文化传承、科技交流的历史长河中做出了不可磨灭的贡献。

　　科技名词规范工作是一项基础性工作。我们知道，一个学科的概念体系是由若干个科技名词搭建起来的，所有学科概念体系整合起来，就构成了人类完整的科学知识架构。如果说概念体系构成了一个学科的"大厦"，那么科技名词就是其中的"砖瓦"。科技名词审定和公布，就是为了生产出标准、优质的"砖瓦"。

　　科技名词规范工作是一项需要重视的基础性工作。科技名词的审定就是依照一定的程序、原则、方法对科技名词进行规范化、标准化，在厘清概念的基础上恰当定名。其中，对概念的把握和厘清至关重要，因为如果概念不清晰、名称不规范，势必会影响科学研究工作的顺利开展，甚至会影响对事物的认知和决策。举个例子，我们在讨论科技成果转化问题时，经常会有"科技与经济'两张皮'""科技对经济发展贡献太少"等说法，尽管在通常的语境中，把科学和技术连在一起表述，但严格说起来，会导致在认知上没有厘清科学与技术之间的差异，而简单把技术研发和生产实际之间脱节的问题理解为科学研究与生产实际之间的脱节。一般认为，科学主要揭示自然的本质和内在规律，回答"是什么"和"为什么"的问题，技术以改造自然为目的，回答"做什么"和"怎么做"的问题。科学主要表现为知识形态，是创造知识的研究，技术则具有物化形态，是综合利用知识于需求的研究。科学、技术是不同类型的创新活动，有着不同的发展规律，体现不同的价值，需要形成对不同性质的研发活动进行分类支持、分类评价的科学管理体系。从这个角度来看，科技名词规范工作是一项必不可少的基础性工作。我非常同意老一辈专家叶笃正的观点，他认为："科技名词规范化工作的作用比我们想象的还要大，是一项事关我国科技事业发展的基础设施建设工作！"

科技名词规范工作是一项需要长期坚持的基础性工作。我国科技名词规范工作已经有 110 年的历史。1909 年清政府成立科学名词编订馆，1932 年南京国民政府成立国立编译馆，是为了学习、引进、吸收西方科学技术，对译名和学术名词进行规范统一。中华人民共和国成立后，随即成立了"学术名词统一工作委员会"。1985 年，为了更好地促进我国科学技术的发展，推动我国从科技弱国向科技大国迈进，国家成立了"全国自然科学名词审定委员会"，主要对自然科学领域的名词进行规范统一。1996 年，国家批准将"全国自然科学名词审定委员会"改为"全国科学技术名词审定委员会"，是为了响应科教兴国战略，促进我国由科技大国向科技强国迈进，而将工作范围由自然科学技术领域扩展到工程技术、人文社会科学等领域。科学技术发展到今天，信息技术和互联网技术在不断突进，前沿科技在不断取得突破，新的科学领域在不断产生，新概念、新名词在不断涌现，科技名词规范工作仍然任重道远。

110 年的科技名词规范工作，在推动我国科技发展的同时，也在促进我国科学文化的传承。科技名词承载着科学和文化，一个学科的名词，能够勾勒出学科的面貌、历史、现状和发展趋势。我们不断地对学科名词进行审定、公布、入库，形成规模并提供使用，从这个角度来看，这项工作又有几分盛世修典的意味，可谓"功在当代，利在千秋"。

在党和国家重视下，我们依靠数千位专家学者，已经审定公布了 65 个学科领域的近 50 万条科技名词，基本建成了科技名词体系，推动了科技名词规范化事业协调可持续发展。同时，在全国科学技术名词审定委员会的组织和推动下，海峡两岸科技名词的交流对照统一工作也取得了显著成果。两岸专家已在 30 多个学科领域开展了名词交流对照活动，出版了 20 多种两岸科学名词对照本和多部工具书，为两岸和平发展做出了贡献。

作为全国科学技术名词审定委员会现任主任委员，我要感谢历届委员会所付出的努力。同时，我也深感责任重大。

十九大的胜利召开具有划时代意义，标志着我们进入了新时代。新时代，创新成为引领发展的第一动力。习近平总书记在十九大报告中，从战略高度强调了创新，指出创新是建设现代化经济体系的战略支撑，创新处于国家发展全局的核心位置。在深入实施创新驱动发展战略中，科技名词规范工作是其基本组成部分，因为科技的交流与传播、知识的协同与管理、信息的传输与共享，都需要一个基于科学的、规范统一的科技名词体系和科技名词服务平台作为支撑。

我们要把握好新时代的战略定位，适应新时代新形势的要求，加强与科技的协同发展。一方面,要继续发扬科学民主、严谨求实的精神,保证审定公布成果的权威性和规范性。科技名词审定是一项既具规范性又有研究性,既具协调性又有长期性的综合性工作。在长期的科技名词审定工作实践中,全国科学技术名词审定委员会积累了丰富的经验,形成了一套完整的组织和审定流程。这一流程,有利于确立公布名词的权威性,有利于保证公布名词的规范性。但是,我们仍然要创新审定机制,高质高效地完成科技名词审定公布任务。另一方面,在做好科技名词审定公布工作的同时,我们要瞄准世界科技前沿,服务于前瞻性基础研究。习总书记在报告中特别提到"中国天眼"、"悟空号"暗物质粒子探测卫星、"墨子号"量子科学实验卫星、天宫二号和"蛟龙号"载人潜水器等重大科技成果,这些都是随着我国科技发展诞生的新概念、新名词,是科技名词规范工作需要关注的热点。围绕新时代中国特色社会主义发展的重大课题,服务于前瞻性基础研究、新的科学领域、新的科学理论体系,应该是新时代科技名词规范工作所关注的重点。

未来,我们要大力提升服务能力,为科技创新提供坚强有力的基础保障。全国科学技术名词审定委员会第七届委员会成立以来,在创新科学传播模式、推动成果转化应用等方面作了很多努力。例如,及时为 113 号、115 号、117 号、118 号元素确定中文名称,联合中国科学院、国家语言文字工作委员会召开四个新元素中文名称发布会,与媒体合作开展推广普及,引起社会关注。利用大数据统计、机器学习、自然语言处理等技术,开发面向全球华语圈的术语知识服务平台和基于用户实际需求的应用软件,受到使用者的好评。今后,全国科学技术名词审定委员会还要进一步加强战略前瞻,积极应对信息技术与经济社会交汇融合的趋势,探索知识服务、成果转化的新模式、新手段,从支撑创新发展战略的高度,提升服务能力,切实发挥科技名词规范工作的价值和作用。

使命呼唤担当,使命引领未来,新时代赋予我们新使命。全国科学技术名词审定委员会只有准确把握科技名词规范工作的战略定位,创新思路,扎实推进,才能在新时代有所作为。

是为序。

白春礼

2018 年春

路甬祥序

　　我国是一个人口众多、历史悠久的文明古国，自古以来就十分重视语言文字的统一，主张"书同文、车同轨"，把语言文字的统一作为民族团结、国家统一和强盛的重要基础和象征。我国古代科学技术十分发达，以四大发明为代表的古代文明，曾使我国居于世界之巅，成为世界科技发展史上的光辉篇章。而伴随科学技术产生、传播的科技名词，从古代起就已成为中华文化的重要组成部分，在促进国家科技进步、社会发展和维护国家统一方面发挥着重要作用。

　　我国的科技名词规范统一活动有着十分悠久的历史。古代科学著作记载的大量科技名词术语，标志着我国古代科技之发达及科技名词之活跃与丰富。然而，建立正式的名词审定组织机构则是在清朝末年。1909 年，我国成立了科学名词编订馆，专门从事科学名词的审定、规范工作。到了新中国成立之后，由于国家的高度重视，这项工作得以更加系统地、大规模地开展。1950 年政务院设立的学术名词统一工作委员会，以及 1985 年国务院批准成立的全国自然科学名词审定委员会（现更名为全国科学技术名词审定委员会，简称全国科技名词委），都是政府授权代表国家审定和公布规范科技名词的权威性机构和专业队伍。他们肩负着国家和民族赋予的光荣使命，秉承着振兴中华的神圣职责，为科技名词规范统一事业默默耕耘，为我国科学技术的发展做出了基础性的贡献。

　　规范和统一科技名词，不仅在消除社会上的名词混乱现象，保障民族语言的纯洁与健康发展等方面极为重要，而且在保障和促进科技进步，支撑学科发展方面也具有重要意义。一个学科的名词术语的准确定名及推广，对这个学科的建立与发展极为重要。任何一门科学（或学科），都必须有自己的一套系统完善的名词来支撑，否则这门学科就立不起来，就不能成为独立的学科。郭沫若先生曾将科技名词的规范与统一称为"乃是一个独立自主国家在学术工作上所必须具备的条件，也是实现学术中国化的最起码的条件"，精辟地指出了这项基础性、支撑性工作的本质。

　　在长期的社会实践中，人们认识到科技名词的规范和统一工作对于一个国家的科技发展和文化传承非常重要，是实现科技现代化的一项支撑性的系统工程。没有这样一个系统的规范化的支撑条件，不仅现代科技的协调发展将遇到极大困难，而且在科技日益渗透人们生活各方面、各环节的今天，还将给教育、传播、交流、经贸等多方面带来困难和损害。

全国科技名词委自成立以来，已走过近 20 年的历程，前两任主任钱三强院士和卢嘉锡院士为我国的科技名词统一事业倾注了大量的心血和精力，在他们的正确领导和广大专家的共同努力下，取得了卓著的成就。2002 年，我接任此工作，时逢国家科技、经济飞速发展之际，因而倍感责任的重大；及至今日，全国科技名词委已组建了 60 个学科名词审定分委员会，公布了 50 多个学科的 63 种科技名词，在自然科学、工程技术与社会科学方面均取得了协调发展，科技名词蔚成体系。而且，海峡两岸科技名词对照统一工作也取得了可喜的成绩。对此，我实感欣慰。这些成就无不凝聚着专家学者们的心血与汗水，无不闪烁着专家学者们的集体智慧。历史将会永远铭刻着广大专家学者孜孜以求、精益求精的艰辛劳作和为祖国科技发展做出的奠基性贡献。宋健院士曾在 1990 年全国科技名词委的大会上说过："历史将表明，这个委员会的工作将对中华民族的进步起到奠基性的推动作用。"这个预见性的评价是毫不为过的。

科技名词的规范和统一工作不仅仅是科技发展的基础，也是现代社会信息交流、教育和科学普及的基础，因此，它是一项具有广泛社会意义的建设工作。当今，我国的科学技术已取得突飞猛进的发展，许多学科领域已接近或达到国际前沿水平。与此同时，自然科学、工程技术与社会科学之间交叉融合的趋势越来越显著，科学技术迅速普及到了社会各个层面，科学技术同社会进步、经济发展已紧密地融为一体，并带动着各项事业的发展。所以，不仅科学技术发展本身产生的许多新概念、新名词需要规范和统一，而且由于科学技术的社会化，社会各领域也需要科技名词有一个更好的规范。另外，随着香港、澳门的回归，海峡两岸科技、文化、经贸交流不断扩大，祖国实现完全统一更加迫近，两岸科技名词对照统一任务也十分迫切。因而，我们的名词工作不仅对科技发展具有重要的价值和意义，而且在经济发展、社会进步、政治稳定、民族团结、国家统一和繁荣等方面都具有不可替代的特殊价值和意义。

最近，中央提出树立和落实科学发展观，这对科技名词工作提出了更高的要求。我们要按照科学发展观的要求，求真务实，开拓创新。科学发展观的本质与核心是以人为本，我们要建设一支优秀的名词工作队伍，既要保持和发扬老一辈科技名词工作者的优良传统，坚持真理、实事求是、甘于寂寞、淡泊名利，又要根据新形势的要求，面向未来、协调发展、与时俱进、锐意创新。此外，我们要充分利用网络等现代科技手段，使规范科技名词得到更好的传播和应用，为迅速提高全民文化素质做出更大贡献。科学发展观的基本要求是坚持以人为本，全面、协调、可持续发展，因此，科技名词工作既要紧密围绕当前国民经济建设形势，着重开展好科技领域的学科名词审定工作，同时又要在强调经济社会以及人与自然协调发展的思想指导下，开展好社会科学、文化教育和资源、生态、环境领域的科学名词审定工作，促进各个学科领域的相互融合和共同繁荣。科学发展观非常注重可持续发展的理念，因此，我们在不断丰富和发展已建立的科技名词体系的同时，还要进一步研究具有中国特色的术语学理论，以创建中国的术语学派。研究和建立中国特色的术语学理论，也是一种知识创新，是实现科技名词工作可持续发展的必由之路，我们应当为此付出更大的努力。

当前国际社会已处于以知识经济为走向的全球经济时代，科学技术发展的步伐将会越来越快。我国已加入世贸组织，我国的经济也正在迅速融入世界经济主流，因而国内外科技、文化、经贸的交流将越来越广泛和深入。可以预言，21世纪中国的经济和中国的语言文字都将对国际社会产生空前的影响。因此，在今后10到20年之间，科技名词工作就变得更具现实意义，也更加迫切。"路漫漫其修远兮，吾将上下而求索"，我们应当在今后的工作中，进一步解放思想，务实创新、不断前进。不仅要及时地总结这些年来取得的工作经验，更要从本质上认识这项工作的内在规律，不断地开创科技名词统一工作新局面，做出我们这代人应当做出的历史性贡献。

2004 年深秋

卢嘉锡序

科技名词伴随科学技术而生，犹如人之诞生其名也随之产生一样。科技名词反映着科学研究的成果，带有时代的信息，铭刻着文化观念，是人类科学知识在语言中的结晶。作为科技交流和知识传播的载体，科技名词在科技发展和社会进步中起着重要作用。

在长期的社会实践中，人们认识到科技名词的统一和规范化是一个国家和民族发展科学技术的重要的基础性工作，是实现科技现代化的一项支撑性的系统工程。没有这样一个系统的规范化的支撑条件，科学技术的协调发展将遇到极大的困难。试想，假如在天文学领域没有关于各类天体的统一命名，那么，人们在浩瀚的宇宙当中，看到的只能是无序的混乱，很难找到科学的规律。如是，天文学就很难发展。其他学科也是这样。

古往今来，名词工作一直受到人们的重视。严济慈先生 60 多年前说过，"凡百工作，首重定名；每举其名，即知其事"。这句话反映了我国学术界长期以来对名词统一工作的认识和做法。古代的孔子曾说"名不正则言不顺"，指出了名实相副的必要性。荀子也曾说"名有固善，径易而不拂，谓之善名"，意为名有完善之名，平易好懂而不被人误解之名，可以说是好名。他的"正名篇"即是专门论述名词术语命名问题的。近代的严复则有"一名之立，旬月踌躇"之说。可见在这些有学问的人眼里，"定名"不是一件随便的事情。任何一门科学都包含很多事实、思想和专业名词，科学思想是由科学事实和专业名词构成的。如果表达科学思想的专业名词不正确，那么科学事实也就难以令人相信了。

科技名词的统一和规范化标志着一个国家科技发展的水平。我国历来重视名词的统一与规范工作。从清朝末年的科学名词编订馆，到 1932 年成立的国立编译馆，以及新中国成立之初的学术名词统一工作委员会，直至 1985 年成立的全国自然科学名词审定委员会(现已改名为全国科学技术名词审定委员会，简称全国名词委)，其使命和职责都是相同的，都是审定和公布规范名词的权威性机构。现在，参与全国名词委领导工作的单位有中国科学院、科学技术部、教育部、中国科学技术协会、国家自然科学基金委员会、新闻出版署、国家质量技术监督局、国家广播电影电视总局、国家知识产权局和国家语言文字工作委员会，这些部委各自选派了有关领导干部担任全国名词委的领导，有力地推动科技名词的统一和推广应用工作。

全国名词委成立以后，我国的科技名词统一工作进入了一个新的阶段。在第一任主任委员钱三强同志的组织带领下，经过广大专家的艰苦努力，名词规范和统一工作取得了显著的成绩。1992 年三强同志不幸谢世。我接任后，继续推动和开展这项工作。在国家和有关部门的支持及广大专家学者的努力下，全国名词委 15 年来按学科共组建了 50 多个学科的名词审定分委员会，有 1800 多位专家、学者参加名词审定工作，还有更多的专家、学者参加书面审查和座谈讨论等，形成的科技名词工作队伍规模之大、水平层次之高前所未有。15 年间共审定公布了包括理、工、农、医及交叉学科等各学科领域的名词共计 50 多种。而且，对名词加注定义的工作经试点后业已逐渐展开。另外，遵照术语学理论，根据汉语汉字特点，结合科技名词审定工作实践，全国名词委制定并逐步完善了一套名词审定工作的原则与方法。可以说，在 20 世纪的最后 15 年中，我国基本上建立起了比较完整的科技名词体系，为我国科技名词的规范和统一奠定了良好的基础，对我国科研、教学和学术交流起到了很好的作用。

在科技名词审定工作中，全国名词委密切结合科技发展和国民经济建设的需要，及时调整工作方针和任务，拓展新的学科领域开展名词审定工作，以更好地为社会服务、为国民经济建设服务。近些年来，又对科技新词的定名和海峡两岸科技名词对照统一工作给予了特别的重视。科技新词的审定和发布试用工作已取得了初步成效，显示了名词统一工作的活力，跟上了科技发展的步伐，起到了引导社会的作用。两岸科技名词对照统一工作是一项有利于祖国统一大业的基础性工作。全国名词委作为我国专门从事科技名词统一的机构，始终把此项工作视为自己责无旁贷的历史性任务。通过这些年的积极努力，我们已经取得了可喜的成绩。做好这项工作，必将对弘扬民族文化，促进两岸科教、文化、经贸的交流与发展做出历史性的贡献。

科技名词浩如烟海，门类繁多，规范和统一科技名词是一项相当繁重而复杂的长期工作。在科技名词审定工作中既要注意同国际上的名词命名原则与方法相衔接，又要依据和发挥博大精深的汉语文化，按照科技的概念和内涵，创造和规范出符合科技规律和汉语文字结构特点的科技名词。因而，这又是一项艰苦细致的工作。广大专家学者字斟句酌，精益求精，以高度的社会责任感和敬业精神投身于这项事业。可以说，全国名词委公布的名词是广大专家学者心血的结晶。这里，我代表全国名词委，向所有参与这项工作的专家学者们致以崇高的敬意和衷心的感谢！

审定和统一科技名词是为了推广应用。要使全国名词委众多专家多年的劳动成果——规范名词，成为社会各界及每位公民自觉遵守的规范，需要全社会的理解和支持。国务院和4个有关部委［国家科委(今科学技术部)、中国科学院、国家教委(今教育部)和新闻出版署］已分别于1987年和1990年行文全国，要求全国各科研、教学、生产、经营以及新闻出版等单位遵照使用全国名词委审定公布的名词。希望社会各界自觉认真地执行，共同做好这项对于科技发展、社会进步和国家统一极为重要的基础工作，为振兴中华而努力。

值此全国名词委成立15周年、科技名词书改装之际，写了以上这些话。是为序。

卢嘉锡

2000 年夏

钱 三 强 序

科技名词术语是科学概念的语言符号。人类在推动科学技术向前发展的历史长河中，同时产生和发展了各种科技名词术语，作为思想和认识交流的工具，进而推动科学技术的发展。

我国是一个历史悠久的文明古国，在科技史上谱写过光辉篇章。中国科技名词术语，以汉语为主导，经过了几千年的演化和发展，在语言形式和结构上体现了我国语言文字的特点和规律，简明扼要，蓄意深切。我国古代的科学著作，如已被译为英、德、法、俄、日等文字的《本草纲目》、《天工开物》等，包含大量科技名词术语。从元、明以后，开始翻译西方科技著作，创译了大批科技名词术语，为传播科学知识，发展我国的科学技术起到了积极作用。

统一科技名词术语是一个国家发展科学技术所必须具备的基础条件之一。世界经济发达国家都十分关心和重视科技名词术语的统一。我国早在 1909 年就成立了科学名词编订馆，后又于 1919 年中国科学社成立了科学名词审定委员会，1928 年大学院成立了译名统一委员会。1932 年成立了国立编译馆，在当时教育部主持下先后拟订和审查了各学科的名词草案。

新中国成立后，国家决定在政务院文化教育委员会下，设立学术名词统一工作委员会，郭沫若任主任委员。委员会分设自然科学、社会科学、医药卫生、艺术科学和时事名词五大组，聘任了各专业著名科学家、专家，审定和出版了一批科学名词，为新中国成立后的科学技术的交流和发展起到了重要作用。后来，由于历史的原因，这一重要工作陷于停顿。

当今，世界科学技术迅速发展，新学科、新概念、新理论、新方法不断涌现，相应地出现了大批新的科技名词术语。统一科技名词术语，对科学知识的传播，新学科的开拓，新理论的建立，国内外科技交流，学科和行业之间的沟通，科技成果的推广、应用和生产技术的发展，科技图书文献的编纂、出版和检索，科技情报的传递等方面，都是不可缺少的。特别是计算机技术的推广使用，对统一科技名词术语提出了更紧迫的要求。

为适应这种新形势的需要，经国务院批准，1985 年 4 月正式成立了全国自然科学名词审定委员会。委员会的任务是确定工作方针，拟定科技名词术语审定工作计划、实施方案和步骤，组织审定自然科学各学科名词术语，并予以公布。根据国务院授权，委员会审定公布的名词术语，科研、教学、生产、经营以及新闻出版等各部门，均应遵照使用。

全国自然科学名词审定委员会由中国科学院、国家科学技术委员会、国家教育委员会、中国科学技术协会、国家技术监督局、国家新闻出版署、国家自然科学基金委员会分别委派了正、副主任担任领导工作。在中国科协各专业学会密切配合下，逐步建立各专业审定分委员会，并已建立起一支由各学科著名专家、学者组成的近千人的审定队伍，负责审定本学科的名词术语。我国的名词审定工作进入了一个新的阶段。

这次名词术语审定工作是对科学概念进行汉语订名，同时附以相应的英文名称，既有我国语言特色，又方便国内外科技交流。通过实践，初步摸索了具有我国特色的科技名词术语审定的原则与方法，以及名词术语的学科分类、相关概念等问题，并开始探讨当代术语学的理论和方法，以期逐步建立起符合我国语言规律的自然科学名词术语体系。

统一我国的科技名词术语，是一项繁重的任务，它既是一项专业性很强的学术性工作，又涉及亿万人使用习惯的问题。审定工作中我们要认真处理好科学性、系统性和通俗性之间的关系；主科与副科间的关系；学科间交叉名词术语的协调一致；专家集中审定与广泛听取意见等问题。

汉语是世界五分之一人口使用的语言，也是联合国的工作语言之一。除我国外，世界上还有一些国家和地区使用汉语，或使用与汉语关系密切的语言。做好我国的科技名词术语统一工作，为今后对外科技交流创造了更好的条件，使我炎黄子孙，在世界科技进步中发挥更大的作用，做出重要的贡献。

统一我国科技名词术语需要较长的时间和过程，随着科学技术的不断发展，科技名词术语的审定工作，需要不断地发展、补充和完善。我们将本着实事求是的原则，严谨的科学态度做好审定工作，成熟一批公布一批，提供各界使用。我们特别希望得到科技界、教育界、经济界、文化界、新闻出版界等各方面同志的关心、支持和帮助，共同为早日实现我国科技名词术语的统一和规范化而努力。

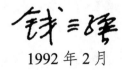

1992 年 2 月

前　言

随着生命科学和医学的进步，病理学在现代医学中越来越显现出其重要性，它不仅是连接现代科学和临床医学的桥梁学科，其本身因在临床诊断和治疗中的重要性，也成为临床医学的重要分支。随着相关学科新理论、新技术、新分支学科的不断涌现，旧有名词已不能满足病理学各方面工作的需要，大量新的诊断名词的出现，给理解、应用和交流带来新的问题。病理诊断，尤其在与临床各科的交流中急需规范化、标准化，以便形成医疗实践中的共同语言。因此，名词的规范化、标准化对于推动我国病理学事业的健康发展、促进病理学内部与对外交流、使病理学更好地服务于我国医学与生命科学发展，无疑具有十分重要的意义。

20 世纪 90 年代，我国病理学家曾主持编撰了一本比较简明的病理学词汇，仅包括本书总论的部分名词，对病理学的发展起到了重要的作用。近些年来，由于分子病理学等的快速发展，疾病分类也日新月异，不断涌现出很多新病种和疾病的新类型，专业队伍的更新与知识结构的改变，对病理学的从业人员提出了更高的要求。在这种形势下，受全国科学技术名词审定委员会和中华医学会名词审定委员会的委托，于 2007 年 5 月成立了病理学名词审定分委员会，开始对病理学名词进行审定和规范。因基本无前例可循，分委员会对拟定选词原则、审定条例等均进行了反复探索，并在全国范围内开始征集名词条目。经过几十名活跃在临床病理、科研一线的专家的反复修改、核对、整理，根据全国科学技术名词审定委员会和医学名词审定委员会的有关意见，多次组织有关专家认真修改，于 2018 年 1 月形成病理学名词上报稿。

全国科学技术名词审定委员会委托一批资深专家，包括李玉林、李良、步宏、朱宏光、盛伟琪、于士柱、晋红中、冯瑞娥、笪冀平、滕晓东、王哲等教授对上报稿进行了复审，对复审中提出的意见，分委员会再次进行了认真研究，并做了妥善处理，于 2020 年 4 月上报全国科学技术名词审定委员会主任审核批准，予以预公布，并在全国科学技术名词审定委员会网站公示征求社会意见。预公布期限为 3 个月。2020 年 7 月分委员会根据反馈意见对预公布稿再次修改。现予以正式公布。

在病理学名词的收集、编撰、审定过程中，充分考虑了病理学涉及领域广的特点，选词范围尽量涉及基础医学、临床医学及其研究与进展等各个方面，按器官系统进行收集和编撰，以方便读者查阅。为防止重复，同一名词一般安排在首次出现的部分，对有些名词的不同称谓，以"又称"加以说明。对相关专业的名词，尽可能参考该专业的名词定义。虽然如此，本名词仍不可避免地存在不足、不当之处，并且本次审定耗时数年，其间新的科学知识和技术带来的名词不可能得到全面、及时的收纳，这些都是令人遗憾之处。

在多年的审定工作中，本名词得到了病理学界各位同道的高度关注和热情支持，尤其是北京协和医院病理科常晓燕、周炜洵、姜英、李霁、孟云霄、孙健、王文泽、肖雨、赵大春等医师在几次修改及词条的充实过程中做出了很大的贡献，还有许多参与名词审定工作的专家学者并未能在审定分委员会委员名单中列出，审定过程中一直得到全国科学技术名词审定委员会和医学名词审定委员会的支持和指导，在此一并深表谢意。祈盼全国病理学工作者及关心名词工作的各界专家和人士批评指正，以便再版时修订和完善。

病理学名词审定分委员会

2020 年 7 月

编 排 说 明

一、本书公布的是病理学基本名词，共 2484 条，每条名词均给出了定义或注释。

二、全书分 11 个部分：总论、消化系统、呼吸系统、内分泌系统、泌尿系统、生殖系统、淋巴造血系统、运动系统、心血管系统、神经系统和感觉系统。

三、正文按汉文名词所属学科的相关概念体系排列。汉文名后给出了与该词概念相对应的英文名。

四、每个汉文名都附有相应的定义或注释。定义一般只给出基本内涵，注释则扼要说明其特点。当一个汉文名有不同概念时，则用（1）（2）等表示。

五、一个汉文名对应几个英文名同义词时，英文词之间用"，"分开。

六、凡英文词的首字母大、小写均可时，一律小写；英文除必须用复数者，一般用单数形式。

七、"[ ]"中的字为可省略的部分。

八、主要异名和释文中的条目用楷体表示。"全称""简称"是与正名等效使用的名词；"又称"为非推荐名，只在一定范围内使用；"俗称"为非学术用语；"曾称"为被淘汰的旧名。

九、正文后所附的英汉索引按英文字母顺序排列；汉英索引按汉语拼音顺序排列。所示号码为该词在正文中的序码。索引中带"*"者为规范名的异名或在释文中出现的条目。

目　录

01. 总　　论

01.001　病理学　pathology
用自然科学的方法研究疾病的形态结构、代谢和功能等方面的改变，从而揭示疾病的病因、发病机制、病变性质和转归的学科。是介于基础医学与临床医学之间的桥梁学科。

01.002　病理解剖学　pathological anatomy, morbid anatomy
从形态上观察和研究疾病，并联系代谢和功能的变化，以形态改变为基础，确定疾病的性质，进一步研究疾病的病因、发病机制及病变与临床表现关系的学科。

01.003　病理形态学　pathomorphology
研究宿主细胞、组织与器官在疾病状态下形态结构变化的学科。与组织病理学概念相近。

01.004　病理生理学　pathophysiology
研究疾病的病因、发病机制，注重研究患病机体的代谢和功能变化的学科。为疾病的防治提供理论和实验依据。

01.005　病理生物学　pathobiology
应用生物学的相关理论与技术阐释疾病发生发展过程中的病因、发病机制、形态和功能代谢变化，为临床疾病的诊断、治疗和预防提供理论依据和应用技术的学科。

01.006　人体病理学　human pathology
以患者或从患者体内得到的材料（器官、组织、细胞、体液）为研究对象，用自然科学的方法研究疾病的形态结构、代谢和功能等方面的改变，从而揭示疾病的病因、发病机制、病变性质和转归的学科。

01.007　病理学总论　general pathology
主要阐述细胞和组织在疾病状态下对异常刺激的基本反应，如细胞和组织损伤、损伤的修复、局部血液循环障碍、炎症和肿瘤等，以及通过对这些共同病变的研究发现的普遍规律。

01.008　病理学各论　special pathology, systematic pathology
分别阐述各个系统疾病的病理改变。是在病理学总论的基础上分系统阐述各种特定疾病的病理特点和特殊规律。

01.009　细胞病理学　cytopathology
根据细胞内异常状况，研究疾病发生过程中细胞的生理功能发生改变的规律，为疾病的诊断和防治提供依据的学科。

01.010　临床病理学　clinical pathology
包含临床检验和人体病理学的综合学科。在欧美等国家特指综合运用化学、微生物学、分子生物学等方法对血液、体液、组织匀浆和提取物等进行实验室分析的临床检验学科。

01.011　实验病理学　experimental pathology
以疾病的动物模型或在体外培养的细胞为研究对象，用自然科学的方法研究疾病的形态结构、代谢和功能等方面的改变，从而揭示疾病的病因、发病机制和转归的学科。

01.012　外科病理学　surgical pathology
又称"组织病理学（histopathology）"。为研究疾病的病变，对组织进行显微镜下的检查，进而进行疾病的病理诊断的学科。是人体病理学的重要分支，也是临床医学中的重要学科，在疾病的临床诊断中起到不可替代的作用，常成为最终确诊的依据。

01.013 比较病理学 comparative pathology
通过比较同一疾病在不同实验动物与人之间的共同病变特征和差异，并将人类疾病模型和药物研究中的疾病发生发展现象外推于人，从而探讨人类疾病的病因、发病机制、形态结构、功能和代谢等方面改变的学科。

01.014 免疫病理学 immunopathology
研究功能异常（或继发性异常）和免疫应答所引起病理现象的学科。包括自身免疫、免疫增生和免疫缺陷或应用抗原抗体反应原理进行病理辅助诊断等。

01.015 超微病理学 ultrastructural pathology
使用电子显微镜技术从组织细胞的超微结构水平来观察、分析和研究疾病的发生发展规律的学科。

01.016 分子病理学 molecular pathology
应用分子生物学及分子遗传学方法，对器官、组织和体液中的分子或标志物进行检测，进而进行诊断疾病或辅助诊断疾病的学科。

01.017 化学病理学 chemical pathology
研究疾病的生物化学基础，并利用生物化学检测技术进行疾病筛查和诊断、提示预后及指导临床治疗的学科。

01.018 环境病理学 environmental pathology
研究环境因素对机体的损害及其机制的学科。内容主要有大气污染物所致损伤、水体污染物所致损伤、土地污染物所致损伤和物理性损伤。

01.019 病因学 etiology
研究疾病发生的原因和条件的学科。

01.020 发病机制 pathogenesis
各种致病因素导致疾病发生的机制和疾病特定的发病规律。

01.021 病征学 pathognomy
研究患病个体的临床表现和体征的学科。

01.022 形态发生学 morphogenesis
研究生物形态形成过程的学科。形态形成是高级的复合过程，可大致分为生长、分化、形态形成等方面。多细胞生物既有时间上的分化，又有空间上的分化。

01.023 细胞分化 cell differentiation
同一来源的细胞逐渐产生出形态结构、功能特征各不相同的细胞类群的过程。结果是在空间上细胞产生差异，在时间上同一细胞与其从前的状态有所不同。

01.024 适应 adaptation
细胞在持续性的内外刺激作用下出现的可逆性应变。表现在细胞的数量、大小、表型、代谢活性或功能等方面。基本的适应性反应包括肥大、增生、萎缩和化生。

01.025 肥大 hypertrophy
由细胞的体积增大而导致的器官的体积增大。可以是生理性肥大或病理性肥大。

01.026 代偿性肥大 compensatory hypertrophy
在病理情况下，某处组织或某一器官功能障碍或完全丧失时，其余健在的同类组织或器官通过功能性代偿而发生的肥大。

01.027 生理性肥大 physiological hypertrophy
因适应机体生理需要而发生的肥大。如妊娠期的子宫、哺乳期的乳腺。

01.028 假性肥大 pseudohypertrophy
实质萎缩的同时，往往伴有一定程度的间质纤维组织的增生，以维持原有器官的正常外观，有时甚至体积比正常要大。如萎缩的胸腺、萎缩的肌肉等。

01.029 增生 hyperplasia
细胞数量增多，并伴有组织或器官体积的增大。发生在有分裂增殖能力细胞的组织或器官。可分为生理性增生与病理性增生。

01.030 萎缩 atrophy
发育正常的器官或组织，由于实质细胞数量减少或体积变小导致组织器官体积的变小。

01.031 失用性萎缩 disuse atrophy
由长期工作负荷减少所致的组织或细胞的萎缩。

01.032 去神经性萎缩 atrophy due to loss of the innervation
由下运动神经元或轴突破坏引起的所支配器官组织的萎缩。如麻风患者的周围神经受到侵犯，可致肢体末端部位明显萎缩。

01.033 营养不良性萎缩 malnutrition atrophy
蛋白质摄入不足或消耗过多引起的萎缩。如冠状动脉粥样硬化时，由慢性心肌缺血引起心肌萎缩或由脑缺血引起脑组织萎缩。

01.034 压迫性萎缩 pressure atrophy
组织或器官长时间受压迫所致的萎缩。如尿路梗阻（结石、肿瘤等）时，因肾盂积水压迫肾实质引起的肾萎缩。

01.035 内分泌性萎缩 endocrine atrophy
由内分泌腺功能下降引起靶器官细胞的萎缩。如绝经后子宫的萎缩。

01.036 褐色萎缩 brown atrophy
萎缩细胞胞质内脂褐素增多。心肌、肝及肾上腺皮质网状带的细胞常见。当脂褐素明显增多时，整个器官可呈棕褐色。

01.037 化生 metaplasia
一种分化成熟的细胞为另一种分化成熟的细胞所替代的过程。并非由一种分化细胞直接转变成另一种分化细胞，而是由较幼稚的细胞（上皮的储备细胞和间叶组织中的原始间叶细胞）通过重新编程改变分化路径而形成，因此化生只出现在具有增殖能力的细胞。

01.038 损伤 injury
内外环境中有害因子刺激的强度、持续时间等超出细胞和组织适应性反应的能力，细胞及间质的代谢、结构出现的异常变化。可分为可逆性损伤和不可逆性损伤。前者在有害因子去除后可恢复正常；后者则不可恢复，导致细胞死亡。

01.039 变性 degeneration
细胞质内或细胞间质内呈现异常物质或正常物质增多的现象。在一定限度内损伤所引起的改变为可逆性变化。

01.040 细胞肿胀 cellular swelling
细胞膜依赖能量的离子泵功能障碍使细胞不能维持离子和液体的平衡，导致细胞内水含量增多的现象。几乎是所有细胞损伤最早的表现形式。

01.041 脂肪变性 fatty degeneration, steatosis
非脂肪细胞发生胞质内三酰甘油蓄积的现象。常发生在心、肝、肾等。脂滴的主要成分为中性脂肪。

01.042 心肌脂肪浸润 myocardial fatty infil-

tration

心外膜下有过多脂肪，并向心肌内伸入的现象。心肌因受伸入的脂肪组织挤压而萎缩并显薄弱。病变常以右心室，特别是心尖区为重。多见于高度肥胖者或饮酒过度者。

01.043　脂质贮积病　lipoidosis
有害的脂肪或脂质累积在身体的细胞和组织，使患者不能产生足够的酶代谢和分解脂质或产生的酶不能正常工作的一组遗传性代谢疾病。随着时间的推移，这种过度储存的脂肪会导致永久性的细胞和组织损伤，特别是在大脑、周围神经系统、肝脏、脾脏和骨髓。

01.044　糖脂贮积病　glycolipidosis
糖原贮积病的一种。发病原因是肝和肌细胞的溶酶体缺乏一种Ⅱ型酸性葡萄糖苷酶。正常时此酶分解糖原，而此酶缺乏时，溶酶体吞噬的过剩糖原无法降解，大量堆积在次级溶酶体内使其肿胀，最终导致溶酶体破裂、其他酶漏出，严重破坏组织细胞。属常染色体缺陷性遗传病。患者多为幼儿，常在两岁以前死亡。

01.045　神经节苷脂贮积病　gangliosidosis
一组常染色体隐性遗传性疾病。神经节苷脂水解代谢中不同酶的缺乏引起不同物质在神经组织中沉积而致病。

01.046　脑苷脂贮积病　cerebrosidosis
由巨噬细胞和脑神经细胞的溶酶体缺乏β-葡糖糖苷酶造成大量的葡糖脑苷脂沉积在这些细胞溶酶体内的疾病。巨噬细胞变成戈谢细胞。患者出现肝脾肿大、血小板减少、贫血、骨痛等症状，严重的出现眼球运动障碍、共济失调等中枢神经系统症状。

01.047　神经磷脂贮积病　sphingomyelin

storage disease
一类因溶酶体内神经鞘脂分解代谢相关酶的遗传性缺乏，使神经鞘脂因降解障碍而蓄积，导致器官损害的疾病。其共同特征：①属遗传病，由基因突变所引起；②多以中枢和（或）周围神经变性为特征改变；③表现为正常脂类的异常积聚；④主要为溶酶体酸性水解酶类的缺乏。

01.048　胆固醇贮积病　cholesterosis
胆囊局部胆固醇代谢失衡的结果。与血胆固醇含量无直接关系。多见于中年妇女。

01.049　黏液样变　mucoid change
又称"黏液变性（mucinous degeneration）"。组织间质内有黏多糖（透明质酸等）和蛋白质的蓄积。表现为组织肿胀，切面灰白透明，似胶冻状。组织切片显示间质疏松，有多突起的星芒状纤维细胞散在于灰蓝色黏液样基质中。常见于间叶组织肿瘤、风湿病、动脉粥样硬化和营养不良时的骨髓及脂肪组织等。

01.050　玻璃样变性　hyaline degeneration
苏木精-伊红染色中见细胞内或细胞外组织出现均质、红染、磨玻璃样物质。这种着色性变化可由很多改变产生，可能为一种特殊的积聚，如高血压时小动脉的透明变既是血浆蛋白渗入的结果，也可以是退变的结果，如老化的瘢痕组织。

01.051　淀粉样变性　amyloid degeneration, amyloidosis
在细胞外间质，特别是小血管基底膜处有不溶性蛋白质-黏多糖复合物沉积。最初因其与淀粉遇碘时的反应相似，被误认为是淀粉样物质，一直沿用至今。

01.052　拉塞尔小体　Russell body

浆细胞胞质粗面内质网中由于免疫球蛋白堆积出现的圆形玻璃样物质。苏木精–伊红染色呈红色。

01.053　糖原贮积病　glycogen storage disease, GSD
一组由酶缺失引起糖代谢过程异常而导致糖原积聚的先天性疾病。主要贮积在肝脏、肌肉和心脏。

01.054　黏多糖贮积症　mucopolysaccharidosis
一组由溶酶体酶缺乏所致黏多糖在体内各器官异常沉积的代谢性遗传病。最常见的累及部位为骨和软骨组织、肌腱、角膜、心血管系统、肝脾、皮肤和结缔组织等。

01.055　病理性色素沉着　pathologic pigmentation
有色物质在细胞内外异常蓄积的现象。有色物质包括含铁血黄素、脂褐素、胆红素、黑色素、炭末等。

01.056　黑色素细胞　melanocyte
位于表皮基底细胞之间和毛囊内的一种有多个较长突起、能合成黑色素的细胞。其与基底细胞及角化细胞的比例随种族、年龄、身体部位和日照程度的不同而不同。黑色素细胞合成的黑色素以黑色素颗粒的形式传递到周围的角质细胞，对紫外线的辐射有保护作用。

01.057　黑色素母细胞　melanoblast
来源于神经嵴的黑色素前体细胞。能分化为黑色素细胞。未分化的黑色素母细胞可作为黑色素细胞"贮库"。

01.058　载黑色素细胞　melanophore
一种具有分枝状突起的细胞。胞质中含有大量的黑色素颗粒。多位于乳晕、肛门周围等肤色较深部位的真皮中。

01.059　黑变病　melanosis
以结肠黏膜黑色素沉着为特征的非炎症性肠病。本质是结肠黏膜固有层内巨噬细胞含有大量脂褐素。

01.060　脂褐素　lipofuscin
一种与衰老相关的黄褐色颗粒状色素物质。是细胞器碎片未被溶酶体酶完全消化而形成的残余体。常见于神经细胞、心肌细胞、肝细胞等。

01.061　含铁血黄素　hemosiderin
血红蛋白代谢的衍生物。红细胞或血红蛋白被巨噬细胞吞噬后，通过溶酶体的消化，来自血红蛋白的 Fe^{3+} 与蛋白形成电镜下可见的铁蛋白颗粒，若干铁蛋白颗粒聚集形成光镜下可见的大小形状不一的金黄色或棕黄色颗粒。具有折光性。

01.062　含铁血黄素沉着症　hemosiderosis
含铁血黄素在细胞内、外异常蓄积的疾病。见于铁摄入过多、溶血性贫血、铁利用障碍及反复多次输血的患者。主要发生于脾、肝、骨髓等器官和组织的巨噬细胞内或细胞外。一般不损害实质细胞。

01.063　含铁小结　siderotic nodule
血吸虫病时脾脏病变可见由陈旧性出血、纤维化及钙盐和铁盐沉积于胶原纤维所构成的棕黄色的小结。

01.064　血色素沉着病　hemochromatosis
遗传性铁代谢障碍性疾病。含铁血黄素沉着于肝、心、胰腺等的实质细胞，并导致相应脏器纤维化、器官功能衰竭和糖尿病。

01.065　橙色血质　hematoidin

一种黄褐色或红色的色素。化学结构与胆红素相同，但在组织细胞中出现的机制和存在部位不同，为金黄色、小菱形或针状结晶，或为无定形颗粒。可溶于碱性溶液中，不含铁，珀尔斯（Perls）反应阴性。可由血红蛋白在无氧条件下分解形成，因此可常见于梗死组织、大出血灶或血肿的中心部，通常见于细胞外，但有时也可被巨噬细胞吞噬于细胞内。

01.066　黄色瘤　xanthoma
呈泡沫状吞噬大量胆固醇的巨噬细胞成团出现于皮下所形成的瘤样肿物。多见于遗传性或后天性高胆固醇血症。

01.067　黄斑瘤　xanthelasma
发生于眼睑周围的黄色斑块。最常出现在上眼睑内侧，多呈对称性生长。原因为体内的脂质代谢异常而造成脂质的堆积，好发于中年人。

01.068　疟色素　malarial pigment
疟原虫侵入红细胞后，将血红蛋白变为一种黑褐色的颗粒，沉积于成熟的疟原虫死体内，当疟原虫死后，红细胞被破坏，色素被体内的网状内皮细胞所吞噬。常见于肝、脾等器官的网状内皮细胞。

01.069　血吸虫色素　schistosomal pigment
血吸虫吸食红细胞后消化血红蛋白时所形成的黄褐色色素。在化学结构上与疟色素相同，这两种色素含铁，但无活性，因而铁反应呈阴性。

01.070　病理性钙化　pathologic calcification
在骨和牙齿外的其他组织内发生钙盐（主要是磷酸钙和碳酸钙）沉积。

01.071　钙化　calcification

当钙盐在组织中沉积到一定量时，肉眼可见灰白颗粒状或团块状坚硬的物质。触之有沙砾感，组织切片可被苏木精染成蓝色。

01.072　骨化　ossification
在钙化的基础上又出现骨的形成，甚至有骨髓形成。这种钙盐的成分与正常骨相似。

01.073　营养不良性钙化　dystrophic calcification
继发于局部组织坏死或异物的异常钙盐沉积。可见于结核坏死灶、脂肪坏死灶、动脉粥样硬化斑块、陈旧性瘢痕组织和血栓等。

01.074　转移性钙化　metastatic calcification
因全身性钙磷代谢障碍、血钙和血磷增高引起的某些组织的异常钙盐沉积。如甲状旁腺功能亢进或恶性肿瘤分泌异位甲状旁腺素样物质所致的肺组织钙化。

01.075　坏死　necrosis
以酶溶性变化为特点的活体内局部组织的细胞死亡。是一种非生理性的细胞死亡。通常由极度的毒性刺激或大范围细胞损伤引起。

01.076　蜡样坏死　waxy necrosis, Zenker degeneration
肌肉组织的凝固性坏死。肉眼观坏死的肌肉干燥坚硬，混浊无光泽，呈灰白色，形似石蜡。

01.077　纤维蛋白样坏死　fibrinoid necrosis
曾称"纤维素样变性（fibrinoid degeneration）"。发生于纤维结缔组织和血管壁的一种坏死。多伴有免疫复合物和血管渗漏的纤维素一起形成沉淀。病变局部结构消失，形成边界不清的小条或小块状染色深红的、有折光性的无结构物质。

01.078　凝固性坏死　coagulative necrosis

坏死细胞的蛋白质凝固，变为灰白色或黄白色、比较干燥结实的凝固体，在一定时间内，尚保留原组织的轮廓，坏死灶与健康组织分界明显。

01.079　干酪样坏死　caseous necrosis
凝固性坏死的特殊类型。由于组织分解较彻底，加上含有较多的脂质（主要来自结核杆菌及中性粒细胞），因而坏死组织略带黄色，质软，状似干酪，故名。常见于结核分枝杆菌感染。

01.080　液化性坏死　liquefactive necrosis
坏死组织经历快速局部酶解、软化和液化而变成液态，并可形成坏死囊腔。常见于化脓性炎。

01.081　脂肪坏死　fatty necrosis
由酶解或外伤引起的局部脂肪组织破坏。属于液化性坏死。

01.082　渐进性坏死　necrobiosis
一种胶原纤维的非完全性坏死。坏死灶呈现退变胶原纤维的轮廓，可见残存的正常胶原纤维。轻度渐进性坏死时，病变内尚存具有增生、修复能力的细胞。于渐进性坏死边缘，常见成纤维细胞、组织细胞或上皮样细胞呈栅栏状排列。见于某些肉芽肿性皮肤病，如环状肉芽肿、糖尿病脂性渐进性坏死和黄色瘤病变等。

01.083　溶解性坏死　lytic necrosis
细胞死亡时只有细胞坏死而组织支架尚保存的坏死形式。如肝细胞的点灶状坏死。与液化性坏死的区别在于液化性坏死时细胞死亡与组织支架崩塌同时发生。

01.084　气性坏疽　gas gangrene
深在的、开放性的创伤合并产气荚膜杆菌感染。组织坏死并产生大量气体，使病变组织肿胀、呈棕黑色，有奇臭。

01.085　干性坏疽　dry gangrene
由多种原因导致动脉阻塞，使肢体远端发生缺血性坏死。由于静脉回流尚可，加上体表水分蒸发，坏死的肢体干燥且呈黑色。多发生于肢体，特别是下肢。

01.086　湿性坏疽　wet gangrene
由于坏死组织的水分多，适宜腐败菌繁殖，故腐败菌感染严重使局部肿胀，呈黑色或暗绿色。多发生于与体表相通的内脏，如肺、肠和子宫等，也可发生于有动脉阻塞又有淤血水肿的肢体。

01.087　[细胞]凋亡　apoptosis
由死亡信号诱发的受调节的细胞死亡过程。是细胞生理性死亡的普遍形式。凋亡过程中DNA发生片段化，细胞皱缩分解成凋亡小体，被邻近细胞或巨噬细胞吞噬，不发生炎症反应。

01.088　自噬　autophagy
吞噬自身细胞质蛋白或细胞器将其包被进入囊泡，并与溶酶体融合形成自噬溶酶体，降解其所包裹的内容物的过程。满足细胞本身的代谢需要和实现某些细胞器的更新。

01.089　核固缩　pyknosis
细胞核内含物凝缩，呈现不规则深染状态的现象。是细胞死亡的表征。

01.090　核碎裂　karyorrhexis
细胞核破裂成碎块的现象。

01.091　核溶解　karyolysis
细胞坏死过程中，由于非特异性DNA酶和蛋白酶被激活，DNA和核蛋白发生完全解离的现象。

01.092　细胞衰老　cell aging, cell senescence
随着时间的推移，细胞增殖能力和生理功能逐渐下降的变化过程。细胞在形态上发生明显变化，细胞皱缩，质膜透性和脆性提高，线粒体数量减少，染色质固缩、断裂等。

01.093　肉芽组织　granulation tissue
由新生的毛细血管、成纤维细胞及炎症细胞组成结构。肉眼观为鲜红色、颗粒状，柔软湿润，触之易出血，形似鲜嫩的肉芽。

01.094　修复　repair
损伤造成机体部分细胞和组织丧失后，机体对所形成缺损进行修补恢复的过程。修复后可完全或部分恢复原组织的结构和功能。

01.095　瘢痕　scar
组织损伤后，肉芽组织经改建成熟形成的纤维结缔组织。

01.096　机化　organization
坏死组织不能完全溶解或分离排出，则由肉芽组织长入坏死区、代替坏死组织的过程。

01.097　愈合　healing
伤口经修复而恢复原来状态的过程。

01.098　一期愈合　primary healing
组织缺损少、创缘整齐、无感染，经黏合或缝合后创面对合严密的伤口愈合。这种伤口只有少量的血凝块，炎症反应轻微。

01.099　二期愈合　secondary healing
组织缺损较大、创缘不整、哆开，无法整齐对合，或伴有感染的伤口愈合。愈合时间较长，形成的瘢痕较大。

01.100　再生　regeneration
组织损伤后，由周围同种细胞进行修复的过程。

01.101　包裹　encapsulation
如果坏死组织较大，肉芽组织难以向中心部完全长入或吸收，则由周围增生的肉芽组织将其包围的现象。

01.102　局部血液循环障碍　local hemodynamic disorder
除整个心血管系统功能障碍（心功能不全、休克等）外，个别器官或局部组织的循环异常。表现为局部血量异常（充血、缺血）、血管内容物改变（血栓形成或栓塞）及血管壁通透性或完整性的改变（出血、水肿）等。

01.103　充血　hyperemia
局部组织、器官的动脉输入血量增多的现象。一般指动脉性充血。

01.104　淤血　congestion
器官或局部组织静脉血流回流受阻，血液淤积于小静脉和毛细血管内的现象。一般指静脉性充血。

01.105　褐色硬变　brown induration
肺长期淤血时，肺质地变硬，肉眼观呈棕褐色的现象。

01.106　心衰细胞　heart failure cell
慢性肺淤血时，肺泡内渗出的红细胞被吞噬细胞吞噬，故在肺泡腔内可见大量含有含铁血黄素颗粒的巨噬细胞。因多发生在心力衰竭时，故名。

01.107　出血　hemorrhage
血液从心腔或血管内逸出的现象。逸出的血液流出体外称"外出血（external hem-

orrhage）"；进入器官、组织或体腔称"内出血（internal hemorrhage）"。

01.108 血细胞渗出 diapedesis
血细胞从血管中移出到达组织的过程。多见于炎症时。

01.109 破裂性出血 rhexis hemorrhage
由心脏和血管壁破裂所致的出血。一般出血量较多。

01.110 瘀点 petechia
微小的出血进入皮肤、黏膜、浆膜面形成较小的出血点。

01.111 瘀斑 ecchymosis
直径超过 1~2cm 的皮下出血灶。

01.112 血肿 hematoma
组织内局限性的较大量出血，形成的局部肿块。

01.113 积血 hematocele
血液积聚于体腔内，如心包、腹腔、关节腔等的现象。

01.114 缺血 ischemia
组织血液供应减少或缺乏的现象。是机体最主要的病理改变之一。引发的主要原因是组织和器官的血管原发性病变。

01.115 血栓形成 thrombosis
在活体的心脏和血管内，血液发生凝固或血液中某些有形成分析出、凝集形成固体质块的过程。

01.116 血栓 thrombus
由细胞成分、凝血因子活化共同作用下，在心血管内膜面发生血液成分析出、凝集和凝固所形成的固体状物质。

01.117 白色血栓 white thrombus
又称"血小板血栓（platelet thrombus）"。由血小板及少量纤维蛋白构成的固体状物质。位于延续性血栓的头部。

01.118 混合血栓 mixed thrombus
由灰白色的血小板和纤维素及暗红色红细胞层相间而成的固体状物质。多发生于血流缓慢的静脉，往往以瓣膜囊或内膜损伤处为起始点，血流经过该处时在其下游形成涡流，引起血小板黏集，构成静脉血栓的头部（白色血栓）。在血小板小梁间血流几乎停滞，血液发生凝固。可见红细胞被包裹于网状纤维蛋白中，肉眼观呈粗糙、干燥的圆柱状，与血管壁黏着，有时可辨认出灰白与褐色相间的条纹状结构。

01.119 红色血栓 red thrombus
见于静脉内，混合血栓逐渐增大阻塞管腔，局部血流停止凝固而成的固体状物质。肉眼观呈暗红色。镜下，在纤维素网眼内充满如正常血液分布的血细胞。新鲜的红色血栓湿润，有一定的弹性；陈旧的红色血栓由于水分被吸收，变得干燥、易碎、失去弹性，并易于脱落造成栓塞。

01.120 纤维蛋白性血栓 fibrinous thrombus
又称"微血栓（microthrombus）""透明血栓（hyaline thrombus）"。发生于微循环小血管内，只能在显微镜下见到的固体状物质。主要由纤维素构成，见于弥散性血管内凝血。

01.121 弥散性血管内凝血 disseminated intravascular coagulation, DIC
隐匿性、突然发作的微循环内广泛的血栓形成。广泛的血栓形成耗竭血小板和凝血因子，同时纤维蛋白溶解机制被激活，初始的血栓形成性疾病转变为致命的出血性疾病。多见于产科并发症、晚期恶性肿瘤等。

01.122 再通 recanalization
在血栓机化过程中，由于水分被吸收，血栓干燥收缩或部分溶解而出现裂隙，周围新生血管内皮细胞长入并被覆于血管内皮细胞表面形成新的血管，并相互吻合沟通，使被阻塞的血管部分重建血流。

01.123 血栓软化 thrombus softening
新近形成的血栓，由于血栓内纤维蛋白溶酶的激活和白细胞崩解释放溶蛋白酶，使血栓变软并逐渐被溶解的现象。

01.124 死后血凝块 postmortem clot
死后血液沉积凝固所形成的块状物。由血液成分加纤维素构成。

01.125 栓子 embolus
引起栓塞的异常物质。可为固体、液体或气体。绝大多数栓子是脱落的血栓。

01.126 栓塞 embolism
循环血液中的异常物质随血流运行至相应大小的血管而不能通过，引起血管腔阻塞的现象。

01.127 血栓栓塞 thromboembolism
由脱落的血栓引起的栓塞。是栓塞中最常见的一种，约占所有栓塞的99%。

01.128 脂肪栓塞 fatty embolism
长骨骨折、软组织严重挫伤时，脂肪细胞破裂所释出的脂滴经破裂的小静脉进入血流，形成栓子而引起的栓塞。

01.129 空气栓塞 air embolism
大量空气迅速进入血循环或溶解于血液内的气体迅速游离形成气泡，阻塞血管形成的栓塞。

01.130 细胞栓塞 cell embolism
肿瘤细胞、胎盘滋养叶细胞侵蚀血管及骨折时骨髓细胞进入血流引起的栓塞。

01.131 细菌栓塞 bacterial embolism
含有细菌的栓子引起的栓塞。可导致栓塞组织的败血性梗死或脓肿形成。

01.132 寄生虫栓塞 parasitic embolism
寄生在门静脉的血吸虫及虫卵栓塞肝内门静脉小分支，导致管腔的闭塞。

01.133 羊水栓塞 amniotic fluid embolism
羊水成分由子宫静脉进入肺循环，在肺动脉分支及毛细血管内形成栓子而引起的栓塞。是罕见的严重产科并发症。在小动脉和毛细血管内可见羊水成分（角化上皮、胎毛、胎脂、胎粪和黏液）。

01.134 梗死 infarct
由血管阻塞（动脉供血或静脉回流阻断）引起的局部组织缺血性坏死的现象。

01.135 败血性梗死 septic infarct
含有细菌的栓子阻塞血管导致组织的梗死。梗死灶内可见细菌团及大量炎症细胞浸润，若有化脓性细菌感染，可形成脓肿。

01.136 出血性梗死 hemorrhagic infarct
又称"红色梗死（red infarct）"。具有双重血液循环、组织结构疏松的器官伴有严重淤血情况下出现的梗死，常见于肺、肠等。梗死灶内有大量出血，病灶呈暗红色。

01.137 贫血性梗死 anemic infarct
又称"白色梗死（white infarct）"。发生于组织结构较致密、侧支循环不充分的实质器官，如脾、肾、心肌的梗死。当梗死灶形成时，病灶边缘侧支血管内血液进入坏死组织较少，梗死灶呈灰白色。

01.138 无菌性梗死 aseptic infarct
各种原因引起的末梢循环障碍所导致的梗死。梗死组织呈灰白色、质脆，周围可见充血。镜下可见组织坏死，伴纤维组织增生。无炎症细胞浸润。

01.139 脑软化 cerebromalacia
梗死的脑组织坏死、变软、液化的现象。

01.140 水肿 edema
过多的液体积聚在组织间隙，致使组织肿胀的现象。

01.141 淋巴水肿 lymphedema
淋巴道阻塞，淋巴回流受阻或不能代偿地加强回流时，含蛋白质的水肿液在组织间隙积聚而形成的组织肿胀。

01.142 全身性水肿 anasarca
波及全身的组织内液体增多的病症。

01.143 胸腔积液 pleural effusion
任何原因导致胸膜腔内出现过多的液体积聚的病理状态。

01.144 腹水 ascites
任何病理状态下导致腹腔内液体量增加超过 200ml 时的状态。

01.145 心包积液 pericardial effusion
心包内液体的增多。可见于渗出性心包炎及其他非炎症性心包病变，通常可经体格检查与 X 线检查确定。当心包积液持续数月以上时，便构成慢性心包积液。

01.146 脑积水 hydrocephalus
由于颅脑疾病使得脑脊液分泌过多和（或）循环、吸收障碍而致颅内脑脊液量增加，脑室系统扩大和（或）蛛网膜下腔扩大的一种病症。典型症状为头痛、呕吐、视物模糊、视盘水肿，偶伴复视、眩晕及癫痫发作。

01.147 输卵管积水 hydrosalpinx
输卵管内液体的积聚。是慢性输卵管炎症中较为常见的类型，在输卵管炎后，或因粘连闭锁，黏膜细胞的分泌液积存于管腔内，或因输卵管炎症发生峡部及伞端粘连，阻塞后形成输卵管积脓，当管腔内的脓细胞被吸收后，最终成为水样液体。

01.148 炎症 inflammation
机体组织受损伤时所发生的一系列保护性应答反应。以局部血管为中心。典型特征是红、肿、热、痛和功能障碍，可参与清除异物和修补组织等。

01.149 急性炎 acute inflammation
受损害部位对损伤、致病微生物和其他异源物质的快速反应，持续时间短的炎症。以局部病变血管反应为特征，表现为渗出和变质，浸润的细胞以中性粒细胞为主。局部表现以发红、肿胀、疼痛等为主。

01.150 慢性炎 chronic inflammation
病程较长，持续数月至数年以上的炎症。可由急性炎症转变而来，也可以慢性炎症起始。基本特征是局部病变以增生为主，而变质和渗出较轻；浸润的炎症细胞以淋巴细胞、巨噬细胞和浆细胞为主。由炎症细胞造成的组织损伤与修复同时存在，表现为炎症局部肉芽组织增生、不同程度的纤维化和瘢痕形成，上皮细胞或腺体实质细胞增生等修复性改变。

01.151 亚急性炎 subacute inflammation

病程介于急性炎和慢性炎之间的炎症。

01.152 渗出性炎 exudative inflammation
以渗出为主要病变，炎症灶内有大量渗出物形成为主要特征的炎症。根据渗出物的主要成分和病变特点，可分为浆液性炎、纤维蛋白性炎、化脓性炎、出血性炎等。

01.153 浆液性炎 serous inflammation
以蛋白含量较低（3%~5%）的多量水样体液、少量细胞和纤维蛋白的浆液渗出为主的炎症。

01.154 纤维蛋白性炎 fibrinous inflammation
以纤维蛋白原渗出为主的炎症。

01.155 假膜性炎 pseudomembranous inflammation
由渗出的纤维蛋白、坏死组织和中性粒细胞共同构成假膜的炎症。好发于黏膜、浆膜和肺组织，尤以发生于黏膜者多见。

01.156 化脓性炎 purulent inflammation
以中性粒细胞、坏死组织、渗出液组成的脓性渗出物为特征的炎症。多由葡萄球菌、链球菌、脑膜炎球菌、大肠杆菌等化脓菌引起。

01.157 化脓 suppuration
破损的伤口或组织发生化脓菌感染而出现化脓性炎症的过程。其中细胞、组织在细菌感染和中性粒细胞释放的蛋白溶解酶的作用下发生液化、坏死和液体渗出形成脓液。

01.158 脓细胞 pus cell
脓液中变性坏死的中性粒细胞。

01.159 脓肿 abscess
组织或器官内的局限性化脓性炎症。主要特征是组织发生溶解坏死，形成充满脓液的腔

01.160 蜂窝[组]织炎 phlegmonous inflammation, cellulitis
疏松结缔组织的弥漫性化脓性炎症。常发生于皮肤、肌肉和阑尾。

01.161 溃疡 ulcer
皮肤、黏膜发生细胞坏死时，坏死组织脱落后形成界限清楚的较深局部缺损。通常伴有邻近组织的炎症。

01.162 窦道 sinus
组织坏死后形成的只有一个开口的病理性盲管。可因深部脓肿向体腔或表面破溃而形成。

01.163 瘘管 fistula
组织坏死后形成的连接体外与有腔器官或两个有腔器官之间的有两个以上开口的病理性管道。

01.164 糜烂 erosion
表皮或黏膜上皮的局限性浅表缺损。

01.165 菌血症 bacteriemia
致病菌由局部侵入血流，但未在血流中繁殖或极少量繁殖的状态。只是一时性或间断性经过血流到机体内适宜的组织器官，引起轻微的症状。主要发生在炎症的早期阶段，肝脾和骨髓的巨噬细胞可组成防线以清除细菌。

01.166 毒血症 toxemia
细菌的毒性产物或毒素被吸收入血的状态。是全身性感染的一种类型。外毒素经血到达易感的组织和细胞，引起特殊的中毒性症状，如白喉、破伤风等。病原菌在侵入的局部组织中生长繁殖后，只有其产生的外毒素进入血循环，病原菌不入血。

01.167 败血症 septicemia

致病菌或机会致病菌侵入血循环，并在血中生长繁殖，产生毒素而发生的急性全身性感染。

01.168　脓血症　pyemia
败血症伴有多发性脓肿形成而病程较长的感染。

01.169　出血性炎　hemorrhagic inflammation
以出血为主要特征的炎症。由于炎症灶内血管壁损伤较重而发生大量出血，使渗出液呈红色。不是一种独立的炎症类型，只是炎症过程中血管壁通透性极度升高，或同时伴有小血管破坏而致大量红细胞混杂于其他炎性渗出物中。

01.170　变质　alteration
炎症局部组织发生的变性和坏死现象。可发生于实质细胞，也可发生于间质细胞。

01.171　渗出　exudation
炎症局部组织血管内的液体和细胞成分通过血管壁进入组织、体腔、体表和黏膜的过程。是炎症最具特征性的变化。

01.172　渗出物　exudate
炎症时渗出所形成的物质。是血管壁通透性明显增加的结果。渗出物中蛋白质含量较高，有较多的细胞和细胞碎片，比重大于 1.018，外观混浊。

01.173　漏出液　transudate
蛋白含量低、较少含细胞及细胞碎片、比重小于 1.018、外观清亮的溢出液体。多由血管内压力增高导致，如门静脉高压时，过多的液体从血管内漏出形成的腹水。

01.174　血管扩张　vasodilatation
血管管径的增大。急性炎症过程中，组织损伤后，很快发生血流动力学的改变，如细动脉短暂收缩、毛细血管扩张及数量增加、血流加速。

01.175　游出　emigration
白细胞紧紧贴附于内皮细胞，在内皮细胞连接处伸出伪足，以阿米巴运动的方式从内皮细胞缝隙中逸出。

01.176　趋化性　chemotaxis
细胞循化学介质的浓度梯度，由低浓度向高浓度定向运动的现象。

01.177　胞吞作用　endocytosis
通过质膜内陷形成膜泡，将物质摄入细胞内的现象。包括吞噬作用和胞饮作用。

01.178　吞噬作用　phagocytosis
细胞摄取并杀伤病原体、组织碎片、异物的过程。

01.179　胞饮作用　pinocytosis
活细胞不靠通透性而是借助质膜向胞内生芽形成内吞小泡或通过主动运输方式从外界摄取可溶性物质的过程。

01.180　胞吐作用　exocytosis
运输小泡或分泌颗粒与质膜融合，将内容物释放到细胞外的现象。

01.181　肉芽肿性炎　granulomatous inflammation
一种特殊的慢性炎症。以活化的巨噬细胞和散在的淋巴细胞聚集，形成境界清楚的结节状病灶（肉芽肿）为特点。肉芽肿的主要细胞成分是源自活化巨噬细胞的上皮样细胞，外围以淋巴细胞，亦常见由上皮样细胞融合形成的多核巨细胞。

01.182　异物巨细胞　foreign body giant cell

多个巨噬细胞包围、吞噬较大异物时，互相融合形成的多核巨细胞。

01.183　朗汉斯巨细胞　Langhans giant cell
一种多核巨细胞。直径可达 300μm，胞质丰富，其胞质突起常和上皮样细胞的胞质突起相连接，核与上皮样细胞核相似。核的数目由十几个到几十个不等，有超过百个者。核排列在胞质周围呈花环状、马蹄状或密集于胞体的一端。由吞噬病原体的巨噬细胞形成的上皮样细胞相互融合或一个细胞核分裂胞质不分裂所形成。多见于结核、梅毒、结节病等病变中。

01.184　图顿巨细胞　Touton giant cell
一种多核巨细胞。见于富含脂质的病变，如坏死脂肪、黄色瘤、黄色肉芽肿，也可见于皮肤纤维瘤。

01.185　肿瘤　tumor
由一系列基因改变等因素导致的细胞单克隆性增生形成的新生物。可分为良性肿瘤和恶性肿瘤。

01.186　良性肿瘤　benign tumor
细胞分化较成熟、生长缓慢、局限于局部、不发生浸润和转移、一般对机体的影响相对小的肿瘤。主要表现为局部压迫和阻塞症状。

01.187　恶性肿瘤　malignant tumor
细胞分化不成熟、生长较迅速、浸润破坏器官的结构和功能并可发生转移、对机体影响较为严重的肿瘤。除可引起局部压迫和阻塞等症状外，还可因浸润和转移而导致相应的临床表现，有时会出现贫血、发热、体重下降、夜汗、感染、恶病质等全身表现。

01.188　副肿瘤综合征　paraneoplastic syndrome

由于肿瘤产生某些异常物质（如异位激素、生长因子和异常蛋白质等）激活异常免疫反应或其他不明原因，造成肿瘤的宿主出现难以解释的综合征。

01.189　肿瘤的实质　parenchyma of the neoplasm
肿瘤细胞的总称。是肿瘤的主要成分。由此决定肿瘤的命名、类型和生物学性质。

01.190　肿瘤的间质　stroma of the neoplasm
肿瘤实质细胞间的结缔组织和血管、淋巴管成分，以及浸润的各类炎症细胞，如淋巴细胞、肿瘤相关巨噬细胞等。

01.191　多发瘤　multiple tumor
同一部位或不同部位，同时或不同时间发生两个以上相同或不同组织学类型的原发性肿瘤。

01.192　癌　carcinoma
上皮组织发生的恶性肿瘤。

01.193　癌变　carcinomatous change
上皮细胞发生恶性转化生成恶性肿瘤的过程。

01.194　原位癌　carcinoma *in situ*
黏膜或皮肤的异型增生已累及上皮的全层，但尚未侵破上皮的基底膜而向下浸润的上皮内肿瘤。

01.195　早期浸润癌　early invasive carcinoma
原位癌经过若干年之后，在适当条件下，癌细胞继续发展，并穿透基底膜达黏膜下层的肿瘤。

01.196　肉瘤　sarcoma
由实体间叶组织及其衍生物（包括纤维结缔

组织、脂肪、肌肉、脉管、骨、软骨组织等）发生的恶性肿瘤。

01.197 隐匿癌 occult carcinoma
原发癌甚小，无临床症状，因其他疾病尸检时偶尔发现，肿瘤仍局限于局部；或临床首先发现的是转移性癌，原发癌未能检出。

01.198 异型性 atypia
肿瘤组织与其发源的正常组织在细胞形态和组织结构上的差异。多数情况下反映肿瘤组织的分化成熟程度，异型性越大表明与其发源的组织差异越大，成熟程度越差。

01.199 分化 differentiation
（1）发育学中是指幼稚或原始的细胞发育成为成熟特化细胞的过程。（2）肿瘤学中是指肿瘤实质细胞和组织结构与其发源的细胞和组织在形态与功能上的相似程度。相似程度高者为分化好，反之亦然。

01.200 间变 anaplasia
肿瘤去分化或分化不良。是恶性肿瘤的标志。

01.201 间变性肿瘤 anaplastic tumor
由去分化或分化不良的细胞构成的恶性肿瘤。

01.202 多形性 pleomorphism
同一肿瘤组织内瘤细胞彼此在大小和形状上不一致。

01.203 不典型增生 atypical hyperplasia
生长调节紊乱的形态学表征。多指肿瘤发生多阶段细胞演进的必需步骤。增生的上皮细胞含有异型性细胞，并有组织结构的紊乱。有时炎性修复时也可出现。

01.204 异型增生 dysplasia
增生的上皮细胞含有异型性细胞，并有组织结构的紊乱。与不典型增生在大多数情况下同义，但异型增生特指上皮的肿瘤性增生，而不典型增生有时也包括炎性修复时出现的上皮的异型。

01.205 癌前病变 precancerous lesion
具有癌变潜在可能的病变。如不治愈而长期存在则有可能转变为癌。

01.206 恶变 malignant chang
在一定条件下，一些良性肿瘤或交界性肿瘤部分出现恶性肿瘤的特征。如不及时治疗，可完全转变为恶性肿瘤。

01.207 肿瘤转移 tumor metastasis
肿瘤细胞从原发部位侵入淋巴管、血管、体腔，迁移到他处而继续生长，形成与原发瘤同样类型肿瘤的过程。

01.208 瘤栓 tumor embolus
聚集的肿瘤细胞团。可随血流到达远处器官继续生长，形成转移瘤。

01.209 上皮内瘤 intraepithelial neoplasia
各种上皮的异型增生性病变。组织学上表现为上皮内细胞不同程度的异型性，但未突破上皮的基底膜，多数情况下与上皮的异型增生相同。

01.210 错构瘤 hamartoma
器官内正常组织的错误组合与排列所导致的类瘤样畸形。这种器官组织在数量、结构或成熟程度上的错乱改变将随着人体的发育而缓慢生长，极少恶变。多认为错构瘤不是真性肿瘤。其成分复杂，多数是正常组织不正常发育形成的类瘤样畸形，少数属于间叶性肿瘤。脂肪和钙化是多数错构瘤的特征表现。

01.211 交界瘤 borderline tumor
组织学形态和生物学行为介于良恶性肿瘤之间的肿瘤。如卵巢交界性浆液性乳头状囊腺瘤。

01.212 瘤巨细胞 tumor giant cell
体积巨大的肿瘤细胞。可以是单个细胞核，也可以是多个细胞核。

01.213 肉瘤变 sarcomatous change
非恶性间叶肿瘤中出现肉瘤成分的改变。

01.214 核分裂象 mitotic figure
细胞核有丝分裂的形态。核分裂是一个连续的过程，从细胞核内出现染色体开始，经一系列的变化，最后分裂成两个子核为止。

01.215 病理性核分裂 pathologic mitosis
形态异常的核分裂。如不对称核分裂、多极性核分裂等。多见于恶性肿瘤。

01.216 膨胀性生长 expansive growth
一种肿瘤的生长方式。以向外推挤生长方式为主。实质器官的良性肿瘤多呈膨胀性生长，其生长速度较慢，随着体积增大，肿瘤推挤但不侵犯周围组织，与周围组织分界清楚，可在肿瘤周围形成完整的纤维性被膜。

01.217 外生性生长 exophytic growth
一种肿瘤的生长方式。体表肿瘤和体腔内或管道器官腔面的肿瘤常突向表面的生长。常呈乳头状、息肉状、蕈状或菜花状。

01.218 内生性生长 endophytic growth
一种肿瘤的生长方式。成片状的肿瘤细胞或相互吻合的细胞条索，以内翻性乳头状或以宽的、推挤式的、球根状方式生长，或呈板状的、内陷的方式生长。具有宽的前缘，与插入性的浸润式生长方式不同。如肺鳞癌突

入支气管壁内的生长、肾的乳头状瘤向肾内部分的生长、尿路上皮癌向间质内的推挤式生长等。

01.219 浸润 infiltration
肿瘤组织长入并破坏周围组织（包括组织间隙、淋巴管或血管）的现象。恶性肿瘤多有向周围组织的浸润。

01.220 侵袭性生长 invasive growth
一种肿瘤的生长方式。多见于恶性肿瘤，肿瘤组织向周边组织的破坏性生长。

01.221 肿瘤播散 spreading of the tumor, dissemination of the tumor
随着恶性肿瘤的不断长大，肿瘤细胞常沿着组织间隙、淋巴管、血管或神经束膜连续地或不连续地浸润性生长，破坏邻近器官或组织的过程。

01.222 肿瘤种植 implantation of the tumor
发生于胸腹腔等体腔内器官的恶性肿瘤，侵及器官表面时，瘤细胞可以脱落，像播种一样种植在体腔其他器官的表面，形成多个转移性肿瘤的过程。

01.223 致癌作用 carcinogenesis
环境中致癌物在机体内诱发肿瘤的作用。

01.224 母细胞瘤 blastoma
组织学上形似器官胚基组织的恶性肿瘤。如视网膜母细胞瘤、肾母细胞瘤。偶尔也用于某些幼稚细胞的良性肿瘤，如脂肪母细胞瘤、软骨母细胞瘤等。

01.225 纤维瘤 fibroma
一种软组织中常见的良性肿瘤。瘤组织内的胶原纤维排成束状，互相编织，纤维间含有细长的纤维细胞。外观呈结节状，与周围组

织分界明显，有包膜。切面灰白色，可见编织状的条纹，质地韧硬。常见于四肢及躯干的皮下。生长缓慢，手术摘除后不再复发。

01.226 纤维瘤病 fibromatosis
一组来源于纤维组织的局部侵袭性肿瘤。可发生在身体任何部位，以腹壁的腹直肌及其邻近肌肉的腱膜最为常见，好发于妊娠期和妊娠后期。发生于腹壁外者多为男性，好发于肩胛部、股部和臀部。发病原因尚不清楚，可能与外伤、激素和遗传因素有关。

01.227 纤维肉瘤 fibrosarcoma
纤维组织来源的恶性肿瘤。发生部位与纤维瘤相似，四肢皮下组织多见。分化好的纤维肉瘤瘤细胞多呈梭形，异型性小，与纤维瘤有些相似；分化差的纤维肉瘤则有明显的异型性。纤维肉瘤分化好者生长慢，转移及复发较少见。

01.228 黏液瘤 myxoma
由星芒状黏液细胞构成的软组织肿瘤。以心房黏液瘤最为常见。

01.229 黏液肉瘤 myxosarcoma
黏液细胞和黏液基质所形成的低度恶性肿瘤。极罕见。病损好发于四肢，以皮下结节状肿物为主要表现，界限不清，无自觉症状。手术切除是主要治疗方法。

01.230 骨肉瘤 osteosarcoma
发生于骨组织的最常见有肿瘤性成骨的恶性肿瘤。多见于青少年。好发于四肢长骨干骺端，尤其是股骨下端和胫骨上端。偶可发生在骨外。

01.231 脂肪肉瘤 liposarcoma
发生于软组织、倾向于向脂肪组织分化的恶性肿瘤。多见于 40 岁以上成人，发生于腹膜后及大腿的软组织深部。肉眼观大多数肿瘤呈结节状或分叶状，为黄红色有油腻感，类似脂肪瘤，有时可呈黏液样或鱼肉样。

01.232 血管瘤 hemangioma
血管增生而形成的良性肿瘤。分为毛细血管瘤、海绵状血管瘤等。

01.233 恶性间皮瘤 malignant mesothelioma
发生在浆膜的、向间皮分化的原发性弥漫性恶性肿瘤。

01.234 恶性淋巴瘤 malignant lymphoma
原发于淋巴结或结外淋巴组织的恶性肿瘤。发生在淋巴结者临床以无痛性、进行性淋巴结肿大为主要表现。主要分为霍奇金淋巴瘤和非霍奇金淋巴瘤两大类。其发生与基因突变、病毒及其他病原体感染、放射线、化学药物和自身免疫病等有关。

01.235 平滑肌瘤 leiomyoma
发生于平滑肌组织的良性肿瘤。最多见于子宫，可以多发。瘤组织由形态比较一致的梭形平滑肌细胞构成。细胞排列成束状，互相编织，核呈长杆状，两端钝圆，同一束内的细胞核有时排列成栅栏状，核分裂象少见。

01.236 胚胎性横纹肌肉瘤 embryonal rhab-domyosarcoma
一种与胚胎性横纹肌细胞表型和生物学特征相似的原始恶性软组织肿瘤。是儿童中除白血病外最常见的恶性肿瘤。主要见于 10 岁以下的婴幼儿和儿童，少见于青少年和成人。

01.237 腺泡状横纹肌肉瘤 alveolar rhab-domyosarcoma
由一致的、密集的、肌分化受阻的原始细胞构成的一种软组织恶性肿瘤。

01.238　多形性横纹肌肉瘤　pleomorphic rhabdomyosarcoma
由向横纹肌分化的奇异的多角形、圆形和梭形细胞构成的一种高级别肉瘤。

01.239　乳头状瘤　papilloma
发生于被覆上皮，如鳞状上皮或移行上皮的良性肿瘤。肿瘤向表面呈外生性生长，形成许多手指样或乳头状突起，并可呈菜花状或绒毛状外观。肿瘤的根部常变细成蒂，与正常组织相连。也可发生在腺体的导管内，如乳腺导管内乳头状瘤。

01.240　息肉　polyp
黏膜增生向管腔的隆起。为大体检查时的诊断用名。如肠息肉，镜下可以分为炎性息肉、增生性息肉、腺瘤性息肉等。

01.241　腺瘤　adenoma
由腺体、导管或分泌上皮发生的良性肿瘤。多见于甲状腺、卵巢、乳腺、涎腺和肠道等处。

01.242　纤维腺瘤　fibroadenoma
由增生的腺体和纤维两种成分构成的良性肿瘤。多见于乳腺。

01.243　尿路上皮癌　urothelial carcinoma
曾称"移行细胞癌（transitional cell carcinoma）"。发生在泌尿道上皮的恶性肿瘤。也可为卵巢上皮性肿瘤的一种类型。常呈乳头状，可破溃形成溃疡或广泛浸润深层组织。

01.244　腺癌　adenocarcinoma
从腺体、导管或分泌上皮发生的呈不同程度腺体分化的恶性肿瘤。根据其分化程度分为高分化、中分化、低分化三级。

01.245　实性癌　solid cancer
低分化腺癌的一种。常见于乳腺。癌巢呈实体条索状、巢状，不形成腺腔，实质与间质比例大致相等。癌细胞异型性大，病理性核分裂多见，恶性程度较高。目前此名称已很少使用。

01.246　髓样癌　medullary carcinoma
乳腺癌的一种特殊类型。也可见于胰腺、胃等器官。肿瘤由明显异型的大细胞组成，相互融合成片，呈推进性生长。癌细胞巢之间间质较少，肿瘤周围有明显的淋巴细胞浸润。尽管该肿瘤细胞异型性明显，但一般生长缓慢，预后较好，局部淋巴结转移也较晚。

01.247　硬癌　scirrhous carcinoma
癌细胞巢之间间质较多、纤维化及硬化明显的癌。在乳腺多指低分化浸润性癌。

01.248　黏液癌　mucinous carcinoma
又称"胶样癌（colloid carcinoma）"。腺癌的一种特殊类型。常见于大肠。镜下见黏液堆积在腺腔内，并可由于腺体的崩解而形成黏液湖。往往可见小堆或散在癌细胞漂浮其中。

01.249　囊腺癌　cystadenocarcinoma
一种来源于腺上皮的恶性肿瘤。常形成囊腔或伴有分泌物潴积。

01.250　神经内分泌癌　neuroendocrine carcinoma
来源于神经内分泌细胞的恶性肿瘤。癌细胞多呈腺泡状或实片状排列。核分裂＞20/10高倍视野（HPF）和（或）Ki-67指数＞20%。癌组织免疫组织化学神经内分泌标志物阳性，血中某些神经内分泌标志物水平可增高。

01.251　腺鳞癌　adenosquamous carcinoma
曾称"腺棘皮瘤（adenoacanthoma）"。由鳞状细胞癌和腺癌两种成分构成。其中鳞状细胞癌成分至少应占 30%。

01.252　未分化癌　undifferentiated carcinoma
肿瘤细胞未出现明显分化表型的恶性上皮性肿瘤。恶性程度高，早期即可发生浸润和转移，预后差。

01.253　胺前体摄取及脱羧细胞　amine precursor uptake decarboxylation cell, APUD cell
具有吸取胺的前体，使之脱羧基转变为胺类物质能力的弥散性内分泌细胞和细胞群的统称。

01.254　胺前体摄取及脱羧细胞肿瘤　APUDoma
又称"APUD 瘤"。发生在弥散性神经内分泌系统的肿瘤的统称。英文中 A=amine，P=precursor, D=decarboxylation, U=uptake。

01.255　皮肤色素痣　pigmented nevus of the skin
皮肤基底层的黑色素细胞的良性错构瘤性增生性病变。有的可恶变成黑色素瘤。

01.256　[神经]胶质瘤　glioma
源自神经上皮肿瘤的统称。占颅脑肿瘤的40%～50%，是最常见的颅内恶性肿瘤。根据病理形态可分为星形细胞瘤、髓母细胞瘤、多形性胶质母细胞瘤、室管膜瘤、少枝胶质母细胞瘤等。

01.257　副神经节瘤　paraganglioma
发生于肾上腺外副神经节的肿瘤。肿瘤可发生于交感神经副神经节或副交感神经副神经节，大部分在腹部，可位于腹膜后腹主动脉前、左右腰椎旁间隙、肠系膜下动脉开口处、主动脉旁的嗜铬体，还可见于颈动脉体、颈静脉窦、肾上极、肾门、肝门、肝及下腔静脉之间、腹腔神经丛、近胰头处、髂窝或近髂窝血管处、卵巢内、膀胱内、直肠后等处；胸部的肿瘤常位于纵隔后交感神经干上，也可位于心包或心脏；马尾及其他部位的肿瘤罕见。

01.258　结核结节　tubercle
又称"结核性肉芽肿(tuberculous granuloma)"。在细胞免疫的基础上形成的，由上皮样细胞、郎汉斯巨细胞及外周局部聚集的淋巴细胞和少量反应性增生成纤维细胞构成的结节。

01.259　硬化　sclerosis
病变因纤维化而变硬的过程。如肝硬化等。

01.260　感染　infection
细菌、病毒、寄生虫等病原微生物侵入机体并生长繁殖引起的病理反应及对机体造成的损害。

01.261　脓疱病　impetigo
一种常见的、通过接触传染的浅表皮肤感染性疾病。以发生水疱、脓疱，易破溃结脓痂为特征。

01.262　丹毒　erysipelas
一种累及真皮浅层淋巴管的感染。轻度擦伤或搔抓、不清洁的脐带结扎、预防接种和慢性小腿溃疡均可能导致此病。主要致病菌为A组乙型溶血性链球菌。致病菌可潜伏于淋巴管内，引起复发。

01.263　脑膜炎球菌性脑膜炎　meningococcal meningitis
由脑膜炎球菌引起的化脓性脑膜炎。致病菌由鼻咽部侵入血循环，最后局限于脑膜和脊髓膜，形成化脓性脑脊髓膜病变。主要临床表现为突起发热、头痛、呕吐，皮肤有瘀斑、瘀点，以及颈项强直等脑膜刺激征。脑脊液呈化脓性改变。脑膜炎球菌可不侵袭脑膜而仅表现为败血症，其中重者可呈暴发型发作，感染亦可发生于上呼吸道、下呼吸道、关节、心包及眼等部位。

01.264　暴发型脑膜炎球菌败血症　fulminating meningococcemia, Waterhouse-Friderichsen syndrome
脑膜炎球菌侵入血循环引起的败血症。皮肤表现以瘀斑为主，病理表现为血管内皮损害，血管壁有炎症坏死和血栓形成，同时有血管周围出血并有皮肤、皮下黏膜及浆膜等局灶性出血。常于短期（12h）内出现遍及全身的广泛瘀点、瘀斑并迅速扩大融合成大片皮下出血或继发坏死。

01.265　输卵管积脓　pyosalpinx
因输卵管的化脓性炎及输卵管伞端梗阻形成的脓液积聚。输卵管伞端的梗阻多是由病原体感染引起输卵管炎症所致，由于细菌感染，白细胞浸润形成内膜肿胀、间质水肿、渗出，输卵管黏膜上皮脱落，加之周围纤维组织的增生包裹和肉芽组织的机化使黏膜粘连或伞端粘连，导致输卵管不通，当输卵管伞端粘连时，就形成了伞端的梗阻。

01.266　软下疳　chancroid, soft chancre
主要发生于生殖器的多个痛性溃疡，多伴有腹股沟淋巴结化脓性病变的一种性传播疾病。由杜克雷嗜血杆菌感染引起。可由性交传染，临床上男性多见，在中国比较少见。

01.267　白喉　diphtheria
由白喉杆菌引起的一种急性呼吸道传染病。以发热，气憋，声音嘶哑，犬吠样咳嗽，咽、扁桃体及其周围组织出现白色假膜为特征。严重者全身中毒症状明显，可并发心肌炎和周围神经麻痹。

01.268　伤寒细胞　typhoid cell
吞噬伤寒杆菌、红细胞、细胞碎片的增生活跃的巨噬细胞。吞噬红细胞的现象尤为明显。

01.269　伤寒小结　typhoid nodule
又称"伤寒肉芽肿（typhoid granuloma）"。伤寒细胞聚集成团形成的小结节。

01.270　伤寒　typhoid
由伤寒杆菌引起的急性传染病。以全身单核巨噬细胞系统细胞的增生为特征。以回肠末端淋巴组织的病变最为突出。临床表现主要为持续高热、相对缓脉、脾大、皮肤玫瑰疹及中性粒细胞和嗜酸性粒细胞减少等。

01.271　结核病　tuberculosis
由结核杆菌引起的一种传染病。多表现为多器官的慢性肉芽肿性疾病，所形成的结核肉芽肿常出现干酪样坏死。

01.272　原发复合征　primary complex
又称"贡氏综合征（Ghon complex）"。结核病时肺的原发灶、淋巴管炎和肺门淋巴结结核三者的统称。

01.273　粟粒型结核　miliary tuberculosis
当大量结核菌侵入血流，机体免疫力较弱时，引起多发的小病灶。状似粟粒，故名。

01.274　播散型结核　disseminated tuberculosis
由肺内原发病灶或肺门干酪样坏死灶及肺外结核病灶内的结核杆菌侵入血流或经淋巴管由胸导管入血，引起的血源播散型结核病。

01.275　干酪样肺炎　caseous pneumonia
以干酪样坏死为主要病变的肺结核病。发生于机体免疫力低并对结核杆菌变态反应过高的患者。可由浸润型肺结核恶化进展而来，或由急、慢性空洞内细菌经支气管播散所致。

01.276 结核球 tuberculoma
又称"结核瘤"。孤立的、由纤维包裹的、境界分明的球形干酪样坏死灶。直径为 2 ~ 5cm。多为单个，也可为多个，常位于肺上叶。可由浸润型肺结核的干酪样坏死灶发生纤维包裹而形成；或因结核空洞引流支气管阻塞后，空洞由干酪样坏死物质充填所致；或由多个结核病灶融合而成。

01.277 空洞形成 cavitation
脏器组织中坏死或液化的病变物质排出后，在原处所遗留的凹陷或孔隙。主要见于肺结核所致的空洞，也可见于脊髓空洞。肺结核空洞形成的原因为在肺部病灶处结核菌大量繁殖，局部肺组织受损，病灶形成干酪样坏死，病灶溶解液化穿通支气管后，坏死物从支气管咳出，空气进入腔内形成空洞。

01.278 麻风细胞 leprosy cell
巨噬细胞吞噬麻风杆菌后，细菌的脂质聚集于胞质内，形成的胞质呈泡沫状的细胞。

01.279 瘤型麻风 lepromatous leprosy
皮肤的麻风病变凸起于皮肤表面、似瘤样结节的麻风。约占麻风患者的 20%。患者免疫力低下，病灶内含大量病菌，传染性强，病变进展较快。除侵犯皮肤和神经外，还常侵犯其他器官。病变特征为由多量泡沫细胞组成的麻风肉芽肿。

01.280 结核样型麻风 tuberculoid leprosy
当患者免疫力较强，病变局限化，形成结核样结节时的麻风。最常见，约占麻风患者的 70%。病灶内含菌极少。病变发展缓慢，传染性低。主要侵犯皮肤及神经，极少侵及内脏。

01.281 偏结核样型界线类麻风 borderline tuberculoid leprosy
兼有结核样型和瘤型麻风两种病变，但以结核样型麻风为主的麻风类型。患者免疫功能较强。

01.282 ［中间］界线类麻风 borderline leprosy
兼有结核样型麻风和瘤型麻风两种病变，且比例均匀的麻风类型。

01.283 偏瘤型界线类麻风 borderline lepromatous leprosy
兼有结核样型麻风和瘤型麻风两种病变，但以瘤型麻风为主的麻风类型。患者免疫功能低下。

01.284 未定类麻风 indeterminate leprosy
麻风病的早期改变。病变呈非特异性，仅在皮肤血管或小神经周围有灶性淋巴细胞浸润。之后多数病例转变为结核样型，少数转变为瘤型麻风。

01.285 天花 small pox
由痘病毒引起的传染病。痘病毒在细胞的胞质内进行复制，形成嗜酸性包涵体。受染者发病后皮肤出现丘疹，然后转化为水疱及脓疱。病毒多数能在鸡胚绒毛尿囊膜上生长，产生肉眼可见的痘疱样病损。

01.286 瓜尔涅里包涵体 Guarnieri inclusion body
痘病毒在细胞的胞质内进行复制所形成的嗜酸性包涵体。

01.287 巨细胞病毒感染 cytomegalovirus infection
曾称"巨细胞包涵体病（cytomegalic inclusion disease，CID）"。巨细胞病毒导致的感染。因受染细胞呈巨细胞化，胞质、胞核内可见包涵体，故名。受染后病毒可局限于涎腺，有的则导致全身性感染。

01.288　脊髓灰质炎　poliomyelitis
俗称"小儿麻痹症（infantile paralysis）"。由脊髓灰质炎病毒引起的急性传染病。多见于小儿。临床表现常为发热、咽痛、肢体疼痛，部分病例可发生分布不规则的弛缓性麻痹。

01.289　流行性乙型脑炎　epidemic encephalitis type B
又称"日本乙型脑炎（Japanese B encephalitis）"。乙型脑炎病毒感染所致的急性传染病。多在夏秋季流行。起病急，病情重，死亡率高。临床表现为高热、嗜睡、抽搐、昏迷等。镜下可见血管变化和炎症反应；神经细胞变性、坏死；软化灶形成。

01.290　流行性出血热　epidemic hemorrhagic fever, EHF
又称"肾综合征出血热（hemorrhagic fever with renal syndrome）"。由汉坦病毒引起的急性传染病。由鼠类传播给人体，流行于秋冬季。主要表现为发热、出血、休克和肾损伤综合征。基本病变是全身小血管内皮细胞损伤，各部位充血、水肿和出血，常伴灶性实质细胞坏死，间质内炎症较轻。

01.291　腹股沟肉芽肿　granuloma inguinale
一种由肉芽肿荚膜杆菌引发的性传播疾病。好发于外阴部、腹股沟及肛门等处。皮损初为坚实的丘疹，进而破溃，形成界限清楚的溃疡，被覆恶臭的脓性分泌物，边缘突起，不痛；溃疡边缘常继发卫星状溃疡；日久，肉芽组织乳头瘤样增生，瘘管和瘢痕形成。

01.292　猫抓病　cat-scratch disease
由汉赛巴通体引起的淋巴增殖性病变。患者

发病前通常有被猫抓伤或与猫密切接触史，也可经犬、鼠、猴等传播给人。镜下淋巴滤泡反应性增生，窦内外组织细胞增生，边缘窦内单核细胞样 B 细胞增生等，可见一些转化的大淋巴细胞；进而多灶性中性粒细胞浸润，并形成星形脓肿；脓肿周围由上皮样细胞栅栏状排列包绕，形成中心化脓性肉芽肿；肉芽肿继发纤维化并收缩成星形或不规则形；淋巴结包膜和结周组织可发生中心化脓性肉芽肿和继发纤维化。

01.293　斑疹伤寒　typhus fever
由普氏立克次体通过体虱传播的急性传染病。病程约 2 周。有高热、瘀点样皮疹和中枢神经系统症状等。外斐反应、立克次体凝集反应阳性。

01.294　斑疹伤寒小结　typhus nodule
由单核细胞、巨噬细胞、淋巴细胞、浆细胞、中性粒细胞等聚集形成的结节状微小病灶。病灶中心或偏心处含有病变小血管。

01.295　梅毒　syphilis
由梅毒螺旋体引起的传染病。基本病变是闭塞性动脉内膜炎和小血管周围炎、树胶样肿。

01.296　下疳　chancre
梅毒螺旋体侵入人体后 3 周，侵入部位发生炎症反应而形成的病变。常为单个，直径约 1cm，表面可糜烂或溃疡，溃疡底部及边缘质硬。

01.297　扁平湿疣　condyloma lata
二期梅毒疹。发生于生殖器和肛门等处。一般有单纯性、溃疡性和肥大性三种。起初损害为集簇性红色柔软、扁平的丘疹。

01.298　树胶样肿　gumma
又称"梅毒瘤（syphiloma）"。梅毒时肉芽肿性的病变。病灶呈灰白色，大小不一，质韧而有弹性，如树胶。镜下结构颇似结核结节，中央为凝固性坏死，形态形似干酪样坏死，不如干酪样坏死彻底，弹力纤维尚保存。周围富含淋巴细胞和浆细胞，而上皮样细胞和朗汉斯巨细胞较少，且必有小动脉内膜炎和动脉周围炎。可发生于任何器官，最常见于皮肤、黏膜、肝、骨和睾丸。

01.299 分叶肝 hepar lobatum
肝梅毒使肝脏呈结节状肿大，继而树胶肿纤维化、瘢痕收缩，使肝脏呈分叶状的病变。

01.300 脊髓痨 tabes dorsalis
神经系统梅毒的一种。病变以脊髓末段受累及最早也最严重，病变处脊髓后束变性、萎缩，脊髓膜增厚，伴有淋巴细胞和浆细胞浸润。临床出现闪电样痛、下肢感觉异常、腱反射减弱及消失、进行性共济失调等。

01.301 嗜酸性脓肿 eosinophilic abscess
一种由嗜酸性粒细胞聚集所形成的病灶。常见于血吸虫病虫卵结节周围，是由成熟的血吸虫虫卵引起的一种局限性、结节状病灶，肉眼呈灰黄色，直径为 0.5～4mm；镜下结节中心为成熟虫卵、卵壳薄、色淡黄、折光性强，卵内毛蚴呈梨状，虫体前部有头腺，苏木精–伊红染色呈红色，在成熟虫卵周围可见红染的放射状火焰样物质，即抗原抗体复合物，在其周围有大量变性、坏死的嗜酸性粒细胞聚集，状似脓肿，故名。

01.302 假结核结节 pseudotubercle
慢性肉芽肿性虫卵结节。血吸虫急性虫卵结节经过 10 天左右，虫卵内毛蚴死亡、分解及变性，坏死物质和嗜酸性粒细胞被清除、吸收或钙化，形成由血吸虫卵壳、上皮样细胞、异物巨细胞、淋巴细胞和成纤维细胞组成的结核样肉芽肿。

01.303 阿米巴病 amebiasis
多由溶组织阿米巴原虫感染引起的一种人类寄生虫病。该原虫主要寄生于结肠，亦可经血流或直接侵袭到达其他部位，引起相应部位组织的坏死、溃疡、脓肿，也可同时累及多种组织和脏器，成为全身性疾病。

01.304 黑热病 kala-azar
又称"内脏利什曼病(visceral leishmaniasis)"。由杜氏利什曼原虫引起的全身性疾病。以长期发热、肝脾肿大、末梢血白细胞数减少和血浆球蛋白增高为主要临床特征。

01.305 利–杜小体 Leishman-Donovani body
由肝库普弗细胞和门管区巨噬细胞吞噬利什曼原虫所形成的胞质小体。

01.306 弓形体病 toxoplasmosis
由弓形体引起的人畜共患性原虫病。是全身性疾病，呈世界性分布，人群普遍易感，但多为隐性感染。发病者由于弓形体寄生部位及机体反应性的不同，临床表现较复杂，有一定病死率及致先天性缺陷率。

01.307 夏科–莱登结晶 Charcot-Leyden crystal
血吸虫虫卵周围的嗜酸性脓肿内见到的菱形或多面形折光性强的蛋白质结晶。系嗜酸性粒细胞中的嗜酸性颗粒互相融合而成。

01.308 淋巴结炎 lymphadenitis
又称"淋巴结反应性增生"。淋巴结最常见的良性反应性疾病。多种因素可致淋巴结反应性增生，其病理改变缺乏特异性。

01.309 破裂 rupture
脏器包膜损伤，形成破口的状态。

01.310 穿孔 perforation

空腔脏器的病变穿透浆膜时的现象。

01.311 不发育 aplasia
因胚胎始基发育受阻所致器官完全不发育的现象。

01.312 发育不全 hypoplasia
组织或器官发育缺陷或发育不完全的现象。

01.313 囊肿 cyst
内壁衬覆上皮、腔内充满液体的囊性肿物。可分为肿瘤性（如囊腺瘤或囊腺癌、囊性畸胎瘤等）、先天性（如鳃裂囊肿、甲状舌管囊肿等）、寄生虫性（如包虫囊肿等）、潴留性或种植性等。

01.314 缺损 defect
发育缺陷导致的脏器某部分的缺如。如心房间隔缺损、心室间隔缺损。

01.315 狭窄 stenosis
官腔内径变小的现象。多指因发育异常形成的管腔狭窄。

01.316 闭锁 atresia
因发育异常导致的管腔闭锁。

01.317 囊腺瘤 cystadenoma
腺瘤的一种。腺瘤中腺体分泌物蓄积，腺腔逐渐扩大并相互融合，形成囊腔。肉眼上可见大小不等的囊腔。如卵巢囊腺瘤，当腺上皮向囊腔内呈乳头状生长，并分泌浆液时，称为"浆液性乳头状囊腺瘤（serous papillary cystadenoma）"。

01.318 格子细胞 gitter cell
吞噬神经组织崩解产物后，细胞质中出现大量小脂滴的小胶质细胞或巨噬细胞。苏木精–伊红染色呈空泡状。

01.319 局限化 localization
病变由周围组织反应而局限于某个局部的现象。

01.320 死骨片 sequestrum
骨细胞消失、骨陷窝空虚、骨坏死及死骨形成的骨片。

01.321 自溶 autolysis
细胞或细胞物质被细胞自身所含有的一些酶所消化的现象。

01.322 死后变化 postmortem change
个体死亡后，各器官、组织和细胞的功能逐渐消失，尸体受物理、化学及生物学等内外因素的影响所发生的一系列变化。

01.323 心肌断裂 fragmentation of myocardium
心肌乳头肌的断裂。多发生在急性心肌梗死后，乳头肌断裂可引起二尖瓣大量反流，导致肺水肿和心源性休克。

01.324 尸冷 algor mortis
人死后产热停止，尸体热向周围环境放散，直到与环境温度相同的过程。其进展取决于环境的温度、尸体衣装情况、尸体内热量和死亡原因等。

01.325 尸斑 livor mortis
由于人死后血液循环停止，心血管内的血液缺乏动力而沿着血管网坠积于尸体低下部位，尸体低下部位的毛细血管及小静脉内充满血液，透过皮肤呈现出来的暗红色到暗紫红色斑痕。开始是云雾状、条块状，最后逐渐形成片状。

01.326 尸僵 rigor mortis
生物死后躯体逐渐变硬而僵直的过程。 生

物死后一般经过 1~3h，肌肉轻度收缩，关节不能屈曲，开始出现尸僵。经过 12~16h，尸僵遍及全身。可因外界温度高低、尸体体质情况、死因不同而出现有早有晚。尸僵出现的顺序，可作为判断死后经过时间长短的一个方面。

01.327　尸检　autopsy
对死者遗体进行的病理剖检。尸检可全面观察病死者各器官的病理变化，找出其主要病症，判断死亡原因，帮助临床检查各项诊断及治疗措施是否正确合理。

01.328　活体组织检查　biopsy
简称"活检"。从患者身体的病变处取出小块组织，以便制成病理切片，观察细胞和组织结构变化，做出病理诊断的检查。

01.329　病理标本取材　sampling of the pathology specimen
病理医师通过肉眼观察新鲜或已固定病理标本的形状、颜色，触摸标本的质地，测量其大小，观察切面切缘的形状、颜色等，初步判断病变部位、病变性质，根据物理观察所得结果，依据各器官疾病取材的原则，切取高度怀疑的病变部位，经病理切片制作，制成可供病理诊断的组织切片。

01.330　病理切片制作　preparation of the pathology slide
将已经固定的送检组织经冲洗、脱水、透明、浸蜡，然后用石蜡将组织包埋成蜡块，再经切片机切片和染色而制成病理切片的过程。

01.331　苏木精−伊红染色　hematoxylin and eosin staining, HE staining
又称"HE 染色"。由碱性染色剂的苏木精和酸性染色剂的伊红进行的染色。是组织学中最常用的染色。细胞核染成蓝色，细胞质染成红色。

01.332　特殊染色　special stain
又称"组织化学与细胞化学染色（histochemical or cytochemical stain）"。通过应用某些能与组织细胞化学成分特异性结合的显色试剂，显示病变组织细胞的化学成分（如蛋白质、酶类、核酸、糖类、脂类等）改变的染色技术。

01.333　免疫组织化学染色　immunohisto-che-mical stain
在细胞和组织上应用免疫学原理和技术进行染色的技术。标记抗体，如酶标抗体与组织切片中的相关抗原相结合，经显色处理出现阳性染色反应。可准确定位特定的抗原物质，确定肿瘤的组织来源并协助诊断。

01.334　细胞学　cytology
在光学显微镜水平上研究细胞的化学组成、形态、结构及功能，并进行细胞学诊断的学科。如应用阴道分泌物涂片检查宫颈癌，痰涂片检查肺癌，胸腔积液、腹水涂片检查胸腔或腹腔的原发癌或转移癌等。

01.335　图像分析系统　image analysis system
由图像输入系统（显微镜、摄像机或扫描仪与数码相机）、图像卡、计算机、显示器、打印机及图像处理和分析系统组成。用于肿瘤病理分析。

01.336　激光捕获显微切割　laser capture microdissection, LCM
通过显微镜选择靶细胞，标出所需要的目的细胞，利用激光沿着所画的轨迹切割并获取细胞的技术。因利用激光切割并获取靶组织，故名。

01.337　组织微阵列　tissue microarray
又称"组织芯片（tissue chip）"。根据不同需要，将多个小组织片高密度地、整齐地排列固定在某一固相载体（载玻片、硅片、聚丙烯或尼龙膜等）上，制成微缩的组织切片。

01.338　远程病理　telepathology
采用计算机技术及传输影像的远程通信技术，对远距离病理图像进行观察、分析和诊断的一门技术。可完成光学显微镜诊断过程的所有书写报告、质量控制和质量保障环节等。是远程医学的一个重要分支。

01.339　虚拟显微镜术　virtual microscopy
使用数字图像文档（如虚拟切片）和显微镜模拟软件在计算机显示器上操作（虚拟显微镜计算机），使操作者能够像操作传统光学显微镜一样操作虚拟显微镜的技术。

01.340　全切片图像　whole slide image
建立一个组织切片或细胞涂片全区域数字图像，并使用虚拟显微镜观察该数字图像切片的技术。

02. 消 化 系 统

02.01　口　　腔

02.001　口腔白色海绵状痣　oral white sponge nevus
一种少见的家族遗传性疾病。病变的口腔黏膜呈珍珠白色，质软，触似海绵，可伴有阴唇、阴道、肛门和直肠病变。

02.002　口腔炎性乳头状增生　oral inflammatory papillary hyperplasia
在各种原因引起的口腔黏膜慢性炎基础上，黏膜鳞状上皮乳头状的增生。

02.003　梅–罗综合征　Melkersson-Rosenthal syndrome, MRS
由肉芽肿性唇炎、面神经麻痹和沟纹舌三种病症组成的综合征。

02.004　口腔韦格纳肉芽肿　oral Wegener granulomatosis
可累及口腔的全身系统性免疫相关性疾病。累及口腔时好发于舌、齿龈、腭及口咽部。病变部位有长期不愈的溃疡。

02.005　白塞综合征　Behçet syndrome
以血管炎为主要病理基础的慢性多系统疾病。临床表现为复发性口腔溃疡、生殖器溃疡及葡萄膜炎三联征。

02.006　嗜酸性舌溃疡　eosinophilic ulcer of tongue
大量嗜酸细胞性炎症反应增生、浸润形成的肉芽肿。发病原因可能与舌肌损伤有关。

02.007　肉芽肿性唇炎　cheilitis granulomatosa
一种特殊的唇炎。多见于青春期后，口唇肿胀，以皮肤潮红、无痛、无瘙痒、压之无凹陷性水肿为特征。非干酪样类上皮细胞肉芽肿多位于固有层和黏膜下。慢性炎症细胞浸润至肌层黏膜腺、血管、淋巴管周围，胶原肿胀，基质水肿，血管扩张。

02.008　口腔白斑　oral leukoplakia
发生在口腔黏膜的白色或灰白色角化性病变的斑块状损害。是一种常见的非传染性口腔慢性疾病。

02.009 口腔红斑 oral erythroplakia
口腔黏膜上出现临床或组织病理学上不能归为任何其他可定义损害的、边界清楚的、天鹅绒样火红色斑块。

02.010 口腔白色水肿 oral leukoedema
常出现在双颊黏膜咬合线附近的灰白色或乳白色半透明面纱样斑片。局部扪之柔软，无压痛。有时出现皱褶，检查时拉展口腔黏膜，斑片可暂时性消失。

02.011 口腔黏膜良性淋巴组织增生病 benign lymphoadenosis of oral mucosa
病变处鳞状上皮增生或萎缩，黏膜下淋巴组织增生，有淋巴滤泡形成的疾病。

02.012 复发性口腔溃疡 recurrent oral ulcer
又称"复发性阿弗他溃疡（recurrent aphthous ulcer）"。一种周期性反复发生的口腔溃疡。口腔黏膜疾病中发病率最高的一种疾病，有自限性，能在 10 天左右自愈。大体上为口腔黏膜的单发或多发圆形浅溃疡。

02.013 复发性坏死性黏膜腺周围炎 periadenitis mucosa necrotica recurrens
口腔黏膜的单发或多发深溃疡。面积大，难愈合。基本损害为 2～5mm 红色小结节，数日后结节增大、变硬、溃烂成漏斗状溃疡，边缘不齐。好发于口唇、颊黏膜。

02.014 龈纤维增生 gingiva fibrous hyperplasia
牙龈的慢性炎性增生。以大量纤维组织增生为特点。

02.015 口腔黏膜下纤维化 oral submucosal fibrosis
一种慢性疾病。可侵犯口腔的任何部位。由于固有层的纤维组织变性和上皮萎缩，从而导致黏膜硬化，形成条索，最终引起牙关紧闭，妨碍口腔各种功能，可成为癌前状态。

02.016 口腔黏液囊肿 oral mucocele
由黏液腺管阻塞、黏液潴留所致的囊肿。可发生于唇、颊、舌黏膜，而以下唇较多见。

02.017 坏死性涎腺化生 necrotizing sialometaplasia
一种病因不明、有自愈倾向的涎腺良性病变。其临床和病理表现易被误认为恶性肿瘤。可见腺泡坏死，残存的导管及腺泡上皮增生并伴有鳞状上皮化生，周围有炎性反应及纤维组织增生。

02.018 舌淀粉样变性 tongue amyloidosis
一种特殊的淀粉样蛋白质在舌组织内沉积。临床表现为舌体增大、变硬，呈巨舌。

02.019 口腔扁平苔藓 oral lichen planus
一种黏膜和皮肤的慢性免疫性炎症性疾病。镜下表现为角化过度与角化不全，伴粒层肥厚、基底细胞坏死液化变性，以及基底膜下有大量淋巴细胞浸润。

02.020 口腔寻常型天疱疮 oral pemphigus vulgaris
一种自身免疫性疾病。由于口腔黏膜上皮内存在自身抗体，损伤上皮细胞之间的连接，导致黏膜上皮细胞松解，空泡形成。

02.021 鳃裂囊肿 branchial cleft cyst
胚胎发育过程中鳃弓和鳃裂未能正常融合及闭合不全而形成的囊肿。

02.022 鳃瘘 branchial fistula
胚胎发育过程中鳃弓和鳃裂未能正常融合

及闭合不全而形成的瘘管。

02.023 疣状黄瘤 verruciform xanthoma
一种局部脂质代谢障碍性疾病。表现为鳞状上皮乳头状增生，过度不全角化，上皮脚延长，可见多量泡沫细胞浸润。

02.024 口腔淋巴组织增生性息肉 oral lymphoproliferative polyp
口腔内分化成熟的淋巴细胞增生，并呈结节状聚集，其中可有组织细胞的掺杂，形成淋巴样或扁桃体样的淋巴上皮病变并外生性生长，呈息肉样改变。

02.025 口腔恶性淋巴瘤 oral malignant lymphoma
发生在口腔的、淋巴组织增生所形成的恶性肿瘤。病变部位可表现为包块或黏膜溃疡。

02.026 口腔浆细胞瘤 oral plasmocytoma
由不同分化程度的浆细胞构成的一种恶性肿瘤。

02.027 先天性牙龈瘤 congenital epulis
可能由先天牙胚发育异常导致的、肉眼观察为牙龈的局限性包块。非真性肿瘤。可能来源于肌源性或神经源性肿瘤。

02.028 口腔颗粒细胞瘤 oral granular cell tumor
可能来源于肌源性或神经源性的肿瘤。常见于舌部，由胞质丰富的嗜酸性粒细胞构成，胞核小、深染，胞质含大量颗粒。细胞呈多边形或被拉长，细胞膜常不明显，通常具有合胞体外观。

02.029 口腔鳞状细胞癌 oral squamous cell carcinoma
发生在口腔的鳞状上皮细胞癌。是口腔黏膜最常见的原发性恶性肿瘤，多呈坚实隆起的肿块，中心溃破形成溃疡。非角化型鳞癌预后相对较差。

02.030 口腔小细胞癌 oral small cell carcinoma
发生在口腔的低分化神经内分泌癌。形态特点与小细胞肺癌相同。

02.031 根尖周肉芽肿 periapical granuloma
与死髓牙根尖区相连的炎性肉芽组织。可能是炎性牙髓或坏死牙髓感染扩散，经根尖孔轻微缓慢刺激根尖周组织的结果。表现为以增生为主的炎症，部分病例由根尖周脓肿转变而来。是慢性根尖周炎的主要病变类型。

02.032 颌骨骨髓炎 jaw osteomyelitis
因牙体和牙周感染引起的颌骨骨髓的急性炎症。累及范围常包括骨膜、骨皮质及骨髓组织，常见的有化脓性颌骨骨髓炎、婴幼儿骨髓炎及放射性骨髓炎。

02.033 巨细胞肉芽肿 giant cell granuloma
又称"巨细胞修复性肉芽肿（giant cell reparation granuloma，GCRG）"。外伤性骨内出血引起的增生性修复反应。具有局部侵袭性。1953 年，贾菲（Jaffe）首次介绍，认为其是一种少见的非肿瘤性良性病变。

02.034 [家族性]巨颌症 familial cherubism
又称"家族性颌骨纤维结构不良（familial fibrous dysplasia of jaw）"。一种常染色体显性遗传性疾病。骨组织被含有多量血管的纤维组织取代，可见多量多核巨细胞，多分布于血管周围。临床表现为颌骨对称性增大。

02.035 颌骨囊性纤维性骨炎 jaw osteitis fibrosa cystica
又称"颌骨棕色瘤（jaw brown tumor）"。

因甲状旁腺功能亢进引起新陈代谢紊乱而致的全身骨骼疾病。常伴有全身性纤维性骨炎。骨中钙质转移至血液中，造成广泛骨质疏松，颌骨病变常为全身病变的一部分。

02.036　颌骨纤维性结构不良　jaw fibrous dysplasia
发生于颌骨的良性骨病变。正常骨组织被纤维组织取代，在纤维组织中可见散在分布的化生骨小梁，骨小梁形状不规则呈"C""O""S"形，骨小梁周围无成骨细胞和破骨细胞。

02.037　颌骨佩吉特病　jaw Paget disease
发生于颌骨的骨佩吉特病。由骨的形成和吸收等重塑过程发生异常所致。原因尚不清楚。

02.038　颌骨朗格汉斯细胞组织细胞增生症　jaw Langerhans cell histiocytosis
发生于颌骨的由朗格汉斯细胞组织细胞肿瘤性增生所致的疾病。病变主要由增生的朗格汉斯细胞及浸润的嗜酸性粒细胞和其他炎症细胞组成。病变内还可见数目不等的泡沫细胞和多核巨细胞。朗格汉斯细胞多呈灶状、片状聚集，细胞体积较大，不具备树突状突起，胞质丰富，为弱嗜酸性，细胞核呈圆形、椭圆形或不规则的分叶状，具有特征性的核沟和凹陷，核仁明显。

02.039　巨大牙骨质瘤　gigantiform cementoma
由高度钙化无细胞的牙骨质构成的肿瘤。多有家族史，与常染色体显性遗传有关。

02.040　牙源性角化囊肿　odontogenic keratocyst
一种与牙发育有关的囊肿。组织病理发生和原因尚未确定，大多认为发生自牙源性上皮发育异常的早期阶段——牙板及其剩余，因此不少学者将其归类于始基囊肿。但角化囊肿可以含牙，囊内为白色或黄色的油脂样角化物质。生物学行为具有侵袭性，较易复发。组织学上衬覆上皮增殖较为活跃。

02.041　含牙囊肿　dentigerous cyst
附着于牙颈部且囊壁包绕于未萌出牙牙冠的囊肿。

02.042　萌出期囊肿　eruption cyst
位于牙龈黏膜上皮和萌出的牙齿之间的囊肿。相当于发生在牙龈软组织的含牙囊肿。

02.043　婴儿牙龈囊肿　gingival cyst of infant
见于婴儿牙龈的小的、表浅的、充满角质的囊肿。

02.044　根侧牙周囊肿　lateral periodontal cyst
一种罕见的牙源性发育性囊肿。来自于牙板上皮剩余，多沿牙根侧面分布。

02.045　成人牙龈囊肿　gingival cyst of adult
位于牙龈内软组织的、形态与根侧牙周囊肿相似的囊肿。

02.046　涎腺牙源性囊肿　sialo-odontogenic cyst
又称"腺性牙源性囊肿（glandular odontogenic cyst）"。发生于颌骨牙齿支撑区的囊肿。为一种罕见的发育性牙源囊肿，显示有腺样或涎腺的特征。临床表现为颌骨膨隆。

02.047　鼻腭管囊肿　nasopalatine duct cyst
发生于切牙管处的先天性囊肿。可分为两型：发生于切牙管内的切牙管囊肿和发生于切牙管口的腭乳头部的腭乳头囊肿。

02.048　鼻唇囊肿　nasolabial cyst
位于靠近鼻孔的基部，在上颌牙槽突外侧软组织内的囊肿。

02.049　球上颌窦囊肿　global-maxillary cyst
位于上颌侧切牙和单尖牙之间的囊肿。多见于青少年，初期无自觉症状。若继续生长，骨质逐渐向周围膨胀，则形成面部畸形。

02.050　根尖囊肿　radicular cyst
发生于牙根尖的囊肿。多由龋齿诱发的牙髓炎波及根尖所致。

02.051　骨化性纤维瘤　ossifying fibroma
来自牙周韧带，正常骨被含有各种骨化成分的纤维组织取代的疾病。是真性肿瘤。

02.052　牙骨质化纤维瘤　cementifying fibroma
与骨化性纤维瘤相似，来自牙周韧带，正常骨被含有牙骨质成分的纤维组织取代的疾病。是真性肿瘤。

02.053　成釉细胞瘤　ameloblastoma
又称"造釉细胞瘤"。颌骨中心性上皮肿瘤。在牙源性肿瘤中较为常见。关于其组织来源，有不同的看法，但大多数认为由造釉器或牙板上皮发生而来，为良性但具有局部侵袭性的多形性肿瘤。组织来源包括造釉器或牙板上皮、牙源性囊肿的上皮衬里及口腔黏膜上皮基底层。

02.02　食　　管

02.054　食管炎　esophagitis
食管黏膜浅层或深层组织由于受到刺激或损伤，食管黏膜发生水肿和充血而引发的炎症。以"烧心"，吞咽疼痛、吞咽困难及胸骨后疼痛表现居多。

02.055　反流性食管炎　reflux esophagitis
胃内容物（有时包括十二指肠内容物）反流到食管引起的食管黏膜损伤性炎症。

02.056　感染性食管炎　infectious esophagitis
各种病原菌感染引起的食管黏膜的炎症性病变。

02.057　细菌性食管炎　bacterial esophagitis
感染性食管炎的一种类型。细菌感染引起的食管黏膜的炎症性病变。

02.058　病毒性食管炎　viral esophagitis
感染性食管炎的一种类型。病毒感染引起的食管黏膜的炎症性病变。

02.059　真菌性食管炎　fungal esophagitis
感染性食管炎的一种类型。真菌感染引起的食管黏膜的炎症性病变。

02.060　嗜酸[细胞]性食管炎　eosinophilic esophagitis
原因不明的主要以大量嗜酸性粒细胞浸润为特征的炎症性病变。为一种变态反应性疾病。

02.061　腐蚀性食管炎　caustic esophagitis
强酸、强碱等化学腐蚀剂造成食管严重损伤所引起的食管的炎症反应。

02.062　放射性食管炎　radiation esophagitis
继发于放射线引起的食管黏膜损伤的炎症反应。

02.063　巴雷特食管　Barrett esophagus
食管下段黏膜的复层鳞状上皮被单层柱状上皮所替代的一种获得性化生性改变。是大部分食管腺癌的癌前病变。其症状主要是胃食管反流及并发症所引起的，胃食管反流症状为胸骨后烧灼感、胸痛。

02.064　食管憩室　esophageal diverticulum
与食管腔相连的覆盖有鳞状上皮的外翻的囊状结构。是一种先天性发育异常。

02.065　食管狭窄　esophageal stenosis
由先天性及后天性因素引起的食管管腔病理性变窄。可引起通过障碍。

02.066　食管闭锁　esophageal atresia
一种先天性食管畸形。原因是胚胎发育至第3~6周，出现发育异常，造成食管隔断，形成盲端。

02.067　食管硬皮病　esophageal scleroderma
系统性硬皮病累及食管的病理表现。表现为食管鳞状上皮下有大量纤维组织增生，鳞状上皮可不同程度萎缩。

02.068　食管失弛缓症　esophageal achalasia
一种原因不明的神经性食管蠕动障碍和下食管括约肌松弛障碍，导致食管张力减退、蠕动消失及食管扩张的一种疾病。

02.069　食管重复[畸形]　esophageal duplication
胚胎发育异常产生的附着于食管侧壁的一个囊性或局限性管状膨大的空腔结构。

02.070　先天性食管囊肿　congenital esophageal cyst
胚胎期的残余组织在食管壁内形成的形态类似良性肿瘤的一种囊性肿瘤样病变。

02.071　食管纤维血管性息肉　esophageal fibrovascular polyp
食管腔内有蒂的缓慢生长的肿瘤样病变。由鳞状上皮覆盖的纤维血管组织构成。

02.072　食管炎性纤维性息肉　esophageal inflammatory fibroid polyp
食管腔内黏膜下孤立性、有蒂的非常少见的良性间叶性肿瘤。可发生于食管的任何部位，以食管上段多见，体积可很大。

02.073　食管鳞状细胞乳头状瘤　esophageal squamous cell papilloma
一种较少见的食管鳞状上皮乳头息肉样外生性良性肿瘤。

02.074　食管胃肠道间质瘤　esophageal gastrointestinal stromal tumor
发生于食管的胃肠道间质瘤。非常少见。与发生于胃肠部位的该肿瘤的病理形态特征和免疫表型相同。

02.075　食管平滑肌瘤　esophageal leiomyoma
发生于食管的、具有平滑肌细胞分化的良性间叶性肿瘤。一般表现为较轻的吞咽梗阻感或胸骨后钝痛。症状多呈间歇性发作。可伴有上腹部不适、反酸、嗳气及食欲缺乏等。

02.076　食管颗粒细胞肿瘤　esophageal granular cell tumor
食管少见的软组织的良性肿瘤。形态类似于皮肤及口腔等部位的肿瘤。由边界不清、含颗粒的丰满细胞构成，通常与骨骼肌细胞密切相关。

02.077　食管上皮内肿瘤　esophageal intraepithelial neoplasia
明确的肿瘤性细胞局限于基底膜上黏膜内的一种癌前病变。

02.078　早期食管癌　early esophageal carcinoma
局限于食管黏膜或黏膜下、无肌层浸润、无淋巴结转移的癌。包括黏膜内癌和黏膜下癌。

02.079 食管鳞状细胞癌 esophageal squamous cell carcinoma
一种具有鳞状细胞分化的恶性上皮性肿瘤。是进展期食管癌最常见的组织学类型。

02.080 食管腺癌 esophageal adenocarcinoma
一种具有腺性分化的食管恶性上皮性肿瘤。主要起源于食管下 1/3 的巴雷特食管黏膜。

02.081 食管腺鳞癌 esophageal adenosqua-mous carcinoma
发生于食管黏膜下腺体和导管、由腺癌和鳞状细胞癌混合组成的恶性上皮性肿瘤。

02.082 食管黏液表皮样癌 esophageal mucoepidermoid carcinoma
鳞状细胞、黏液分泌细胞和中间型细胞密集混合而成的食管恶性上皮性肿瘤。

02.083 食管腺样囊性癌 esophageal adenoid cystic carcinoma
发生于食管的、由上皮细胞和肌上皮细胞构成的基底样细胞恶性肿瘤。

02.084 食管神经内分泌肿瘤 esophageal neuroendocrine neoplasm
发生于食管的、具有神经内分泌细胞分化的上皮性肿瘤。

02.085 食管小细胞癌 esophageal small cell carcinoma
发生于食管的分化差的神经内分泌肿瘤的一种组织学亚型。

02.086 食管类癌 esophageal carcinoid
发生于食管的分化良好的神经内分泌肿瘤的一种组织学亚型。

02.087 食管混合性腺–神经内分泌癌 esophageal mixed adeno-neuroendocrine carcinoma
表型上具有形成腺管的上皮细胞和神经内分泌细胞双相分化，且两者都是恶性的一种神经内分泌肿瘤的亚型。

02.088 食管恶性黑色素瘤 esophageal malignant melanoma
原发于食管的恶性黑色素瘤。好发于食管中段及下段。肿瘤常呈灰色或黑色息肉状肿物，突入食管腔内，恶性程度高，预后差。

02.03 胃

02.089 胃胰腺异位 gastric ectopic pancreas
胰腺组织异位于胃的病变。常见于胃窦，其次是幽门、胃大弯和食管胃交界处。

02.090 胃重复[畸形] gastric duplication
在胃壁一侧形成、与胃壁具有相同形态的球形或管形空腔结构。是胃肠道重复的一种类型。

02.091 胃憩室 gastric diverticulum
胃壁的局限性袋状扩张或囊样突出。大多数患者无症状，仅在做胃部钡餐检查或胃镜时发现。临床表现主要为上腹剑突下钝痛、胀痛及烧灼感，或有阵发性加剧，可伴有恶心、呕吐甚至吞咽困难。

02.092 幽门狭窄 pyloric stenosis
各种原因导致幽门口径缩小、胃内容物通过障碍的状态。

02.093 急性胃炎 acute gastritis
各种外在和内在因素引起的急性广泛性或

局限性的胃黏膜急性炎症。症状体征因病因不同而不尽相同。病因多样，包括急性应激、药物、缺血、胆汁反流和感染等。

02.094　急性糜烂性胃炎　acute erosive gastritis
由应激反应、广泛烧伤、严重创伤、服用非甾体抗炎药（如阿司匹林）等引起胃黏膜表浅性病变。多以缺损为主。

02.095　急性出血性胃炎　acute hemorrhagic gastritis
以胃黏膜出血为主要特征的胃急性炎症。

02.096　慢性胃炎　chronic gastritis
由各种因素引起的胃黏膜慢性非特异性炎症。

02.097　慢性浅表性胃炎　chronic superficial gastritis
以胃黏膜浅层慢性炎症细胞浸润为主要病变的慢性炎症。是慢性胃炎最常见的类型。

02.098　慢性萎缩性胃炎　chronic atrophic gastritis
以胃黏膜固有层腺体减少为主要特征的慢性炎症。

02.099　慢性肥厚性胃炎　chronic hypertrophic gastritis
以胃黏膜腺体增生、伸长引起胃黏膜增厚为主要特征的慢性炎症。

02.100　螺杆菌胃炎　helicobacter gastritis
螺杆菌感染引起的胃黏膜炎症性改变。

02.101　淋巴细胞性胃炎　lymphocytic gastritis
以胃黏膜表层上皮和胃小凹上皮内大量成熟 T 细胞浸润为特征的胃黏膜炎症性病变。

02.102　自身免疫性胃炎　autoimmune gastritis
由 CD4$^+$ T 细胞介导的自身免疫反应引起的慢性萎缩性胃炎。患者体内产生针对胃组织不同组分的自身抗体。如抗内因子抗体（致维生素 B_{12} 吸收障碍）、抗胃壁细胞抗体（破坏分泌胃酸的胃壁细胞）、抗胃泌素分泌细胞抗体（致胃泌素分泌障碍）等，造成相应组织破坏或功能障碍。

02.103　反应性胃病　reactive gastropathy
又称"化学性胃病(chemical gastropathy)"。由刺激性化学物质导致胃黏膜损伤的非特异性病变。

02.104　化学性胃炎　chemical gastritis
由于化学物质损害胃黏膜表面而引起的胃炎症性病变。

02.105　反流性胃炎　reflux gastritis
由各种原因导致胆汁和肠液逆流至胃，刺激胃黏膜所引起的炎症性病变。

02.106　放射性胃炎　radiation gastritis
由放射治疗或其他放射性原因引起胃组织损伤的炎症性病变。

02.107　化疗性胃炎　chemotherapy gastritis
因化疗药物刺激胃黏膜引起的炎症性病变。

02.108　嗜酸[细胞]性胃炎　eosinophilic gastritis
以胃黏膜大量嗜酸性粒细胞浸润为主要特征的胃炎症性病变。多是嗜酸性胃肠炎的组成部分。

02.109　肉芽肿性胃炎　granulomatous gastritis
胃黏膜层或深层的慢性肉芽肿性病变。可以是多种系统性疾病（如克罗恩病、结节病、结核、梅毒、真菌感染等）的胃部表现，或是胃黏膜对异物的反应。胃窦部最多见。胃黏膜炎症、水肿和纤维化可引起黏膜层或胃壁其他各层增厚、胃腔狭窄。

02.110　胃克罗恩病　gastric Crohn disease
发生于胃的克罗恩病。罕见。

02.111　胃结节病　gastric sarcoidosis
发生于胃的结节病。罕见。

02.112　胃移植物抗宿主病　gastric graft-versus-host disease
由同种异体骨髓移植或输血后尤其是免疫受损引起的胃黏膜损伤性病变。

02.113　胃肠上皮化生　gastric intestinal metaplasia
简称"肠化"。胃黏膜上皮由于长期慢性炎症刺激而转化为肠黏膜上皮的现象。

02.114　胃幽门腺化生　gastric pyloric metaplasia
胃体部或胃底部的腺体壁细胞和主细胞消失，被类似幽门腺的黏液分泌细胞所取代的现象。

02.115　胃纤毛化生　gastric ciliated metaplasia
扩张胃窦腺上皮被纤毛细胞所取代的过程。

02.116　胃胰腺腺泡化生　gastric pancreatic acinar metaplasia
胃腺中或胃腺基底出现单发或多发性胰腺腺泡细胞或胰腺小叶的现象。无胰岛。

02.117　急性胃溃疡　acute gastric ulcer
由严重应激状态（如严重烧伤、休克、腹部外伤、大手术等）引起的胃急性溃疡。

02.118　慢性胃溃疡　chronic gastric ulcer
由各种原因引起胃黏膜屏障破坏导致的以胃壁慢性缺损为特征的胃疾病。以反复发作

的节律性上腹痛为临床特点，常伴有嗳气、反酸、灼热等感觉，甚至还有恶心、呕吐、呕血、便血。在胃肠局部有圆形、椭圆形慢性溃疡。

02.119　胃窦血管扩张　antral vascular ectasia
俗称"西瓜胃（watermelon stomach）"。以胃窦黏膜血管扩张为特征的胃血管病变。

02.120　反应性隐窝增生　reactive foveolar hyperplasia
由感染或化学性刺激引起反应性胃小凹上皮的增生。

02.121　隐窝过度增生　foveolar hyperproliferation
由各种原因导致的胃小凹上皮过度增生。

02.122　胃息肉　gastric polyp
起源于胃黏膜上皮细胞的、突入胃腔内的隆起性病变。

02.123　胃波伊茨-耶格息肉　gastric Peutz-Jeghers polyp
又称"胃黑斑息肉综合征（gastric polyp and spot syndrome）"。波伊茨-耶格综合征患者胃部出现的错构瘤性胃息肉（有时伴有腺瘤性成分）。

02.124　胃底腺息肉　fundic gland polyp
胃底胃体黏膜发生的局限隆起性良性病变。为胃息肉的较常见病理类型之一。

02.125　胃黄色瘤　gastric xanthomas
又称"胃脂质小岛（gastric lipid island）"。胃黏膜局限性黄色微隆起的瘤样增生性病变。为假性肿瘤。

02.126　胃混合性息肉　gastric mixed polyp

同时具有增生性息肉和腺瘤性息肉特点的胃息肉。

02.127　胃腺瘤性息肉　gastric adenomatous polyp
胃息肉内增生的黏膜上皮呈上皮内瘤变的良性局限性病变。

02.128　胃炎性纤维样息肉　gastric inflammatory fibroid polyp
又称"嗜酸细胞肉芽肿性息肉（eosinophilic granulomatous polyp）"。胃黏膜局限性以炎症细胞浸润、纤维组织增生为主要特征的息肉。

02.129　胃幼年性息肉　gastric juvenile polyp
又称"胃潴留性息肉"。胃部息肉的一种。常见于遗传性幼年性息肉病的患者。

02.130　胃增生性息肉　gastric hyperplastic polyp
胃小凹细胞增生形成的胃局限隆起性良性病变。为胃息肉的主要病理类型之一。

02.131　胃息肉病　gastric polyposis
胃肠息肉病综合征的胃部表现。不是一种独立的疾病名称。胃镜下见胃内息肉数目众多、分布广泛。

02.132　息肉病综合征　polyposis syndrome
一组多为遗传性并伴有胃肠外表现的非肿瘤性（错构性）和肿瘤性胃肠息肉病所构成的综合征。

02.133　胃肠息肉病综合征　gastrointestinal polyposis syndrome
以累及结肠为主的多发性息肉病。大部分伴有肠道外表现。按照胃肠道累及的程度、伴随的肠外表现、有无遗传倾向及其不同的遗传方式和息肉的大体与组织学表现，一般可分为腺瘤性息肉病综合征和错构瘤性息肉病综合征两大类。

02.134　佐林格–埃利森综合征　Zollinger-Ellison syndrome
以难治性、反复发作的消化性溃疡和高胃酸分泌为临床特征的临床综合征。多由一种少见的神经内分泌肿瘤（胃泌素瘤）或胃泌素细胞增生所致。

02.135　多发性错构瘤综合征　multiple hamartoma syndrome
又称"考登综合征（Cowden syndrome）"。以胃肠道多发性息肉，伴有面部小丘疹、肢端角化病和口腔黏膜乳突样病变为主要临床表现的一种少见的遗传性疾病。

02.136　胃癌前病变　gastric precancerous lesion
易发生胃癌的病理组织学变化。如萎缩性胃炎伴胃黏膜上皮异型增生和胃腺瘤。

02.137　胃上皮内瘤　gastric intraepithelial neoplasia, GIN
来源于胃上皮或肠化上皮的异型增生性病变。80%以上的上皮内瘤可进展为浸润性癌。

02.138　胃低级别上皮内瘤　low-grade gastric intraepithelial neoplasia
胃上皮内瘤的低级别亚型。表现为黏膜结构轻度改变，腺体由增大的柱状细胞排列而成，没有或仅有较少黏液，细胞核常呈假复层排列，位于异型增生导管浅表部增生区域。相当于胃黏膜轻度和中度异型增生。

02.139　胃高级别上皮内瘤　high-grade gastric intraepithelial neoplasia
胃上皮内瘤的高级别亚型。表现为腺体密集，结构扭曲增多，细胞有明显不典型性，导管形态不规则，细胞核形态多样、深染，常见双嗜性核仁，一般为假复层排列，增殖活性增强见于上皮大部或全层。相当于胃黏膜重度异型增生和原位癌。

02.140　胃上皮异型增生　gastric epithelial dysplasia

各种原因导致的胃黏膜上皮的异常增生。其细胞形态、腺体结构与正常腺体相比异型明显，与胃上皮内瘤内涵相似。

02.141　胃原位癌　gastric carcinoma *in situ*

癌细胞仅限于胃腺管内尚未突破腺管基底膜的癌。

02.142　胃癌　gastric cancer

起源于胃黏膜上皮的恶性肿瘤。半数以上发生于胃窦部，绝大多数胃癌属于腺癌，早期无明显症状，或出现上腹不适、嗳气等非特异性症状。

02.143　早期胃癌　early gastric carcinoma

癌组织局限于胃黏膜层或黏膜下层的胃癌。可以包括有局部淋巴结转移的病例。

02.144　胃黏膜内癌　gastric intramucosal carcinoma

癌细胞已突破腺管基底膜，浸润到胃黏膜固有层内，但尚未突破黏膜肌层的胃癌。属早期胃癌。

02.145　进展期胃癌　advanced gastric carcinoma

癌组织浸润深度已超过黏膜下层，到达肌层甚至浸润胃壁全层，累及周围软组织的胃癌。

02.146　胃腺癌　gastric adenocarcinoma

呈腺样分化的胃恶性上皮性肿瘤。是胃癌最常见的组织学类型。

02.147　胃印戒细胞癌　gastric signet-ring cell carcinoma

胃腺癌组织学类型之一。因癌细胞内大量黏液将细胞核推挤至一侧，形似戒指而得名。

02.148　胃鳞状细胞癌　gastric squamous cell carcinoma

呈鳞状上皮样分化的胃恶性上皮性肿瘤。

02.149　胃腺鳞癌　gastric adenosquamous carcinoma

一种少见的胃癌组织学类型。肿瘤中由不同比例的腺癌和鳞癌共同组成。

02.150　胃未分化癌　gastric undifferentiated carcinoma

一种少见的胃癌组织学类型。肿瘤细胞免疫组织化学染色角蛋白阳性表达能提示除上皮表型外，缺乏任何分化特征，恶性程度高。

02.151　遗传性弥漫性胃癌　hereditary diffuse gastric carcinoma

在发生学上，与基因突变遗传有关的胃癌；在组织学上，为弥漫性低分化浸润性腺癌，其中偶见印戒细胞。

02.152　皮革样胃　linitis plastica

又称"革袋胃（leather bottle stomach）"。进展期胃癌的一种类型。因癌组织向黏膜下层、肌层及浆膜层弥漫浸润，使胃黏膜皱襞消失，胃腔缩小，胃壁全层增厚、变硬，坚如皮革。

02.153　胃神经内分泌肿瘤　gastric neuroendocrine neoplasm, GNEN

一组起源于胃内肠嗜铬样（ECL）细胞、胃泌素（G）细胞或肠嗜铬（EC）细胞等神经内分泌细胞的肿瘤。是神经内分泌肿瘤之一。

02.154　胃淋巴瘤　gastric lymphoma
发生于胃的恶性淋巴组织肿瘤,包括原发或继发于其他腹腔内或全身的淋巴组织恶性肿瘤。

02.155　胃肠道间质肿瘤　gastrointestinal stromal tumor, GIST
胃肠道最常见的间叶源性肿瘤。多有 *c-kit* 或 *PDGFRA* 基因突变,免疫组织化学多为 CD117、dog-1 阳性,因而表型与卡哈尔(Cajal)细胞分化相似。临床上可表现为良性或恶性。

02.156　胃平滑肌瘤　gastric leiomyoma
起源于胃平滑肌组织的良性肿瘤。是间质性良性肿瘤之一。直径小于 2cm 的平滑肌瘤可无任何临床症状。

02.157　胃平滑肌肉瘤　gastric leiomyosarcoma

发生于胃部平滑肌细胞的恶性肿瘤。

02.158　胃神经鞘瘤　gastric schwannoma
发生于胃部的良性神经鞘瘤。

02.159　胃脂肪瘤　gastric lipoma
发生于胃部的、由成熟的脂肪组织组成的脂肪瘤。

02.160　胃血管球瘤　gastric glomus tumor
发生于胃部的血管球瘤。病变与外周软组织发生的同名肿瘤相似。

02.161　胃颗粒细胞瘤　gastric granular cell tumor
发生于胃部的颗粒细胞瘤。病变与外周软组织发生的同名肿瘤相似。罕见。

02.162　继发性胃肿瘤　gastric secondary tumor
起源于胃外部的肿瘤,转移至胃或侵及胃。

02.04　小　肠

02.163　肠重复[畸形]　intestinal duplication
一种消化道发育异常。可发生在小肠任何部位,以回肠最为多见。多为位于近系膜侧的圆形或管形的空腔结构。

02.164　小肠闭锁　small intestinal atresia
胚胎发育阶段异常导致的小肠肠腔先天性完全闭塞。可引起新生儿完全性肠梗阻。

02.165　十二指肠胃黏膜异位　duodenal heterotopic gastric mucosa
胃黏膜异位于十二指肠的现象。多为先天性发育所致。

02.166　肠胰腺异位　intestinal pancreatic heterotopia

胰腺组织异位于肠道的现象。多为先天性发育所致。

02.167　小肠子宫内膜异位症　small intestinal endometriosis
肠壁内出现有活动功能的子宫内膜组织,并在卵巢激素的作用下发生周期性变化的病症。严重者可出现明显临床症状,症状往往在月经来潮前最为严重。

02.168　脐肠瘘　enteroumbilical fistula
又称"卵黄肠管瘘(yolk sac-enteric fistula)"。出生后卵黄管管腔全长持续开放。属卵黄管未闭畸形。

02.169　梅克尔憩室　Meckel diverticulum

胚胎发育过程中卵黄管靠近肠管的一端管腔未闭，形成向肠壁外突出的指状或袋状突起。

02.170　十二指肠憩室　duodenal diverticulum
发生于十二指肠的突出于肠壁外的圆形、椭圆形或管形的袋状物。

02.171　空肠憩室　jejunal diverticulum
发生于空肠的突出于肠壁外的圆形、椭圆形或管形的袋状物。

02.172　肠胃小凹化生　intestinal gastric foveolar metaplasia
继发于小肠黏膜损伤的化生性病变时，肠上皮转化为胃小凹上皮的现象。

02.173　肠套叠　intestinal intussusception
某些原因导致肠管运动功能紊乱，使近段肠管内翻并被套入相连的远段肠管内的现象。可导致肠内容物通过障碍。

02.174　十二指肠消化性溃疡　duodenal peptic ulcer
胃酸消化自身组织导致的深达黏膜下层或肌层的十二指肠壁缺损。多由胃酸过多所致。

02.175　小肠溃疡　small bowel ulcer
又称"特发性小肠溃疡（idiopathic small bowel ulcer）"。除胃、十二指肠消化性溃疡之外的病因不明的小肠溃疡性病变。

02.176　回肠克罗恩病　ileal Crohn disease
发生于回肠的克罗恩病。特发性慢性炎性肠病的一种。回肠为其最常累及的部位。

02.177　肠气囊肿　intestinal gas cyst
肠壁内气体聚集形成囊腔。常在其他肠道疾病或损伤的基础上发生，如炎性肠病、新生儿坏死性肠炎、感染性肠炎、创伤、息肉切除或憩室病等。

02.178　棕色肠综合征　brown-bowel syndrome
一种少见的与吸收不良导致维生素E缺乏有关的肠继发性病变。脂褐素沉积于肠道平滑肌细胞，使小肠和结肠外观完全呈棕褐色。

02.179　结节病　sarcoidosis
一种多系统、多器官受累的肉芽肿性疾病。几乎全身每个器官均可受累。病变由上皮样肉芽肿构成，无结核时所见的干酪样坏死。

02.180　小肠结节病　small intestinal sarcoidosis
累及小肠的结节病病变。

02.181　小肠淋巴管扩张症　small intestinal lymphangiectasia
一种蛋白丢失性肠病。小肠黏膜淋巴管结构缺陷，从而导致淋巴管扩张和功能性阻塞，不能正常地接受乳糜微粒和淋巴回流。

02.182　小肠乳糜囊肿　small intestinal chylous cyst
发生于小肠系膜上的一种较罕见的淋巴管囊肿。是由局部淋巴管与正常淋巴回流系统连接异常造成淋巴液潴留所形成。

02.183　小肠贾第虫病　small intestinal giardiasis
由蓝氏贾第鞭毛虫寄生在人体小肠所引起的一种原虫病。

02.184　小肠结核　small intestinal tuberculosis
结核分枝杆菌感染引起的肠道慢性特异性感染。

02.185　惠普尔病　Whipple disease

由惠普尔养障体（*Tropheryma whipplei*）感染引起的全身性疾病。以小肠受累最为明显，病变以绒毛内泡沫细胞聚集为主。

02.186　十二指肠腺增生　duodenal gland hyperplasia
又称"布伦纳腺增生（Brunner gland hyperplasia）"。发生于十二指肠，进入固有层的十二指肠腺发生增生，形成体积较大、范围较广，向黏膜面突起的息肉或小结节。

02.187　十二指肠腺腺瘤　duodenal gland adenomas
又称"布伦纳腺腺瘤（Brunner gland adenomas）"。发生于十二指肠，以十二指肠腺增生为主的良性病变。其可能并不是真正的肿瘤，而是结节状增生或错构瘤的一种表现。

02.188　小肠炎性肌成纤维细胞瘤　small intestinal inflammatory myofibroblastic tumor
发生于小肠的一种少见而独特的由肿瘤性肌成纤维细胞、淋巴细胞、浆细胞等炎症细胞组成的肿瘤。表现为低度恶性或交界性肿瘤的特点。

02.189　小肠炎性纤维性息肉　small intestinal inflammatory fibroid polyp
由增生的间叶成分混合而形成的良性突起性病变。增生的成分包括梭形的间叶细胞、小血管及散布其中的炎症细胞。

02.190　小肠神经肌肉和血管错构瘤　small intestinal neuromuscular and vascular hamartoma
一类少见的位于黏膜下层，由增生的成熟血管、神经和平滑肌纤维构成的良性病变。

02.191　空肠回肠错构瘤性息肉　jejunoileal hamartomatous polyp
一组错构瘤性病变。大多数属错构瘤性息肉病综合征相关的息肉。最常见的有与波伊茨–耶格综合征相关的波伊茨–耶格息肉、幼年性息肉和息肉病，较少见的有与多发性错构瘤综合征和卡纳达–克朗凯特综合征相关的息肉，少数为散发性。

02.192　小肠肌上皮错构瘤　small intestinal myoepithelial hamartoma
由胚胎发育期间胰腺始基异位或胰腺化生导致的肿瘤。肿块位于黏膜下层，具有由胚胎上皮芽分化的腺体成分，腺体周围有平滑肌束包绕。

02.193　小肠淋巴组织增生　small intestinal lymphoid hyperplasia
一种良性的小肠淋巴组织反应性增生性病变。可表现为小肠淋巴组织的局限性反应性增生或广泛性结节状增生。

02.194　十二指肠腺癌　duodenal adenocarcinoma
十二指肠发生的、具有腺样分化的恶性上皮性肿瘤。

02.195　小肠腺癌　small intestinal adenocarcinoma
小肠发生的、具有腺样分化的恶性上皮性肿瘤。

02.196　小肠腺鳞癌　small intestinal adenosquamous carcinoma
小肠原发的、同时具有腺体和鳞状上皮分化特点的恶性上皮性肿瘤。

02.197　小肠间变性癌　small intestinal anaplastic carcinoma
一种极为罕见的小肠原发性、由具有明显异

型性的肿瘤细胞组成的恶性上皮性肿瘤。

02.198　小肠肉瘤样癌　small intestinal sarco-matoid carcinoma
发生于小肠的、组织学上含较多梭形细胞和上皮样细胞而形似肉瘤的癌。

02.199　胃肠道神经内分泌肿瘤　gastrointes-tinal neuroendocrine neoplasm
发生于胃肠道的神经内分泌肿瘤的总称。

02.200　小肠小细胞神经内分泌癌　small cell neuroendocrine carcinoma of the small bowel
发生于小肠的低分化神经内分泌肿瘤。形态与小细胞肺癌相似。

02.201　移植后小肠淋巴细胞增生性疾病　post-transplant lymphoproliferative disorder of the small bowel
实质器官移植、骨髓移植或干细胞移植后，受者小肠发生的淋巴细胞或浆细胞增生性病变。

02.202　小肠淋巴瘤　small intestinal lymphoma
小肠发生的淋巴组织恶性肿瘤。以非霍奇金淋巴瘤最常见，其次是组织细胞肉瘤和霍奇金淋巴瘤。

02.203　小肠真性组织细胞性淋巴瘤　small intestinal true histiocytic lymphoma
一种发生于小肠的、与成熟组织细胞形态和免疫表型相似的高度恶性肿瘤。

02.204　免疫增生性小肠病　immunoprolifera-tive small intestinal disease, IPSID
以广泛的小肠黏膜被异常淋巴浆细胞弥漫性浸润为特征的疾病。为黏膜相关淋巴组织淋巴瘤的一个亚型，分为分泌性和非分泌性两型。

02.05　结　直　肠

02.205　结直肠憩室　colorectal diverticula
结肠或直肠肠壁局部向外膨出形成的袋状突出。

02.206　盲肠憩室　cecal diverticula
盲肠肠壁局部向外膨出形成的袋状突出。

02.207　先天性巨结肠　congenital megacolon
又称"希尔施普龙病（Hirschsprung disease）"。结肠或直肠壁神经节细胞缺如导致肠管持续痉挛，近侧端肠管被动扩张和肥大的先天性肠道发育异常。是一种具有复杂遗传模式的遗传病。

02.208　结直肠子宫内膜异位症　colorectal endometriosis
子宫内膜组织出现在结肠或直肠肠壁内的现象。

02.209　结直肠胃上皮异位　colorectal heter-otopic gastric epithelium
结肠或直肠壁内出现胃体腺或胃幽门腺组织的现象。

02.210　结直肠肠扭转　colorectal volvulus
结肠或直肠肠袢以其系膜为固定点沿系膜长轴扭转所致的肠腔部分或完全闭塞和血运障碍。

02.211　结直肠黑变病　colorectal melanosis coli
结肠或直肠固有层内因吞噬黑色素样脂褐

素物质的巨噬细胞聚集而出现的一种黏膜色素沉着性病变。

02.212 结直肠淀粉样变性 colorectal amyloidosis

淀粉样物质沉积于结肠或直肠壁内。是系统性淀粉样物质沉积症在肠道的表现。

02.213 结直肠软斑病 colorectal malakoplakia

以结肠或直肠肠壁内出现软斑细胞为特征的慢性炎症性病变。

02.214 结直肠结核 colorectal tuberculosis

结核分枝杆菌引起的结肠或直肠的慢性感染性疾病。

02.215 溃疡性结肠炎 ulcerative colitis

原因不明的结肠的慢性非特异性炎症性病变。和克罗恩病一样属于炎性肠病。

02.216 结肠克罗恩病 colonic Crohn disease

发生于结肠的克罗恩病。一种原因不明的慢性、反复发作和非特异性的透壁性肠道炎症。和溃疡性结肠炎同属于炎性肠病。

02.217 非特异性细菌性结肠炎 nonspecific bacterial colitis

又称"急性自限性结肠炎（acute self limited colitis）""急性感染性结肠炎（acute infectious colitis）"。由多种细菌感染引起的急性自限性结肠炎症性病变。

02.218 假膜性结肠炎 pseudomembranous colitis

艰难梭菌引起的一种结肠炎症。以渗出的纤维素和坏死物质形成假膜为特征。

02.219 缺血性结肠炎 ischemic colitis

由结肠缺血引起的继发性结肠炎症性疾病。

02.220 梗阻性结肠炎 obstructive colitis

发生于梗阻近侧端肠管的非特异性溃疡性病变。

02.221 嗜酸[细胞]性结肠炎 eosinophilic colitis

以结肠肠壁弥散性或局限性嗜酸性粒细胞浸润为特征的结肠炎症性病变。

02.222 过敏性结肠炎 allergic colitis

由摄入外源性蛋白质引起的免疫反应所导致的结肠炎症。

02.223 胶原性结肠炎 collagenous colitis

一组以慢性水样泻为临床特征，内镜和X线检查显示正常，组织学显示结肠黏膜固有层淋巴细胞浸润及上皮下胶原厚度明显增加的临床病理综合征。

02.224 淋巴细胞性结肠炎 lymphocytic colitis

以慢性水样泻为临床特征，内镜和X线检查显示正常，仅在显微镜下见到黏膜上皮有淋巴细胞浸润，故需结肠组织学活检才能诊断的结肠黏膜炎症性病变。

02.225 显微镜下结肠炎 microscopic colitis

以慢性水样泻为临床特征，内镜和X线检查显示正常，仅在显微镜下见到黏膜上皮有炎症细胞浸润的结肠炎症。

02.226 巨细胞病毒性结肠炎 cytomegaloviral colitis

巨细胞病毒感染引起的结肠炎症性病变。主要发生于艾滋病及免疫功能低下的患者。

02.227 阿米巴结肠炎 amebic colitis

溶组织阿米巴原虫寄生于人体结肠壁内所

引起的一种病变。特点为组织溶解形成的烧杯状溃疡。

02.228　白塞结肠炎　Behçet colitis
白塞综合征表现在结肠的一种炎症性病变。

02.229　囊性深在性结肠炎　colitis cystica profunda
非肿瘤性成熟结肠腺上皮穿过黏膜下层或更深层肠壁所形成的囊性病变。

02.230　结直肠移植物抗宿主病　colorectal graft-versus-host disease
同种异体器官移植后由供体组织中的免疫细胞通过免疫介导造成宿主的结肠或直肠病变。以骨髓移植后最常见。

02.231　结直肠放射性炎　colorectal radiation colitis
盆腔肿瘤进行放射治疗后引起的结肠或直肠的损伤性病变。

02.232　全结肠炎　pancolitis
累及整个结肠的炎症性病变。

02.233　中毒性巨结肠　toxic megacolon
又称"中毒性结肠扩张（toxic dilation of the colon）"。以全身中毒症状合并部分或全结肠扩张的一种病变。

02.234　盲肠炎　typhlitis
以盲肠为中心或局限于盲肠的炎症性病变。

02.235　盲肠孤立性溃疡　cecal solitary ulcer
又称"单纯性非特异性盲肠溃疡（simple nonspecific cecal ulcer）"。发生在盲肠的原因未明的单个溃疡性病变。

02.236　结直肠黏膜脱垂　colorectal mucosal prolapsed
直肠黏膜、直肠全层、肛管甚至部分乙状结肠通过肛门括约肌脱出肛门外的状况。

02.237　溃疡性直肠炎　ulcerative proctitis
原因不明的直肠慢性非特异性炎症性病变。多为溃疡性结肠炎累及直肠。

02.238　嗜酸[细胞]性直肠炎　eosinophilic proctitis
以肠壁内弥散性或局限性嗜酸性粒细胞浸润为特征的直肠病变。

02.239　过敏性直肠炎　allergic proctitis
由摄入外源性蛋白质引起的免疫介导反应导致的直肠炎症。

02.240　直肠钡肉芽肿　rectal barium granulomas
因硫酸钡外渗至直肠肠腔外引起的一种肉芽肿性反应性病变。

02.241　结直肠息肉　colorectal polyp
一类结肠或直肠黏膜隆起性病变的统称。

02.242　结直肠炎性息肉　colorectal inflammatory polyp
继发于结肠或直肠炎症性疾病的黏膜隆起性病变。

02.243　结直肠淋巴样息肉　colorectal lymphoid polyp
又称"结直肠息肉样淋巴样增生（colorectal polypoid lymphoid hyperplasia）"。结肠或直肠黏膜下良性淋巴组织局限性增生引起的病变。

02.244　结直肠增生性息肉　colorectal hyperplastic polyp

又称"结直肠锯齿状息肉（colorectal serrated polyp）"，曾称"结直肠化生性息肉（colorectal metaplastic polyp）"。一组以腺体呈锯齿状结构且上皮无异型性为特征的结肠或直肠黏膜隆起性病变。

02.245 结直肠幼年性息肉 colorectal juvenile polyp
又称"结直肠潴留性息肉（colorectal retention polyp）"。一类以炎性间质内黏液腺增生及囊性扩张为特征的结肠或直肠黏膜隆起性病变。

02.246 结直肠波伊茨–耶格息肉 colorectal Peutz-Jeghers polyp
发生于结肠或直肠、由分化良好的腺体和树枝状分布的黏膜肌共同增生而形成的黏膜隆起性病变。

02.247 结直肠黏膜脱垂性息肉 colorectal mucosal prolapse polyp
发生于结肠或直肠黏膜脱垂基础上的一类炎性息肉。

02.248 结直肠息肉病 colorectal polyposis
以结肠或直肠黏膜出现多发性息肉为特征的临床病理综合征。

02.249 结直肠炎性息肉病 colorectal inflammatory polyposis
以结肠或直肠黏膜出现多发性炎性息肉为特征的临床病理综合征。

02.250 结直肠淋巴样息肉病 colorectal lymphoid polyposis
以结肠或直肠黏膜出现多发性淋巴性息肉为特征的临床病理综合征。

02.251 结直肠幼年性息肉病 colorectal juvenile polyposis
一种以胃肠道出现多发性幼年性息肉为特征的常染色体遗传性疾病。

02.252 结直肠增生性息肉病 colorectal hyperplastic polyposis
又称"结直肠锯齿状息肉病（colorectal serrated polyposis）"。以结肠或直肠黏膜出现多发性锯齿状息肉为特征的一类病变。

02.253 结直肠家族性腺瘤性息肉病 colorectal familial adenomatous polyposis
APC 基因突变引起的一种常染色体显性遗传病。特征是结肠和直肠存在大量的腺瘤，这些腺瘤不经治疗部分可进展为癌。

02.254 林奇综合征 Lynch syndrome
因错配修复基因种系突变引起的个体具有结直肠癌及某些其他癌症（如子宫内膜癌、胃癌）明显遗传易感性的一种常染色体显性遗传病。发生在结直肠称"遗传性非息肉病性结直肠癌（hereditary nonpolyposis colorectal cancer, HNPCC）"。

02.255 结直肠 *MUTYH*-相关性息肉病 colorectal *MUTYH*-associated polyposis
因生殖细胞系 *MUTYH* 双等位基因突变引起结肠和直肠多发性息肉的一种常染色体隐性遗传病。

02.256 波伊茨–耶格综合征 Peutz-Jeghers syndrome, PJS
又称"家族性黏膜皮肤色素沉着胃肠道息肉病（familial mucocutaneous melanin pigmentation gastrointestinal polyposis）""黑斑息肉综合征（polyp and spot syndrome）"。以皮肤黏膜色素沉着和胃肠道多发性错构瘤性息肉为特征的常染色体显性遗传病。

02.257 卡纳达-克朗凯特综合征 Canada-Cronkhite syndrome, CCS
以胃肠道多发错构瘤性息肉和外胚层病变为特征的一种综合征。临床以胃肠道多发息肉伴皮肤色素沉着、脱发、指（趾）甲萎缩等为主要特征。

02.258 结直肠腺瘤 colorectal adenoma
结肠或直肠上皮起源的细胞具有异型增生（上皮内瘤）的良性肿瘤。

02.259 结直肠畸形隐窝灶 colorectal aberrant crypt focus
显微镜下观察到的结肠或直肠上皮性肿瘤最小、最早期的黏膜改变。

02.260 结直肠管状腺瘤 colorectal tubular adenoma
由异型增生的腺体呈直管状排列组成的一类结肠或直肠腺瘤。腺体比例占80%。

02.261 结直肠绒毛状腺瘤 colorectal villous adenoma
瘤组织呈绒毛状生长的一类结肠或直肠腺瘤。绒毛的成分占80%。

02.262 结直肠管状绒毛状腺瘤 colorectal tubulovillous adenoma
由腺管和绒毛状结构组成的一类结肠或直肠腺瘤。比例在80%：20%和20%：80%之间。

02.263 结直肠传统锯齿状腺瘤 colorectal traditional serrated adenoma
发生于结肠或直肠黏膜的具有乳头状外观、锯齿状结构，同时具有细胞形态改变的一组病变。不包括广基锯齿状腺瘤/息肉和一些伴有锯齿状结构的普通腺瘤。

02.264 结直肠广基锯齿状腺瘤 colorectal sessile serrated adenoma
结肠或直肠黏膜发生的一组广基无蒂、具有锯齿状结构和细胞增殖异常的隆起性病变。

02.265 结直肠混合性腺瘤性息肉 colorectal mixed adenomatous polyp
发生于结肠或直肠黏膜的以息肉和腺瘤混合组成的一类隆起性病变。

02.266 结直肠杵状微腺管腺瘤 colorectal pestle-like microglandular adenoma
由粗大的"绒毛"样结构和许多小腺管组成的一类结肠或直肠腺瘤。

02.267 结直肠腺癌 colorectal adenocarcinoma
又称"大肠腺癌（large intestinal adenocarcinoma）"。起源于结肠或直肠黏膜，且肿瘤细胞必须穿透黏膜肌层浸润到黏膜下层的恶性上皮性肿瘤。

02.268 结直肠筛状粉刺型腺癌 colorectal cribriform comedo-type adenocarcinoma
一种结直肠腺癌的少见变异型。特征为广泛而大的筛状腺体伴中央坏死，类似于乳腺的筛状粉刺型腺癌。

02.269 结直肠浸润性微乳头状癌 colorectal invasive micropapillary carcinoma
一种结直肠腺癌的少见变异型。以小团肿瘤细胞浸润间质形成明显的主间质分离的空隙样结构，类似微乳头状或血管样腔隙为特征。

02.270 结直肠锯齿状腺癌 colorectal serrated adenocarcinoma
具有锯齿状结构特点的一类结直肠腺癌。

02.271 结直肠髓样癌 colorectal medullary

carcinoma

结肠或直肠发生的一类由弥散性合体细胞构成、间质有大量淋巴细胞浸润和分子水平表现为高频率微卫星不稳定性（MSI-H）的腺癌。

02.272　结直肠黏液腺癌　colorectal mucinous adenocarcinoma

以出现大量细胞外黏液为特点的一类结直肠癌。

02.273　结直肠印戒细胞癌　colorectal signet-ring cell carcinoma

肿瘤成分由 50% 以上的印戒细胞构成的结直肠恶性上皮性肿瘤。属低分化腺癌。

02.274　结肠富于帕内特细胞的乳头状腺癌 colonic Paneth cell-rich papillary adenocarcinoma

一种形态学类型罕见的癌。组织学上显示部分癌细胞胞质丰富，为鲜红染颗粒状。

02.275　结直肠鳞状细胞癌　colorectal squamous cell carcinoma

原发于结直肠黏膜的向鳞状细胞分化的恶性上皮性肿瘤。

02.276　结直肠腺鳞癌　colorectal adenosquamous carcinoma

原发于结直肠黏膜的部分向腺上皮分化、部分向鳞状细胞分化的恶性上皮性肿瘤。

02.277　结直肠梭形细胞癌　colorectal spindle cell carcinoma

结肠或直肠黏膜发生的具有双相分化的一种少见恶性肿瘤。

02.278　结直肠未分化癌　colorectal undifferentiated carcinoma

发生于结肠或直肠的具有上皮样形态特征但无明显腺管形成、黏液产生或鳞状分化、神经内分泌分化和肉瘤样分化的一类恶性肿瘤。

02.279　结直肠透明细胞癌　colorectal clear cell carcinoma

结肠或直肠原发的以胞质透亮为特征的一类恶性上皮性肿瘤。

02.280　结直肠恶性黑色素瘤　colorectal malignant melanoma, CMM

原发于结直肠黏膜的恶性黑色素瘤。

02.281　结直肠绒癌　colorectal choriocarcinoma

原发于结肠或直肠、具滋养细胞特征的一种恶性肿瘤。

02.282　结直肠神经内分泌肿瘤　colorectal neuroendocrine neoplasm

发生于结直肠的神经内分泌肿瘤。主要包括高分化神经内分泌肿瘤和低分化神经内分泌肿瘤。

02.283　结直肠淋巴瘤　colorectal lymphoma

发生于结肠或直肠的结外淋巴瘤。可见邻近淋巴结受累及远处扩散，但临床上的原发部位是结肠和（或）直肠。

02.284　急性阑尾炎　acute appendicitis

阑尾发生的一种急性非特异性炎症。

02.285　慢性阑尾炎　chronic appendicitis

急性阑尾炎消退后遗留的慢性炎症性病变。

02.286　嗜酸[细胞]性阑尾炎　eosinophilic appendicitis

常为嗜酸性胃肠炎的一部分。特征为包括阑

尾的胃肠道有弥漫或局限性嗜酸性粒细胞浸润，常同时伴有外周血的嗜酸性粒细胞增多。

02.287　阑尾异位组织　appendiceal heterotopic tissue

阑尾壁内出现了正常情况下不该有的分化成熟的组织。

02.288　阑尾增生性息肉　appendiceal hyperplastic polyp

又称"阑尾锯齿状息肉（appendiceal serrated polyp）"。一组以腺体呈锯齿状且上皮无异型性为特征的阑尾黏膜病变。

02.289　阑尾黏液性囊腺瘤　appendiceal mucinous cystadenoma

阑尾肿瘤性上皮产生黏液引起囊性扩张的一种病变。仅局限于阑尾内。是阑尾腺瘤最常见的类型。

02.290　阑尾管状腺瘤　appendiceal tubular adenoma

发生于阑尾的、具有肠上皮分化特点的、与结肠管状腺瘤相似的良性腺瘤。

02.291　阑尾绒毛状腺瘤　appendiceal villous adenoma

发生于阑尾的、具有肠上皮分化特点的、呈绒毛状生长的良性腺瘤。

02.292　阑尾管状绒毛状腺瘤　appendiceal tubulovillous adenoma

发生于阑尾的由腺管状和绒毛状结构混合组成的一类腺瘤。

02.293　阑尾锯齿状腺瘤　appendiceal serrated adenoma

发生于阑尾的一种具有锯齿状结构和细胞异型增生的腺瘤。

02.294　阑尾腺癌　appendiceal adenocarcinoma

起源于阑尾的浸润性腺上皮恶性肿瘤。

02.295　阑尾结肠型腺癌　appendiceal colonic adenocarcinoma

发生于阑尾的主要由柱状细胞构成的、至少部分呈腺管状排列的恶性上皮性肿瘤。

02.296　阑尾黏液性囊腺癌　appendiceal mucinous cystadenocarcinoma

发生于阑尾的高分化黏液腺癌，因黏液积聚出现囊样结构。

02.297　阑尾黏液腺癌　appendiceal mucinous adenocarcinoma

发生于阑尾黏膜的由黏液性上皮组成的恶性上皮性肿瘤。

02.298　阑尾印戒细胞癌　appendiceal signet-ring cell carcinoma

原发于阑尾的印戒细胞占50%以上的一类恶性上皮性肿瘤。

02.299　阑尾神经内分泌肿瘤　appendiceal neuroendocrine neoplasm

原发于阑尾的一组具有神经内分泌分化特征的肿瘤。

02.300　阑尾类癌　appendiceal carcinoid

又称"阑尾神经内分泌瘤（appendiceal neuroendocrine tumor）"。发生于阑尾的高分化神经内分泌肿瘤。根据核分裂数和Ki-67指数分为1级和2级。

02.301　阑尾杯状细胞腺癌　appendiceal goblet cell adenocarcinoma

曾称"阑尾杯状细胞类癌（appendiceal goblet cell carcinoid）"。发生于阑尾的肿瘤同时表现出腺样和内分泌分化，且瘤细胞大多表现为较一致的杯状细胞。

02.302　阑尾混合性神经内分泌–非神经内分泌肿瘤　appendiceal mixed neuroendo- crine-nonneuroendocrine neoplasm

曾称"阑尾混合性腺–神经内分泌癌（appendiceal mixed adeno-neuroendocrine carcinoma）"。发生于阑尾黏膜的由恶性腺上皮成分和神经内分泌成分混合组成的一类恶性上皮性肿瘤。这两种成分所占比例均需＞30%。

02.06　肛　　门

02.303　肛门裂隙　anal fissure
简称"肛裂"。齿状线以下的肛管皮肤裂伤后形成的溃疡性病变。

02.304　肛门溃疡　anal ulcer
发生于肛管、肛缘及肛周皮肤的溃疡性疾病。肛裂是最多见原因，其他少见疾病如克罗恩病、溃疡性结肠炎等亦可累及肛门，出现溃疡。

02.305　肛瘘　anal fistula
又称"肛管–直肠瘘（anal-rectal fistula）"。肛管或直肠腔与皮肤之间存在的相互贯通的异常管道。多由于肛管直肠周围脓肿破裂后于肛门周围皮肤形成肉芽组织性管道。是常见的肛肠疾病之一。

02.306　肛门性病淋巴肉芽肿　anal lympho-granuloma venereum
发生于肛门的由沙眼衣原体 L1、L2 和 L3 血清型感染引起的感染性疾病。属于性传播疾病。

02.307　肛门子宫内膜异位症　anal endometriosis
发生于肛门会阴部或肛管的子宫内膜异位症。多见于育龄期妇女。

02.308　肛管部位异位前列腺组织　anal canal ectopic prostatic tissue
发生于肛管部位的前列腺组织异位。

02.309　肛门炎性泄殖腔源性息肉　anal inflammatory cloacogenic polyp
发生于肛门部位、起源于泄殖腔上皮的息肉状病变。

02.310　肥大性肛乳头　hypertrophied papillae
增大呈息肉样突入肛管或肛门外的肛乳头。大体和组织学形态类似皮赘或纤维上皮性息肉。

02.311　痔　hemorrhoid
直肠下端和肛管黏膜下的痔静脉丛淤血扩张而形成的柔软静脉团。

02.312　肛门尖锐湿疣　anal condyloma acuminatum
发生于肛门的由人乳头状瘤病毒感染所形成的疣状病变。属于性传播疾病。其中以人乳头状瘤病毒 6 型和 11 型感染最为多见，占 90%以上。

02.313　肛管鳞状细胞乳头状瘤　anal canal squamous cell papilloma
肛管鳞状上皮增生形成的乳头状肿物。非常少见。表皮可见角化过度或角化不全，细胞无明显异型。诊断前必须行人乳头状瘤病毒检测以排除尖锐湿疣。

02.314 肛门上皮异型增生 anal epithelial dysplasia
肛门部鳞状上皮的上皮内肿瘤性病变（AIN）。根据细胞的异型程度分为低级别（AIN-L）和高级别（AIN-H）。

02.315 肛门鳞状细胞癌 anal squamous cell carcinoma
简称"肛门癌（anal carcinoma）"。发生于肛管鳞状上皮的恶性肿瘤。通常与人乳头状瘤病毒感染关系密切。

02.316 肛门鲍恩病 anal Bowen disease
又称"肛门上皮原位癌（anal epithelial carcinoma *in situ*）"。肛门部鳞状上皮全层异型增生不伴有间质浸润的原位病变。

02.317 肛门移行上皮癌 anal transitional carcinoma
又称"泄殖腔源性癌（cloacogenic carcinoma）"。发生于肛门区鳞状细胞癌的一种亚型。起源于肛管–直肠交界区的移行上皮，主要位于肛管内。老年人好发。

02.318 肛门梭形细胞癌 anal spindle cell carcinoma
又称"肛门肉瘤样癌（anal sarcomatoid carcinoma）"。发生于肛门的以梭形细胞成分为主的恶性上皮性肿瘤。形态类似肉瘤。少见。

02.319 肛门佩吉特病 anal Paget disease
发生于肛门部鳞状上皮内的原位腺癌。主要起源于表皮内汗腺，以顶泌汗腺为主。其中有超过 1/3 的患者合并有内脏或皮肤附件癌。

02.320 肛门疣状癌 anal verrucous carcinoma
发生于肛门部的高分化鳞状细胞癌。常发生于巨大尖锐湿疣的基础上，呈显著的外生性生长，可见明显溃疡及瘘管形成。

02.321 肛门腺癌 anal adenocarcinoma
起源于肛管表面黏膜、肛门腺及瘘管内腺体的恶性上皮性肿瘤。有时可合并肛门佩吉特病。低位直肠癌向下蔓延累及肛管的病例不归于此类。

02.322 肛门黏液癌 anal mucinous adenocarcinoma
又称"肛门胶样腺癌（anal colloid adenocarcinoma）"。富含黏液的腺癌。属于肛门腺癌的一种类型。多见于肛瘘相关的腺癌。

02.323 肛门基底细胞癌 anal basal cell carcinoma
由基底样细胞构成的恶性上皮性肿瘤。主要发生于肛门边缘皮肤，有时也会向上蔓延累及齿状线。形态类似于皮肤的基底细胞癌。

02.324 肛门恶性黑色素瘤 anal malignant melanoma
发生于肛门部的黑色素细胞源性恶性肿瘤。形态类似皮肤的恶性黑色素瘤。

02.325 肛周黑色素细胞痣 perianal melanocytic nevi
发生于肛周皮肤的黑色素细胞源性良性肿瘤。类似其他部位的皮肤黑色素细胞痣。往往可出现一定亲表皮现象和轻度细胞异型，但不能认为是恶性指征。

02.326 肛门类癌 anal carcinoid
发生于肛门部的神经内分泌肿瘤。相当于现有分类中的神经内分泌瘤 1 级（NET-G1）。

02.327 肛门小细胞癌 anal small cell carcinoma

发生于肛门的高级别神经内分泌癌。形态学同发生于肺或胃肠道的小细胞癌。具有高度侵袭性。

02.328　肛门闭锁　anal atresia
比较常见的小儿先天性消化道畸形之一。根据肛提肌的位置分为高位型和低位型。高位型主要表现为直肠发育不全或直肠闭锁伴有直肠尿道瘘；低位型主要表现为肛门狭窄、肛门膜性闭锁和肛门发育不全，绝大多数伴有瘘管形成。

02.329　肛门软纤维瘤　anal soft fibroma
又称"肛门皮赘（anal acrochordon）"。肛门部的息肉样病变。外观类似肛乳头肥大，但发生部位较低，位于肛门周围，表面被覆鳞状上皮，轴心为水肿样的纤维血管间质。

02.330　肛门发育缺陷　anal embryologic defect
胚胎发育时内、外泄殖腔的发育与分隔障碍造成的畸形。包括一系列器官异常，如肛门闭锁、狭窄、肛门直肠缺如、肛门直肠瘘管、肛门前庭瘘管及泄殖腔畸形等先天性发育畸形，常合并其他脏器如心脏、食管、肾脏等畸形或缺如。

02.331　肛门乳头状汗腺腺瘤　anal hidradenoma papilliferum
肛门部大汗腺起源的良性上皮性肿瘤。可见于外阴、会阴或肛周部位。来源于顶泌汗腺或肛门生殖器部位的乳腺样结构。

02.332　肛门表皮样囊肿　anal epidermoid cyst
发生于肛门周围的鳞状上皮起源的良性囊性肿物。囊壁为表皮样细胞，可见颗粒层，囊内充满角化物，大体上可呈豆渣样改变。

02.333　肛门颗粒细胞瘤　anal granular cell tumor
发生于肛门部的颗粒细胞起源的肿瘤。非常少见。形态学类似消化道和软组织内的颗粒细胞瘤，细胞体积较大，边界不清，可呈合体样改变，胞质见嗜酸性颗粒呈巢状或条索状分布。

02.334　肛门平滑肌肉瘤　anal leiomyosarcoma
发生于肛门的平滑肌起源的恶性肿瘤。肛门或肛管平滑肌肉瘤非常少见。可能起源于肛管平滑肌或血管壁平滑肌组织。

02.335　肛门胚胎性横纹肌肉瘤　anal embryonal rhabdomyosarcoma
肛门部原发的横纹肌细胞起源的高级别肉瘤。非常少见，主要见于小儿。组织学形态类似其他部位软组织的胚胎性横纹肌肉瘤，必须排除其他部位的横纹肌肉瘤转移至肛门。

02.336　肛门部原发的恶性淋巴造血系统肿瘤　anal tumor of the hematopoietic and lymphoid tissue
发生于肛门区的淋巴造血系统的恶性病变。比较少见。大部分患者有免疫功能缺陷或人类免疫缺陷病毒阳性。以非霍奇金淋巴瘤为主，如伯基特淋巴瘤、浆母细胞淋巴瘤、B细胞淋巴瘤。

02.337　HIV 相关肛门疾病　HIV-related anal disease
人类免疫缺陷病毒（HIV）感染相关的肛门部病变。最常见的是反复单纯疱疹病毒感染，形成经久不愈的溃疡，其次是股癣累及肛门皮肤。继发人乳头状瘤病毒感染与肛门癌的发生关系密切，主要在肛门上皮内瘤变的基础上发生。

02.338　肛门角化棘皮瘤　anal keratoacanthoma
鳞状上皮起源的良性肿瘤。发生于肛门部或肛管。很少见。大体表现为孤立性结节，中央充满角化物或形成角质栓，边缘似火山口样改变。

02.339　肛门软斑　anal malacoplakia
发生于肛门部的少见皮损。可出现皮肤溃疡、红斑、丘疹、脓肿、皮下结节，甚至局部形成肿块。镜下见皮损区域内成片分布的体积较大的组织细胞，部分吞噬钙化小体，形态为圆形、卵圆形的嗜碱性层状小体。

02.340　肛门生殖器乳腺样腺体腺瘤　anogenital mammary-like gland adenoma
起源于肛门生殖器部位的乳腺样腺体的良性上皮性肿瘤。主要分布于大小阴唇交界处，肛门部也可出现。

02.341　肛门生殖器乳腺样腺体腺癌　anogenital mammary-like gland adenocarcinoma
肛门生殖器乳腺样腺体发生的恶性上皮性肿瘤。组织形态类似乳腺癌或顶泌汗腺癌，如乳腺浸润性导管癌、乳头状汗腺腺癌、乳房外佩吉特病等。

02.342　肛周脓肿　perianal abscess
肛管直肠周围软组织或其间隙内发生的化脓性炎并伴脓肿形成。是肛管直肠周围急性炎症的表现。切开引流后常形成慢性肛瘘。

02.343　泄殖腔畸形　cloacal malformation
又称"泄殖腔存留（persistent cloaca）"。尿道、阴道、直肠开口于同一孔道的罕见先天发育畸形。全部发生于女性。还可并发其他脏器如心脏、食管或生殖道等发育异常。

02.07　涎　　腺

02.344　异位涎腺　heterotopic salivary gland
远离正常腺体位置的涎腺腺体。

02.345　涎石症　sialolithiasis
发生于颌下腺、舌下腺和腮腺的导管或腺体内的涎腺结石。

02.346　急性涎腺炎　acute sialadenitis
涎腺的急性炎症。多发生于腮腺，常一侧发病，出现疼痛、肿胀，腮腺导管口红肿，唾液分泌较少，初时为浆液性炎症，继而涎腺组织有散在化脓灶，组织坏死，导管壁及管周组织充血及中性粒细胞浸润，管内有中性粒细胞聚集。

02.347　慢性涎腺炎　chronic sialadenitis
涎腺的慢性炎症。主要发生于腮腺及颌下腺，小涎腺也可发生。发病侧腮腺局部肿大、微痛、口干，挤压腮腺导管口有少许黏稠、有咸味分泌物流出。

02.348　肉芽肿性涎腺炎　granulomatous sialadenitis
由生物病原体（结核分枝杆菌、真菌等）、结节病、结石或恶性肿瘤所致涎腺导管阻塞而引起的炎症。病变处常有肉芽肿形成。

02.349　米库利奇病　Mikulicz disease
又称"良性淋巴上皮病变（benign lymphoepithelial lesion）"。由增生的淋巴组织和上皮细胞构成的一种涎腺良性病变。

02.350　涎腺表皮型角化性囊肿　keratinous cyst of epidermal type of the salivary

gland

发生于涎腺的皮肤附属器的迷离瘤样囊性病变。

02.351 涎腺结节性筋膜炎 nodular fasciitis of the salivary gland

涎腺原发的一种纤维增生性瘤样病变。一般发生在皮下组织，发生在涎腺罕见。

02.352 涎腺炎性假瘤 inflammatory pseudotumor of the salivary gland

一种见于涎腺的特发的非特异性慢性增殖性炎症。常形成肿块。

02.353 涎腺淀粉样变性 amyloidosis of the salivary gland

涎腺的淀粉样物沉积。作为全身性疾病的一种局部表现（全身蛋白代谢障碍），或表现为局限性假瘤性肿块（淀粉样肿瘤）。

02.354 涎腺罗萨伊-多尔夫曼病 Rosai-Dorfman disease of the salivary gland

发生于涎腺的一种少见的、原因不明的反应性病变。组织学形态与淋巴结罗萨伊-多尔夫曼病相同。

02.355 涎腺良性多形性腺瘤 benign pleomorphic adenoma of the salivary gland

发生于大涎腺和小涎腺的良性肿瘤。是涎腺中最常见的良性肿瘤。

02.356 涎腺恶性多形性腺瘤 malignant pleomorphic adenoma of the salivary gland

发生于大涎腺和小涎腺的恶性肿瘤。通常包含多形性腺瘤中发生的癌和癌肉瘤，有的把癌肉瘤看作真正的恶性混合瘤。

02.357 涎腺嗜酸细胞腺瘤 oncocytoma of the salivary gland

由胞质内含大量特征鲜明的嗜伊红颗粒的上皮细胞构成的涎腺良性肿瘤。

02.358 涎腺嗜酸细胞癌 oxyphilic carcinoma of the salivary gland

发生于涎腺、由细胞形态学上恶性的嗜酸性粒细胞构成，具有腺癌的组织学特点和浸润性生长的特点，与嗜酸细胞腺瘤相对应的恶性肿瘤。

02.359 涎腺沃辛瘤 Warthin tumor of the salivary gland

发生于涎腺的由常呈囊性的腺样结构构成的肿瘤。有时为乳头状腺样，囊腔衬覆特征性的双层上皮，内层为柱状嗜酸性粒细胞，外围为较小的基底细胞。间质含不等量的含生发中心的淋巴样组织。

02.360 涎腺基底细胞腺瘤 basal cell adenoma of the salivary gland

发生于涎腺、以基底细胞样形态的肿瘤细胞为特征的良性肿瘤。缺乏黏液软骨样成分。

02.361 涎腺基底细胞腺癌 basal cell adenocarcinoma of the salivary gland

发生于涎腺、由基底样细胞构成的低度恶性肿瘤。在细胞学和组织学上与基底细胞腺瘤相似，但具有转移潜能和浸润性。

02.362 涎腺皮脂腺腺瘤 sebaceous adenoma of the salivary gland

发生于涎腺，罕见的、边界清楚的、有皮脂腺分化的良性肿瘤。病变由不同形状的实性岛和囊腔构成，实性岛和囊腔均可有皮脂腺分化。

02.363 涎腺皮脂腺淋巴腺瘤 sebaceous lymphadenoma of the salivary gland

发生于涎腺，极为罕见的、边界清楚的良性

肿瘤。由不规则上皮巢和小囊腔或导管样结构组成，每种成分均可有局灶的皮脂腺分化，周边有淋巴样间质。没有皮脂腺分化的称"淋巴腺瘤（lymphadenoma）"。

02.364 涎腺皮脂腺癌 sebaceous carcinoma of the salivary gland
发生于涎腺的罕见的恶性上皮性肿瘤。细胞排列成片或巢，有不同程度的细胞多形性、细胞核异型性及侵袭性，有局灶的皮脂腺分化。

02.365 涎腺皮脂腺淋巴腺癌 sebaceous lymphadenocarcinoma of the salivary gland
发生于涎腺的极罕见的恶性肿瘤。多为皮脂腺淋巴腺瘤癌变所致。癌的成分可为皮脂腺腺癌或其他类型的涎腺癌。

02.366 涎腺肌上皮瘤 myoepithelioma of the salivary gland
又称"涎腺肌上皮腺瘤（myoepithelial adenoma of the salivary gland）"。由具肌上皮分化特点的细胞构成的良性涎腺肿瘤。

02.367 涎腺肌上皮癌 myoepithelial carcinoma of the salivary gland
全部由肌上皮分化的肿瘤细胞构成的涎腺恶性肿瘤。特征是浸润性生长和有转移潜能。是良性肌上皮瘤的恶性型。

02.368 涎腺上皮–肌上皮癌 epithelial-myoepithelial carcinoma of the salivary gland
由导管上皮细胞和肌上皮细胞以不同比例构成的低度恶性涎腺肿瘤。导管上皮细胞通常位于腔缘，周围围以肌上皮细胞。

02.369 涎腺黏液表皮样癌 mucoepidermoid carcinoma of the salivary gland
以具有柱状、透明和嗜酸性粒细胞样特点的黏液细胞、中间细胞和表皮样细胞构成的涎腺上皮性恶性肿瘤。

02.370 涎腺腺泡细胞癌 acinic cell carcinoma of the salivary gland
部分细胞有浆液性腺泡细胞分化的涎腺上皮性恶性肿瘤。

02.371 涎腺腺样囊性癌 adenoid cystic carcinoma of the salivary gland
由上皮细胞和肌上皮细胞构成的、具有不同的形态学结构，包括管状、筛状和实性型基底细胞的恶性肿瘤。

02.372 涎腺内翻性导管乳头状瘤 salivary inverted ductal papilloma
涎腺导管和口腔表面上皮交界处的导管腔内乳头状增生而形成的良性肿瘤。

02.373 涎腺导管内乳头状瘤 salivary intraductal papilloma
小叶间导管或排泄管内导管上皮向腔内呈乳头状增生形成的良性肿瘤。导致导管囊性扩张。

02.374 乳头状涎腺瘤 sialadenoma papilliferum
黏膜表面和涎腺导管上皮的外生性乳头状增生和内生性增生并存的良性肿瘤。

02.375 涎腺导管癌 salivary duct carcinoma
一类少见的、由涎腺导管上皮发生的高度恶性肿瘤。在世界卫生组织（WHO）涎腺肿瘤组织学新分类中被列为一类独立的肿瘤。类似于低分化的乳腺导管癌的高度恶性侵袭性腺癌，常有粉刺样坏死。

02.376 涎腺多形性低级别腺癌 polymorphous

low-grade adenocarcinoma of the salivary gland

细胞学一致、形态学多样、呈浸润性生长、具有低度转移潜能的涎腺上皮性恶性肿瘤。

02.377 涎腺乳头状腺癌 papillary adenocarcinoma of the salivary gland

涎腺内有大量乳头状结构的腺癌。

02.378 涎腺鳞状细胞癌 squamous cell carcinoma of salivary gland

由表皮样细胞构成的原发性恶性涎腺上皮性肿瘤。需排除转移到涎腺的肿瘤。

02.379 涎腺小细胞癌 small cell carcinoma of the salivary gland

完全由核深染、胞质很少的小细胞构成的具有神经内分泌分化的涎腺高度恶性上皮性肿瘤。

02.380 涎腺淋巴上皮瘤样癌 lymphoepithelioma-like carcinoma of the salivary gland

伴有淋巴样间质的特殊类型的涎腺未分化癌。形态与鼻咽部的淋巴上皮癌相似。

02.381 涎腺恶性淋巴瘤 malignant lymphoma of the salivary gland

发生于涎腺的淋巴组织恶性肿瘤。可分为原发性和继发性。

02.382 涎腺血管瘤 hemangioma of the salivary gland

发生于涎腺的良性血管肿瘤。

02.383 涎腺脂肪瘤 lipoma of the salivary gland

发生于涎腺的由成熟脂肪组织构成的良性肿瘤。

02.384 涎腺神经鞘瘤 schwannoma of the salivary gland

发生于涎腺的向神经鞘分化的良性肿瘤。可能起源于面神经分支。

02.385 涎腺孤立性纤维性肿瘤 solitary fibrous tumor of the salivary gland

发生于涎腺的来源于纤维结缔组织的一种间叶组织肿瘤。大部分临床表现为良性，也可为恶性。

02.386 涎腺毛基质瘤 pilomatrixoma of the salivary gland

又称"涎腺钙化上皮瘤（calcifying epithelioma of the salivary gland）"。一种皮肤附属器肿瘤。多表现为腮腺内或腮腺周围肿块。

02.387 涎腺母细胞瘤 sialoblastoma

一种细胞丰富的低度恶性的上皮性涎腺肿瘤。呈胚胎性或母细胞瘤样表现。

02.388 涎腺肉瘤 sarcoma of the salivary gland

来源于涎腺间叶组织（包括结缔组织和肌肉）的恶性肿瘤。

02.389 继发性涎腺肿瘤 secondary tumor of the salivary gland

来源于远隔部位的转移至涎腺的肿瘤。

02.08　肝　　脏

02.390 急性肝炎 acute hepatitis

广义上是指所有肝脏的急性炎症。狭义上是

指病毒急性感染引起肝脏的病变，包括嗜肝病毒性和非肝炎病毒性。

02.391　急性病毒性肝炎　acute viral hepatitis
嗜肝病毒感染导致的肝实质细胞的急性坏死、变质性病变。根据病毒的类型分为甲型、乙型、丙型、丁型、戊型、己型和庚型病毒性肝炎。

02.392　慢性病毒性肝炎　chronic viral hepatitis
肝炎病毒导致的肝脏慢性炎症。病毒性肝炎的临床症状和实验室检查持续半年以上仍然没有转为阴性，就可诊断为慢性病毒性肝炎。

02.393　甲型病毒性肝炎　viral hepatitis A
甲型肝炎病毒（HAV）感染引起的病毒性肝炎。主要通过粪-口途径传播。

02.394　乙型病毒性肝炎　viral hepatitis B
乙型肝炎病毒（HBV）感染引起的病毒性肝炎。通过血液、体液传播，性接触传播或母婴垂直传播，与原发性肝细胞癌的发生关系密切。

02.395　丙型病毒性肝炎　viral hepatitis C
丙型肝炎病毒（HCV）感染引起的病毒性肝炎。主要通过血液、体液传播，性接触传播或母婴垂直传播，容易慢性化，并发展为肝硬化甚至肝细胞癌。

02.396　丁型病毒性肝炎　viral hepatitis D
丁型肝炎病毒（HDV）感染引起的病毒性肝炎。丁型肝炎病毒属于缺陷病毒，必须在其他嗜肝 DNA 病毒如乙型肝炎病毒的辅助下才能感染。丁型肝炎病毒的重叠感染能加重乙型病毒性肝炎患者的病情。

02.397　戊型病毒性肝炎　viral hepatitis E

戊型肝炎病毒（HEV）感染引起的病毒性肝炎。流行途径类似甲型肝炎，主要通过粪-口途径传播。

02.398　己型病毒性肝炎　viral hepatitis F
己型肝炎病毒（HFV）感染引起的病毒性肝炎。己型肝炎病毒属于双链 DNA 病毒。其诊断为排除法，只有排除了已知肝炎病毒或其他病毒感染后才能诊断。

02.399　庚型病毒性肝炎　viral hepatitis G
庚型肝炎病毒（HGV）感染引起的病毒性肝炎。主要通过血液传播或母婴垂直传播，与乙型肝炎病毒和丙型肝炎病毒的传播途径相似，往往容易出现合并感染。

02.400　重型[病毒性]肝炎　severe hepatitis
一种临床表现危重、预后很差的病毒性肝炎的临床类型。患者肝功能损伤显著，常诱发肝肾衰竭、肝性脑病等严重并发症。

02.401　急性重型肝炎　acute severe hepatitis
又称"暴发性肝炎（fulminant hepatitis）"。起病很急、病情进展迅速，病程短（多为 10 天左右）的重型肝炎。临床表现为显著的肝功能障碍，尤其表现为肝性脑病。病理表现为肝大块坏死。

02.402　亚急性重型肝炎　subacute severe hepatitis, SSH
起病较急性重型肝炎稍慢、病程较长（数周至数月）、病情危重程度稍轻于急性重型肝炎的重型肝炎。多数由急性重型肝炎迁延而来，或一开始病变就较缓和，呈亚急性经过。少数病例可由普通型肝炎恶化而来。病理表现为肝亚大块坏死。首要致病因素为乙型肝炎病毒感染，其次为丙型肝炎病毒或乙型肝炎病毒/丙型肝炎病毒重叠/合并感染，其他类型的病毒感染比较少见。

02.403　慢性重型肝炎　chronic severe hepatitis, CSH

有慢性肝炎肝硬化或有乙型肝炎表面抗原携带史，影像学、腹腔镜检查或肝穿刺支持慢性肝炎表现，并出现亚急性重型肝炎的临床表现和实验室改变者。临床起病比较急，类似亚急性重型肝炎。

02.404　单纯疱疹病毒[性]肝炎　herpes simplex virus hepatitis

单纯疱疹病毒感染引起的肝脏损伤。比较罕见。单纯疱疹病毒为DNA病毒，分为1型和2型。1型主要感染年龄较大的儿童和成年人，2型主要感染新生儿及免疫力缺陷人群。

02.405　巨细胞病毒感染性肝炎　cytomegalovirus infectious hepatitis

由巨细胞病毒感染导致的肝病变。巨细胞病毒为双链DNA病毒，其感染引起肝脏损伤类似传染性单核细胞增多症。儿童和免疫功能低下的成年人容易感染。

02.406　EB病毒　Epstein-Barr virus, EBV

又称"人类疱疹病毒4（human herpes virus 4, HHV-4）"。一种疱疹病毒。主要通过呼吸道传播。能引起传染性单核细胞增多症，且与伯基特淋巴瘤、鼻咽癌等恶性肿瘤的发生关系密切。

02.407　EB病毒感染性肝炎　Epstein-Barr virus infectious hepatitis

EB病毒感染引起的肝脏损伤。

02.408　腺病毒感染性肝炎　adenovirus infectious hepatitis

腺病毒感染引起的肝脏损伤。肝功能损伤明显，甚至出现肝衰竭。

02.409　风疹病毒感染性肝炎　rubella virus infectious hepatitis

风疹病毒感染引起的肝脏损伤。风疹病毒感染主要见于新生儿和儿童，孕妇感染风疹病毒会导致流产、胎儿畸形或先天性风疹综合征。成人感染比较少见。成人获得性风疹感染引起肝脏损害比较轻微。

02.410　柯萨奇病毒感染性肝炎　Coxsackie virus infectious hepatitis

柯萨奇病毒感染引起的肝脏损伤。柯萨奇病毒为肠道小RNA病毒，可分为A组和B组。引起肝脏损伤的柯萨奇病毒主要为B组。比较少见，常急性起病，部分患者进展为重型肝炎，病情十分凶险。如果合并病毒性肝炎，会加重病情，死亡率高。

02.411　埃克病毒感染性肝炎　Echovirus infectious hepatitis

埃克病毒感染引起的肝脏损伤。埃克病毒属于呼吸道肠道病毒，为RNA病毒，可侵犯多个脏器。累及肝脏的病变主要表现为肝细胞坏死，以肝小叶中央为主。极少数重症患者可出现大块状坏死，缺乏病毒包涵体。

02.412　黄热病　yellow fever

一种蚊传播的由黄热病病毒感染导致的以发热、黄疸、蛋白尿和出血为特征的感染性疾病。黄热病病毒以节肢动物（非洲伊蚊属、南美洲嗜血蚊属和煞蚊属）为媒介，在灵长类动物之间传播。感染黄热病的人和猴是主要传染源。黄热病病毒具有嗜内脏的特性，肝脏是其主要的靶器官。

02.413　结核杆菌感染性肝炎　tuberculosis infectious hepatitis

结核杆菌感染引起的肝脏损伤。结核杆菌属于抗酸分枝杆菌，全身各器官均可累及，最好发的脏器为肺。肝脏结核比较少见，通常继发于全身粟粒型结核病、结核性腹膜炎或肺结核。组织学改变类似其他部位的结核，主要病变为结核性肉芽肿形成。

02.414　梅毒螺旋体感染性肝炎　syphilis infectious hepatitis
梅毒螺旋体感染引起的肝脏损伤。肝、脾是先天性梅毒常见的靶器官，往往出现肝脾肿大和严重的肝功能障碍；成人二期以上梅毒亦可引起肝脏损伤，组织学表现为梅毒性肉芽肿形成。

02.415　真菌感染性肝炎　fungal infection of the liver
真菌感染引起的肝脏损伤。通常继发于全身播散性真菌病、皮肤真菌病或肺真菌感染。主要病变为真菌性肉芽肿，在部分病例中可见特征性的真菌。

02.416　肝念珠菌病　hepatic candidiasis
念珠菌感染引起的肝脏损伤。可出现单发或多发性脓肿性改变，脓液培养可培养出念珠菌。

02.417　念珠菌病　candidiasis
由念珠菌感染引起的疾病。主要为机会性感染疾病，以白念珠菌感染最多见，新生儿、免疫功能低下人群多见。

02.418　肝放线菌病　hepatic actinomycosis
放线菌感染引起的肝脏损伤。原发性肝脏放线菌病罕见，常继发于腹腔或胸腔感染，腹腔感染时可通过直接感染或经门静脉蔓延至肝。肝脏病变呈蜂窝样或融合性小脓肿改变，脓肿腔内见绿色脓液，并可见"硫磺颗粒"，为放线菌集落。

02.419　肝隐球菌病　hepatic cryptococcosis
隐球菌感染引起的肝脏损伤。属于机会性感染疾病。原发性肝脏隐球菌病少见，常继发

于全身隐球菌感染。好发于免疫功能低下的人群。肺和脑膜是常见的靶器官。

02.420　肝组织胞浆菌病　hepatic histoplasmosis
组织胞浆菌感染引起的肝脏损伤。往往继发于全身播散性组织胞浆菌病。主要表现为肝脏体积增大，镜下见肝血窦和门管区大量巨噬细胞聚集，没有多核巨细胞形成，巨噬细胞胞质内可见真菌芽孢，过碘酸希夫（PAS）染色可显示芽孢荚膜。

02.421　肝立克次体感染　rickettsia infection of the liver
立克次体感染引起的肝脏损伤。典型的组织学表现为肝小叶内肉芽肿形成。

02.422　肝寄生虫感染　parasites infection of the liver
寄生虫感染引起的肝脏疾病。常见的寄生虫感染为血吸虫、包虫、绦虫、蛔虫感染等。

02.423　阿米巴性肝脓肿　hepatic amebic abscess
阿米巴原虫感染引起的肝脏损伤。肝脏是肠道外阿米巴病中最常见的累及器官，大体表现为单发性脓肿，脓肿壁呈破絮样改变，腔内含果酱样浓稠坏死物，镜下在脓肿边缘可找到阿米巴滋养体。

02.424　细菌性肝脓肿　pyogenic liver abscess, PLA
细菌感染引起肝脏的化脓性炎。以革兰氏阴性菌为主。大体表现为境界相对清楚的结节，周围可见纤维组织包裹，内为黄白色脓性坏死物，液化明显时可见空腔。镜下见坏死区域内大量中性粒细胞聚集。

02.425　肝黑热病　hepatic kala-azar

利什曼原虫感染引起的肝脏损伤。利什曼原虫主要感染人体的单核巨噬细胞系统。属于人畜共患传染病。传播媒介为白蛉。

02.426 疟疾 malaria

疟原虫感染引起的肝脏损伤。属于疟原虫感染所致全身并发症之一。表现为肝脏肿大，肝血窦内巨噬细胞增生，红细胞数目也明显增多，巨噬细胞和红细胞内均可见"疟色素"沉积。

02.427 肝血吸虫病 hepatic schistosomiasis

肝血吸虫感染引起的肝脏损伤。属于人畜共患传染病，中间宿主为钉螺。主要表现为由虫卵引发的肝脏病变，在门管区形成以虫卵为中心的肉芽肿。虫卵肉芽肿纤维化后可导致纤维组织在肝脏中过度增生，形成肝硬化。

02.428 肝蛔虫病 hepatic ascariasis

肠道寄生的蛔虫通过十二指肠乳头钻入肝内胆道系统所引起的病变。临床表现为急性胆绞痛、急性梗阻性胆管炎、化脓性胆管炎、肝脓肿等。大量虫卵或虫体碎片沉积在肝脏内会诱发钙盐沉积，形成胆道结石，或引起混合性化脓性肉芽肿性炎。

02.429 肝棘球蚴病 hepatic hydatid disease

又称"肝包虫病（hepatic echinococcosis）"。由细粒棘球绦虫或多房棘球绦虫虫卵经粪–口途径感染所引起的肝脏疾病。属于人畜共患传染病。根据致病原不同分为肝囊型囊肿和肝泡型囊肿两类。肝囊型囊肿由细粒棘球绦虫棘球蚴感染引起，多为单发，与正常组织界限清晰；肝泡型囊肿在组织中浸润生长，无外膜，常为巨块形或弥漫性。

02.430 胆管炎 cholangitis

肝内胆管的炎症性病变。根据起病急缓分为急性和慢性胆管炎，可分为感染性、自身免疫性和特发性等多种类型，具有不同的形态学特点。

02.431 急性化脓性胆管炎 acute suppurative cholangitis

继发于各种胆道结石、寄生虫、肿瘤、胆管良性狭窄、手术并发症等原因导致的胆管急性梗阻，并由进入胆道的细菌大量繁殖引起的胆管急性化脓性炎。

02.432 急性非化脓性胆管炎 acute non-suppurative cholangitis

继发于胆管阻塞、表现为门管区及门管区小胆管的非化脓性病变。与细菌感染、胆管流体静压升高无关。

02.433 自身免疫性胆管炎 autoimmune cholangitis, AIC

临床特点、实验室检查和病理变化具有自身免疫性肝炎和肝内胆管非化脓性破坏特点的胆管炎。血清抗线粒体抗体阴性、抗核抗体阳性或抗平滑肌抗体阳性。

02.434 慢性胆管炎 chronic cholangitis

胆管的慢性炎症性病变。常由胆管结石、损伤及肝吸虫、细菌感染引起，也可由急性化脓性胆管炎迁延而成，重症患者可表现为肝硬化症状。

02.435 新生儿肝炎 neonatal hepatitis

又称"巨细胞性肝炎（giant cell hepatitis）"。由新生儿先天性感染各种病原体引发的肝脏病变。病理形态上表现为肝细胞形成合体性多核巨细胞。病因包括弓形体、梅毒螺旋体、结核杆菌、嗜肝病毒、非肝炎病毒及其他细菌感染等。

02.436 隐源性肝炎 cryptogenic hepatitis

又称"特发性肝炎（idiopathic hepatitis）"。

病因和发病机制不明确的一组肝脏疾病。临床有肝功能异常，各型肝炎病毒血清标志物及 DNA 或 RNA 检测均为阴性，无输血史，并且排除自身免疫性肝炎和酒精性肝炎以后，方可诊断。

02.437　自身免疫性肝炎　autoimmune hepatitis, AIH
一种以肝脏为主要靶器官的自身免疫性疾病。临床表现为肝功能异常、高球蛋白血症及血清自身抗体阳性。

02.438　HIV 相关肝脏疾病　HIV-related hepatic disease
人类免疫缺陷病毒（HIV）感染相关的肝脏损伤。可能是继发感染、肿瘤或抗 HIV 药物造成的肝脏损伤。从 HIV 感染到发展为艾滋病的各个阶段均可出现肝脏病变，重症患者还可出现肝衰竭的表现。

02.439　酒精性肝病　alcoholic liver disease, ALD
长期大量饮酒引起的以肝细胞脂肪变性等为主要改变的一系列肝脏疾病。初期表现为肝脏脂肪变性（脂肪肝），进而发展为酒精性肝炎、肝纤维化和酒精性肝硬化，严重时甚至可出现肝衰竭。

02.440　酒精性肝炎　alcoholic hepatitis
酒精性肝病的一种临床分型。短期内肝细胞大量坏死引起的一组临床综合征，伴有或不伴有肝硬化改变。

02.441　酒精性脂肪肝　alcoholic steatosis
酒精性肝病中最轻的临床类型。表现为肝细胞弥漫性脂肪变性。病理学表现为大泡性或大小泡混合性肝细胞脂肪变性。

02.442　酒精性肝硬化　alcoholic cirrhosis

酒精性肝病发展的终末阶段。肝脏呈小结节性肝硬化改变。

02.443　肝脂肪变性　hepatic steatosis
肝细胞损伤变性时的一种改变。多见于酒精性肝病、丙型肝炎、肥胖症、糖尿病等疾病。

02.444　肝局灶性脂肪变性　hepatic focal steatosis
病灶较为局限而并非弥漫性分布的肝细胞脂肪变性。

02.445　脂肪性肝炎　steatohepatitis
一种同时伴有脂肪变性的肝脏炎症性病变。由于常伴有肝纤维化，因而也被视作肝硬化的先兆病变。

02.446　非酒精性脂肪性肝病　non-alcoholic fatty liver disease, NAFLD
排除酒精和其他明确的致病因素所致、以弥漫性肝细胞大泡性脂肪变性为主要特征的临床病理综合征。包括单纯性脂肪肝、非酒精性脂肪性肝炎和非酒精性肝硬化。

02.447　单纯性脂肪肝　simple steatosis of liver
排除酒精和其他明确的致病因素所致、以弥漫性肝细胞脂肪变性为主要特征的肝病变。

02.448　非酒精性脂肪性肝炎　non-alcoholic steatohepatitis, NASH
排除酒精和其他明确的致肝损伤因素所致、以肝细胞脂肪变性和炎症为主要特征的病变。属于非酒精性脂肪性肝病的一种类型。是单纯性脂肪肝发展为肝硬化的必经环节。

02.449　非酒精性肝硬化　non-alcoholic cirrhosis
排除酒精和其他明确的致病因素所致的由

脂肪变性、非酒精性肝炎逐渐演化而成的肝硬化。

02.450 胆汁性肝硬化 biliary cirrhosis
由各种原因引起胆道梗阻并导致肝纤维化，最终发展成为肝硬化。根据病因分为原发性胆汁性肝硬化和继发性胆汁性肝硬化。

02.451 原发性胆汁性肝硬化 primary biliary cirrhosis, PBC
以慢性、进行性、非化脓性、破坏性胆管炎为特征的一种自身免疫性疾病。最终导致胆汁淤积、肝纤维化、胆汁性肝硬化。

02.452 继发性胆汁性肝硬化 secondary biliary cirrhosis, SBC
常继发于肝外或肝门部胆道梗阻或胆道上行性感染，以胆汁淤积为主要表现的肝硬化。最多见的原因是胆管结石，其他原因如肿瘤压迫、先天性肝外胆道闭锁、术后胆道狭窄、硬化性胆管炎等。

02.453 原发性硬化性胆管炎 primary sclerosing cholangitis, PSC
一种以肝内外胆管炎症和闭塞性纤维化为特征的胆管炎。通常累及肝外或肝内胆管，常与溃疡性结肠炎伴发。需要与 IgG4 相关的硬化性胆管炎及其他原因导致的继发性胆管炎、硬化性胆管癌等相鉴别。

02.454 胆汁淤积 cholestasis
简称"淤胆"。由各种原因导致胆汁的产生、分泌或在胆管系统内流动不畅，未能全部排至小肠内，在肝胆内淤积的疾病。

02.455 肝内胆汁淤积 intrahepatic cholestasis
各种病因导致肝细胞或毛细胆管胆汁分泌障碍，或引起肝内小胆管弥漫性梗阻的一组疾病。

02.456 进行性家族性肝内胆汁淤积 progressive familial intrahepatic cholestasis, PFIC
一种罕见的以肝细胞内和小胆管胆汁淤积为主要表现的常染色体隐性遗传病。临床表现为新生儿期或幼儿期即出现渐进性胆汁淤积，最后发展为肝衰竭或继发感染、出血而死亡。

02.457 良性复发性肝内胆汁淤积 benign recurrent intrahepatic cholestasis, BRIC
进行性家族性肝内胆汁淤积中症状比较轻的一种亚型。主要由编码 FIC1 蛋白的 *ATP8B1* 基因突变所致。

02.458 肝纤维化 hepatic fibrosis
肝脏内弥漫性细胞外基质沉积而导致的肝脏间质纤维化。可分为先天性肝纤维化和继发性肝纤维化。

02.459 先天性肝纤维化 congenital hepatic fibrosis
一种罕见的常染色体隐性遗传病。现认为属于常染色体隐性多囊性肾病综合征在肝脏的表现。主要发生于儿童和青少年。

02.460 继发性肝纤维化 secondary hepatic fibrosis
由明确致病因素引起的肝脏间质纤维组织增生。是肝脏对各种损伤刺激的修复过程。是肝硬化发生的早期阶段。

02.461 肝窦周围纤维化 perisinusoidal fibrosis
肝窦内皮细胞损伤激活星形细胞增生。引起间质纤维化、窦腔狭窄，最终导致门静脉高压和肝硬化。

02.462 肝硬化 cirrhosis, hepatic cirrhosis

一种或多种原因引起肝细胞变性坏死、再生及间质纤维化，这三种病变反复进行而形成的慢性进行性肝病。

02.463　肝炎后肝硬化　post hepatitis cirrhosis
由病毒性肝炎进展而来的肝硬化。主要由慢性活动性肝炎或亚急性重型肝炎发展而来。在中国引起肝炎后肝硬化的主要病因为乙型肝炎病毒和丙型肝炎病毒感染。

02.464　心源性肝硬化　cardiac cirrhosis
由慢性充血性右心衰竭导致肝脏血液回流障碍而引发的肝硬化。肝细胞脂肪变性明显时可见"槟榔"样花纹。

02.465　隐源性肝硬化　cryptogenic cirrhosis, CC
又称"特发性肝硬化（idiopathic cirrhosis）"。无明确病因的肝硬化。临床排除了病毒性肝炎、自身免疫性肝炎，无长期大量饮酒史、无特殊药物史，无慢性胆道疾病、肝血吸虫病和先天性肝病。

02.466　门脉性肝硬化　portal cirrhosis
以小结节性肝硬化为主要特征的肝硬化。以门静脉高压为主要临床表现，肝功能损害出现相对较晚。

02.467　肝门脉硬化　hepatoportal sclerosis, HPS
肝内和肝外门静脉系统出现明显血管硬化而导致脾大等非肝硬化性门静脉高压征。

02.468　非肝硬化性门静脉高压　non-cirrhotic portal hypertension, NCPH
又称"非肝硬化性门脉纤维化（non-cirrhotic portal fibrosis, NCPF）"。非继发于肝硬化的门静脉系统压力升高和侧支循环形成的综合征，如特发性门静脉高压、胰源性门静脉高压、门静脉海绵样变性、巴德–吉亚利综合征、门静脉血栓形成、血色病等。

02.469　阻塞性门静脉病　obliterative portal venopathy, OPV
由各种原因造成门静脉阻塞所引起的一系列临床表现。其中血栓形成和肿瘤栓塞是最常见的原因之一。

02.470　特发性门静脉高压　idiopathic portal hypertension, IPH
一种原因不明的、以肝内门静脉分支闭塞为特点的窦前性门静脉高压。肝脏没有肝硬化改变，属于非硬化性门静脉高压的一种。

02.471　巴德–吉亚利综合征　Budd-Chiari syndrome, BCS
由肝静脉流出道阻塞导致、以肝脏血液回流障碍为主要表现的综合征。引起肝静脉阻塞的最常见病因是肝静脉原发性血栓形成或血管腔外肿瘤压迫或侵犯。典型的临床表现为腹痛、腹水和肝脏肿大三联征。

02.472　肝静脉阻塞症　hepatic veno-occlusive disease
肝内小静脉（直径小于1mm）内出现纤维性非血栓性阻塞而引起的综合征。不伴有肝静脉梗阻。

02.473　结节性多动脉炎　polyarteritis nodosa, PAN
一种以中小肌性动脉的节段性炎症与坏死为特征的非肉芽肿性血管炎。最易发生于动脉分叉处，并向远端扩散。病因不明，可能与病毒感染、药物作用等免疫机制异常有关。

02.474　巨细胞性动脉炎　giant cell arteritis, GCA
以多核巨细胞浸润为特征的动脉炎。不仅累

及颞动脉，全身大、中型动脉均可受累，可能与免疫功能异常有关。

02.475 遗传性出血性毛细血管扩张 hereditary hemorrhagic telangiectasia, HHT
又称"奥斯勒-韦伯-朗迪病（Osler-Weber-Rendu disease）"。一种以黏膜或内脏血管扩张并引起口唇、鼻腔、消化道等部位出血为主要表现的常染色体显性遗传病。

02.476 非特异性反应性肝炎 nonspecific reactive hepatitis
继发于肝外疾病（如发热性疾病或内脏炎症性疾病等）或既往发生肝脏炎症的残留病变。为全肝弥漫性或局限性改变。

02.477 肝静脉炎 hepatic vein phlebitis
肝静脉的炎症性病变。常继发于急、慢性肝炎，尤其是病毒性或自身免疫性肝炎、脂肪性肝炎、特发性肉芽肿性血管炎等。

02.478 先天性肝静脉变异 congenital anomaly of the hepatic vein
肝静脉及其分支消失或出现侧支循环等先天性肝静脉发育的异常。

02.479 肝静脉淤血性病变 congestive hepatic venopathy
由充血性心力衰竭或限制性心包炎导致肝静脉回流障碍而引起的病变。大体上肝脏切面呈现红黄相间的花纹。

02.480 肝紫癜症 peliosis hepatis
肝组织内出现大小不等的充满红细胞的囊腔。无内皮衬覆。可由多种病因导致。

02.481 肝窦扩张 hepatic sinusoidal dilation
通常由肝血窦压力升高而引起的窦隙扩张。常见的病因为肝静脉流出道梗阻、门静脉压

力升高或肝动脉高灌注等。

02.482 肝代谢性疾病 hepatic metabolic disease
由代谢紊乱引起的肝脏疾病。如高脂蛋白血症、高胆固醇血症、肝豆状核变性、先天性胆汁淤积、糖原贮积症、酪氨酸血症、胱氨酸病、高草酸尿症等。

02.483 高胆红素血症 hyperbilirubinemia
血清胆红素水平升高的一系列临床综合征。如血清胆红素升高到一定程度，临床上可出现巩膜或皮肤黄染。

02.484 先天性胆红素代谢异常 hereditary defect of the bilirubin metabolism
胆红素的代谢过程发生障碍，引起直接或间接胆红素水平升高而出现黄疸的先天性遗传性疾病。

02.485 肝豆状核变性 hepatolenticular degeneration
又称"威尔逊病（Wilson disease）"。一种常染色体隐性铜代谢障碍性遗传病。是 *ATP7B* 基因突变所致。临床表现为铜积聚在肝脏及脑组织所引起的神经系统症状、精神症状及肝脏损伤表现。

02.486 肝含铁血黄素沉着症 hepatic hemosiderosis
肝细胞内有可染性的铁质沉积。早期常伴有肝纤维化，晚期则常伴有肝硬化。

02.487 遗传性血色素沉积症 hereditary hemochromatosis, HHC
又称"遗传性血色病"。一组铁代谢异常性疾病。分类主要依据临床症状、实验室检查（如血清铁蛋白水平、转铁蛋白饱和度）和基因分型。

02.488 遗传性高铁蛋白血症 hereditary hyperferritinaemia
一类以血清铁蛋白水平升高为主要特征的铁代谢异常性遗传病。主要由铁蛋白 L-亚单位中 5'非翻译区中的铁效应元件突变所致，通常不伴有内脏器官的铁沉积。

02.489 肝线粒体病 hepatic mitochondrial disorder
由线粒体氧化磷酸化功能异常而导致的一种多器官、多系统疾病（线粒体病）累及肝脏的表现。

02.490 新生儿血色素沉积症 neonatal hemochromatosis, NH
又称"围产期血色素沉积症（perinatal hemochromatosis）"。一种发生在新生儿的由肝脏及其他器官内沉积了大量铁离子而引起的疾病。

02.491 先天性胆汁酸合成障碍 congenital bile acid synthesis defect, CBAS
一种由胆汁酸合成过程中酶缺陷所致的罕见的遗传病。临床表现为新生儿胆汁淤积，肝功能检查虽然氨基转移酶和胆红素均升高，但是 γ-谷氨酰转肽酶水平正常。

02.492 脑肝肾综合征 cerebrohepatorenal syndrome
又称"泽尔韦格综合征（Zellweger syndrome）"。一种由过氧化物酶功能降低或缺失所导致的全身各器官功能异常的临床综合征。以脑、肝和肾脏损伤为主。属于过氧化物酶体异常性疾病的一种。

02.493 卟啉症 porphyria
一组由某些酶缺乏导致卟啉代谢障碍的先天性或获得性代谢性疾病。产生过多的卟啉或卟啉前体，可出现皮肤、神经系统甚至内脏器官的病变。

02.494 遗传性酪氨酸血症 hereditary tyrosinemia
一种由延胡索酰乙酰乙酸水解酶缺陷引起酪氨酸循环障碍而导致过多的中间产物在细胞内积聚所引起的先天性代谢性疾病。

02.495 鸟氨酸氨甲酰基转移酶缺乏症 ornithine carbamoyl transferase deficiency, OCTD
由鸟氨酸氨甲酰基转移酶缺乏所引起的尿素循环障碍性疾病。是一种 X 连锁不完全显性或隐性遗传病。

02.496 胱氨酸病 cystinosis
一种由溶酶体膜对胱氨酸转运缺陷造成胱氨酸贮积于溶酶体内而引起的代谢性疾病。

02.497 原发性高草酸尿症 primary hyperoxaluria, PH
一种由酶缺陷导致产生过多内源性草酸而引起全身器官病变的先天性代谢性疾病。

02.498 半乳糖血症 galactosemia
一种由半乳糖代谢中相关酶缺陷所引起的遗传性代谢性疾病。为常染色体隐性遗传病。

02.499 遗传性果糖不耐受症 hereditary fructose intolerance, HFI
一种由醛缩酶 B 缺陷导致 1-磷酸果糖转化异常的先天性代谢性疾病。

02.500 α_1 抗胰蛋白酶缺乏症 α_1-antitrypsin deficiency
一种常染色体隐性遗传性代谢性疾病。由 α_1 抗胰蛋白酶折叠异常导致循环中缺乏 α_1 抗胰蛋白酶而引起多脏器损害。

02.501　先天性高氨血症　congenital hyperam-monemia
一组由尿素循环障碍而导致血氨升高的遗传性代谢性疾病。

02.502　囊性纤维化　cystic fibrosis, CF
一种影响液体分泌的离子转运异常的常染色体隐性遗传病。主要累及外分泌腺和呼吸道、消化道及生殖道的上皮。白种人最常见。致死率很高。现认为主要是由囊性纤维化跨膜转导调节因子基因突变所致。

02.503　尼曼-皮克病　Niemann-Pick disease
又称"鞘磷脂沉积病(sphingon yelinosis)"。一种遗传性糖脂代谢性疾病。是神经鞘磷脂酶的编码基因突变使该酶表达缺乏，导致神经鞘磷脂广泛沉积于全身各器官的网状内皮系统和神经系统内而引起肝脾肿大、淋巴结肿大及皮肤色素沉着等临床表现。

02.504　戈谢病　Gaucher disease
一种脂质代谢异常性遗传病。累及全身多个系统。由葡糖脑苷脂酶缺乏导致葡糖脑苷脂无法降解而在细胞（主要为单核细胞）内积聚。最常见的累及部位是脾脏和肝脏。

02.505　α-半乳糖苷酶 A 缺乏症　α-galactosidase A deficiency
一种 X 连锁隐性遗传病。由编码溶酶体 α-半乳糖苷酶 A（α-GLA）基因突变引起该酶活性显著降低而造成糖鞘脂类物质积累，产生一系列器官病变。

02.506　异染性脑白质营养不良　metachromatic leukodystrophy, MLD
由芳基硫酸酯酶（ASA）基因突变导致表达缺陷，进而引起溶酶体内的脑硫脂无法水解而沉积在脑和脊髓的白质、周围神经等器官的一种常染色体隐性遗传病。

02.507　高脂蛋白血症　hyperlipoproteinemia
血浆中胆固醇和（或）三酰甘油含量升高的一组遗传性疾病。

02.508　β-脂蛋白缺乏症　abetalipoproteinemia, ABL
由微粒体三酰甘油转移蛋白（MTP）基因突变导致肝脏内 β-载脂蛋白不能正常产生而引起肝脂肪变性的常染色体隐性遗传性代谢性疾病。

02.509　家族性低 β-脂蛋白血症　familial hypobetalipoproteinaemia, FHBL
一种常染色体隐性遗传病。由编码 β-载脂蛋白的基因（APOB）突变导致小肠黏膜合成该蛋白不足，严重影响了脂质吸收，引起脂肪泻、血清胆固醇和三酰甘油水平降低。

02.510　酸性脂酶缺乏症　acid lipase deficiency
又称"沃尔曼病（Wolman disease）"。由溶酶体酸性脂肪酶基因突变导致该酶活性丧失，引起胆固醇酯和三酰甘油积聚于肝、脾、小肠、骨髓及肾上腺皮质等部位的疾病。

02.511　胆固醇酯累积病　cholesterol ester storage disease, CESD
属于溶酶体酸性脂肪酶功能缺陷所致的疾病。类似酸性脂肪酶缺乏症，但是临床表现较轻，肝脏间质呈不同程度纤维化，发展为肝硬化者少见。

02.512　家族性高胆固醇血症　familial hypercholesterolaemia, FH
一类胆固醇代谢和转运异常的常染色体显性遗传病。低密度脂蛋白受体（LDLR）基因突变导致血浆总胆固醇清除障碍并在组织（如腱鞘、皮肤、动脉等部位）中积聚，引起黄色瘤、动脉粥样硬化等疾病。

02.513 脑腱黄[色]瘤病 cerebrotendinous xanthomatosis, CTX

属于常染色体隐性遗传病。由常染色体 2q33 上的固醇 27-羟化酶基因（*CYP27A1*）突变引起以神经系统为主的全身器官内胆固醇及其代谢产物沉积。

02.514 家族性高密度脂蛋白缺乏症 familial high density lipoprotein deficiency, Tangier disease

由染色体 9q31 区域的 *ABCA1* 基因突变引起血浆高密度脂蛋白减少甚至消失的常染色体隐性遗传病。

02.515 肝淀粉样变性 hepatic amyloidosis

淀粉样变累及肝脏。淀粉样变是一组共同特点为器官内出现淀粉样物质沉积的疾病。可分为原发性和继发性。

02.516 轻链沉积症 light chain deposition disease, LCDD

由异常产生的单克隆性免疫球蛋白轻链沉积于全身组织而引起的一种系统性疾病。

02.517 肝轻链沉积症 light chain deposition disease of the liver

异常轻链沉积于肝所导致的疾病。

02.518 妊娠期肝病 liver disease of pregnancy

妊娠期间出现的黄疸或肝功能损伤。根据发病原因可分为妊娠期合并肝病和妊娠期特有肝病。

02.519 妊娠期急性脂肪肝 acute fatty liver of pregnancy, AFLP

又称"妊娠期特发性脂肪肝（idiopathic fatty liver of pregnancy）"。少见的、主要发生于妊娠晚期的肝脏急性脂肪变性。

02.520 妊娠期肝内胆汁淤积 intrahepatic cholestasis of pregnancy, ICP

孕晚期特有的、以肝内胆汁淤积为主要表现的肝脏损伤。可能与 *ABCB4* 和 *ABCB11* 基因突变有关。

02.521 妊娠毒血症 toxemia of pregnancy

又称"先兆子痫（preeclampsia）"。妊娠 20 周以后出现的以高血压、蛋白尿、水肿和高尿酸血症为特征的一组临床综合征。

02.522 感染相关的嗜血综合征 infection-associated hemophagocytic syndrome

又称"反应性嗜血综合征（reactive hemophagocytic syndrome）"。由非肿瘤性组织细胞增生并吞噬血细胞所导致的疾病。临床表现为发热和全血细胞减少。EB 病毒感染是最常见的病因之一。

02.523 唐氏综合征 Down syndrome

基因型为 47XX 或 XY+21 的染色体异常性疾病。可表现为严重的智力发育障碍、短小面容及内脏器官发育异常等一系列临床综合征。

02.524 肝遗传性纤维多囊性疾病 hereditary fibropolycystic disease of the liver

一组先天性肝内胆管节段性囊性扩张并伴有纤维化的疾病。可能是胚胎形成过程中胆管发育异常所致。

02.525 先天性肝叶缺如 congenital agenesis of a lobe of the liver, congenital absence of a lobe of the liver

胚胎发育过程中某些因素的干扰导致先天性肝脏的左叶或右叶缺失。

02.526 先天性肝脏解剖异常 congenital anatomical anomaly of the liver

在胚胎发育过程中出现的肝脏形态或位置

的异常。肝脏形态异常包括肝叶完全缺失、一侧肝叶缺如及出现肝副叶出现等；肝脏位置异常如肝脏左转位、异位肝等。

02.527 先天性胆管重复 congenital duplication of the bile duct

在胚胎发育过程中出现的胆管重复。重复的胆管可与胃幽门或十二指肠相通，有时可合并胆管囊肿。患者多无自觉症状，往往出现继发感染或结石时才有明显的临床表现。

02.528 先天性气管-胆管瘘 congenital tracheobiliary fistula

先天性发育异常导致气管和胆管相通。属于非常少见的解剖异常。

02.529 先天性支气管-胆管瘘 congenital bronchobiliary fistula

先天性发育异常导致支气管和胆管相通。属于非常少见的解剖异常。

02.530 肝纤毛性前肠囊肿 hepatic ciliated foregut cyst

发生于肝脏的源自胚胎期前肠的囊性病变。纤毛性前肠囊肿最多见于纵隔，为气管-支气管源性或食管源性。

02.531 先天性肝内胆管扩张 congenital intrahepatic duct dilatation

又称"卡罗利病（Caroli disease）"。一种少见的以肝内胆管扩张为主要表现的常染色体隐性遗传病。

02.532 孤立性胆管囊肿 solitary bile-duct cyst

发生于胆管的起源不明的单房性囊肿。多发生于 40～60 岁中年女性。

02.533 瑞氏综合征 Reye syndrome, RS

又称"脑病合并肝脂肪变性综合征（syndrome of encephalopathy and fatty degeneration of the liver）"。主要发生于儿童、以脑水肿和肝脂肪变性导致的肝功能障碍为主要表现的临床综合征。

02.534 川崎病 Kawasaki disease

又称"皮肤黏膜淋巴结综合征（mucocutaneous lymph node syndrome, MCLS）"。一种以急性、自限性全身广泛的中小血管炎为特点的自身免疫性疾病。累及冠状动脉可导致急性心肌梗死。临床上常伴有淋巴结病和其他全身症状。

02.535 罗萨伊-多尔夫曼病 Rosai-Dorfman disease, RDD

又称"窦组织细胞增生伴巨大淋巴结病（sinus histiocytosis with massive lymphade-nopathy, SHML）"。一种良性非朗格汉斯细胞组织细胞增生性疾病。主要特征是窦组织细胞增生伴淋巴结肿大及组织细胞质内可见淋巴细胞。多发生于淋巴结，也可累及结外或单独发生于淋巴结外（包括肺）。发病机制不明。

02.536 新生儿红斑狼疮 neonatal lupus erythematosus, NLE

发生于新生儿的系统性红斑狼疮。患儿母亲也有系统性红斑狼疮病史，可能为母亲体内的抗 Ro/SSA 或 La/SSB 抗体通过胎盘传输到胎儿体内而致病。

02.537 肝内胆管周围囊肿 intrahepatic peribiliary cyst

又称"多发性肝门部囊肿（multiple hilar cysts of liver）"。发生于肝门部或接近肝内门静脉主干大分支区域的囊肿。囊肿内面光滑，壁薄，内容物为透明的浆液，组织学所见与单发性肝囊肿类似。

02.538 多囊肝病 polycystic liver disease, PCLD, PLD
一种以肝多囊病变为特征的遗传性疾病。可分为不伴有肾囊肿的多囊肝和伴有肾囊肿的多囊肝。不伴有肾囊肿的多囊肝属于肝脏遗传性纤维性多囊肾病的一种，发病机制主要与 *PRKCSH* 和 *SEC63* 基因突变有关，通常没有肾脏受累。伴有肾囊肿的多囊肝则为遗传性多囊肾病的一种器官表现，主要为 *PKD* 基因突变所致。

02.539 肝假性囊肿 pseudocyst of the liver
又称"创伤性肝囊肿(traumatic cyst of liver)"。外伤后形成血肿或组织液化坏死后形成的囊腔。没有内衬上皮。

02.540 肝移植相关疾病 liver transplantation-associated disease
肝移植后由缺血再灌注损伤、免疫因素及长期使用免疫抑制剂等引起移植肝的多种急、慢性并发症。其中最常见的并发症为排斥反应和感染。

02.541 异位肝组织 ectopic hepatic tissue
肝脏以外且与肝脏无联系的解剖区域出现肝组织。主要见于胆囊，其次为脾、胰腺、肾上腺、小肠、网膜、脐带甚至纵隔、胸腔和肺。

02.542 肝内脏异位 heterotopia of the liver
肝脏内出现其他非肝脏的异源性组织。如肾上腺、胰腺、甲状腺、脾脏等。异位的组织也可出现相应器官的良性或恶性病变，可能与胚胎发育异常有关。

02.543 肝错构瘤 hepatic hamartoma, hamartoma of liver
胚胎发育过程中出现的瘤样畸形。多见于10岁以下的幼儿。根据不同的组织来源可分为内胚层性、中胚层性、内中外胚层性和混合性错构瘤，其中内胚层性和混合性错构瘤最多见。

02.544 肝间叶性错构瘤 mesenchymal hamartoma of the liver, MHL
一种少见的由原始间叶细胞、小胆管、平滑肌和肝细胞构成的肝脏良性肿瘤。幼儿好发。可能与胚胎发育异常有关，极少数患儿出现恶性变。

02.545 胆管微错构瘤 biliary microhamar-toma
又称"冯迈恩堡复合体(von Meyenburg complex)"。一种病因不明的、可能与肝脏发育过程中胚胎性导管盘残留有关的病变。

02.546 肝细胞异型增生 liver cell dysplasia, LCD
肝细胞由于一系列基因改变而在分化程度上偏离了正常状态所导致的肿瘤性增生。属于向肝细胞癌转化的癌前病变，病变范围通常小于1mm。根据细胞大小可分为大细胞型异型增生和小细胞型异型增生。

02.547 肝细胞异型增生结节 hepatocellular dysplastic nodule, HDN
具有不典型增生（存在细胞质和细胞核异常）而在组织学上无恶变证据、单发或多发、直径超过1cm的细胞群。常见于肝硬化中，也偶见于其他慢性肝病中。

02.548 肝脏局灶性结节增生 hepatic focal nodular hyperplasia
一种较少见的肝良性肿瘤样病变。主要病理特征为病灶中央有星形瘢痕伴放射状纤维分隔，通常边界清晰、坚硬、无包膜，为黄褐色的实质性肿块。多见于青年女性。并非真性肿瘤，大部分患者有口服避孕药史，提示其发生可能与女性体内激素水平升高有关。

02.549 肝结节性再生性增生 hepatic nodular regenerative hyperplasia

肝细胞因肝内血流改变而产生的反应性增生。以肝内弥漫分布的、无纤维分割的小再生结节为特点，而没有间质明显纤维化，常伴有门静脉及其分支狭窄、闭塞或解剖异常而引起的门静脉高压。

02.550 肝部分结节性转化 hepatic partial nodular transformation

一种少见的肝脏良性病变。主要发生于肝门部的肝组织内，表现为非肝硬化的肝脏内出现的肝细胞再生结节，常伴随门静脉血栓引起的门静脉高压。

02.551 肝孤立性坏死结节 hepatic solitary necrotic nodule

一种病因不明的肝内非肿瘤性良性病变。无明确的临床表现，多数患者为体检时偶然发现。表现为边界清楚的由纤维胶原包裹的凝固性坏死结节。

02.552 肝细胞腺瘤 hepatocellular adenoma, HCA

一种生育期女性好发的肝细胞起源的良性肿瘤。患者常有口服避孕药史。可将其分为4种基因型：*HNF1α* 突变型肝细胞腺瘤、*β-catenin* 突变型肝细胞腺瘤、不带有 *HNF1α* 和 *β-catenin* 基因突变的炎症性肝细胞腺瘤和未分类型肝细胞腺瘤。

02.553 肝细胞癌 hepatocellular carcinoma, HCC

发生于肝、具有向肝细胞分化的恶性肿瘤。是消化系统恶性程度最高的肿瘤之一。容易复发、转移，死亡率很高。大多数患者有慢性病毒性肝炎和肝硬化。

02.554 小肝癌 small hepatic carcinoma

单个结节直径≤3cm 或相邻癌结节直径总和≤3cm 的肝癌。预后要优于体积较大的肝癌。

02.555 纤维板层癌 fibrolamellar carcinoma, FLC

一种儿童和青年人好发的特殊类型的肝细胞癌。与慢性肝病没有明确关系。因肿瘤组织内含有一定呈水平方向排列的胶原纤维而得名。

02.556 带蒂肝细胞癌 pedunculated hepato-cellular carcinoma, P-HCC

一种非常少见的肝细胞癌类型。癌肿绝大部分位于肝外，仅以蒂带与肝脏相连。肿瘤多发生于肝左叶与胃之间，易侵犯邻近器官。

02.557 肝内胆管上皮内瘤 intrahepatic bile duct intraepithelial neoplasia

肝内胆管癌的癌前病变。可发生于近肝门部大、中型胆管，也可发生于肝内小胆管。根据细胞异型程度可分为低级别和高级别异型增生两级。

02.558 肝内胆管腺瘤 intrahepatic bile duct adenoma

一种少见的肝内胆管上皮起源的良性肿瘤。

02.559 肝内胆管黏液性囊性肿瘤 mucinous cystic neoplasm of intrahepatic bile duct

又称"肝内胆管黏液性囊腺瘤（mucinous cystadenoma of intrahepatic bile duct）"。一种发生于肝内外胆管的衬覆黏液上皮的囊性肿瘤。主要发生于生育期女性，常单发，切面呈多房性，囊内含黏液。

02.560 肝内胆管囊腺癌 intrahepatic bile duct cystadenocarcinoma, IBC

一种罕见的肝内胆管上皮起源的恶性肿瘤。为单房或多房性囊性肿物，囊壁厚薄不均，可见乳头状突起，囊内含黏液。

02.561 肝内胆管细胞癌 intrahepatic cholangiocarcinoma, ICC

发生于肝内二级胆管以下的胆管上皮起源的恶性肿瘤。可能与慢性胆管炎、肝内胆管结石、原发性硬化性胆管炎、囊性纤维化、丙型肝炎病毒感染等因素有关。

02.562 肝门部胆管细胞癌 hilar cholangiocarcinoma

原发于胆囊管开口以上肝总管与左、右二级肝管起始部之间的胆管癌，主要侵犯肝总管、肝总管分叉部，以及左、右肝管。

02.563 肝内胆管鳞状细胞癌 squamous cell carcinoma of the intrahepatic bile duct

肝内胆管细胞癌的罕见类型。肿瘤组织完全由鳞状细胞癌成分构成，可能来自于胆管上皮鳞状上皮化生。

02.564 肝内胆管腺鳞癌 adenosquamous carcinoma of the intrahepatic bile duct

肿瘤组织内同时含有腺癌和鳞状细胞癌成分，且各自具有相应的免疫表型。可能与慢性刺激引起胆管上皮鳞状上皮化生有关。

02.565 肝内胆管黏液癌 mucinous carcinoma of the intrahepatic bile duct

又称"肝内黏液性胆管癌（intrahepatic mucinous cholangiocarcinoma）"。以产生大量细胞外黏液并形成黏液湖为主要特征的肝内胆管腺癌。形态学类似发生于胰腺导管上皮的胶样癌，属于分化较好的黏液腺癌。

02.566 肝内胆管印戒细胞癌 signet-ring cell carcinoma of the intrahepatic bile duct

发生于肝内胆管的、以细胞内黏液潴留并形成核偏位的印戒细胞为主要特点的低分化的黏液腺癌。类似发生于消化道的印戒细胞癌，侵袭能力较强，预后较差。

02.567 肝内胆管肉瘤样癌 sarcomatous intrahepatic cholangiocarcinoma, SICC

具有肉瘤样分化的胆管细胞癌。肉瘤成分可以为梭形细胞肉瘤、纤维肉瘤、未分化肉瘤等，甚至出现软骨瘤、骨肉瘤、平滑肌肉瘤或横纹肌肉瘤等异源性间叶肉瘤成分。

02.568 肉瘤样肝细胞癌 sarcomatoid hepatocellular carcinoma, SHCC

又称"肝肉瘤样癌（sarcomatoid carcinoma of the liver）"。肿瘤由明确的癌与肉瘤样双相成分（两者之间有或无过渡），或完全由单一的肉瘤样成分构成的肝癌。属于肝细胞癌的变异类型。

02.569 肝内胆管淋巴上皮样癌 intrahepatic lymphoepithelioma-like cholangiocarcinoma

一种罕见类型的胆管细胞癌。肿瘤组织内见大量淋巴细胞浸润并形成淋巴滤泡，肿瘤细胞呈片状或巢状分布，类似头颈部的淋巴上皮样癌。

02.570 肝淋巴上皮样癌 hepatic lymphoepithelioma-like carcinoma

又称"淋巴上皮瘤样肝细胞癌（lymphoepithelioma-like hepatocellular carcinoma）"。一种少见的肝细胞癌类型。形态学表现为癌细胞异型明显，呈多边形，核仁清楚，胞质丰富，部分细胞呈合体样，间质淋巴细胞丰富，类似头颈部的淋巴上皮样癌。

02.571 肝内胆管黏液表皮样癌 mucoepidermoid carcinoma of the intrahepatic bile duct

形态类似涎腺等部位的黏液表皮样癌的非常罕见的胆管癌类型。由黏液细胞、上皮样细胞和中间型细胞构成。

02.572 混合性肝细胞–胆管细胞癌 combined hepatocellular-cholangiocarcinoma, CHC

兼有肝细胞癌和胆管细胞癌成分的少见类型的原发性肝癌。约占肝脏恶性肿瘤的1%。

02.573 肝母细胞瘤 hepatoblastoma

一种具有多种分化方向的恶性胚胎性肿瘤。由类似于胎儿性上皮性肝细胞、胚胎性细胞及分化的间叶成分组成。大部分为单发。主要发生于幼儿，成人型非常少见。

02.574 过渡型肝细胞癌 transitional liver cell tumor, TLCT

一种形态学介于肝细胞癌和肝母细胞瘤（主要为胎儿型）之间的肝细胞癌。主要发生于较大儿童或青少年。

02.575 肝钙化性巢状间质–上皮性肿瘤 calcifying nested stromal-epithelial tumor of the liver, CNSET

一种非肝细胞和胆管细胞起源的低度恶性肝脏肿瘤。罕见，起源不明。

02.576 肝未分化胚胎性肉瘤 hepatic undifferentiated embryonal sarcoma

一种罕见的好发于儿童或青少年的肝脏原始间叶源性恶性肿瘤。肿瘤细胞缺乏明确的分化方向。

02.577 肝癌肉瘤 hepatic carcinosarcoma

同时含有上皮性和间叶性恶性成分的肝脏肿瘤。上皮成分通常为肝细胞癌或胆管细胞癌，间叶成分可为梭形细胞肉瘤、纤维肉瘤、未分化肉瘤、横纹肌肉瘤、平滑肌肉瘤、软骨肉瘤或骨肉瘤等。

02.578 肝神经内分泌肿瘤 hepatic neuroendocrine neoplasm

原发于肝脏的神经内分泌肿瘤。非常少见，通常是消化道或其他部位的神经内分泌肿瘤转移至肝脏。诊断肝脏原发性神经内分泌肿瘤时，必须先除外转移性。

02.579 肝类癌 hepatic carcinoid

肝脏原发的神经内分泌肿瘤。相当于神经内分泌瘤1级（NET-G1），为高分化神经内分泌肿瘤。目前"类癌"的诊断名词在消化道神经内分泌肿瘤中已经不再使用。

02.580 肝间叶性肿瘤 mesenchymal tumor of the liver

一大类原发于肝脏的间叶组织起源的良性和恶性肿瘤。包括血管瘤、淋巴管瘤、血管平滑肌脂肪瘤、血管肉瘤、横纹肌肉瘤、平滑肌肉瘤、未分化肉瘤和滑膜肉瘤等。

02.581 血管平滑肌脂肪瘤 hepatic angiomyolipoma, HAML

一种起源于肝脏的含脂肪组织的肝脏良性间叶性肿瘤。包括平滑肌、血管及成熟脂肪细胞三种组织学成分。临床无明显症状。曾被认为属于错构瘤一类，现在将其归入血管周上皮样细胞肿瘤谱系。

02.582 肝海绵状血管瘤 hepatic cavernous hemangioma

最常见的肝脏原发的良性血管源性肿瘤。切面呈典型的海绵样改变。

02.583 婴儿型血管内皮瘤 infantile hemangioendothelioma, IHE

一种肝脏少见的良性血管源性肿瘤。肿瘤组织由不规则的血管窦隙构成，部分区域可呈毛细血管瘤样，内衬内皮细胞较肥胖，间质纤维组织较少。

02.584　肝淋巴管瘤[病]　hepatic lymphangioma, hepatic lymphangiomatosis

一种由海绵状或囊性扩张的淋巴管构成的良性肿瘤。常表现为单发或多发性病灶。

02.585　肝上皮样血管内皮瘤　hepatic epithelioid hemangioendothelioma, HEHE

一种肝脏原发的血管内皮源性的恶性肿瘤。镜下见肿瘤细胞体积较大，似上皮样，可见胞质内空泡似印戒细胞，并可见腔内红细胞散在或呈条索状排列，有时见管腔形成。

02.586　肝血管肉瘤　hepatic angiosarcoma

一种肝脏起源的血管内皮源性恶性肿瘤。是肝脏原发性肉瘤中最常见的类型。恶性程度高，预后差。

02.587　肝假性脂肪瘤　hepatic pseudolipoma

一种非常罕见的发生于肝脏表面的脂肪瘤样良性病变。临床上容易被误诊为种植转移瘤。镜下主要由分化成熟的脂肪组织构成。

02.588　肝髓脂肪瘤　hepatic myelolipoma

一种由分化成熟的脂肪组织和骨髓造血组织构成的肝脏良性肿瘤。原发于肝脏非常少见。

02.589　肝胆横纹肌肉瘤　hepatobiliary rhabdomyosarcoma

一种少见的、肝脏原发的横纹肌源性恶性肿瘤。既可发生于肝实质内，也可发生于肝内胆管，儿童好发。根据组织学形态可分为胚胎性、腺泡性和多形性等亚型。

02.590　孤立性纤维性肿瘤　solitary fibrous tumor, SFT

好发于胸膜、腹膜的成纤维细胞、肌成纤维细胞源性肿瘤。以细胞密集区和疏松区构成居多，细胞密集区富有薄壁的"鹿角"状分支血管，胶原较少，呈网状穿插于细胞间，细胞疏松区可见致密胶原纤维及黏液变性区或者梭形、短梭形或卵圆形的瘤细胞与胶原纤维随机混合排列，无特征性结构。免疫标志物 CD34、波形蛋白、Bcl-2 阳性，具有特征性的 STAT6 阳性。肝脏原发性非常罕见。

02.591　肝恶性肾外横纹肌样瘤　extrarenal malignant rhabdoid tumor of the liver

一种非常少见的、含横纹肌母细胞样细胞的高度恶性肉瘤。小儿多见，侵袭性强，预后差。

02.592　原发性肝脏淋巴瘤　primary hepatic lymphoma, PHL

发生于肝脏的淋巴结外的原发性淋巴瘤。其中弥漫性大 B 细胞淋巴瘤是最常见的类型。

02.593　肝生殖细胞肿瘤　hepatic germ cell tumor

原发于肝的生殖细胞肿瘤。罕见，不足肝脏所有肿瘤的 1%。绝大多数发生于儿童，多数为恶性。

02.594　肝原发性平滑肌肉瘤　hepatic primary leiomyosarcoma, HPLMS

一种罕见的、肝脏原发的、平滑肌起源的恶性肿瘤。可能起源于肝内血管、胆管壁或韧带内的平滑肌成分，也有部分病例与 EB 病毒感染有关。

02.09 胆囊及肝外胆道

02.595 胆石症 cholelithiasis
由胆道系统结石导致的一组疾病。常见于生育过多个子女、肥胖的中年妇女。

02.596 胆囊炎 cholecystitis
由各种致病因素导致的胆囊的炎症。根据病程可分为急性胆囊炎和慢性胆囊炎。

02.597 急性胆囊炎 acute cholecystitis
由胆囊结石、细菌感染、严重外伤、化学因素等导致的胆囊的急性炎症。

02.598 慢性胆囊炎 chronic cholecystitis
胆囊的慢性炎症。常与胆石同时存在，可由急性胆囊炎反复发作演变而来，也可为长期胆石形成的慢性化学刺激和化学损伤的结果。

02.599 胆囊胆固醇息肉 gallbladder cholesterol polyp, GCP
胆囊内常见的良性病变。多为分叶状、带有细蒂的黄色突起状肿物，显微镜下见完整的胆囊上皮下有吞噬脂质的泡沫细胞积聚。

02.600 胆囊炎性息肉 cholecystitis polyp
慢性胆囊炎时，黏膜形成的息肉状突起。

02.601 胆囊腺肌瘤 adenomyoma of the gallbladder
又称"胆囊腺肌瘤性增生（adenomyomatous hyperplasia of the gallbladder）"。慢性胆囊炎时胆囊黏膜上皮或腺体深深陷入胆囊壁肌层内形成罗-阿窦（Rokitansky-Aschoff sinus），同时伴有平滑肌的增生而使胆囊壁局灶性增厚。常发生在胆囊的底部。

02.602 黄色肉芽肿性胆囊炎 xanthogranulomatous cholecystitis, XGC
慢性胆囊炎时，因罗-阿窦内胆固醇结晶沉积而诱发异物巨细胞反应，导致大量吞噬脂质的组织细胞积聚，形成由大量慢性炎症细胞、泡沫状组织细胞和增生的成纤维细胞构成的肉芽肿。

02.603 滤泡性胆囊炎 follicular cholecystitis
慢性胆囊炎的一种特殊类型。胆囊壁各层均可见散在的淋巴滤泡形成。

02.604 嗜酸[细胞]性胆囊炎 eosinophilic cholecystitis
慢性胆囊炎的一种特殊类型。通常无结石，胆囊壁内有大量成熟嗜酸性粒细胞浸润。

02.605 胆囊软斑 malakoplakia of the gallbladder
一种少见的肉芽肿病变。罕见于胆囊。病变为在黏膜上皮下组织细胞积聚而形成黏膜的多结节状增厚。在组织细胞胞质中可见钙或铁阳性的软斑病小体（Michaelis-Gutmann body）。

02.606 原发性胆囊淋巴瘤 primary lymphoma of the gallbladder
起源于并位于胆囊的淋巴结外的淋巴瘤。尽管可见邻近淋巴结累及和远处扩散，但其主要临床表现位于胆囊。

02.607 肝外胆管卡波西肉瘤 Kaposi sarcoma of the extrahepatic bile duct
发生在肝外胆管的卡波西肉瘤。多在艾滋病患者的尸检中偶然发现。出血性病变多位于胆囊的浆膜下、肌壁或胆道的导管周结缔组织。

02.608 胆囊副神经节瘤 paraganglioma of the gallbladder

发生于胆囊的副神经节瘤。肿瘤由主细胞和支柱细胞组成，排列成巢状或细胞球结构。主细胞呈嗜银性，免疫组织化学 NSE、SYN 和 CgA 阳性，支持细胞 S-100 阳性。肿瘤位于胆囊浆膜下或肌壁，起源于副神经节。这种罕见而小的肿瘤多在胆囊切除标本中意外发现。

02.609 胆囊腺瘤 adenoma of the gallbladder

发生于胆囊腺上皮的良性肿瘤。典型表现为呈息肉状、单发、境界清楚的肿块。女性比男性更多见，发病年龄范围很大，多见于成人，罕见于儿童。依据生长类型可分为管状、乳头状、管状乳头状腺瘤。从细胞形态上可分为幽门腺型、肠型、胃陷窝型和胆道型。

02.610 幽门腺型管状腺瘤 pyloric gland type tubular adenoma

最常见的胆囊腺瘤类型。由紧密排列的类似幽门腺的短管状腺体组成。早期病变呈固有层内境界清楚的结节。

02.611 肠型腺瘤 intestinal type adenoma

肠型管状的腺瘤。由衬覆假复层柱状细胞的管状腺体构成，具有长而深染的核，常出现高级别异型增生。非常类似于结肠腺瘤。

02.612 胃陷窝型腺瘤 foveolar type adenoma

具有管状、乳头状结构，由含有丰富胞质黏液的高柱状细胞构成的腺瘤。细胞核很小，位于基底。

02.613 胆道型腺瘤 biliary type adenoma

由类似胆道上皮的细胞构成的腺瘤。罕见。

02.614 胆管内乳头状肿瘤 intraductal papillary neoplasm of the bile duct

曾称"胆管乳头状瘤病（biliary papillomatosis）"。发生于胆管内、形态与胰腺导管内乳头状黏液性肿瘤相似的肿瘤。但黏液比胰腺导管内乳头状黏液性肿瘤少。最常见的组织学亚型为胰胆管型，其次为肠型，胃型和嗜酸细胞型罕见。

02.615 肝外胆管腺瘤 adenoma of the extrahepatic bile duct

发生于肝外胆管的良性上皮性肿瘤。与胆囊腺瘤相似，多呈息肉状突入腔内。

02.616 肝外胆管癌 carcinoma of the extrahepatic bile duct

发生于肝外胆管系统的恶性上皮性肿瘤。

02.617 胆囊癌 carcinoma of the gallbladder

发生于胆囊的上皮性恶性肿瘤。以各种分化的腺癌最多见，还可有鳞癌、腺鳞癌、未分化癌等。

02.618 胆囊腺癌 adenocarcinoma of the gallbladder

一种发生于胆囊、伴有腺样分化的恶性上皮性肿瘤。

02.619 肝外胆管腺癌 adenocarcinoma of the extrahepatic bile duct

一种发生于肝外胆管系统、伴有腺样分化的恶性上皮性肿瘤。

02.620 胆管腺癌 adenocarcinoma of the bile duct

由长短不一的管状腺体组成，衬覆立方或高柱状细胞，表面类似胆道上皮的腺癌。高、中分化的腺癌是胆囊和肝外胆管腺癌中最常见的类型。

02.621 胆道型腺癌 biliary type adenocarci-

noma

由立方或高柱状细胞衬覆的管状腺体样结构构成的腺癌。多为高、中分化。是胆囊最常见的恶性浸润性上皮性肿瘤。

02.622 肠型腺癌 intestinal type adenocarcinoma

具有肠上皮分化特征的腺癌类型。在胆囊可分为两个形态学类型。最常见的一型由与结肠腺癌相似的管状腺体构成，衬覆腺体的细胞主要为柱状细胞，核呈假复层、卵圆形或长形。另一型由以杯状细胞为主的腺体构成，混有不同数量的神经内分泌细胞和帕内特细胞。

02.623 胃陷窝型腺癌 gastric foveolar type denocarcinoma

由高柱状细胞衬覆的腺体构成、肿瘤细胞含有丰富的黏液性胞质、核位于基底的腺癌。通常为高分化，MUC5A 阳性。在胆囊不常见，但形态特别。

02.624 鳞状细胞癌 squamous cell carcinoma

一类完全由鳞状细胞组成的恶性上皮性肿瘤。分化程度变化相当大，有角化型和非角化型。在某些低分化肿瘤中以梭形细胞为主，易与肉瘤混淆。细胞角蛋白染色可用于鉴别这些梭形细胞肿瘤。肿瘤可能来源于鳞状上皮化生的区域。

02.625 胆囊癌肉瘤 carcinosarcoma of the gallbaldder

发生于胆囊的由癌和肉瘤两种成分混合构成的恶性肿瘤。癌成分主要为腺样，但可排列成索状或片状，偶见局灶的恶性鳞状细胞成分。肉瘤成分除纤维肉瘤样成分外，还包括灶性的异质性成分，如软骨肉瘤、骨肉瘤和横纹肌肉瘤等。

02.626 肝外胆管腺鳞癌 adenosquamous carcinoma of the extrahepatic bile duct

发生于肝外胆管的有两种恶性成分，即腺癌和鳞癌的恶性肿瘤。与胆囊的腺鳞癌相似。

02.627 肝外胆管鳞状细胞癌 squamous cell carcinoma of the extrahepatic bile duct

发生于肝外胆管的完全由鳞状细胞组成的恶性上皮性肿瘤。

02.10 胰 腺

02.628 异位胰腺组织 heterotopic pancreas

见于胰腺外的胰腺组织。包括腺泡、导管甚至胰岛。好发部位为十二指肠、胃、空肠、回肠、胆囊、胆囊管、总胆管、肠系膜、网膜及脾。偶尔可见于食管及肺。

02.629 环状胰腺 annular pancreas

呈环形包绕十二指肠第二段的胰腺。为罕见的胚胎发育异常，有时可与其他畸形伴发，如结肠转位不足、十二指肠闭锁或狭窄、肛门或食管闭锁等。常见于婴幼儿，唐氏综合征患者中较为常见。

02.630 胰腺分裂 pancreas divisum

胰腺在发育过程中腹胰和背胰未完全融合或完全未融合所致的一种胰腺畸形。胰腺被分为部分或完全分隔的两个部分，导致主、副胰管完全未融合或以细的分支胰管的吻合为特征的先天畸形。由于胰液引流不畅而易导致胰腺炎。

02.631 胰腺囊性纤维化 pancreatic disease related to cystic fibrosis

常累及胰腺的一种常染色体隐性遗传病。其基因位于 7 号染色体 q31—32，编码氯离子通道蛋白，基因突变导致蛋白功能失常，而出现氯离子跨越细胞膜障碍，各外分泌腺导管内的黏液脱水而变得异常黏稠，堵塞导管，造成导管扩张、腺体萎缩。胰腺是常受累的器官之一。

02.632　胰腺炎　pancreatitis
各种原因导致的胰腺炎症。多数情况下为胰腺酶类异常激活而引起胰腺的自我消化。根据病程分为急性胰腺炎和慢性胰腺炎。

02.633　急性胰腺炎　acute pancreatitis
各种原因导致的胰腺的急性炎症。主要发病因素为胆道疾病和酗酒。依据病理形态和病变的严重程度分为急性水肿型胰腺炎和急性出血坏死型胰腺炎。

02.634　慢性胰腺炎　chronic pancreatitis
各种原因导致的胰腺的慢性炎症。主要发病因素为酗酒和胆道疾病。以反复发作的轻度炎症、胰腺腺泡组织逐渐被纤维组织所取代为特征。多见于中年男性。

02.635　自身免疫性胰腺炎　autoimmune pancreatitis
又称"淋巴浆细胞性硬化性胰腺炎（lymphoplasmacytic sclerosing pancreatitis）""导管破坏性慢性胰腺炎（duct destructive chronic pancreatitis）"。慢性胰腺炎的一种特殊类型。血清学检查显示免疫球蛋白和（或）IgG4 升高，出现自身抗体，对类固醇治疗有效。可合并其他自身免疫性疾病或为 IgG4 相关性系统性疾病的一部分。

02.636　嗜酸[细胞]性胰腺炎　eosinophilic pancreatitis
胰腺实质可见明显嗜酸性粒细胞浸润的胰腺炎。全身表现有外周血嗜酸性粒细胞增加，血清 IgE 水平升高及其他器官的嗜酸性粒细胞浸润。罕见。

02.637　慢性代谢性胰腺炎　chronic metabolic pancreatitis
发生于某些综合征时的慢性胰腺炎。如见于甲状旁腺功能亢进时的高血钙综合征的胰腺炎。

02.638　慢性热带性胰腺炎　chronic tropic pancreatitis
主要见于热带国家青年、与酗酒无关的慢性胰腺炎。可能与营养不良及食物中氰类毒性、缺乏抗氧化剂及遗传因素等有关。

02.639　遗传性胰腺炎　hereditary pancreatitis
发生于至少两代家族成员中的反复发作的胰腺炎症。常为常染色体显性遗传。典型患者在 10 岁以内发病。临床表现与其他慢性胰腺炎相同。

02.640　胰腺黏液性囊性肿瘤　mucinous cystic neoplasm of the pancreas
肿瘤与胰腺的导管系统没有交通的黏液性囊性肿瘤。多见于女性。由产生黏液的柱状上皮构成，具有卵巢型间质。根据上皮的异型增生程度分为低级别胰腺黏液性囊性肿瘤和高级别胰腺黏液性囊性肿瘤。出现间质浸润者称"黏液性囊性肿瘤伴有浸润性癌（mucinous cystic neoplasm with associated invasive carcinoma）"。

02.641　胰腺实性–假乳头状瘤　solid pseudopapillary neoplasm of the pancreas
好发于青年女性胰腺的低度恶性肿瘤。由形态一致的肿瘤细胞形成实性及假乳头状结构，常有出血–囊性变。不同程度地表达上皮、间质及内分泌标记，*β-catenin* 突变导致的瘤细胞免疫组织化学β-联蛋白（β-catenin）核阳性为其特征。

02.642　胰母细胞瘤　pancreatoblastoma
一类主要见于儿童的恶性胰腺上皮性肿瘤。由边界清楚的实性细胞巢构成，其中可见鳞状小体，有纤维间质分隔。肿瘤中以腺泡分化为主，可有少量的内分泌或导管分化。

02.643　胰腺腺泡细胞癌　acinic cell carcinoma of the pancreas
一种细胞类似胰腺腺泡细胞的恶性上皮性肿瘤。大多数情况下，肿瘤细胞大小相对一致，排列成实性或腺泡状并分泌胰酶。当伴有明显的囊形成时称"腺泡细胞囊腺癌（acinar cell cystadenocarcinoma）"，当与其他成分混合时称"混合性腺泡细胞癌（mixed acinar cell carcinoma）"。

02.644　胰腺导管内乳头状黏液性肿瘤 intraductal papillary mucinous neoplasm of the pancreas
发生于主胰管或其主要分支的一种导管内生长、分泌黏液的乳头状肿瘤。通常应≥0.5cm。依其发生部位可分为主胰管型和分支胰管型。依上皮的异型增生程度可分为低级别胰腺导管内乳头状黏液性肿瘤和高级别胰腺导管内乳头状黏液性肿瘤。当出现浸润性癌时称"伴浸润性癌的胰腺导管内乳头状黏液性肿瘤（intraductal papillary mucinous neoplasm of the pancreas with associated invasive carcinoma）"。依其显微镜下形态可分为胃型、肠型、胰胆管型和嗜酸细胞型。

02.645　导管内管状乳头状肿瘤　intraductal tubulopapillary neoplasm, ITPN
一种大体上可见的、导管内生长、以形成管状腺体为主的上皮性肿瘤。常伴有高级别异型增生，无明显黏液分泌。

02.646　胰腺导管上皮内肿瘤　pancreatic intraepithelial neoplasm, PanIN
显微镜下的乳头状或扁平的非浸润性上皮病变。限于胰管内，通常直径＜5mm。依其细胞学和组织结构的异型程度可分为低级别胰腺导管上皮内肿瘤和高级别胰腺导管上皮内肿瘤。高级别胰腺导管上皮内肿瘤是浸润性胰腺癌的前驱病变。

02.647　胰腺浆液性肿瘤　serous neoplasm of the pancreas
一种胰腺浆液性上皮性肿瘤。由富于糖原的立方形上皮细胞组成，并且产生类似于血清的水样液体。多数病例表现为微囊性，称"微囊型腺瘤（microcystic adenoma）"，少部分为少囊性或大囊性，称"大囊型浆液性腺瘤（macrocystic serous cystadenoma）"，偶有实性的称"实性浆液性腺瘤（solid serous adenoma）"，这些均为良性病变。罕有恶性的称"浆液性囊腺癌（serous cystadenocarcinoma）"。偶尔可与神经内分泌肿瘤混合存在，称"混合性浆液-神经内分泌肿瘤（mixed serous neuroendocrine neoplasm）"。

02.648　胰腺导管腺癌　ductal adenocarcinoma of the pancreas
一种侵袭性、具有腺样分化的胰腺恶性上皮性肿瘤。是胰腺癌最常见的类型。通常可见到腺体腔内或细胞内黏液，常有明显的纤维间质。

02.649　高分化腺癌　well-differentiated adenocarcinoma
由散乱排列的浸润的导管样结构和中等大小的肿瘤性腺体构成的腺癌。导管状结构的轮廓可为成角的或不规则的，有些肿瘤腺体呈不完全状，即部分由间质直接衬覆。肿瘤腺体可浸润神经周或血管周。

02.650　中分化腺癌　moderately differentiated

adenocarcinoma

分化程度介于高分化和低分化腺癌之间的腺癌。生长方式和行为大部分与高分化腺癌相似，肿瘤由中等大小的导管样结构和小管状腺体混合而成，小管状腺体的大小、形状不同，甚至是不完整的腺体，有时为筛状结构。肿瘤细胞核的异型性增大，出现大小不等的核仁，核分裂增多。

02.651 低分化腺癌 poorly differentiated adenocarcinoma

由小的不规则腺体、实性的细胞巢及单个浸润肿瘤细胞构成的腺癌。纤维间质可能较少，可见出血、坏死。瘤细胞异型性明显，核分裂很多，常有广泛的神经周、血管周浸润或沿导管蔓延。

02.652 胰腺印戒细胞癌 signet-ring cell carcinoma of the pancreas

一种低分化腺癌。在胰腺极为罕见。几乎全部由充满黏液的印戒细胞构成。预后极差。在做出诊断之前必须排除胃原发性肿瘤转移至胰腺。

02.653 胰腺混合性外分泌–神经内分泌肿瘤 mixed exocrine-neuroendocrine tumor of the pancreas

由胰腺的外分泌成分，主要为导管腺癌和神经内分泌肿瘤混合构成的上皮性肿瘤。其中内分泌成分必须占肿瘤组织至少 1/3。

02.654 胰腺伴破骨细胞样巨细胞未分化癌 undifferentiated carcinoma with pancreatcc osteoclast-like giant cell

发生于胰腺的、由多形性到梭形的肿瘤细胞及散在的非肿瘤性破骨细胞样巨细胞构成的恶性肿瘤。破骨细胞样巨细胞通常有 20 个以上大小均一的小细胞核。在许多病例中，都可见原位或浸润性腺癌的区域。这些破骨细胞样巨细胞通常聚集在出血区，并可能含有含铁血黄素，偶可见被吞噬的单核细胞。也可见骨样基质形成。

02.655 胰腺黏液性非囊性癌 mucinous noncystic carcinoma of the pancreas

发生于胰腺的黏液腺癌。肿瘤＞50%都由黏液构成。有些漂浮的细胞可能呈印戒细胞状。

02.656 胰腺肝样癌 hepatoid carcinoma of the pancreas

一种非常罕见的胰腺恶性上皮性肿瘤。肿瘤有明显肝细胞分化的成分，肝样癌可以单一肝样的形式出现，也可与导管腺癌、腺泡细胞癌或神经内分泌肿瘤混合存在。

02.657 胰腺髓样癌 medullary carcinoma of the pancreas

一种非常罕见的胰腺恶性上皮性肿瘤。特点为细胞分化差，呈合体细胞生长，边界清楚，常有坏死。

02.658 胰腺未分化癌 undifferentiated carcinoma of the pancreas

又称"胰腺分化不良性癌（anaplastic carcinoma of the pancreas）"。发生于胰腺的高度恶性上皮性肿瘤。形态上可为以巨细胞、多形性大细胞或梭形细胞为主的肉瘤样形态。通常这类癌中包含小灶性的不典型腺样成分。

02.659 胰腺腺鳞癌 adenosquamous carcinoma of the pancreas

一种发生于胰腺的、少见的、具有腺癌和鳞癌双重特征的恶性上皮性肿瘤。相对发生频率为 3%～4%。特征为含有多少不等的产黏液的腺癌成分及鳞癌成分。鳞癌成分至少应占肿瘤组织的 30%。可以存在小灶分化不良的细胞和梭形细胞。发生在胰腺的纯鳞癌非常罕见。

02.660　胰腺淋巴瘤　lymphoma of the pancreas
起源于胰腺并局限在胰腺的结外淋巴瘤。可有邻近淋巴结受累及远处播散，但临床原发灶必须是胰腺。

02.661　胰腺假性囊肿　pseudocyst of the pancreas
胰腺坏死后由纤维组织包裹形成的囊性病变。囊壁由炎性纤维组织构成，无上皮衬覆，囊内含大量坏死碎屑。

02.662　壶腹旁十二指肠壁囊肿　paraampullary duodenal wall cyst
起源于邻近十二指肠小乳头的非肿瘤性炎性囊性病变。常伴有胰腺头沟部的胰腺炎。

02.663　导管潴留囊肿　ductal retention cyst
胰管阻塞导致胰管局部扩张所形成的非肿瘤性单囊性病变。囊壁衬覆胰管上皮。为临床较为常见的一种真性囊肿。常见原因有胰管内结石、寄生虫、肿瘤或胰腺周围瘢痕收缩及肿瘤压迫所致的胰管狭窄或梗阻等。

02.664　胰腺淋巴上皮囊肿　pancreatic lymphoepithelial cyst
成熟鳞状上皮衬覆的单囊或多囊性囊性病变。囊壁外有非肿瘤性淋巴细胞围绕。

02.665　胰腺间叶性肿瘤　mesenchymal tumor of the pancreas
发生于胰腺的间叶源性肿瘤。胰腺原发间叶性肿瘤相当罕见，其中平滑肌肉瘤及恶性胃肠道间质瘤相对常见。偶尔可见类似于发生在胸膜或腹膜表面的孤立性纤维性肿瘤。

02.11　腹　　膜

02.666　腹膜炎　peritonitis
由细菌感染、化学刺激或损伤引起的腹膜的炎症。是外科常见的一种严重疾病。多数是继发性腹膜炎，源于腹腔的脏器感染、坏死穿孔、外伤等。

02.667　腹膜纤维化　peritoneal fibrosis
在损伤因子作用下导致的腹膜纤维组织增生。受损的间皮细胞直接产生细胞外基质，胶原纤维形成，最终导致腹膜的纤维化。如腹膜透析患者的腹膜结构随时间呈进行性改变，表现为间皮细胞表面微绒毛减少、消失，间皮从基底膜脱落至完全消失，最后只剩下裸露的纤维结缔组织。

02.668　腹膜腔孤立性囊肿　solitary cyst of the peritoneal cavity
附于腹壁或游离于盆腔下部的囊肿。可于腹膜腔内偶然发现。

02.669　腹膜囊性良性间皮瘤　cystic benign mesothelioma of peritoneum
腹膜反应性增生而形成的多发性腹膜包涵囊肿。

02.670　米勒源性囊肿　cyst of Müllerian origin
发生于膀胱和直肠之间的盆腔中、来源于残留的米勒管（Müllerian duct）的囊肿。常被覆输卵管型上皮。

02.671　网膜附件　appendix epiploica
网膜扭转造成大块脂肪坏死而形成的硬化或钙化的结节。可附着于原来的部位，也可游离于腹腔中。

02.672 腹膜脾植入 peritoneal splenosis
通常为外伤或手术后脾组织种植于腹膜并获得血液供给的病变。通常表现为腹膜小的多发的有蒂突起。

02.673 腹膜输卵管内膜异位症 peritoneal endosalpingiosis
输卵管上皮出现在腹膜面或网膜或盆腔粘连病灶内的病症。

02.674 腹膜子宫内膜异位症 peritoneal endometriosis
腹膜中出现子宫内膜组织的病症。

02.675 腹膜异位蜕膜反应 peritoneal ectopic decidua reaction
腹膜中出现蜕膜组织样组织形态的反应性病变。

02.676 腹膜间皮增生 peritoneal mesothelial hyperplasia
腹膜表面的间皮在受到刺激时发生的反应性增生。

02.677 腹膜间皮化生 peritoneal mesothelial metaplasia
腹膜间皮细胞出现的化生性改变。最主要的是鳞状上皮化生和米勒源性化生。

02.678 腹膜良性间皮瘤 peritoneal benign mesothelioma
腹膜孤立性间皮增生而形成的良性病变。

02.679 腹膜恶性间皮瘤 peritoneal malignant mesothelioma
发生于腹膜间皮细胞的恶性肿瘤。

02.680 腹膜高分化乳头状间皮瘤 peritoneal well-differentiated papillary mesothelioma
一种罕见的恶性间皮瘤。呈乳头状，常为多灶性。

02.681 腹膜腺瘤样瘤 peritoneal adenomatoid tumor
腹膜罕见的孤立性小肿瘤。组织学特征类似其他部位发生的腺瘤样瘤。属于良性间皮瘤。

02.682 腹腔内促结缔组织增生性小细胞肿瘤 intra-abdominal desmoplastic small cell tumor
腹腔内高度恶性的小细胞肿瘤。常伴有纤维组织增生。以腹腔内出现单个肿块或多发结节为特征，好发于年轻人，常见于男性。多局限于盆腔，但有时可扩展到整个腹腔、阴囊和（或）腹膜后。

02.683 腹膜[乳头状]浆液性肿瘤 peritoneal papillary serous tumor
原发于腹膜的浆液性肿瘤。可见乳头状结构。

02.684 腹膜播散性平滑肌瘤病 leiomyomatosis peritonealis disseminata
一种少见的非肿瘤性多中心平滑肌增生性良性病变。呈多发性结节状生长，并突出于腹膜表面。好发于生育年龄妇女。

02.685 腹膜子宫内膜间质肉瘤 endometrial stromal sarcoma of the peritoneum
发生于腹膜的向子宫内膜间质分化的肉瘤。可能来源于异位的子宫内膜。

02.686 腹膜米勒管腺肉瘤 Müllerian adenosarcoma of the peritoneum
原发于腹膜的米勒管腺肉瘤。起源于腹膜的间皮及其下的间叶组织，即所谓的第二米勒系统，与发生在卵巢、子宫的米勒管腺肉瘤相似。肿瘤由良性或不典型上皮成分和低度恶性的间质成分构成。

02.687 腹膜恶性混合性中胚叶肿瘤 peritoneal malignant mixed mesodermal tumor
原发于腹膜的具有癌和肉瘤双重特征的恶性肿瘤。起源于腹膜的间皮及其下的间叶组织，即所谓的第二米勒系统，与发生在卵巢、子宫的同类病变相似。

02.688 腹膜上皮样血管内皮瘤 peritoneal epithelioid hemangioendothelioma
发生于腹膜的一种具有转移潜能的低度恶性血管源性肿瘤。较为少见。生长方式类似于恶性间皮瘤，表现为在腹膜腔内弥漫性生长。

02.689 腹膜血管肉瘤 peritoneal angiosarcoma
原发于腹膜的一种瘤细胞在不同程度上重演正常脉管内皮细胞形态和功能特点的恶性肿瘤。腹膜血管肉瘤不多见。临床常表现为增大的肿块，多伴有疼痛和血性腹水。

02.690 腹膜腔滑膜肉瘤 synovial sarcoma of the peritoneal cavity
发生于腹膜的具有间叶和上皮双相性分化的恶性肿瘤。组织发生与滑膜并无关系，因此可原发于无滑膜的腹膜。

02.691 腹膜腔滤泡树突状细胞肿瘤 dendritic follicular cell tumor of the peritoneal cavity
一种发生于腹膜的显示滤泡树突状细胞形态特征和免疫表型的梭形或卵圆形细胞肿瘤。

02.692 腹膜腔上皮样血管平滑肌脂肪瘤 epithelioid angiomyolipoma of the peritoneal cavity
发生于腹膜腔的来源于血管周上皮样细胞的肿瘤。大多数病例发生在盆腔，常与其他器官没有解剖学上的关系。

02.693 腹膜腔未分化肉瘤 undifferentiated sarcoma of the peritoneal cavity
原发于腹膜腔的无确定分化迹象的软组织肉瘤。

02.694 腹膜腔孤立性纤维性肿瘤 solitary fibrous tumor of the peritoneal cavity
发生于腹膜腔的一种成纤维细胞性/肌成纤维细胞性肿瘤。比较少见。

02.695 腹膜假黏液瘤 pseudomyxoma peritonei
发生于腹膜壁层、大网膜及肠壁浆膜面的低度恶性黏液性肿瘤。是一种腹腔充有大量胶样黏蛋白形成的假性腹水的疾病。发生率较低，发病率女性高于男性，大多为中年人或老年人。治疗后容易复发。与阑尾黏液囊肿和卵巢黏液性囊腺瘤或卵巢黏液性囊腺癌有关。

02.696 腹膜神经胶质瘤病 gliomatosis peritonei
发生于卵巢畸胎瘤患者腹腔内腹膜表面的成熟神经胶质组织的结节状种植。成熟畸胎瘤和不成熟畸胎瘤都可以发生。

02.697 网膜出血性梗死 omental hemorrhagic infarct
又称"网膜原发性节段性梗死（primary omental segmental infarct）"。发生于网膜的出血性梗死。

02.698 网膜囊性淋巴管瘤 omental cystic lymphangioma
由淋巴管先天性发育畸形或炎症、寄生虫等原因引起发病部位淋巴液流出受阻，淋巴管扩张而形成的囊性肿物。

02.699 网膜黏液样或多中心性错构瘤

omental myxoid or multicentric hamartoma

以网膜和肠系膜上形成多发结节为特征的良性肿瘤。结节由血管丰富的黏液样基质及肥胖的间质细胞构成。

02.700 网膜转移性癌 omental metastatic carcinoma

转移至网膜的恶性上皮性肿瘤。是成人网膜中最常见的恶性肿瘤。

02.701 肠系膜脂膜炎 mesenteric panniculitis

发生于肠系膜的由非特异性炎症引起的肠系膜脂肪坏死、广泛增厚，继而纤维化的病变。形态与皮下的脂膜炎相同。

02.702 肠系膜平滑肌瘤 mesenteric leiomyoma

发生于肠系膜的平滑肌源性良性肿瘤。比较少见。主要发生于女性，特别是绝经后妇女。

02.703 肠系膜平滑肌肉瘤 mesenteric leiomyosarcoma

发生于肠系膜的平滑肌源性恶性肿瘤。较腹膜后少见。多发生于中老年人。

02.704 肠系膜胃肠道间质瘤 mesenteric gastrointestinal stromal tumor

发生于肠系膜的胃肠道间质瘤。属于胃肠道外间质瘤，形态与胃肠道的胃肠道间质瘤相同。

02.705 肠系膜炎性肌成纤维细胞瘤 mesenteric inflammatory myofibroblastic tumor

发生于肠系膜的、由分化良好的成纤维细胞/肌成纤维细胞组成的肿瘤。间质内伴大量的淋巴细胞和浆细胞浸润。

02.706 肠系膜纤维瘤病 mesenteric fibromatosis

韧带样纤维瘤病的一个类型。由肠系膜内分化良好的成纤维细胞克隆性增生形成的良性肿瘤。可发生于任何年龄段，男性略多见。

02.707 肠系膜未分化肉瘤 mesenteric undifferentiated sarcoma

发生于肠系膜的未分化肉瘤。常呈多形性。好发于中老年人。

02.708 肠系膜囊性淋巴管瘤 mesenteric cystic lymphangioma

先天性淋巴系统的发育障碍。较为少见。主要发生于儿童及青少年，因此特别在儿童及青少年出现腹部囊性占位时应考虑囊性淋巴管瘤。

02.709 肠系膜上皮样血管内皮瘤 mesenteric epithelioid hemangioendothelioma

发生于肠系膜的上皮样血管内皮瘤。较少见。

02.710 肠系膜血管肉瘤 mesenteric angiosarcoma

发生于肠系膜的高度恶性的血管源性肉瘤。较为少见。可发生于任何年龄段，男性略多见。

02.711 肠系膜转移性癌 mesenteric metastatic carcinoma

转移至肠系膜的恶性上皮性肿瘤。原发灶多位于腹腔内，如卵巢、胃肠道和胰腺等。是最常见的肠系膜实性肿瘤。

03. 呼 吸 系 统

03.01 鼻 及 鼻 窦

03.001 炎性息肉 inflammatory polyp
黏膜组织的慢性炎症。黏膜组织过度增生及肉芽组织增生向黏膜表面突出形成带蒂的肿物。

03.002 慢性鼻窦炎 chronic sinusitis
鼻窦的慢性化脓性炎症。是鼻窦常见的非特异性感染。

03.003 鼻黏液囊肿 mucocele of the nose
发生于鼻腔、鼻窦的非肿瘤性病变。常在慢性炎症的基础上，黏液分泌导管开口阻塞，黏液潴留致黏液腺囊性扩张、囊肿形成。

03.004 鼻毛霉菌病 mucormycosis of the nose
在人体免疫力低下的状态下，毛霉菌侵入鼻腔、鼻窦黏膜引起的感染。

03.005 鼻曲菌病 aspergillosis of the nose
在人体免疫力低下的状态下，曲霉菌侵入鼻腔、鼻窦黏膜引起的感染。

03.006 鼻孢子菌病 rhinosporidiosis
在人体免疫力低下的状态下，孢子菌侵入鼻腔、鼻窦黏膜引起的感染。鼻腔内可见多发性息肉。

03.007 鼻硬结病 rhinoscleroma
一种主要见于鼻腔及鼻咽部黏膜的革兰氏阴性菌引起的感染。临床见鼻腔及鼻咽部黏膜结节状或息肉样突起，可使气道越来越狭窄。

03.008 鼻硬结[病]细胞 Mikulicz cell
鼻硬结时见到的特征性细胞。细胞呈圆形或卵圆形，较大。胞核小而圆，居中或偏位胞质丰富、淡染，呈泡沫样，含吞噬的核碎屑和鼻硬结杆菌。

03.009 韦氏肉芽肿病 Wegener granulomatosis
主要累及鼻腔、鼻窦、肺和肾的全身性肉芽肿性疾病。常有血管炎和组织坏死。也可累及其他脏器。

03.010 鼻异物肉芽肿 foreign body granuloma of the nose
由鼻黏膜注射药物等或外来的异物进入鼻黏膜内引起的肉芽肿。

03.011 特发性肉芽肿 idiopathic granuloma
难以找到原因的肉芽肿性病变。在鼻腔、鼻窦较常见。

03.012 鼻息肉 nasal polyp
发生于鼻腔的息肉性病变。

03.013 鼻胶质瘤 nasal glioma
一种先天性脑膨出的畸形。与脑膜相连，表现为鼻腔肿块、鼻阻。肿块的成分以神经胶质为主。

03.014 嗅神经母细胞瘤 olfactory neuroblastoma
神经母细胞瘤的一种特殊类型。来自嗅板的神经外胚层成分或嗅膜的神经上皮成分的恶性肿瘤。

03.015　鼻咽血管纤维瘤　nasopharyngeal angiofibroma
一种发生于鼻咽部的富含细胞和血管的局部侵袭性间叶性肿瘤。主要发生在青春期和青年男性。

03.016　鼻黏膜萎缩　mucous membrane atrophy of the nose
在各种原因的作用下，如严重的慢性炎症、干燥综合征等，发生鼻腔、鼻窦黏膜萎缩变薄的一种疾病。临床表现为鼻干。

03.017　鼻乳头状瘤　sinonasal papilloma of the nose
鼻腔、鼻窦呼吸道上皮发生的良性肿瘤。主要与人乳头状瘤病毒 6 型、11 型感染有关。

03.018　鼻鳞状细胞癌　squamous cell carcinoma of the nose
发生于鼻腔、鼻窦，由复层鳞状上皮构成的恶性肿瘤。

03.019　鼻腺癌　adenocarcinoma of the nose
发生于鼻腔、鼻窦黏膜上皮或黏膜固有层腺体的呈腺样分化的恶性肿瘤。

03.020　鼻腺鳞癌　adenosquamous carcinoma of the nose
发生于鼻腔、鼻窦，由鳞癌和腺癌两种成分构成，且每种成分所占的比例均大于10%的恶性肿瘤。

03.021　鼻腺样囊性癌　adenoid cystic carcinoma of the nose
发生于鼻腔、鼻窦，由腺上皮和肌上皮分化的肿瘤细胞构成的涎腺型恶性肿瘤。以管状、筛状或实性排列为主。在上颌窦最多见。

03.022　鼻黏液表皮样癌　mucoepidermoid carcinoma of the nose
发生于鼻腔、鼻窦，由表皮细胞、中间细胞及黏液细胞构成的一种涎腺型癌。

03.023　鼻腺泡细胞癌　acinic cell carcinoma of the nose
发生于鼻腔的低度恶性肿瘤。癌细胞呈圆形或多边形，胞质丰富，含有嗜碱性颗粒，核为小圆形、深染，癌细胞多呈腺泡状排列。

03.024　鼻恶性多形性腺瘤　malignant pleomorphic adenoma of the nose
发生于鼻腔、鼻窦的一种极为罕见的皮肤附属器癌。生物学行为具有高度侵袭性，易发生转移。尽管恶性多形性腺瘤的组织学诊断主要是根据肿瘤的双相性特点，而非肿瘤是否由残存的良性多形性腺瘤与癌混合组成，但恶性多形性腺瘤仍被视为良性多形性腺瘤所对应的恶性型。

03.025　鼻咽癌　nasopharyngeal carcinoma
发生于鼻咽部的常见恶性肿瘤。是鳞状上皮起源或起源于鳞化的纤毛柱状上皮的恶性上皮性肿瘤。

03.026　鼻小细胞癌　small cell carcinoma of the nose
发生于鼻部、具有神经内分泌分化特征的恶性上皮性肿瘤。是低分化神经内分泌癌的一种。特征是胞质少的小间变细胞增生，核染色质细，有不明显的核仁，具有神经内分泌分化特征的免疫组织化学特点。罕见。

03.027　鼻类癌　nasal carcinoid
发生于鼻腔、鼻窦，分化好的一种神经内分泌肿瘤。肿瘤细胞大小均一，核呈圆形或卵圆形，核仁不明显，胞质嗜酸性。瘤细胞排列成多种形态，可呈小梁状、管状、实性巢状，具有神经内分泌分化特征的免疫组织化学特点。

03.028　鼻不典型类癌 atypical carcinoid of the nose

发生于鼻部、介于类癌和低分化神经内分泌癌之间的神经内分泌肿瘤。有细胞学异型性，核分裂活性高（5～10/10 HPF），有灶性坏死，具有神经内分泌分化特征的免疫组织化学特点。

03.029　鼻大细胞神经内分泌癌 large cell neuroendocrine carcinoma of the nose

发生于鼻部的一种低分化神经内分泌癌。癌细胞大，为多边形或梭形，异型性明显，核分裂多见。癌细胞呈弥漫性片状排列，可见巢状、片块状排列，无器官样结构或菊形团样结构。可见大量坏死，具有神经内分泌分化特征的免疫组织化学特点。

03.030　喉袋状囊肿 saccular cyst of the throat

由喉囊的囊性扩张所形成的囊肿。

03.031　喉导管囊肿 ductal cyst of the throat

由黏液腺导管扩张所形成的囊肿。

03.032　喉嗜酸细胞囊肿 oncocytic cyst of the throat

导管囊肿的一个亚型。囊内含黏液，囊壁为嗜酸性粒细胞。

03.033　喉扁桃体囊肿 tonsillar cyst of the throat

发生于腭扁桃体周围腺体内的常由化脓性炎症引起的囊肿性改变。

03.034　慢性喉炎 chronic laryngitis

多种原因引起的慢性喉部炎症。鳞状上皮黏膜可见大量淋巴细胞、浆细胞及组织细胞浸润，可伴有黏膜上皮增生。

03.035　急性喉炎 acute laryngitis

喉黏膜及声带的急性非特异性炎症。

03.036　喉结核 tuberculosis of the larynx

发生于喉的结核。由开放性肺结核经气道播散而来，具有结核的病理学特征。

03.037　霉菌性喉炎 mycotic laryngitis

发生于喉的霉菌性炎。可见霉菌菌丝或孢子及组织细胞增生形成的肉芽肿结节。

03.038　接触性溃疡 contact ulcer

发生于后联合处、杓状软骨声带突的溃疡。镜下可见明显增生的肉芽组织、增生的纤维组织，表面常有大量中性粒细胞构成的炎性渗出物。

03.039　喉鳞状细胞癌 squamous cell carcinoma of the throat

由鳞状上皮或化生的鳞状上皮起源的恶性肿瘤。

03.040　喉神经内分泌肿瘤 neuroendocrine neoplasm of the throat

发生于喉的具有神经内分泌分化特征的一组肿瘤的总称。

03.02　支　气　管

03.041　支气管肺隔离症 bronchopulmonary sequestration

由肺先天发育异常导致肺组织与正常肺组织隔离的一种疾病。病变由胸膜将其分隔，并接受体循环动脉血液供应。包括叶内型和叶外型两种；叶内型无独立肺膜。多发生于胚胎发育早期，可伴有其他先天性畸形，如支气管食管憩室、膈疝和骨骼异常等。

03.042　支气管源性囊肿　bronchogenic cyst
又称"支气管囊肿（bronchial cyst）"。先天性呼吸系统发育异常所导致的一种囊性病变。囊肿衬以呼吸道上皮，囊壁可含平滑肌，个别可见软骨。

03.043　先天性支气管扩张　congenital bronchiectasis
在小气道由缺乏软骨环或软骨环发育不成熟导致支气管松弛的疾病。支气管壁薄，呈囊性扩张。属于支气管发育不全。

03.044　先天性囊性腺瘤样畸形　congenital cystic adenomatoid malformation
又称"先天性肺气道畸形（congenital pulmonary airway malformation）"。肺胚胎发育异常而形成大小不等、相互交通的囊性病变。是肺内囊肿和腺瘤样改变混合存在的一种畸形。通常见于新生儿，表现为新生儿呼吸窘迫，也可见于儿童和成年人。

03.045　气管食管瘘　tracheoesophageal fistula
气管和食管之间的瘘管。

03.046　滤泡性细支气管炎　follicular bronchiolitis
原发性细支气管疾病的一种类型。一种良性淋巴增生性疾病。特征为淋巴滤泡增生，并沿细支气管分布。

03.047　富于细胞性细支气管炎　cellular bronchiolitis
以炎症细胞浸润为主要特征的细支气管炎。细支气管的急性和慢性炎症是其最常见表现，也可以伴有闭塞性细支气管炎。

03.048　弥漫性泛细支气管炎　diffuse panbronchiolitis
一种弥漫存在于两肺呼吸性细支气管的气道慢性炎症性疾病。受累部位主要是呼吸性细支气管以远的终末气道。炎性病变弥漫性分布并累及呼吸性细支气管壁的全层。突出的临床表现是咳嗽、咳痰和活动后气促。严重者可导致呼吸功能障碍。

03.049　呼吸性细支气管炎　respiratory bronchiolitis
又称"吸烟者细支气管炎（smoker brochiolitis）"。一种常见于吸烟者的累及小气道的病变。特征为呼吸性细支气管轻度炎症和与其直接相邻周围肺组织轻度纤维化等炎症性改变。

03.050　缩窄闭塞性细支气管炎　constrictive obliterans bronchiolitis
闭塞性细支气管炎的一个罕见类型。特点是细支气管内有偏心纤维化。

03.051　慢性支气管炎　chronic bronchitis
气管、支气管黏膜及其周围组织的慢性非特异性炎症。

03.052　支气管扩张　bronchiectasis
支气管管腔的持续性扩张。常伴有支气管管壁的某些成分的破坏和周围肺实质的炎症性改变。

03.053　支气管结石症　broncholithiasis
位于支气管腔内或侵蚀到腔内的钙化团块。可引起严重的支气管刺激和阻塞症状。

03.054　先天性支气管周围肌成纤维细胞瘤　congenital peribronchial myofibro-

blastic tumor
一种肌成纤维细胞性肿瘤。主要发生在宫内或围生期的婴儿，属先天性疾病。病变处瘤细胞均匀一致，细胞较丰满或呈梭形，围绕

支气管或血管呈较宽的束状交错排列，细胞束可排列成鱼骨样、互相交织。瘤细胞无明显异型性，有不同程度的核分裂，无不典型核分裂。

03.03　肺

03.055　肺气肿　emphysema
终末细支气管远端（呼吸细支气管、肺泡管、肺泡囊和肺泡）的气道弹性减退、过度膨胀、充气和肺容积增大或同时伴有气道壁破坏的病理状态。

03.056　蜂窝肺　honeycomb lung
多种纤维化性肺疾病晚期形成以蜂窝样为特征的肺部改变。病变常累及中下肺野，形成大小不等、直径 0.1～1cm、成簇排列的囊泡，外观宛如蜂窝或蜂巢。

03.057　肺淋巴管平滑肌瘤病　pulmonary lymphangioleiomyomatosis
发生于肺的一种罕见的低度恶性肿瘤性疾病。由 *TSC* 基因突变引起血管周细胞的异常增殖，导致肺组织多发囊腔形成。多见于年轻女性。

03.058　肺水肿　pulmonary edema
由各种原因引起肺泡腔内含有水肿液的现象。常发生在充血性心力衰竭时。如心脏瓣膜病变时左心衰竭导致肺充血、水肿，或由肺泡间隔血管的直接损伤所致。

03.059　肺出血-肾炎综合征　pulmonary-renal syndrome
又称"古德帕斯丘综合征（Goodpasture syndrome）"。由循环血中存在抗肾小球基底膜抗体引起的临床综合征。临床特征为反复弥漫性肺出血及抗基底膜抗体所致的肾疾病。

03.060　特发性肺含铁血黄素沉积症　idiopathic pulmonary hemosiderosis
一种较少见的铁代谢异常疾病。特点为广泛的肺毛细血管出血，肺泡中有大量的含铁血黄素沉着，并伴有缺铁性贫血。主要临床表现为反复发作的咯血、气促和贫血。

03.061　肺泡蛋白沉积症　pulmonary alveolar proteinosis
一种原因未明的少见疾病。特点是肺泡内有不可溶性磷脂蛋白沉积。主要临床表现为气短、咳嗽和咳痰。胸部 X 线片呈双肺弥漫性肺部浸润阴影。病理学检查以肺泡内充满过碘酸希夫（PAS）染色阳性的蛋白样物质为特征。

03.062　肺孢子菌肺炎　pneumocystis pneumonia
由卡氏肺孢子菌感染引起的肺炎。形态特点为肺泡腔内充满大量泡沫状、嗜酸性渗出物，其内含有大量菌体。

03.063　大叶性肺炎　lobar pneumonia
由肺炎链球菌等细菌感染引起的呈大叶性分布的肺部急性炎症。肺段或肺叶呈急性炎性实变。

03.064　小叶性肺炎　lobular pneumonia
又称"支气管肺炎（bronchopneumonia）"。以肺小叶为单位的灶状急性化脓性炎症。病灶多以细支气管为中心，起始于支气管，并向其周围所属肺泡蔓延。

03.065　军团菌性肺炎　legionella pneumonia
革兰氏阴性嗜肺军团杆菌引起的以肺炎为主要表现并涉及全身多系统的全身性疾病。

03.066　严重急性呼吸综合征　severe acute respiratory syndrome, SARS
曾称"传染性非典型肺炎（infectious atypical pneumonia）"。由变异的冠状病毒引起的弥漫性肺泡损伤。

03.067　嗜酸[细胞]性肺炎　eosinophilic pneumonia
由各种原因引起的肺内嗜酸性粒细胞浸润伴（或不伴）末梢血嗜酸性粒细胞增多的炎症性疾病。但不包括嗜酸细胞肉芽肿。

03.068　脂性肺炎　lipoid pneumonia
由外源性或内源性因素引起肺泡内含脂质或胆固醇的巨噬细胞聚集的肺部疾病。

03.069　机化性肺炎　organizing pneumonia
由多种原因引起肺损伤所致的非特异性病理反应。病因很多，包括感染、药物反应、结缔组织病等，这些为继发性，而找不到病因者为特发性。主要病理特点为肺泡、远端小气道内疏松纤维组织息肉样增生并伴不同程度的间质和肺泡单核细胞、泡沫细胞浸润。

03.070　外源性变应性肺泡炎　extrinsic allergic alveolitis
又称"过敏性肺炎（hypersensitive pneumonitis）"。由机体吸入各种各样有机物或无机粉尘引起过敏而导致的弥漫性间质性肉芽肿性肺疾病。

03.071　弥漫性肺泡损伤　diffuse alveolar damage, DAD
主要临床表现有急性呼吸困难，X线可见弥漫性肺浸润病变的损伤。最常见于急性呼吸窘迫综合征及其他相关综合征，包括休克肺、非心源性肺水肿、创伤性湿肺、成人型肺透明膜病等急性呼吸衰竭，而患者原来心肺功能正常。

03.072　特发性间质性肺炎　idiopathic interstitial pneumonia
一组原因不明的进行性下呼吸道疾病。病理过程一般为进展缓慢的弥漫性肺泡炎和（或）肺泡结构紊乱，最终导致肺泡结构破坏，形成肺泡腔内完全型纤维化和囊泡状的蜂窝肺。

03.073　普通型间质性肺炎　usual interstitial pneumonia
间质性肺炎的一种类型。分为特发性或继发性。大体可见肺体积减小，切面见双肺下叶为主的多发灰白、坚实的肺实质纤维化，且特征性地分布于胸膜下和小叶内间隔，呈蜂窝状。继发性者为继发于其他疾病。

03.074　非特异性间质性肺炎　nonspecific interstitial pneumonia, NSIP
间质性肺炎的一种类型。分为特发性和继发性。组织学上保留肺组织结构，肺间质炎细胞浸润或纤维化。病理分为富细胞型和纤维化型。

03.075　隐源性机化性肺炎　cryptogenic organizing pneumonia
原因不明的闭塞性细支气管炎伴机化性肺炎。

03.076　急性间质性肺炎　acute interstitial pneumonia, AIP
又称"阿曼-里奇综合征（Hamman-Rich syndrome）"。发生于既往健康人的病因不明的暴发性特发性间质性肺炎。间质性肺炎的一种独特的组织学类型。

03.077　呼吸性细支气管炎–间质性肺疾病
respiratory bronchiolitis-associated interstitial lung disease, RBAILD
一种与吸烟相关的肺间质病。患者有呼吸性细支气管炎，同时伴有间质性肺疾病。

03.078　脱屑性间质性肺炎　desquamative interstitial pneumonia, DIP
一种较少见的间质性肺炎。两肺均匀分布，时相一致，肺泡腔内有大量巨噬细胞聚集，肺泡间隔轻中度增宽。

03.079　淋巴细胞性间质性肺炎　lymphocytic interstitial pneumonia, LIP
支气管相关弥漫性肺淋巴组织增生性间质性肺炎。不同于其他类型间质性肺炎，具有独特的组织病理学特点，表现在肺间质有成熟淋巴细胞、浆细胞、单核细胞和组织细胞浸润。

03.080　炭末沉着病　anthracosis
由煤尘在肺内沉积所致的肺尘埃沉着病。常无症状。

03.081　肺尘埃沉着病　pneumoconiosis
简称"尘肺（dust lung）"。由长期吸入有害粉尘并沉积于肺引起以肺广泛纤维化为主要病变的肺疾病。

03.082　硅沉着病　silicosis
俗称"矽肺"。由长期吸入含大量游离二氧化硅的粉尘微粒而引起的以硅结节形成和肺广泛纤维化为病变特征的肺尘埃沉着病。

03.083　硅结节　siliconic nodule
境界清楚的圆形、椭圆形结节。直径 2～5cm，呈灰白色，质坚实，触之有砂粒感。根据镜下硅结节的形成和发展大致可分为细胞性结节、纤维性结节和玻璃样结节。

03.084　石棉沉着病　asbestosis
又称"石棉肺"。由长期吸入石棉粉尘而引起的以肺间质纤维化为主要病变的职业性尘肺。

03.085　石棉小体　asbestoic body
表面有铁蛋白沉积的石棉纤维。其大小不等，呈黄褐色，分节状，两端膨大，中央为棒状，呈哑铃形。

03.086　肺铁末沉着病　pulmonary siderosis
又称"铁尘肺（iron dust lung）"。长期吸入金属铁尘或氧化铁粉而引起的铁粉尘沉积和纤维组织增生性肺病变。

03.087　肺结核　pulmonary tuberculosis
由结核分枝杆菌引起的以肺部病变为主要表现的慢性传染病。结核病可侵及许多脏器，以肺部结核感染最为常见。

03.088　肺非结核性分枝杆菌感染　nontuberculous mycobacterial infection of the lung
由非结核性分枝杆菌感染所导致的病变。肺为常见的感染部位。

03.089　肺组织胞浆菌病　pulmonary histoplasmosis
由组织胞浆菌感染肺所导致的病变。根据病理表现可分为急性肉芽肿性肺炎、局灶性纤维干酪样肉芽肿、慢性纤维化性肺炎和播散性组织胞浆菌病。

03.090　肺隐球菌病　pulmonary cryptococcosis
由孢子菌属酵母菌样真菌（新型隐球菌或格

特隐球菌）引起的系统性感染性疾病。肺为常见的感染部位。

03.091 芽生菌病 blastomycosis
由皮炎芽生菌（或称北美芽生菌）感染引起的一种慢性肉芽肿性及化脓性疾病。可侵犯身体的任何部位，主要累及皮肤、肺和骨骼。

03.092 肺芽生菌病 pulmonary blastomycosis
由吸入芽生菌所导致的肺部感染性病变。肺部以化脓性炎为主，可有脓肿形成，进而形成肉芽肿性炎。病变处可检测到芽生菌。

03.093 肺球孢子菌病 pulmonary coccidioidomycosis
由球孢子菌感染肺所导致的病变。可分为原发性肺球孢子菌病、持续性原发球孢子菌病、播散性球孢子菌病。

03.094 肺曲菌病 pulmonary aspergillosis
由曲菌引起的肺部感染。可继发于肺脓肿或其他空洞形成性疾病。

03.095 肺毛霉菌病 pulmonary mucormycosis
由毛霉菌目致病菌引起的肺部感染。肺部病变常呈侵袭性，尤其常有血管的侵犯，导致血栓形成和梗死，有时可见到肉芽肿性血管炎。

03.096 肺结节病 pulmonary sarcoidosis
一种发生于肺的肉芽肿性疾病。基本病变为非干酪样坏死性上皮样肉芽肿。

03.097 肺铍沉积症 pulmonary berylliosis
又称"铍病（beryllium disease）"。吸入铍尘埃引起的肺脏病变。急性肺铍沉积症以急性非特异性肺损伤为主，严重时可出现弥漫性肺泡损伤。慢性肺铍沉积症与结节病相似。

03.098 肺韦氏肉芽肿 pulmonary Wegener granulomatosis
一种累及肺的非化脓性坏死性自身免疫性疾病。

03.099 肺嗜酸性肉芽肿性多血管炎 pulmonary eosinophilic granulomatosis with polyangiitis
又称"肺变应性肉芽肿病（pulmonary allergic granulomatosis）""肺变应性肉芽肿性血管炎（Churg-Strauss vasculitis of the lung）"。一种累及肺的很少见的血管炎和肉芽肿病。主要特点是患者有系统性血管炎，伴有慢性哮喘和外周血嗜酸性粒细胞升高。肺病变最常见，肺外受累表现为皮肤病变、周围神经病变或心力衰竭。

03.100 肺坏死性结节病样肉芽肿病 pulmonary necrotizing sarcoid granulomatosis
一种原发性肺肉芽肿性疾病。病理组织学显示融合的结节病样或上皮样肉芽肿，伴血管炎和大片坏死。

03.101 支气管中心性肉芽肿病 bronchcentric granulomatosis
一种以支气管为中心的肉芽肿性疾病。病变特点为开始以支气管和细支气管为中心，形成坏死性肉芽肿性炎，波及支气管周围肺组织。

03.102 肺动静脉瘘 pulmonary arteriovenous fistula
先天性肺血管的畸形。肺动脉血液不经过肺泡壁毛细血管直接流入肺静脉，肺动脉与静脉直接相通形成短路。

03.103 原发性肺动脉高压 primary pulmonary hypertension

肺小动脉原发增生性病变所致的闭塞性肺动脉高压。病因可能是多方面的，先天性的肺小动脉病变是其中之一。

03.104　大动脉炎　Takayasu arteritis
主动脉及其主要分支的慢性进行性非特异性炎症。病变导致节段性动脉管腔狭窄甚至闭塞，并可继发血栓形成，常引起脉搏消失。

03.105　肺巨细胞动脉炎　pulmonary giant cell arteritis
原因不明的系统性、坏死性血管炎性病变。主要累及颞动脉，也可累及其他中等大小的动脉，偶尔可累及肺动脉。血管炎症部位可形成肉芽肿，含数量不等的多核巨细胞。

03.106　肺淀粉样变　pulmonary amyloidosis
淀粉样物质沉积症累及肺的病变。

03.107　肺泡微结石病　pulmonary alveolar microlithiasis
肺泡内存在弥漫性分布，以钙、磷盐为主微小结石的疾病。

03.108　肺子宫内膜异位症　pulmonary endometriosis
子宫内膜异位于肺支气管、胸膜和膈部的病症。多数病灶位于胸膜下。表现为反复经期咯血，或无症状的肺内结节。

03.109　肺良性平滑肌病变　pulmonary benign smooth muscle lesion
发生于肺的平滑肌增生性病变。位于肺周边部，可能为反应性病变。

03.110　肺鳞状细胞癌　pulmonary squamous cell carcinoma
起源于支气管上皮，显示角化和（或）细胞间桥等鳞状上皮分化特点的恶性上皮性肿瘤。

03.111　肺基底细胞样鳞状细胞癌　pulmonary basaloid squamous cell carcinoma
由分化差的基底细胞样的小细胞、周围呈栅栏状排列所构成分叶状的恶性上皮性肿瘤。尽管基底细胞样鳞癌偶尔也可以出现个别的角化现象，但它却不同于角化型，也不同于非角化型的鳞状细胞癌，而是具有特殊的组织学形态和基因表型的一个独立亚型。

03.112　复合性小细胞癌　combined small cell carcinoma
小细胞癌与任何其他非小细胞癌成分复合组成的癌。复合成分可以是腺癌、鳞状细胞癌或大细胞癌，也可以是梭形细胞或巨细胞癌。

03.113　肺腺癌　pulmonary adenocarcinoma
具有腺样分化或有黏液产生，表现为腺泡样、乳头样、贴壁样或具有黏液形成的实性巢，或以这些形式混合生长的恶性上皮性肿瘤。

03.114　微浸润性腺癌　microinvasive adenocarcinoma, MIA
肿瘤细胞明显沿肺泡壁生长的单发、≤3cm的小腺癌。任何切面的最大浸润深度≤0.5cm，当病变内有 1 个或多个≤0.5cm 的浸润灶时，以最大直径浸润灶为准。

03.115　浸润性腺癌　invasive adenocarcinoma
癌细胞侵入间质组织的腺癌。

03.116　小细胞肺癌　small cell lung carcinoma, SCLC
发生在肺的由小细胞组成的恶性上皮性肿瘤。细胞质稀少、胞界不清，核染色质呈散在细颗粒状，核仁不明显或无，细胞呈圆形、卵圆形或梭形，核的塑形是小细胞癌最突出的形态学特点。典型病变坏死广泛，并且核分裂计数高，大部分小细胞癌表达神经内分泌标志物。

03.117　肺大细胞癌　pulmonary large cell carcinoma
发生于肺的一种由具有大核、核仁明显、胞质丰富、境界清楚的大细胞构成的癌。不具有鳞癌、腺癌或小细胞癌的任何形态学及免疫组织化学特征。

03.118　肺大细胞神经内分泌癌　pulmonary large cell neuroendocrine carcinoma
具有神经内分泌形态特征（菊形团与周围栅栏状结构），并表达神经内分泌免疫组织化学标志物的非小细胞肺癌。

03.119　复合性大细胞神经内分泌癌　combined large cell neuroendocrine carcinoma
伴有腺癌、鳞状细胞癌、巨细胞癌和梭形细胞癌成分的大细胞神经内分泌癌。

03.120　肺腺鳞癌　pulmonary adenosquamous carcinoma
同一个肿瘤内有明确的腺癌和鳞癌两种成分并存，其中每种成分至少占全部肿瘤的10%。

03.121　肺肉瘤样癌　pulmonary sarcomatoid carcinoma
一组分化差的、含有肉瘤或肉瘤样成分（梭形或巨细胞）的非小细胞肺癌。

03.122　多形性癌　pleomorphic carcinoma
一组分化差的、含有梭形细胞或巨细胞癌成分的非小细胞癌。

03.123　巨细胞癌　giant cell carcinoma
一组由高度多形的多核或单核肿瘤性巨细胞组成的非小细胞癌。

03.124　癌肉瘤　carcinosarcoma
一种伴有癌和分化的肉瘤成分（如软骨肉瘤、骨肉瘤或横纹肌肉瘤）的混合性恶性肿瘤。

03.125　肺母细胞瘤　pulmonary blastoma
一种含有类似分化好的胎儿性腺癌的原始上皮成分和原始间叶成分的双相分化性恶性肿瘤。偶有灶性骨肉瘤、软骨肉瘤或横纹肌肉瘤成分。

03.126　伴神经内分泌表现的非小细胞肺癌　pulmonary non-small cell carcinoma with neuroendocrine feature
一些在光镜下并不表现出神经内分泌形态特征，但可通过免疫组织化学和（或）超微结构证实部分有神经内分泌分化的非小细胞肺癌。

03.127　黏液表皮样癌　mucoepidermoid carcinoma
以出现鳞状细胞、产生黏液的细胞和中间型细胞为特点的恶性上皮性肿瘤。

03.128　腺样囊性癌　adenoid cystic carcinoma
一类与涎腺相应肿瘤组织学一致的恶性上皮性肿瘤。伴有上皮样细胞独特的生长方式，以筛状、小管和腺样排列，周围有不等量的黏液和丰富的透明变性基底膜样细胞外基质围绕，肿瘤细胞显示衬覆导管上皮和肌上皮的分化特征。

03.129　上皮-肌上皮癌　epithelial myoepithelial carcinoma
由伴有梭形细胞、透明细胞分化或形态似浆细胞样的肌上皮细胞和不等量的导管构成的具有上皮和肌上皮双相分化的癌。

03.130 肺鳞状上皮异型增生 squamous dysplasia of the lung

发生于支气管上皮的鳞状细胞癌的前驱病变。是大气道的一种可以识别的、连续的组织学病变。可以作为一种单独的病变，或作为一种伴随侵袭性癌的支气管黏膜病变，表现为鳞状上皮增生，并出现异型性，根据异型性的程度可分为轻度、中度、重度异型增生，或分为低级别和高级别异型增生。

03.131 肺原位鳞状上皮癌 squamous carcinoma *in situ* of the lung

发生于支气管上皮的鳞状细胞癌的前驱病变。表现为鳞状上皮全层增生，并出现明显的异型性，但未突破上皮的基底膜。

03.132 肺不典型腺瘤样增生 atypical adenomatous hyperplasia of the lung

肺腺癌的浸润前病变。是一种轻到中度不典型细胞的局限性增生。增生的细胞为肺泡Ⅱ型细胞和（或）克拉拉细胞（Clara cell），衬覆于肺泡壁，细胞间可见间隙，不互相延续。不典型腺瘤样增生病变局限，为≤0.5cm。

03.133 肺原位腺癌 pulmonary adenocarcinoma *in situ*

肺腺癌的浸润前病变。肿瘤细胞附壁生长，肿瘤体积小于 3cm。

03.134 弥漫性特发性肺神经内分泌细胞增生 diffuse idiopathic pulmonary neuroendocrine cell hyperplasia

一种散在的单个细胞、小结节（神经内分泌小体）的神经内分泌细胞弥漫性增生或线性增生。

03.135 肺鳞状细胞乳头状瘤 squamous cell papilloma of the lung

在支气管黏膜上皮鳞化的基础上，复层鳞状细胞乳头状增生形成的良性肿瘤。乳头轴心由纤维血管构成，可以单发或多发。

03.136 腺性乳头状瘤 glandular papilloma

被覆纤毛或无纤毛柱状上皮细胞的乳头状肿瘤。可伴有不等量的杯状细胞和立方细胞。

03.137 混合性鳞状细胞和腺性乳头状瘤 mixed squamous cell and glandular papilloma

支气管内乳头状肿瘤。由鳞状上皮和腺上皮两种成分混合构成，其中腺上皮成分至少占1/3。

03.138 肺腺泡状腺瘤 alveolar adenoma of the lung

一种孤立的、境界清楚的周围型良性肺肿瘤。由单纯低立方上皮被覆的腔隙网络组成，伴有不同数量、从纤细和不明显到粗的梭形细胞丰富的间质，有时含有黏液样基质。

03.139 乳头状腺瘤 papillary adenoma

一种境界清楚的乳头状良性肿瘤。由细胞学上温和的立方形到柱状细胞被覆，轴心为纤维血管间质。

03.140 黏液腺腺瘤 mucous gland adenoma

一种主要呈外生性生长、起源于气管–支气管腺体和导管的良性肿瘤。特征是形成富含黏液的囊性、管状、腺样和乳头状结构，被覆高柱状、立方、扁平或杯状细胞，胞质可嗜酸或透明。

03.141 黏液性囊腺瘤 mucious cystadenoma

一种充满黏液、由分化好的柱状黏液上皮被覆、纤维型囊壁包绕的局限性囊性良性肿瘤。

03.142 多形性腺瘤 pleomorphic adenoma

曾称"混合瘤（mixed tumor）"。由上皮细胞和变异的肌上皮细胞组成的一种良性肿瘤。常混有黏液样或软骨样间质成分。

03.143 肺结外边缘区黏膜相关淋巴组织淋巴瘤 pulmonary extranodal marginal zone lymphoma of mucosa-associated lymphoid tissue
发生于肺的一种结外淋巴瘤。由形态学上异质性的小 B 细胞、单核样 B 细胞及散在的免疫母细胞和中心母细胞构成。

03.144 肺原发性弥漫性大 B 细胞淋巴瘤 pulmonary primary diffuse large B cell lymphoma
一种肺原发的肿瘤性大 B 细胞的弥漫性增生。肿瘤细胞核的大小等于或超过正常巨噬细胞的核，或超过正常淋巴细胞的 2 倍。为恶性淋巴瘤中最常见的类型。

03.145 肺淋巴瘤样肉芽肿病 pulmonary lymphomatoid granulomatosis
一种发生于肺的结外血管中心性和血管破坏性淋巴增生性病变。由不典型的、EB 病毒阳性的 B 细胞和大量反应性 T 细胞组成。

03.146 肺朗格汉斯细胞组织细胞增生症 pulmonary Langerhans cell histiocytosis
一种由朗格汉斯细胞增生及其相关的肺间质病变构成的肺疾病。有些病例有 *BRAF* 基因的突变。

03.147 肺上皮样血管内皮瘤 pulmonary epitheloid hemangioendothelioma
发生于肺的一种低到中级别的血管恶性肿瘤。由包埋于黏液透明性基质的短索状、巢状的上皮样内皮细胞组成。

03.148 胸膜肺母细胞瘤 pleuropulmonary blastoma

发生于婴儿及幼儿的恶性肿瘤。为缺乏恶性上皮成分的软组织肉瘤，呈囊性或实性；多发生于肺，亦可见于壁层胸膜。

03.149 肺软骨瘤 pulmonary chondroma
发生于肺的由透明软骨或黏液样透明软骨构成的良性间叶源性肿瘤。

03.150 弥漫性肺淋巴管瘤病 diffuse pulmonary lymphangiomatosis
一种伴随肺、胸膜和纵隔的正常淋巴管分布的淋巴管腔隙和平滑肌的弥漫性增生。通常出现在出生后或儿童期。

03.151 淋巴管平滑肌瘤病 lymphangioleiomyomatosis, LAM
一种发生在肺和胸腔淋巴管和淋巴结的平滑肌细胞的异常增生。也可发生在腹膜后。最常发生于育龄期妇女。

03.152 肺平滑肌瘤 pulmonary leiomyoma
发生于肺的良性平滑肌肿瘤。可位于气管、支气管内，也可位于肺实质。

03.153 肺平滑肌肉瘤 pulmonary leiomyosarcoma
发生于肺的恶性平滑肌肿瘤。组织学形态与发生于软组织的平滑肌肉瘤相同。

03.154 肺滑膜肉瘤 pulmonary synovial sarcoma
一种发生于肺的间叶性梭形细胞肿瘤。常有不同程度的上皮分化。组织学与软组织的滑膜肉瘤相同。

03.155 肺动脉肉瘤 pulmonary artery sarcoma
一种起源于肺动脉内膜的未分化或有异源性分化的肉瘤。可分为内膜肉瘤和管壁肉瘤两种类型。内膜肉瘤具有腔内息肉状生长方式，并常显示成纤维细胞或肌成纤维细胞分化。管壁肉瘤极少见，多与平滑肌肉瘤相似。

03.156 肺静脉肉瘤 pulmonary vein sarcoma
一种发生于肺静脉并几乎总有平滑肌肉瘤特征的肉瘤。

03.157 肺错构瘤 pulmonary hamartoma
由至少两种间叶成分构成的肺良性间叶源性肿瘤。其间叶成分软骨、脂肪、结缔组织和平滑肌等组织，可见陷入的呼吸道上皮。

03.158 硬化性肺细胞瘤 sclerosing pneumocytoma
曾称"肺硬化性血管瘤（pulmonary sclerosing hemangioma）"。一种起源于原始呼吸上皮的良性肿瘤。常具有一系列特征性组织学所见，包括实性、乳头状、硬化性和出血性结构，常表达雌激素受体（ER）和孕激素受体（PR）。

03.159 肺透明细胞肿瘤 pulmonary clear cell tumor
又称"糖瘤（sugar tumor）"。可能为起源于血管周上皮样细胞的肺良性肿瘤。瘤细胞胞质透明。

03.160 肺畸胎瘤 pulmonary teratoma
发生于肺的来源于全能细胞、由一个以上胚层（通常三个胚层）的多种组织构成的肿瘤。

03.161 肺内胸腺瘤 intrapulmonary thymoma
起源于肺内异位的胸腺巢的胸腺瘤。

03.162 肺黑色素瘤 pulmonary melanoma
发生于肺的、起源于黑色素细胞的恶性肿瘤。

03.163 肺转移性肿瘤 metastatic tumor of the lung
来自肺外部位的肿瘤转移到肺或来自肺的原发性肿瘤但又转移到肺其他部位的肺肿瘤。

03.164 肺微小脑膜上皮样结节 pulmonary minute meningothelioid nodule
一种具有脑膜瘤细胞特征的肺内瘤样病变。大小 1~3mm，褐黄色结节状。多位于肺间质，性质与脑膜上皮相似。

03.165 胸膜斑 pleural plaque
发生于壁层胸膜上凸出的局限性纤维瘢痕斑块。质硬，呈灰白色、半透明，状似软骨。常位于两侧中、下胸壁，呈对称性分布。

03.166 胸膜间皮增生 pleural mesothelial hyperplasia
脏层或壁层胸膜被覆的间皮增生性病变。

03.167 胸膜高分化乳头状间皮瘤 pleural well-differentiated papillary mesothelioma
一种罕见的、具有低度恶性潜能的间皮肿瘤。是恶性间皮瘤的一种亚型。

03.168 胸膜恶性间皮瘤 pleural malignant mesothelioma
原发于胸膜、侵袭性高的恶性间皮肿瘤。

03.169 弥漫性恶性间皮瘤 diffuse malignant mesothelioma
发生于胸膜间皮的恶性肿瘤。在胸膜表面呈弥漫性生长。

03.170 上皮样间皮瘤 epithelial type mesothelioma
弥漫性恶性间皮瘤最常见的一种类型。肿瘤细胞呈上皮细胞样。

03.171 肉瘤样间皮瘤 sarcomatoid mesothelioma

一种起源于胸膜表面间皮细胞，表现出间叶细胞或梭形细胞形态，呈弥漫性生长的恶性间皮肿瘤。

03.172　双相性间皮瘤　biphasic mesothelioma
又称"混合性间皮瘤（mixed mesothelioma）"。由上皮样和肉瘤样肿瘤细胞成分混合而成的恶性间皮肿瘤。每种成分至少超过肿瘤的10%。

03.173　胸膜钙化纤维性肿瘤　pleural calci-

fied fibrotic tumor

一种发生于脏层胸膜的罕见的良性肿瘤。由大量致密的、境界清楚的、玻璃样变的胶原纤维组成，伴淋巴细胞、浆细胞浸润，梭形细胞、淋巴样细胞聚集及砂粒体。可能与营养不良性钙化有关。

03.174　胸膜孤立性纤维性肿瘤　pleural soli-tary fibrous tumor

一种不常见的间叶性梭形细胞肿瘤。可能为成纤维细胞衍生而来，常表现为明显的血管外皮细胞瘤样排列。

03.04　纵　　隔

03.175　胸腺肿瘤　thymic tumor
由胸腺的各种细胞成分发生或分化而形成的肿瘤的总称。

03.176　胸腺瘤　thymoma
一组来源于不同类型的胸腺上皮细胞或向胸腺上皮细胞分化的肿瘤。具有独特临床病理特点，并常伴有多种副肿瘤症状。是最常见的纵隔肿瘤。

03.177　A 型胸腺瘤　type A thymoma
起源于胸腺髓质上皮细胞，由温和的梭形细胞或卵圆形细胞组成的胸腺上皮性肿瘤。肿瘤组织内很少或没有淋巴细胞。

03.178　AB 型胸腺瘤　type AB thymoma
由淋巴细胞较少的 A 型胸腺瘤成分和富于淋巴细胞的 B 型胸腺瘤样成分混合组成的胸腺瘤。

03.179　B 型胸腺瘤　type B thymoma
由类似胸腺皮质上皮细胞组成的富于未成熟淋巴细胞并可伴胸腺髓质（髓质小体）分化的胸腺瘤。

03.180　B1 型胸腺瘤　type B1 thymoma
又称"富于淋巴细胞胸腺瘤（lymphocyte-rich thymoma）""器官样胸腺瘤（organoid thymoma）"。类似于正常胸腺的胸腺瘤类型。以未成熟淋巴细胞为主，胸腺上皮细胞散在其间、呈均匀分布，每簇不超过3 个细胞。

03.181　B2 型胸腺瘤　type B2 thymoma
又称"皮质型胸腺瘤（cortical thymoma）"。上皮细胞较 B1 型胸腺瘤明显增多，可呈小片状，背景由大量未成熟 T 细胞组成的胸腺瘤。

03.182　B3 型胸腺瘤　type B3 thymoma
又称"不典型胸腺瘤（atypical thymoma）"，曾称"高分化胸腺癌（well-differentiated thymic carcinoma）"。由大片状生长、具有轻到中度异型的上皮细胞和少量背景淋巴细胞组成的胸腺瘤。

03.183　伴有淋巴样间质的微结节型胸腺瘤 micronodular thymoma with lymphoid stroma

以丰富的成熟的淋巴样间质背景中散在多数上皮性结节为特征的胸腺上皮性肿瘤。是A型胸腺瘤的变异型。

03.184 化生型胸腺瘤 metaplastic type thymoma
一种由上皮细胞和细长的梭形细胞交互组成的胸腺肿瘤。是A型胸腺瘤的变异型。

03.185 显微镜下胸腺瘤 microscopic thymoma
胸腺内多灶性上皮增生。增生灶直径<1mm，大体上常见不到明确的肿块。

03.186 硬化性胸腺瘤 sclerosing thymoma
间质中含有丰富胶原的胸腺瘤。肿瘤的上皮细胞形态和淋巴细胞含量可类似各种经典类型的胸腺瘤。

03.187 胸腺基底细胞样癌 thymic basaloid carcinoma
一种由基底细胞样瘤细胞组成、呈致密小叶状结构的胸腺癌。癌巢周围肿瘤细胞呈栅栏状排列，肿瘤细胞核质比高。

03.188 胸腺黏液表皮样癌 thymic mucoepidermoid carcinoma
一种原发于胸腺的由鳞状细胞、黏液产生细胞和中间型细胞组成的罕见胸腺癌亚型。

03.189 胸腺淋巴上皮瘤样癌 thymic lymphoepithelioma-like carcinoma
一种原发于胸腺的伴有淋巴浆细胞浸润的未分化癌。类似鼻咽部未分化癌。

03.190 未分化胸腺癌 undifferentiated thymic
以实性、未分化模式生长但缺乏肉瘤样（梭形细胞、多形性、化生性）特点的胸腺癌。

诊断多采用排除法，常伴有肌样分化。

03.191 胸腺肉瘤样癌 thymic sarcoid carcinoma
一种部分或全部肿瘤在形态学上类似软组织肉瘤的胸腺癌。

03.192 胸腺透明细胞癌 thymic clear cell carcinoma
一种主要或完全由胞质透明的细胞组成的胸腺癌。

03.193 胸腺脂肪纤维腺瘤 thymic lipofibroadenoma
由成熟脂肪组织和增生的纤维组织构成，纤维和脂肪组织内可见同心圆样上皮细胞团和微囊结构的胸腺肿瘤。与乳腺的纤维腺瘤类似。

03.194 胸腺乳头状腺癌 thymic papillary adenocarcinoma
一类以显著的乳头样生长为特征的罕见原发性胸腺癌。

03.195 胸腺非乳头样腺癌 thymic non-papillary adenocarcinoma
缺乏乳头状结构的胸腺腺癌。肿瘤呈腺管状、胶样、肝样或类似于腺样囊腺癌。

03.196 胸腺伴 t[15;19] 易位的癌 thymic carcinoma with t[15;19] translocation
一种发生于纵隔和其他中线器官的具有侵袭性和致死性生物学行为的罕见胸腺癌。有特征性的 t[15; 19]易位。年轻人多见。

03.197 混合性胸腺上皮性肿瘤 combined thymic epithelial neoplasm
包含至少两种不同成分的胸腺上皮性肿瘤。每一种成分都对应着一种组织学上的胸腺瘤和(或)胸腺癌类型(包括神经内分泌癌)。

03.198　纵隔生殖细胞肿瘤　mediastinal germ cell tumor
由纵隔原始生殖细胞发生的肿瘤。组织学类型与性腺的生殖细胞肿瘤类似。包括纵隔精原细胞瘤、纵隔胚胎性癌、纵隔卵黄囊瘤及纵隔混合性生殖细胞肿瘤等。

03.199　纵隔精原细胞瘤　mediastinal seminoma
一种由与原始生殖细胞相似的细胞构成的纵隔原发性恶性肿瘤。与性腺精原细胞瘤在形态学上相似。

03.200　纵隔胚胎性癌　mediastinal embryonal carcinoma
一种原发于纵隔、具有上皮细胞形态,由类似胚胎生殖盘的原始大细胞组成的高度恶性生殖细胞肿瘤。

03.201　纵隔卵黄囊瘤　mediastinal yolk sac tumor
一种原发于纵隔的具有卵黄囊、尿囊及外胚层间充质等多种组织特点的恶性肿瘤。

03.202　纵隔混合性生殖细胞肿瘤　mediastinal mixed germ cell tumor
发生于纵隔的由两种或两种以上类型的生殖细胞肿瘤成分组成的肿瘤。

03.203　胸腺神经内分泌肿瘤　thymic neuro-endocrine tumor
由神经内分泌细胞组成的胸腺上皮性肿瘤。

03.204　胸腺典型类癌　thymic typical carcinoid
胸腺的高分化神经内分泌肿瘤。由含颗粒状胞质的多角形细胞组成。

03.205　胸腺不典型类癌　thymic atypical carcinoid
具有典型类癌结构特点但核分裂增多和(或)伴有坏死灶的高分化神经内分泌肿瘤。

03.206　胸腺大细胞神经内分泌癌　thymic large cell neuroendocrine carcinoma
由具有神经内分泌形态学特点的大细胞组成的胸腺高级别神经内分泌肿瘤。

03.207　胸腺小细胞癌　thymic small cell carcinoma
由具有神经内分泌形态学特点的小细胞组成的胸腺高级别神经内分泌肿瘤。

03.208　伴有造血恶性肿瘤的纵隔生殖细胞肿瘤　mediastinal germ cell tumor with associated hematologic malignancy
纵隔生殖细胞肿瘤所特有的体细胞型恶性肿瘤的亚型。是生殖细胞肿瘤伴发造血组织恶性肿瘤,两者具有克隆性相关。

03.209　胸腺结外边缘区黏膜相关B细胞淋巴瘤　thymic extranodal marginal zone B cell lymphoma of mucosa-associated lymphoid tissue
胸腺原发的主要由中心细胞样或单核细胞样形态的小B细胞组成的淋巴瘤。

03.210　纵隔浆细胞瘤　mediastinal plasmacytoma
发生在纵隔淋巴结或肺、胸膜及胸腺区域的浆细胞肿瘤。

03.211　纵隔间变性大细胞淋巴瘤　mediastinal anaplastic large cell lymphoma
源自成熟或胸腺后T细胞的肿瘤,以CD30[+]的大的多形、异型肿瘤细胞为特征的纵隔淋巴瘤。

03.212 纵隔霍奇金淋巴瘤 mediastinal Hodgkin lymphoma

源自胸腺或纵隔淋巴结的霍奇金淋巴瘤。以散在于反应性炎性背景中的瘤巨细胞（里－施细胞或霍奇金细胞）为特征。

03.213 纵隔霍奇金淋巴瘤与非霍奇金淋巴瘤之间的灰区淋巴瘤 grey-zone between Hodgkin lymphoma and non-Hodgkin lymphoma of the mediastinum

介于经典霍奇金淋巴瘤和大细胞非霍奇金淋巴瘤之间不确定类型的淋巴组织肿瘤。

03.214 纵隔卡斯尔曼病 mediastinal Castleman disease

纵隔原因未明的特殊的淋巴组织增生性疾病。以淋巴滤泡、毛细血管及浆细胞不同程度增生为特征。分为透明血管型和浆细胞型。

03.215 胸腺脂肪瘤 thymolipoma

一种由脂肪和胸腺组织构成的罕见的、生长缓慢的良性胸腺肿瘤。

03.216 纵隔脂肪瘤 mediastinal lipoma

纵隔最常见的良性间叶肿瘤。由成熟脂肪组织构成，不含胸腺实质成分。

03.217 纵隔脂肪肉瘤 mediastinal liposarcoma

与纵隔脂肪瘤对应的恶性肿瘤。形态同软组织的脂肪肉瘤。

03.218 纵隔孤立性纤维性肿瘤 mediastinal solitary fibrous tumor

发生于纵隔内（胸膜、胸腺或其他纵隔间质）的一种具有局部侵袭能力的肿瘤。由梭形细胞与硬化性成分以不同比例混合组成。

03.219 纵隔纤维瘤 mediastinal fibroma

纵隔间质或胸腺间质组织原发的良性成纤维细胞性肿瘤。

03.220 纵隔纤维肉瘤 mediastinal fibrosarcoma

纵隔间质或胸腺间质组织原发的恶性成纤维细胞性肿瘤。

03.221 纵隔黏液瘤 mediastinal myxoma

由星形肿瘤细胞与富于黏液的间质背景所组成的纵隔内良性肿瘤。

03.222 纵隔黄色肉芽肿 mediastinal xanthogranuloma

发生于纵隔的由泡沫细胞构成的肉芽肿病变。

03.223 纵隔弹力纤维脂肪瘤 mediastinal elastofibrolipoma

由弹性组织与脂肪组织增生形成的纵隔内良性肿瘤。

03.224 纵隔血管瘤样纤维组织细胞瘤 mediastinal angiomatoid fibrous histiocytoma

由成片组织细胞样细胞和囊状扩张的出血性假血管性腔隙组成的分化未定、具有低度恶性潜能的肿瘤。纵隔内极少见。

03.225 纵隔未分化肉瘤 mediastinal undifferentiated sarcoma

曾称"纵隔恶性纤维组织细胞瘤（mediastinal malignant fibrous histiocytoma）"。发生于纵隔内由席纹状或交织束状排列的多形性梭形细胞、瘤巨细胞组成的恶性软组织肿瘤。常含泡沫状细胞、炎症细胞。极少见。

03.226 纵隔上皮样血管内皮瘤 mediastinal epithelioid hemangioendothelioma

一种具有转移潜能的血管源性低度恶性血管性肿瘤。在前纵隔较多见。

03.227　纵隔淋巴管瘤 mediastinal lymphangioma
淋巴管的真性肿瘤或错构瘤。呈囊状或海绵状。在前上纵隔多见。

03.228　纵隔淋巴管外皮瘤 mediastinal lymphangiopericytoma
由排列成相互连缀的索状的圆形或梭形瘤细胞与匍行状的淋巴管腔隙组成的肿瘤。常与胸导管紧密相连，切面常呈海绵状，可含有乳糜样物。

03.229　纵隔淋巴管肌瘤 mediastinal lymphangiomyoma
一种发生于纵隔的由淋巴管及其周围增生的淋巴管肌细胞组成的良性肿瘤。大体呈囊状或海绵状。

03.230　纵隔淋巴管肌瘤病 mediastinal lymphangiomyomatosis
发生于纵隔的、多发的、由淋巴管及其周围增生的淋巴管肌细胞组成的肿瘤。为系统性疾病。

03.231　纵隔平滑肌瘤 mediastinal leiomyoma
源自食管平滑肌层或后纵隔血管主干的良性平滑肌细胞肿瘤。后纵隔多见。

03.232　纵隔横纹肌瘤 mediastinal rhabdomyoma
向骨骼肌分化的良性肿瘤。可见于良性胸腺瘤中，部分肿瘤与胸腺无关。

03.233　纵隔横纹肌肉瘤 mediastinal rhabdomyosarcoma
向骨骼肌分化的恶性肿瘤。最常发生于胸腺

生殖细胞肿瘤中，或作为肉瘤样胸腺癌的一种成分出现，偶尔原发。

03.234　纵隔滑膜肉瘤 mediastinal synovial sarcoma
纵隔原发的一种具有间叶和上皮双相分化特征的恶性肿瘤。

03.235　纵隔软骨瘤 mediastinal chondroma
多起源于肋骨或胸骨的良性软骨细胞源性肿瘤。主要来自肋软骨，在前纵隔多见。

03.236　纵隔骨软骨瘤 mediastinal osteochondroma
多起源于肋骨或椎骨的良性软骨细胞源性肿瘤。常源于脊椎而多见于后纵隔。

03.237　纵隔软骨肉瘤 mediastinal chondrosarcoma
纵隔原发的成软骨性恶性肿瘤。多起源于肋骨、胸骨或椎骨。罕见。

03.238　纵隔脊索瘤 mediastinal chordoma
由液滴状细胞和黏液样、软骨样基质组成的低度恶性肿瘤。可能源于胸椎的脊索残留物。

03.239　纵隔神经纤维瘤 mediastinal neurofibroma
发生于纵隔的由神经鞘细胞、神经内衣、神经束衣的成纤维细胞共同构成的良性神经源性肿瘤。包括单发的孤立性神经纤维瘤和多发性神经纤维瘤病。

03.240　纵隔恶性神经鞘瘤 mediastinal malignant neurilemmoma
纵隔内发生的恶性外周神经源性肿瘤。可以原发或由多发性神经纤维瘤病恶变而来。常见于后纵隔。

03.241　纵隔节细胞神经瘤　mediastinal ganglioneuroma
由成熟的交感神经节细胞和神经纤维组成的良性肿瘤。常见于后纵隔。

03.242　纵隔节细胞神经母细胞瘤　mediastinal ganglioneuroblastoma
发生于纵隔的一种局部区域瘤细胞向节细胞分化的神经母细胞瘤。预后取决于节细胞分化程度及其数量，介于神经母细胞瘤与节细胞神经瘤之间。

03.243　纵隔神经母细胞瘤　mediastinal neuroblastoma
起源于后纵隔交感神经节多潜能交感干细胞的一种胚胎性神经细胞的恶性肿瘤。

03.244　纵隔副神经节瘤　mediastinal paraganglioma
起源于与肺动脉、主动脉弓相连或与交感神经链有关的副神经节的一类神经内分泌肿瘤。

03.245　纵隔室管膜瘤　mediastinal ependymoma
后纵隔内原发性中枢神经系统相关的肿瘤。形态与中枢神经系统的室管膜瘤相同。

03.246　纵隔脑膜瘤　mediastinal meningioma
罕见的后纵隔原发性中枢神经系统相关的肿瘤。形态与中枢神经系统脑膜瘤相同。

03.247　纵隔甲状腺肿　mediastinal goiter
发生于纵隔的甲状腺增生团块。常为颈部甲状腺肿结节增大降至前上纵隔所致。病变同颈部的甲状腺肿。

03.248　纵隔异位甲状腺肿瘤　mediastinal heterotopic thyroid tumor
发生于纵隔的正常甲状腺部位以外的甲状腺肿瘤。

03.249　纵隔异位甲状旁腺肿瘤　mediastinal heterotopic parathyroid tumor
发生于颈部正常甲状旁腺位置以外的甲状旁腺肿瘤。最常见于前上纵隔胸腺内或其附近区域。

03.250　纵隔异位甲状旁腺囊肿　mediastinal heterotopic parathyroid cyst
发生于颈部正常甲状旁腺位置以外的甲状旁腺囊肿。最常见于前上纵隔胸腺内或其附近区域。

03.251　纵隔骨髓脂肪瘤　mediastinal myelolipoma
纵隔内由骨髓样成分和成熟脂肪组织两种成分以不同比例构成的肿瘤。

03.252　纤维性纵隔炎　fibroid mediastinitis
广泛的富于细胞的纤维组织增生，常伴较多浆细胞、嗜酸性粒细胞等多种炎症细胞浸润和小静脉炎的一种特殊类型的慢性纵隔炎。

03.253　气管支气管囊肿　tracheobronchial cyst
与气管支气管相通或不相通，囊壁衬覆上皮同正常气管支气管上皮相似的囊肿。为纵隔内最常见的囊肿。

03.254　气管食管囊肿　tracheoesophageal cyst
既含气管成分又含食管成分的混合性囊肿。

03.255　食管囊肿　esophageal cyst
囊壁由平滑肌和横纹肌混合构成，内衬非角化鳞状上皮的纵隔内囊肿。

03.256　胃肠源性囊肿　gastroenterogenous cyst

一种发生于后纵隔的囊肿。囊壁与胃或小肠壁相似，覆以胃型或肠型黏膜上皮，囊壁结构与胃肠壁相似，可见平滑肌层及神经丛。

03.257　心包体腔囊肿　pericardial celomic cyst

前纵隔胸膜横膈角处、可与心包及前胸壁或膈肌相连、内衬单层扁平细胞的纵隔内囊肿。

03.258　胸腺囊肿　thymic cyst

胸腺的先天性发育异常性囊肿。常有蒂与胸腺相连，囊壁内衬鳞状上皮，囊壁含有正常或萎缩的胸腺组织。

03.259　胸腔内脊膜膨出　intrathoracic meningocele

硬膜囊自增大的椎间孔呈囊状突入胸腔内。囊内含脑脊液。

03.260　纵隔囊性淋巴管瘤　mediastinal cystic lymphangioma

病变为多房性，切面呈蜂窝状，囊壁内衬内皮细胞的囊性肿瘤。囊内含淋巴液，囊壁内常含有少量平滑肌和淋巴细胞。

03.261　胸腺发育不良　thymic dysplasia

先天性的胸腺改变。胸腺小叶皮、髓质分界消失，胸腺小体缺如，几乎不见淋巴细胞。患者常伴细胞免疫功能低下。

03.262　胸腺滤泡增生　thymic follicular hyperplasia

成人中，胸腺（不论胸腺体积大小）出现淋巴滤泡的一种病变。常与多种免疫相关性疾病有关。

03.263　真性胸腺增生　true thymic hyperplasia

胸腺增大超过相应年龄正常值上限的状态。

03.264　急性胸腺退化　acute thymic involution

一种胸腺组织内淋巴细胞的急性衰减。

03.265　异位胸腺　heterotopic thymus

胸腺以外的部位出现胸腺组织。常见于颈部或胸膜表面，可表现为肿块。

03.266　异位胸腺瘤　ectopic thymoma

发生于前纵隔以外部位的胸腺瘤。

03.267　伴有胸腺分化的梭形细胞肿瘤　spindle cell tumor with thymus-like differentiation, SETTLE

一类发生于甲状腺部位的由具有分叶状结构、有梭形上皮细胞和腺样结构双相分化特点的细胞构成的罕见恶性肿瘤。

03.268　伴有胸腺分化的异位胸腺癌　carcinoma showing thymus-like differentiation, CASTLE

发生于甲状腺部位的伴有胸腺分化的异位胸腺癌。常见于甲状腺内或颈部甲状腺周围软组织。

04. 内分泌系统

04.001　垂体不发育　pituitary agenesis

又称"垂体发育不良（pituitary hypoplasia）"。

多由药物、毒物、放射线或头部损伤导致患儿的垂体在宫内或出生后全部或部分停止生长的状态。

04.002 异位腺垂体 ectopic adenohypophysis
异位到蛛网膜下腔或神经垂体等区域的腺垂体细胞。

04.003 空泡蝶鞍 empty sella turcica
由鞍膈异常导致的鞍内蛛网膜囊肿形成，或由于垂体损伤等原因，引起鞍内空虚的病变。正常情况下蝶鞍（位于大脑底部的骨性结构）上面有一层厚的硬脑膜覆盖，称为蝶鞍顶（鞍膈），顶的中央有一孔，可供垂体柄通过。如果孔过大或鞍膈不完整，蛛网膜下腔可疝入蝶鞍内，脑脊液压力长期压迫垂体，发生垂体梗死、放射性坏死，或手术切除垂体等均可导致空泡蝶鞍。

04.004 希恩综合征 Sheehan syndrome
由产后出血或休克造成的低血压导致腺垂体坏死而出现的临床综合征。坏死可呈局灶性，或累及前叶的大部分而仅剩留周边一圈存活的前叶组织，导致各种促激素和靶腺激素分泌减少。

04.005 垂体卒中 pituitary apoplexy
垂体内突然出血或梗死而引起的临床综合征。常为鞍内垂体大腺瘤急性出血梗死，导致颅内压增加，重者可导致死亡。

04.006 淋巴细胞性垂体炎 lymphocytic hypophysitis
又称"自身免疫性垂体炎（autoimmune hypophysitis）"。由自身免疫反应或药物引起的垂体部位的炎症。形态表现为垂体内有大量淋巴细胞浸润。

04.007 黄色瘤样垂体炎 xanthomatous hypophysitis
腺垂体内见大量泡沫状组织细胞和散在淋巴细胞/浆细胞浸润形成的炎症。常见于年轻女性。易误诊为垂体腺瘤。

04.008 继发性垂体炎 secondary hypophysitis
由身体其他部位的炎症或全身炎症累及垂体导致的垂体炎。细菌、真菌和梅毒螺旋体等均可侵及垂体，造成垂体急性或慢性炎症。

04.009 颅颊裂囊肿 Rathke cleft cyst
一种鞍内或鞍上的衬覆纤毛柱状上皮的囊肿。颅颊囊在胚胎发育过程中形成腺垂体、垂体结节部和垂体中叶，中叶一般在出生后即萎缩。颅颊裂为颅颊囊的中空部分，如残留，此裂分隔前叶和中叶，在中叶处形成许多<5mm的小囊，偶可增大形成囊肿，向鞍上部扩展，压迫周围组织而出现垂体功能低下或尿崩症等症状。

04.010 软脑膜囊肿 leptomeningeal cyst
由鞍区和鞍旁软脑膜形成的先天性或后天获得性的囊肿。囊肿向鞍上扩张和压迫可出现垂体功能低下和（或）尿崩症。囊壁由层状软脑膜结缔组织构成，被覆单层扁平上皮。

04.011 颅内表皮样囊肿 cranial epidermoid cyst
又称"皮样囊肿（dermoid cyst）"。发生于颅内、由异位或创伤性种植上皮细胞发生的囊肿。可发生在鞍区、鞍上及颅内，特别是小脑脑桥角处。形态与颅外其他部位的皮样囊肿和表皮样囊肿相同。

04.012 腺垂体增生 adenohypophysis hyperplasia
腺垂体细胞绝对增多的状态。可以是弥漫性或局灶性，增生病灶中除主要的增生细胞外还混杂有其他促激素细胞，前叶增生可同时伴有腺瘤。

04.013 垂体腺瘤 pituitary adenoma
来源于腺垂体上皮细胞的良性肿瘤。

04.014 不典型垂体腺瘤 atypical pituitary adenoma
垂体腺瘤细胞出现一定的异型性，但不够垂体腺癌诊断标准的垂体腺瘤。

04.015 垂体癌 pituitary carcinom
发生于腺垂体的癌。只有出现转移或侵犯脑组织才能诊断。形态上可出现细胞密集、坏死、出血、核分裂增多、核异型。

04.016 垂体神经节细胞瘤 pituitary gangli-ocytoma
一种鞍内由成熟的神经节细胞构成的肿瘤。双核或多核细胞多见。肿瘤细胞分布于由不等量的神经胶质–纤维组织构成的间质内。

04.017 垂体胶质瘤 pituitary glioma
发生于垂体的一组胶质瘤。多见于年轻人，发生在儿童的低度恶性胶质瘤预后好。

04.018 垂体脑膜瘤 pituitary meningioma
发生于鞍区的脑膜瘤。完全限于鞍内的脑膜瘤罕见。

04.019 垂体颗粒细胞瘤 pituitary granular cell tumor
发生于神经垂体、起源于特殊胶质的良性肿瘤。形态与身体其他部位的颗粒细胞瘤相同，肿瘤无包膜但界限清楚。多见于神经垂体及垂体柄，大多数肿瘤体积较小，往往为尸检时偶然发现。

04.020 垂体脊索瘤 pituitary chordoma
发生于垂体的脊索瘤。起源于胚胎残留的脊索组织，可发生于脊柱中轴的任何部位，以颅底和骶尾部最常见，颅内病例半数位于蝶鞍部，鞍内垂体脊索瘤少见。

04.021 颅咽管瘤 craniopharyngioma
起源于拉特克囊（Rathke pouch）上皮残余、常部分为囊性的良性、有时呈局部侵袭性的肿瘤。

04.022 垂体神经鞘瘤 pituitary schwannoma
发生于鞍区由施万细胞构成的良性肿瘤。鞍内神经鞘瘤罕见。形态及免疫组织化学与其他部位神经鞘瘤相同。

04.023 鞍区生殖细胞肿瘤 germ cell tumor of the sellar region
一组发生于垂体和鞍区的与性腺生殖细胞肿瘤相似的肿瘤。包括生殖细胞瘤、胚胎性癌、畸胎瘤、内胚窦瘤和绒癌。占成人颅内肿瘤的比例<1%，占儿童颅内肿瘤的6.5%。最常见部位为松果体，其次为鞍上。

04.024 间叶性肿瘤 mesenchymal tumor
垂体区域发生的间叶组织肿瘤的总称。包括良性和恶性，表现为纤维性、纤维组织细胞性、脂肪性、肌性、血管外皮细胞性、血管内皮细胞性、软骨性或骨性分化的各种肿瘤。

04.025 甲状腺不发育 thyroid gland agenesis
有甲状腺组织存在但处在甲状腺原基实体细胞团阶段、无滤泡形成的状态。患者出生后即为呆小病，主要表现为身材矮小，智力低下。可能与遗传、抗甲状腺自身抗体或母亲妊娠期服用抗甲状腺药物等因素有关。

04.026 甲状舌管发育畸形 thyroglossal duct anomalies
由某种原因引起甲状舌管退化不全导致在

甲状腺下降途径的任何部位出现的畸形。多表现为甲状舌管囊肿。

04.027 异位甲状腺组织 ectopic thyroid gland tissue
甲状腺原基沿甲状舌骨下降不完全形成的胚胎发育畸形。

04.028 迷走甲状腺 aberrant thyroid gland
胚胎发育异常引起的甲状腺解剖位置变异的甲状腺。颈前正常位置上无甲状腺，甲状腺组织集中于舌根部、纵隔上部等处。

04.029 急性甲状腺炎 acute thyroiditis
少见的一种甲状腺炎。常为急性咽炎和上呼吸道炎症的合并症。多数由细菌引起，常见菌种有金黄色葡萄球菌、溶血性链球菌和肺炎链球菌。

04.030 亚急性肉芽肿性甲状腺炎 subacute granulomatous thyroiditis
含有肉芽肿的甲状腺炎症。病因不明，可能与病毒感染有关。病变可局限于甲状腺的一部分，累及一侧甲状腺或双侧甲状腺。甲状腺内有大量炎症细胞浸润、肉芽肿形成，肉芽肿中央可见残留的胶质。

04.031 自身免疫性甲状腺炎 autoimmune thyroiditis
发生于甲状腺的器官特异性自身免疫性疾病。包括桥本甲状腺炎和淋巴细胞性甲状腺炎。

04.032 桥本甲状腺炎 Hashimoto thyroiditis
又称"桥本病（Hashimoto disease）"。一种自身免疫性甲状腺疾病。甲状腺无痛性肿大，伴功能低下，少数患者可出现功能亢进。甲状腺内有大量淋巴细胞和浆细胞浸润及淋巴滤泡形成。滤泡上皮转化为嗜酸性细胞。

04.033 淋巴细胞性甲状腺炎 lymphocytic thyroiditis
一种自身免疫性甲状腺疾病。临床常表现为甲状腺非毒性弥漫性肿大，晚期一般有甲状腺功能减退的表现。光镜下除滤泡上皮无嗜酸性变外，其余与桥本甲状腺炎相同。

04.034 木样甲状腺炎 Riedel thyroiditis
又称"慢性纤维性甲状腺炎（chronic fibrous thyroiditis）"。一种以甲状腺纤维硬化性病变为主要特征的甲状腺炎。病因不明，临床早期症状不明显，功能正常，晚期甲状腺功能低下，增生的纤维瘢痕组织压迫可产生声音嘶哑、呼吸及吞咽困难等。

04.035 甲状腺辐射性改变 thyroid change after radioaction
甲状腺长期接触低剂量电离辐射所发生的改变。较早时可见滤泡排列密集、无胶质上皮细胞团形成、上皮细胞低柱状变化、间质炎症细胞浸润等。这种病理改变可能是甲状腺组织对电离辐射的一种适应性抗损伤反应，是机体抗御损害的自我保护表现。

04.036 单纯性甲状腺肿 simple goiter
又称"非毒性甲状腺肿（nontoxic goiter）"，俗称"大脖子病"。不伴甲状腺功能亢进的甲状腺肿大。由于缺碘使甲状腺素分泌不足、促甲状腺素分泌增多、甲状腺滤泡上皮增生、滤泡内胶质增多而导致的甲状腺肿大。

04.037 结节性甲状腺肿 nodular goiter
非毒性甲状腺肿发展到一定时期，由于甲状腺滤泡上皮局灶性增生、复旧或萎缩不一致，使甲状腺出现的不对称结节状增大。

04.038 激素合成障碍性甲状腺肿 dyshor-monogenetic goiter
又称"家族性甲状腺肿（familial goiter）"。

由甲状腺先天性代谢缺陷导致甲状腺激素生物合成酶缺乏、甲状腺激素分泌不足，反馈性引起促甲状腺激素增加，刺激甲状腺增生引起的甲状腺肿。多为常染色体隐性遗传。

04.039 甲状腺功能亢进症 hyperthyroidism
简称"甲亢"。由于血中甲状腺素过多，作用于全身各组织所引起的一系列临床综合征。是一种自身免疫性疾病。最常见的病因是弥漫性毒性甲状腺肿和毒性结节性甲状腺肿。

04.040 甲状腺腺瘤 thyroid adenoma
常见的甲状腺良性肿瘤。有完整的包膜，腺瘤内滤泡及滤泡上皮细胞大小较一致，腺瘤与周围甲状腺的实质形态不同，压迫周围甲状腺组织。

04.041 许特莱细胞腺瘤 Hurthle cell adenoma
又称"嗜酸性细胞腺瘤(oncocytic adenoma)"。属于甲状腺滤泡性腺瘤的一种亚型。由大的嗜酸性细胞构成，核大，核异型性明显。瘤细胞排列成小梁状，偶尔可形成小滤泡，其内含少量胶质。

04.042 甲状腺腺脂肪瘤 thyroid adenolipoma
又称"甲状腺脂肪腺瘤(thyroid lipoadenoma)"。一种罕见的良性甲状腺肿瘤。甲状腺腺瘤中含脂肪组织，并散布在整个肿瘤中。

04.043 甲状腺恶性潜能未定的滤泡性肿瘤 thyroid follicular tumor of uncertain malignant potential
一种分界清楚或有包膜的甲状腺肿瘤。由分化好的滤泡细胞构成。有可疑的包膜或血管浸润。

04.044 甲状腺恶性潜能未定的高分化肿瘤 thyroid well-differentiated tumor of uncertain malignant potential
一种分界清楚或有包膜的甲状腺肿瘤。由分化好的滤泡细胞构成。具有或部分具有乳头状癌核特点，有可疑的包膜或血管浸润。

04.045 具有乳头状核特征的非浸润性甲状腺滤泡性肿瘤 non-invasive follicular thyroid neoplasm with papillary-like nuclear feature
一种无包膜或血管浸润的但肿瘤细胞有乳头状癌核特征的甲状腺滤泡性肿瘤。

04.046 甲状腺乳头状癌 papillary carcinoma of the thyroid
表现有滤泡细胞分化、具有典型的乳头/滤泡结构及特征性核改变的甲状腺恶性上皮性肿瘤。

04.047 甲状腺滤泡癌 folicullar carcinoma of the thyroid
甲状腺具有滤泡分化但缺乏乳头状癌诊断特征的恶性上皮性肿瘤。恶性度较乳头状癌高。血行转移率高，淋巴结转移少。分为包裹性血管浸润型(encapsulated angioinvasive type)及浸润型(invasive type)。

04.048 甲状腺髓样癌 medullary carcinoma of the thyroid
又称"C细胞癌(C cell carcinoma)""滤泡旁细胞癌(parafollicular cell carcinoma)"。来源于分泌降钙素的甲状腺滤泡旁细胞的恶性肿瘤。属神经内分泌系统。癌细胞呈圆形、多角形或梭形。核呈圆形或卵圆形，核仁不明显，核分裂罕见。肿瘤可呈典型的内分泌肿瘤样结构，或形成实性片块、细胞巢、乳头或滤泡样结构。免疫组化降钙素阳性。

04.049 甲状腺岛状癌 insular carcinoma
属于低分化的甲状腺癌。恶性程度介于分化好的甲状腺癌（乳头状癌和滤泡癌）与未分化癌之间。癌细胞小且一致，排列成实性岛状，周围围有薄层纤维血管间质，可夹杂小滤泡或乳头。

04.050 甲状腺鳞状细胞癌 squamous cell carcinoma of the thyroid
完全由鳞状细胞分化的癌细胞构成的甲状腺癌。常有长期的甲状腺炎史或甲状腺肿史，恶性程度高，预后差，生长快，可压迫气管或食管，早期发生浸润和转移。

04.051 甲状腺未分化癌 undifferentiated carcinoma of the thyroid
由甲状腺上皮发生的、分化差的浸润性生长明显的恶性肿瘤。组织学形态变异较多，常见的类型为梭形细胞型、巨细胞型或二者的混合型。

04.052 原发性甲状旁腺功能亢进症 primary hyperparathyroidism
由甲状旁腺本身病变产生过量甲状旁腺素引起的综合征。表现为高血钙等。

04.053 继发性甲状旁腺功能亢进症 secondary hyperparathyroidism
任何导致低血钙的疾病引起的甲状旁腺激素代偿性分泌过多的一种状态。

04.054 三发性甲状旁腺功能亢进症 tertiary hyperparathyroidism
继发性甲状旁腺功能亢进症（血清钙降低和血清磷升高）患者的一个或多个甲状旁腺发生自主性腺瘤或增生，又发生了自主性甲状旁腺功能亢进。

04.055 原发性甲状旁腺增生 primary hyperplasia of the parathyroid gland
不明原因的所有甲状旁腺增生和功能亢进。

04.056 甲状旁腺腺瘤 parathyroid adenoma
由主细胞、嗜酸性细胞、过渡型嗜酸性细胞或这些细胞类型混合构成的良性肿瘤。一般累及单个腺体，偶尔可同时累及两个腺体。

04.057 甲状旁腺不典型腺瘤 atypical parathyroid adenoma
一些甲状旁腺腺瘤有癌的形态，但没有明确的浸润性生长。所谓癌的形态包括与周围组织粘连，有核分裂，出现纤维化，呈小梁状生长方式和包膜内有瘤细胞，但无明确的包膜、血管或神经浸润，这种肿瘤属恶性潜能不明确的肿瘤。

04.058 甲状旁腺癌 parathyroid carcinoma
来源于甲状旁腺组织实质细胞的恶性肿瘤。诊断标准为局部浸润、局部淋巴结转移或远处脏器如肺、肝、骨等转移。

04.059 甲状旁腺脂肪腺瘤 parathyroid lipoadenoma
又称"甲状旁腺错构瘤（parathyroid hamartoma）"。由大量脂肪细胞、黏液性变的间质和片块状排列的主细胞或嗜酸性细胞构成的腺瘤。部分甲状旁腺脂肪腺瘤为功能性。

04.060 无功能性甲状旁腺腺瘤 nonfunctional parathyroid adenoma
不伴有甲状旁腺功能亢进的甲状旁腺腺瘤。少见。

04.061 无功能性甲状旁腺癌 nonfunctional parathyroid carcinoma
不伴有甲状旁腺功能亢进的甲状旁腺癌。少见。

04.062　甲状旁腺囊肿　parathyroid cyst
发生于甲状旁腺的囊肿。囊内壁被覆单层扁平的主细胞或无细胞被覆，壁内可见小簇挤压的甲状旁腺组织、胸腺或鳃囊残留物。

04.063　异位肾上腺　ectopic adrenal gland
肾上腺组织出现在肾上腺以外其他部位的现象。

04.064　副肾上腺　accessory suprarenal gland
由皮质原基分裂出来的组织。通常位于正常肾上腺的邻近如肾区、肝包膜、胆囊壁、脾、腹膜后和生殖器附近。

04.065　肾上腺皮质功能亢进　hyperadrenocorticism
一种或一种以上的激素（盐皮质激素、糖皮质激素和雄激素或雌激素）分泌过多而产生的不同临床综合征。

04.066　肾上腺皮质功能减退　hypoadrenocorticism
肾上腺皮质激素分泌不足的状态。急性肾上腺皮质功能减退时由于肾上腺皮质激素急剧减退而出现血压下降、休克、昏迷等症状，严重时可致死亡。

04.067　肾上腺皮质增生　adrenal cortical hyperplasia
由垂体或各种垂体外来源的促肾上腺皮质激素刺激肾上腺皮质造成的肾上腺皮质增生。可伴有各种各样的临床综合征，如库欣综合征、康恩综合征等。

04.068　无功能性肾上腺皮质增生　nonfunctional adrenal cortical hyperplasia
不产生大量糖皮质激素、盐皮质激素和性激素的肾上腺皮质增生。

04.069　肾上腺皮质腺瘤　adrenocortical ade-noma
肾上腺皮质细胞的良性上皮性肿瘤。大多数肾上腺皮质腺瘤是单侧的，但通常不能明确地定位于球状带、束状带或网状带。

04.070　肾上腺皮质癌　adrenocortical carci-noma
发生于肾上腺皮质细胞的恶性上皮性肿瘤。

04.071　无功能性肾上腺皮质肿瘤　nonfunctional adrenal cortical tumor
不产生大量糖皮质激素、盐皮质激素和性激素的肾上腺皮质肿瘤。包括良性的无功能皮质腺瘤和恶性的无功能皮质腺癌。

04.072　无功能性肾上腺皮质腺瘤　nonfunctional adrenal cortical adenoma
不产生大量糖皮质激素、盐皮质激素和性激素的肾上腺皮质良性肿瘤。临床上无皮质功能亢进的症状和体征，仅表现为肿瘤本身引起的症状，实验室检查指标也无特殊改变。

04.073　无功能性肾上腺皮质癌　nonfunctional adrenal cortical carcinoma
不产生大量糖皮质激素、盐皮质激素和性激素的肾上腺皮质恶性肿瘤。临床上无皮质功能亢进的症状和体征，仅表现为肿瘤本身引起的症状，实验室检查指标也无特殊改变。

04.074　肾上腺髓质增生　adrenal medullary hyperplasia
肾上腺髓质大部分位于肾上腺的头部和体部，而尾部和体的两翼部几乎完全由皮质构成，只有尾部和翼部出现髓质，或头、体部髓质明显增多的现象。

04.075　嗜铬细胞瘤　pheochromocytoma
起源于肾上腺髓质嗜铬细胞的肿瘤。绝大多数为散发性，少数为家族性。临床表现多变，主要表现为儿茶酚胺分泌过多引起的症状和体征，特别是阵发性高血压。

04.076 肾上腺神经母细胞瘤 adrenal neuroblastoma
发生于肾上腺、由神经母细胞构成的肿瘤。是一组来自神经细胞的肿瘤中最不成熟和最恶性的肿瘤类型。

04.077 肾上腺神经节神经母细胞瘤 adrenal ganglioneuroblastoma
发生于肾上腺、分化程度介于神经母细胞瘤与神经节瘤之间的、来源于神经母细胞的肿瘤。

04.078 肾上腺节细胞神经瘤 adrenal ganglioneuroma
发生于肾上腺、来源于神经节细胞的一种良性肿瘤。在无髓鞘的神经纤维中有成片或散在分化成熟的神经节细胞。

04.079 组合性嗜铬细胞瘤 composite pheochromocytoma
由嗜铬细胞瘤与节细胞神经瘤、节细胞神经母细胞瘤、神经母细胞瘤或外周神经鞘瘤组合而成的肿瘤。

04.080 组合性副神经节瘤 composite paraganglioma
由副神经节瘤与节细胞神经瘤、节细胞神经母细胞瘤、神经母细胞瘤或外周神经鞘瘤组合而成的肿瘤。

04.081 髓脂肪瘤 myelolipoma
由成熟的脂肪组织和造血组织构成的肾上腺良性肿瘤。为肾上腺少见的肿瘤。

04.082 肾上腺囊肿 adrenal gland cyst
肾上腺组织内出现的囊性肿块。可分为出血

性假囊、淋巴管瘤样囊肿、寄生虫性囊肿和上皮性囊肿，后者最少见。

04.083 肾上腺间叶组织肿瘤 mesenchymal tissue tumor of the adrenal gland
发生于肾上腺的间叶组织来源的肿瘤。有血管瘤和血管肉瘤、淋巴管瘤、神经纤维瘤、神经鞘瘤、脂肪瘤、平滑肌瘤和平滑肌肉瘤等。

04.084 多发性内分泌肿瘤 multiple endocrine neoplasia, MEN
数个内分泌器官同时或先后发生的腺瘤或癌。是一种独特的临床综合征。可分为多发性内分泌肿瘤 1 型、多发性内分泌肿瘤 2 型和多发性内分泌肿瘤 3 型（2B 型）。

04.085 多发性内分泌肿瘤 1 型 multiple endocrine neoplasia-1, MEN-1
由 *MEN-1* 基因（11q13）种系突变所致的肿瘤。主要病变为甲状旁腺增生或腺瘤、胰腺内分泌肿瘤和垂体腺瘤。

04.086 多发性内分泌肿瘤 2 型 multiple endocrine neoplasia-2, MEN-2
由 *RET* 基因（10q11.2）种系突变所致的肿瘤。多发生于青少年，主要病变是甲状腺髓样癌，占 80% ~ 90%。一般出现在嗜铬细胞瘤和甲状旁腺功能亢进之前，发病的主要特征是双侧和多中心病变。分为多发内分泌肿瘤 2A 型和 2B 型，2B 型也称为 3 型。

04.087 弥漫性神经内分泌肿瘤 diffuse neuroendocrine tumor
由弥漫性神经内分泌细胞发生的肿瘤。包括胃肠道、胰腺、肺等弥漫性神经内分泌系统发生的肿瘤。

04.088 胃肠道弥漫性神经内分泌肿瘤 diffuse neuroendocrine tumor of the gas-trointestinal tract

由胃肠道弥漫性神经内分泌细胞发生的肿瘤。肿瘤细胞常排列成巢、索、小梁、花带、腺泡、菊形团或弥漫成片。细胞巢索或其他排列结构之间有薄壁血窦或血管丰富的纤维组织分隔。电镜下不同类型的瘤细胞所含的不同形态的神经内分泌颗粒可作为鉴别诊断依据之一。

04.089 胃泌素瘤 gastrinoma
胃肠道常见的神经内分泌肿瘤之一。肿瘤细胞免疫组化胃泌素阳性，伴有由于胃泌素分泌过多引起的临床综合征。发现时多有转移。

04.090 生长抑素瘤 somatostatinoma
一种胃肠道少见的神经内分泌肿瘤。发现时通常有转移，肿瘤细胞呈 D 细胞分化。临床表现为生长抑素分泌过多引起的多样性病理生理改变。

04.091 类癌 carcinoid
一种分化好、由弥漫性内分泌细胞发生的肿瘤。广义上包括所有弥漫性神经内分泌肿瘤，但一般认为是只限于胃肠道和呼吸道的弥漫性神经内分泌肿瘤。狭义上为仅限于分泌 5-羟色胺的分化好的神经内分泌肿瘤。

04.092 节细胞性副神经节瘤 gangliocytic paraganglioma
一般位于十二指肠、呈假性浸润生长、镜下由上皮样内分泌细胞巢和神经瘤样间质（含神经鞘细胞样细胞和神经节细胞）构成的肿瘤。一般为良性。

04.093 肺类癌 lung carcinoid
发生于肺的分化好的神经内分泌肿瘤。镜下呈神经内分泌的形态特征，标准是核分裂< 2/10 HPF，无坏死，肿瘤直径≥0.5cm。

04.094 肺不典型类癌 lung atypical carcinoid
发生于肺的中分化神经内分泌肿瘤。镜下形态与类癌相同，核分裂为 2～10/10 HPF，可有点状坏死。

05. 泌尿系统

05.001 原发性肾小球病 primary glomeru-lopathy
炎症病变不明显，病损局限于肾小球或主要为肾小球损害的一组肾脏疾病。大多为特发性（即发病原因不明），少部分由细菌感染或药物所诱发。

05.002 原发性肾小球肾炎 primary glome-rulonephritis
炎症病变明显，病损局限于肾小球或主要为肾小球损害的一组肾脏疾病。大多为特发性（即发病原因不明），少部分由细菌感染或药物所诱发。

05.003 毛细血管内增生性肾小球肾炎 endocapillary proliferative glomerulo-nephritis
又称"急性弥漫增生性肾小球肾炎（acute diffuse proliferative glomerulonephritis）"。原发性肾小球肾炎的一种类型。以弥漫性毛细血管内皮细胞和系膜细胞增生，伴中性粒细胞和巨噬细胞浸润为特征。临床表现为急性肾炎综合征。主要由感染引起，最常见的是 A 族乙型溶血性链球菌感染。

05.004 微小病变性肾小球病 minimal change glomerulopathy

又称"肾小球微小病变（minimal change disease）"。原发性肾小球病的一种类型。病变特点是电镜下肾小球脏层上皮细胞足突弥漫性融合。是引起儿童肾病综合征最常见的类型。

05.005 弥漫性系膜增生性肾小球肾炎 diffuse mesangioproliferative glomerulonephritis

原发性肾小球肾炎的一种类型。病变特点是弥漫性系膜细胞增生和系膜基质增多。临床表现多样。

05.006 局灶性节段性肾小球硬化症 focal segmental glomerulosclerosis, FSGS

原发性肾小球病的一种类型。病变特点是部分肾小球发生节段性硬化。电镜下显示弥漫性足突细胞消失，部分上皮细胞脱落。分为原发性和继发性。主要临床表现为肾病综合征，少数仅表现为大量蛋白尿。

05.007 膜性肾小球肾炎 membranous glomerulonephritis

又称"膜性肾病（membranous nephropathy）"。原发性肾小球病的一种类型。病变特点是肾小球毛细血管基底膜弥漫性增厚，抗原–抗体免疫复合物沉积于肾小球基底膜脏层上皮细胞内侧。是引起成人肾病综合征的最常见原因。

05.008 膜增生性肾小球肾炎 membranoproliferative glomerulonephritis, MPGN

又称"系膜毛细血管性肾小球肾炎（mesangiocapillary glomerulonephritis）"。原发性肾小球肾炎的一种类型。病变特点是肾小球基底膜增厚、肾小球细胞增生和系膜基质增多，伴系膜插入、基膜增厚，呈双轨状。分为两型，Ⅰ型为免疫复合物沉积，Ⅱ型为致密沉积物病。多见于青壮年。多数病例表现为肾病综合征。

05.009 新月体性肾小球肾炎 crescentic glomerulonephritis

又称"急进性肾小球肾炎（rapidly progressive glomerulonephritis, RPGN）"。原发性肾小球肾炎的一种类型。病变特点是肾小球毛细血管壁严重破坏、肾小球壁层上皮细胞增生、新月体形成。临床表现为急进性肾炎综合征，由蛋白尿、血尿等症状迅速发展为少尿和无尿。

05.010 IgA 肾病 IgA nephropathy

又称"贝格尔病（Berger disease）"。原发性肾小球肾炎的一种类型。病变特点是免疫荧光显示系膜区有 IgA 沉积，伴或不伴 C3 沉积。临床表现以血尿和蛋白尿为主，有时表现为肾病综合征、慢性肾炎乃至肾衰竭。

05.011 硬化性肾小球肾炎 sclerosing glomerulonephritis

又称"慢性肾小球肾炎（chronic glomerulonephritis）"。由各型肾小球肾炎经久不愈，持续进展到终末阶段所致的疾病。病变特点是弥漫性肾小球玻璃样变性和硬化伴肾小管萎缩、消失及间质纤维化。临床表现为慢性肾衰竭。

05.012 继发性肾小球病 secondary glomerulopathy

病因明确，继发于全身其他疾病如系统性红斑狼疮、高血压和结节性多动脉炎等血管性疾病及糖尿病等代谢性疾病的肾小球病变。肾小球病变是全身系统性疾病的一个组成部分。

05.013 过敏性紫癜 hypersensitive purpura

一种系统性小血管炎。特征是臀部、下肢紫斑或大片皮下出血。常见于儿童，男孩病例数多于女孩。

05.014 过敏性紫癜性肾炎 hypersensitive purpura nephritis

过敏性紫癜累及肾脏所导致的继发性肾小球肾炎的一种类型。主要临床表现为血尿，有时可伴发蛋白尿甚至肾病综合征。

05.015 肾淀粉样变性 renal amyloidosis

又称"淀粉样变性肾病（amyloidosis nephropathy）"。一种继发于肿瘤、感染等疾病的代谢异常、刚果红染色阳性、特殊蛋白沉积于肾脏的继发性肾小球病。按病因不同分为AA 型和 AL 型。临床表现以大量蛋白尿、肾病综合征和肾功能损害为主。

05.016 糖尿病肾病 diabetic nephropathy

一种继发于糖尿病的肾功能损害。为长期高血糖导致的肾单位及肾血管病变，是糖尿病最重要的合并症之一。病理表现为肾小球基底膜均质性增厚、细胞外基质增多、肾小球K-W 结节形成、肾血管玻璃样变，最终导致肾小球硬化。临床表现为大量蛋白尿或肾病综合征，后期可出现肾衰竭。

05.017 狼疮[性]肾炎 lupus nephritis, LN

系统性红斑狼疮所导致的肾脏疾病。表现为不同病理类型的免疫性肾小球肾炎。发病与免疫复合物形成及免疫细胞、细胞因子和补体激活等免疫异常有关。除了系统性红斑狼疮的全身表现外，主要临床表现为血尿、蛋白尿、肾功能不全等。分为六型：Ⅰ型，轻系膜性狼疮肾炎；Ⅱ型，系膜增生性狼疮肾炎；Ⅲ型，局灶性狼疮肾炎；Ⅳ型，弥漫性狼疮肾炎；Ⅴ型，膜性狼疮肾炎；Ⅵ型，晚期硬化性狼疮肾炎。是系统性红斑狼疮主要的合并症和死亡原因。

05.018 肾轻链沉积症 light chain deposition disease of the kidney

又称"轻链肾病（light chain nephropathy）"。肾小球沉积病的一种。由异常的非淀粉样单克隆免疫球蛋白轻链过度产生并沉积于肾组织而导致的肾脏疾病。多数由淋巴细胞、浆细胞增生性疾病引起。是系统性轻链沉积病在肾脏的表现。不产生淀粉样纤维，刚果红染色阴性，可引起大量蛋白尿及肾病综合征，进而导致肾衰竭。

05.019 遗传性肾小球疾病 hereditary glomerular disease

一组具有基因突变背景、主要累及肾小球的疾病。除累及肾脏外，还常伴身体其他器官受累。狭义是指奥尔波特综合征。广义上还包括薄基底膜肾小球病、法布里病等。

05.020 奥尔波特综合征 Alport syndrome

一种主要表现为血尿、肾功能进行性减退、感音神经性耳聋和眼部异常的遗传性肾小球基底膜疾病。由于编码肾小球基底膜的主要胶原成分——Ⅳ型胶原基因突变而导致的疾病。

05.021 薄基底膜肾小球病 thin glomerular basement membrane disease

又称"薄基底膜疾病（thin basement membrane disease）""良性家族性血尿（benign familial hematuria）"。病理表现为肾小球基底膜弥漫性变薄，临床以肾小球性血尿为特征的一类疾病。根据患者有无进行性肾功能损害分为良性和进行性；又根据患者有无家族史分为家族性和散发性。

05.022 法布里病 Fabry disease

一种性连锁隐性遗传的先天性糖鞘磷脂代谢异常的疾病。导致多种细胞内溶酶体糖鞘脂 Gb3 累积。临床表现为肢端感觉异常、皮肤血管角皮瘤和少汗，也会引起心肌病变、脑血管疾病和肾脏损害。肾脏表现以蛋白尿为主，伴镜下血尿或肾病综合征。尿常规可见脂肪颗粒和偏正光下的双折射糖脂类珠（马尔他十字）。

05.023　肾小管间质性肾炎　tubuloin-terstitial nephritis

由各种原因引起的肾小管及肾间质急慢性损害的临床病理综合征。

05.024　急性肾小管坏死　acute tubular ne-crosis

由各种原因引起的肾组织缺血和（或）中毒性损害导致肾小管上皮细胞损伤/坏死，继而肾小球滤过率急剧降低而出现的临床综合征。病理表现为肾小管上皮细胞重度空泡和颗粒变性、细胞崩解、细胞碎屑阻塞管腔、裸基底膜形成等。是急性肾衰竭最常见的一种类型。一般表现为进行性氮质血症、水电解质与酸碱平衡失调等一系列症状。常合并一种或多种并发症，需要及时积极抢救和治疗。

05.025　急性肾盂肾炎　acute pyelonephritis

肾盂、肾间质和肾小管的化脓性炎症。主要由细菌感染引起，偶可由真菌或病毒感染引起。组织学特征为灶状间质性化脓性炎或脓肿形成、肾小管腔内有分泌物和肾小管坏死。

05.026　慢性肾盂肾炎　chronic pyelonephritis

肾小管-间质的慢性炎症。多由急性肾盂肾炎迁延发展而来。病变特点是慢性间质性炎症、纤维化和瘢痕形成，常伴有肾盂和肾盏的纤维化和变形。是慢性肾衰竭的常见原因之一。组织学特征为局灶性淋巴细胞、浆细胞浸润和间质纤维化。后期可出现部分肾小球的玻璃样变和纤维化。是慢性肾衰竭的常见病因之一。

05.027　急性过敏性肾小管间质性肾炎　acute allergic tubulointerstitial nephritis

又称"药物性急性小管间质性肾炎（drug-induced acute tubulointerstitial nephritis）"。由广泛应用的许多药物如抗生素、利尿药、非甾体抗炎药等引起的免疫介导的肾脏急性小管间质性损害。

05.028　镇痛药性肾炎　analgesic nephritis

又称"镇痛药性肾病（analgesic nephropathy）"。因头痛、肌肉痛、关节痛等慢性疼痛疾病而长期过量混合服用镇痛药引起的慢性肾脏疾病。起病隐匿而缓慢。病变特点是慢性肾小管-间质性炎症，可伴有肾乳头坏死。

05.029　重金属中毒性肾病　heavy metal nephropathy

由长期接触重金属（如铅、镉等）引起的急、慢性肾损伤。

05.030　肾结石　nephrolithiasis

在肾脏尿液中沉积的矿物质结晶。有时会移动到输尿管，堵塞输尿管，造成尿液排出受阻，引起剧烈腰痛和血尿，也常合并腹痛、恶心、尿频、尿急、排尿困难。为泌尿系统常见病。男性发病数多于女性，多发生于青壮年。左右侧肾的发病率无明显差异。

05.031　肾钙盐沉着症　nephrocalcinosis

由钙盐沉积在肾实质或肾小管内引起的肾功能障碍。主要是肾排泄钙、磷和（或）草酸盐增多导致。最常见病因是尿钙增多。

05.032　多囊性肾发育不良　multicystic renal dysplasia

一种常见的完全性肾发育不良。多为单侧病变，14%～20%为双侧病变，患肾被不规则的大小囊肿所代替，失去正常形态和功能，并常伴有输尿管梗阻。

05.033 常染色体显性遗传多囊肾病 autosomal dominant polycystic kidney disease, ADPKD

以肾脏双侧性、多发性、进行性增大的囊肿形成为主要表现的最常见的人类单基因遗传病之一。最终导致肾衰竭，常伴有多囊肝。

05.034 成人型常染色体显性遗传多囊肾病 autosomal dominant polycystic kidney disease of adult type

一种最常见的以肾多发囊变为特征的人类单基因遗传性疾病。发病率约为 1/1000，多数由 *PKD1* 基因（位于 16p13.3）缺陷导致，少部分为 *PKD2* 基因（4q13—23）导致，其外显率近乎完全，这使得所有 80 岁以上的携带者均显示出本病的某些征象，5%～10% 终末期肾衰竭是由本病导致的。病理特点为囊肿破坏肾脏正常结构，如肾盂肾盏异形，肾乳头及肾椎体完整结构受到破坏，最终囊肿压迫引起肾缺血而导致肾小球硬化、小管萎缩、间质纤维化等。

05.035 常染色体隐性遗传多囊肾病 autosomal recessive polycystic kidney disease, ARPKD

以肾集合管和肝内胆管扩张、肝肾纤维化为特点的遗传性疾病。多于婴儿期和儿童期发病，成人较少见。根据发病年龄和肾脏损伤程度，可分为围产期型、新生儿型、婴儿型和青少年型四型。

05.036 婴儿型常染色体隐性遗传多囊肾病 autosomal dominant polycystic kidney disease of infantile type

一种较为罕见的遗传性畸形综合征。包括肾脏和尿道畸形。是单基因遗传性疾病，由位于 6p12 的 *PKHD1* 基因突变所致。肾脏切面

可见囊肿呈放射状分布，肾盂、肾盏被膨胀的肾实质压迫而变窄、变小。常见钙化。是较为罕见的儿童遗传性肾囊性病变，累及双肾和肝脏，常导致儿童肾衰竭。

05.037 获得性肾囊肿病 acquired renal cystic kidney disease

非肾囊肿性疾病导致肾衰竭的患者的肾发生的囊肿性疾病。病理表现为 40% 以上的肾实质被多发囊肿替代，影像学发现 4 个以上囊肿。可以继发感染甚至肿瘤。

05.038 单纯性孤立性肾囊肿 simple solitary renal cyst

一种常见的肾囊肿性病变。可为单个或多个囊肿，常累及单侧肾，也可双肾受累。典型囊肿壁薄而透明，有一定张力，感染后可增厚、纤维化甚至钙化。光镜下囊壁为单层扁平上皮细胞，常呈非连续排列。一般不伴肾功能减退。

05.039 肾移植排斥反应 renal transplant rejection

同种异体肾移植后，移植肾受到体内以淋巴细胞为主的免疫活性细胞的攻击而产生的排斥反应。分为超急性、急性和慢性排斥反应。

05.040 放射性肾病 radiation nephropathy

接受大量放射性照射后发生的肾脏微血管病性损伤。引起发病的照射剂量常在 2500rad（25Gy）以上，也可以低至 4～5Gy。临床表现为肾功能不全、蛋白尿和高血压等。肾活检示肾小球、肾小管、肾血管细胞出现典型的血栓性微血管病变。

05.041 妊娠性肾病 renal disease of pregnancy

由妊娠诱发的肾脏病变。主要为先兆子痫，

表现为妊娠 20 周后新发的高血压、蛋白尿和水肿，有时出现凝血和肝功能异常。病理改变主要为肾小球肿胀等损害，其他原有的肾疾病在妊娠时也可加重。

05.042　肾细胞癌　renal cell carcinoma
又称"肾[腺]癌"。一组起源于肾小管上皮的恶性肿瘤。多发生于 40 岁以上人群，是最常见的成人肾脏恶性肿瘤。

05.043　透明细胞肾细胞癌　clear cell renal cell carcinoma
最常见的、由透明细胞或嗜酸性细胞构成的具有复杂纤细血管网的肾细胞癌组织学亚型。占肾细胞癌的 70% ~ 80%。与染色体 3p 的缺失相关。

05.044　乳头状肾细胞癌　papillary renal cell carcinoma
拥有显著乳头状结构或小管乳头状结构并具有特征性遗传学改变的肾细胞癌组织学亚型。分为Ⅰ型和Ⅱ型。占肾细胞癌 10% ~ 15%。与 7 号、16 号和 17 号染色体的三倍体，Y 染色体丢失和 1 号染色体 *PRCC* 基因相关。

05.045　肾嫌色细胞癌　chromophobe renal cell carcinoma
由较大的淡染的或嗜酸性细胞构成，具有明显细胞边界、不规则的核及核周空晕的肾细胞癌组织学亚型。约占肾细胞癌的 5%。细胞遗传学常显示多个染色体缺失和亚二倍体。

05.046　肾母细胞瘤　nephroblastoma
又称"维尔姆斯瘤（Wilms tumor）"。起源于后肾胚基细胞的恶性胚胎性肿瘤。可表现出肾发育的不同阶段及不同的分化程度。是最常见的儿童肾脏恶性肿瘤。

05.047　先天性中胚层细胞肾瘤　congenital mesoblastic nephroma
一种起源于肾胚组织的婴幼儿肾和肾窦的低度恶性成纤维细胞性肿瘤。

05.048　肾透明细胞肉瘤　clear cell sarcoma of the kidney
发生于肾的高度恶性间叶肿瘤。是第二常见的儿童肾脏恶性肿瘤。易发生骨转移。

05.049　肾横纹肌样瘤　rhabdoid tumor of the kidney
常发生于低龄儿童的、具有高度侵袭性和致命性的肿瘤。肿瘤细胞有囊泡状染色质，核仁突出，细胞质内有玻璃样变的包涵体，类似横纹肌母细胞，但不具有真性骨骼肌分化。

05.050　后肾腺瘤　metanephric adenoma
一种少见的肾脏良性上皮性肿瘤。女性多见。细胞丰富，肿瘤细胞呈胚胎样，体积小且大小一致，重现了早期胚胎后肾小管分化。90% 患者有 *BRAF* V600 突变。

05.051　后肾腺纤维瘤　metanephric adeno-fibroma
一种罕见的肾脏良性肿瘤。后肾腺瘤的间质中出现成片成熟的梭形细胞，其中有与后肾腺瘤一致的上皮性结构。

05.052　肾乳头状腺瘤　papillary adenoma of the kidney
位于肾皮质的、来源于肾小管上皮细胞的良性上皮性肿瘤。具有乳头状或小管状结构，细胞核分级低（1 级或 2 级），肿瘤直径不超过 15mm。

05.053　低度恶性潜能的多囊性肾肿瘤　multilocular cystic renal neoplasm of low malignant potential

一种完全由囊状结构构成的、间隔中含有单个或小团透明细胞的肾肿瘤。没有实性或膨胀性结节。

05.054　Xp11.2 易位/*TFE3* 基因融合相关性肾癌　renal cell carcinoma associated with Xp11.2 translocation/*TFE3* gene fusion

一种肾细胞癌的亚型。以位于染色体 Xp11.2 的 *TFE3* 基因易位为特征。形态学最具特征的表现是出现由透明细胞构成的乳头状结构，但常伴由具有嗜酸性颗粒胞质的瘤细胞组成的巢状结构。

05.055　黏液小管状和梭形细胞癌　mucinous tubular and spindle cell carcinoma

一种以小管状细胞结构、梭形细胞及细胞外黏液构成的低级别肾上皮性肿瘤。

05.056　管状囊状肾细胞癌　tubulocystic renal cell carcinoma

一种以小管状和囊状结构为主的肾细胞癌亚型。可能为乳头状肾细胞癌的一种形态学亚型。

05.057　透明细胞管状乳头状肾细胞癌　clear cell tubulopapillary renal cell carcinoma

一种低度恶性的肾细胞癌亚型。由透明细胞形成的广泛的小管乳头状结构构成。

05.058　肾集合管癌　carcinoma of collecting duct of Bellini

一种来源于贝利尼集合管（Bellini tubule）上皮细胞的高度侵袭性恶性肾细胞癌。典型病理表现为有小管和小管乳头状结构及纤维化的间质。边界不清，侵及肾实质。肿瘤细胞可呈鞋钉样，胞质嗜酸性。

05.059　肾髓质癌　renal medullary carcinoma

一种罕见的来源于终末集合管的高度侵袭性恶性肾细胞癌。多发生于 25 岁以下的年轻人，非洲裔多见。几乎都伴有镰状细胞贫血。

05.060　肾嗜酸细胞腺瘤　renal oncocytoma

一种良性肾上皮性肿瘤。肿瘤细胞呈圆形至多角形，具有富含线粒体的嗜酸性胞质，形成实性的细胞巢，偶尔可呈囊性。

05.061　肾嗜酸细胞瘤病　renal oncocytosis

一种良性肾上皮性肿瘤。由多发的、具有富含线粒体的嗜酸性胞质的嗜酸细胞瘤或病变构成。

05.062　肾神经内分泌肿瘤　renal neuroendocrine tumor

一种罕见的、起源不明的、具有神经内分泌分化特征的肾原发性肿瘤。

05.063　肾血管平滑肌脂肪瘤　renal angiomyolipoma

又称"血管周上皮样细胞肿瘤（perivascular epithelioid cell tumor, PEComa）"。由成熟的脂肪细胞、梭性平滑肌细胞和上皮样细胞以不同比例混合构成的肾良性肿瘤。来源于血管周上皮样细胞，通常 HMB45 或 melan A 阳性。

05.064　肾球旁细胞瘤　renal juxtaglomerular cell tumor

又称"肾素瘤（reninoma）"。一种少见的、起源于肾小球旁器的肿瘤。因其分泌肾素，临床表现以血浆高肾素水平、高醛固酮血症、低钾血症和血压升高为主。

05.065　肾髓质间质细胞肿瘤　renomedullary interstitial cell tumor

一种起源于特异化的肾髓质间质细胞的间

叶肿瘤。在成人尸检中发现率为 40% ~ 50%。肿瘤直径为 1 ~ 5mm。多无症状。

05.066　肾源性腺瘤　nephrogenic adenoma
一种尿路上皮和固有层的良性病变。多发生于膀胱。男性好发。常与慢性炎症和结石并发。是一种尿路上皮化生。某些情况下（肾移植患者），可由肾小管上皮细胞脱落后种植于泌尿道黏膜并增生形成。

05.067　膀胱外翻　exstrophy of the bladder
膀胱的一种发育异常。典型表现是腹壁部分缺损，膀胱后壁前凸，黏膜外露，输尿管口直接暴露于体表并间断有尿液排出，耻骨联合分离，多数患者还伴有尿道上裂。主要由于尿生殖窦与外胚层之间没有间充质长入，膀胱前壁和腹壁之间无肌组织发生，致使膀胱前壁和腹壁变薄破裂、膀胱黏膜外露。

05.068　膀胱憩室病　diverticulosis of the bladder
由于膀胱平滑肌发育缺陷，在膀胱腔的压力作用下，形成膀胱局部向外膨出的疾病。

05.069　膀胱结石　lithiasis of the bladder
在膀胱内形成的结石。分为原发性膀胱结石和继发性膀胱结石。前者是指在膀胱内形成的结石，多由营养不良引起，多发于儿童。后者是指来源于上尿路或继发于下尿路梗阻、感染、膀胱异物或神经源性膀胱等而形成的膀胱结石。

05.070　慢性膀胱炎　chronic cystitis
各种因素引起的膀胱炎症反应。最常见的原因为感染性疾病，有特异性和非特异性细菌感染。症状包括尿频、尿急、尿痛甚至急迫性尿失禁，可有血尿和脓尿。症状可持续数周或间歇性发作，使患者乏力、消瘦，出现腰腹部及膀胱会阴区不适感或隐痛。

05.071　尿路上皮化生　urothelial metaplasia
被覆于肾盂、输尿管和膀胱的尿路上皮出现其他上皮类型，如黏液上皮等现象。尤多见于慢性炎症和结石、导尿管等刺激的状态下。化生可以有多种类型，各种化生病变常连带发生和同时混合存在，可认为是一种特殊的炎症状态和癌前病变。

05.072　尿路上皮增生　urothelial hyperplasia
良性尿路上皮病变。表现为尿路上皮细胞层次增多，而细胞的排列和形态均保持正常。

05.073　尿路上皮反应性不典型增生　urothelial reactive atypical hyperplasia
良性尿路上皮病变。表现为尿路上皮不同程度的不典型改变，常继发于尿路上皮的刺激、反应性和退变性改变等。

05.074　布鲁恩巢　Brunn nest
一种最常见的尿路上皮非肿瘤性改变。慢性炎症或其他慢性刺激可使尿路上皮底层细胞增生，进而向黏膜下呈花蕾状下陷，形成实性细胞巢，并被结缔组织包绕或分隔，而与尿路上皮分离。当布鲁恩巢扩张成囊状称"囊性化生（cystica metaplasia）"，若出现肠上皮化生，则称"腺性化生（glandular metaplasia）"。

05.075　膀胱炎性假瘤　inflammatory pseudotumor of the bladder
一种特发性、非创伤相关性、非特异性慢性膀胱增殖性炎症。是膀胱组织在慢性炎症的作用下，由局部组织肌成纤维细胞增生形成肿块的一种反应性增生引起的良性瘤样病变。部分病例基因检测出现 *ALK* 基因重排。

05.076　膀胱尿路上皮乳头状瘤　urothelial papilloma of the bladder

膀胱黏膜表面纤细的乳头状尿路上皮肿瘤。具有纤细的轴心并被覆正常的尿路上皮。病理学特征是肿瘤组织中有稀疏的乳头状叶片，乳头结构偶有分支，无融合。

05.077　膀胱内翻性乳头状瘤　inverted papilloma of the bladder

由正常-轻微细胞不典型的肿瘤细胞组成，以内生性方式生长的一种良性膀胱肿瘤。

05.078　膀胱低度恶性潜能的尿路上皮乳头状瘤　papillary urothelial neoplasm of low malignant potential of the bladder

一种类似于外生性尿路上皮乳头状瘤的尿路上皮乳头状肿瘤。细胞增生显著，超过了正常的上皮厚度。由不相融合的纤细乳头组成，细胞从正常到轻度异型，呈多层排列，细胞密度明显增加。

05.079　非浸润性膀胱低级别尿路上皮乳头状癌　non-invasive low-grade papillary urothelial carcinoma of the bladder

一种膀胱的低级别尿路上皮乳头状肿瘤。肿瘤由排列有序的乳头状肿瘤组织构成，组织学结构和细胞学均出现轻度异型性，但未出现浸润。

05.080　非浸润性膀胱高级别尿路上皮乳头状癌　non-invasive high-grade papillary urothelial carcinoma of the bladder

一种膀胱的高级别尿路上皮乳头状肿瘤。肿瘤由排列无序的、在组织结构和细胞层面上均出现明显中高度异型性的乳头状、叶状肿瘤组织构成。进展至浸润性肿瘤的频率增高。

05.081　膀胱浸润性尿路上皮癌　infiltrating urothelial carcinoma of the bladder

一种膀胱的尿路上皮恶性肿瘤。肿瘤侵及上皮基底膜以下的组织。

05.082　膀胱鳞状细胞癌　squamous cell carcinoma of the bladder

一种起源于膀胱黏膜的恶性上皮性肿瘤。显微镜下癌细胞为单一的鳞状细胞癌表型。

05.083　膀胱疣状鳞状细胞癌　verrucous squamous cell carcinoma of the bladder

一种膀胱鳞状细胞癌的亚型。几乎都发生在血吸虫患者中。肿瘤表现为外生性、乳头状或具有上皮角化和乳头状瘤病的"疣状"肿物，细胞核及组织结构异型性小，具有圆形、向深部推挤的边界。部分病例与人乳头状瘤病毒感染有关。

05.084　膀胱绒毛状腺瘤　villous adenoma of the bladder

一种膀胱尿路上皮经柱状上皮化生而演变成的良性肿瘤。与大肠绒毛状腺瘤相似，具有乳头-绒毛状结构。

05.085　膀胱腺癌　adenocarcinoma of the bladder

一种起源于膀胱黏膜的恶性腺样上皮性肿瘤。显微镜下癌细胞为单一的腺癌表型。

05.086　膀胱脐尿管癌　urachal carcinoma of the bladder

一种发生于脐尿管残余的恶性上皮性肿瘤。多数为腺癌，也可为尿路上皮癌、鳞状细胞癌或其他类型的癌。

05.087　膀胱淋巴上皮瘤样癌　lymphoepithelioma-like carcinoma of the bladder

一种膀胱尿路上皮癌的特殊亚型。与未分化

的非角化型鼻咽癌形态相似，具有明显的淋巴细胞间质。

05.088　膀胱小细胞癌　small cell carcinoma of the bladder
一种起源于膀胱黏膜的恶性神经内分泌肿瘤。与小细胞肺癌的形态和结构相似，肿瘤细胞呈实性巢索状排列，并可见菊形团样结构。

05.089　膀胱肉瘤样癌　sarcomatoid carcinoma of the bladder
一种高度恶性的膀胱肿瘤。形态学和免疫组织化学表明肿瘤具有上皮性和间叶性双相分化，来源于癌性成分的化生。虽然少见，但是比膀胱肉瘤多见。镜下肿瘤由不同分化程度的尿路上皮、腺管或小细胞成分及梭形细胞成分组成。

06. 生 殖 系 统

06.01　男性生殖系统

06.001　急性细菌性前列腺炎　acute bacterial prostatitis
由细菌感染引起的急性前列腺炎症。

06.002　前列腺脓肿　prostatic abscess
多由大肠埃希菌感染所致的前列腺局限性化脓性炎症。

06.003　慢性前列腺炎　chronic prostatitis
前列腺的慢性炎症。多由急性炎症迁延所致，或初起即为前列腺的慢性炎症。

06.004　前列腺结核和卡介苗引起的肉芽肿　prostatic granuloma caused by tuberculosis and Bacillus Calmette-Guérin
结核分枝杆菌感染或应用卡介苗治疗膀胱癌患者的前列腺发生的慢性肉芽肿性炎。肉芽肿为上皮样细胞肉芽肿。

06.005　肉芽肿性前列腺炎　granulomatous prostatitis
一种少见的前列腺肉芽肿性炎症。大部分发生于 50 岁以上患有前列腺增生症的患者的前列腺。

06.006　伴有嗜酸性细胞的前列腺炎　prostatitis with eosinophillic cell
伴有嗜酸性粒细胞浸润的前列腺炎症。

06.007　前列腺结节状增生　nodular hyperplasia of the prostate
又称"前列腺增生症"。常因性激素平衡失调，使前列腺组织呈结节性增生、肿大。多见于老年男性。

06.008　前列腺手术后梭形细胞结节　post-operation spindle nodule in the prostate
经尿道刮切术后数周至数月、发生于前列腺的富于间质的增生性结节。

06.009　前列腺炎性假瘤　inflammatory pseudotumor of the prostate
又称"假肉瘤性肌成纤维细胞增生（pseudosarcomatous myofibroblastic proliferation）"。一种发生于前列腺的病因未明的良性病变。黏液背景中可见增生的肌成纤维细胞样梭形细胞，富于血管和炎症细胞。

06.010　前列腺尿道息肉　urethral polyp in the prostate
由前列腺来源的高柱状细胞构成的息肉状突起。常发生在前列腺段的尿道，男性较多见。

06.011　先天性前列腺囊肿　congenital prostatic cyst
发生于前列腺的因米勒管残留而形成的囊肿。

06.012　后天性前列腺囊肿　acquired prostate cyst
前列腺的潴留性囊肿。

06.013　前列腺蓝痣　blue nevus of the prostate
前列腺内界限不清的小灶性黑色病灶。与皮肤蓝痣相同，间质中可见黑色素沉积的梭形细胞。

06.014　前列腺黑色素沉着病　prostate melanosis of the prostate
又称"前列腺黑变病（prostate melanosis）"。前列腺间质细胞和腺上皮细胞的胞质内含有黑色素的病症。

06.015　前列腺不典型腺瘤样增生　atypical adenomatous hyperplasia of the prostate
通常发生于前列腺移行带的假瘤性病变。与分化好的前列腺腺癌很难区分。由增生的、拥挤的腺体形成结节，但不具有明显细胞异型性，无浸润性生长，腺体周围至少部分存在基底细胞。

06.016　前列腺基底细胞增生　basal cell hyperplasia of the prostate
前列腺基底细胞呈结节状增生的病变。腺腔内增生的基底细胞可呈筛状结构。

06.017　前列腺透明细胞筛状增生　clear cell cribriform hyperplasia of the prostate
前列腺呈结节性增生的病变。增生的腺上皮细胞胞质丰富、透明，排列成乳头状-筛状结构。

06.018　前列腺硬化性腺病　sclerosing adenosis of the prostate
一种前列腺良性病变。在反应性增生的纤维-平滑肌细胞间质中，前列腺小腺泡呈单灶性或多灶性增生。

06.019　前列腺萎缩　prostatic atrophy
前列腺腺泡显著减少、腺上皮胞质显著减少、间质显著增生的现象。

06.020　前列腺鳞状细胞化生　prostatic squamous cell metaplasia
前列腺腺上皮转化成鳞状上皮细胞的病症。

06.021　前列腺软斑　malakoplakia of the prostate
由细菌感染引起组织细胞增生而形成的小结节病灶。组织细胞胞质有软斑病小体。

06.022　前列腺上皮内肿瘤　prostatic intraepithelial neoplasia, PIN
在前列腺原有导管及腺泡内发生腺上皮细胞异常增生，出现明显结构和细胞异型性的肿瘤。病变局限于上皮细胞层。

06.023　前列腺腺癌　prostatic adenocarcinoma
由前列腺分泌性上皮细胞异常、无序生长而形成的侵袭性恶性上皮性肿瘤。

06.024　前列腺导管腺癌　ductal adenocarcinoma of the prostate

前列腺癌的一个亚型。由大的、被覆假复层高柱状异型上皮细胞的腺体构成。

06.025　前列腺尿路上皮癌　prostatic urothelial carcinoma
累及前列腺的尿路上皮恶性肿瘤。

06.026　前列腺鳞状细胞肿瘤　prostatic squamous cell neoplasma
累及前列腺的具有鳞状细胞分化的肿瘤。包括前列腺腺鳞癌和前列腺鳞状细胞癌。

06.027　前列腺基底细胞癌　prostatic basal cell carcinoma
来源于前列腺基底细胞的恶性肿瘤。

06.028　前列腺透明细胞腺癌　prostatic clear cell adenocarcinoma
由被覆立方或鞋钉状细胞的腺管/囊状或乳头状结构构成的恶性肿瘤。

06.029　前列腺腺癌中局灶性神经内分泌分化　focal neuroendocrine differentiation in prostatic adenocarcinoma
前列腺癌中由大量单个或丛状排列的神经内分泌细胞形成的区域。

06.030　前列腺类癌　prostatic carcinoid tumor
发生于前列腺组织的低度恶性神经内分泌肿瘤。

06.031　前列腺小细胞癌　prostatic small cell carcinoma
发生于前列腺上皮的高度恶性小细胞神经内分泌肿瘤。

06.032　恶性潜能未定的前列腺间质增生　prostatic stromal proliferation of uncertain malignant potential
弥漫浸润前列腺腺体的前列腺间质增生。常复发。少数病例可发展为间质肉瘤。

06.033　前列腺间质肉瘤　prostatic stromal sarcoma
发生于前列腺特异性间质的恶性肿瘤。包括前列腺叶状肿瘤。

06.034　前列腺囊腺瘤　cyst adenoma of the prostate
由前列腺上皮被覆的腺体和多房性囊腔及间质组成的良性肿瘤。

06.035　精囊腺囊腺瘤　cystadenoma of the seminal vesicle
由大小不等的分枝状腺性结构及有梭形间质的囊性结构组成的良性精囊腺肿瘤。

06.036　原发性精囊腺腺癌　primary adenocarcinoma of the seminal vesicle
发生于精囊腺的腺癌。罕见。只有在排除前列腺癌、膀胱癌及直肠癌转移后，才能诊断。

06.037　隐睾症　cryptorchidism
又称"睾丸下降不全"。睾丸未下降至阴囊而停留于下降途中某一部位（如腹腔和腹股沟处）的病症。

06.038　睾丸萎缩　testicular atrophy
睾丸曲细精管变小、基底膜增厚，无生殖细胞或生殖细胞减少，间质不同程度纤维化，间质细胞增生的现象。

06.039　纯睾丸支持细胞综合征　Sertoli cell only syndrome
正常男性发育，睾丸的曲细精管中只有支持细胞，完全没有生精细胞的综合征。

06.040　生精停滞　spermatocytic arrest

精子成熟过程出现停滞的现象。没有精子细胞和精子，间质细胞通常正常。

06.041　睾丸梗死　testicular infarction
常由精索扭转或化脓性附睾睾丸炎引起静脉栓塞造成的睾丸坏死。

06.042　睾丸囊性发育不全　testicular cystic dysplasia
一种罕见的先天性缺陷。在睾丸纵隔内形成许多不规则形状的、衬以扁平上皮细胞的囊性腔隙。

06.043　睾丸表皮样囊肿　testicular epidermoid cyst
腔内充满角化物并内衬成熟鳞状上皮细胞的睾丸囊肿。

06.044　特发性肉芽肿性睾丸炎　idiopathic granulomatous testicular inflammation
原因不明的睾丸慢性肉芽肿性炎。

06.045　睾丸软斑　testicular malakoplakia
睾丸的慢性肉芽肿性炎。巨噬细胞胞质内可见软斑病小体。

06.046　睾丸生殖细胞肿瘤　testicular germ cell tumor
由睾丸原始生殖细胞或多能胚细胞发生的肿瘤。包括睾丸精原细胞瘤、睾丸精母细胞性生殖细胞肿瘤、睾丸胚胎性癌、睾丸卵黄囊瘤、睾丸绒毛膜癌和睾丸畸胎瘤，其中一半以上的肿瘤含有一种以上的组织类型。与生殖细胞肿瘤密切相关的癌前病变为曲细精管内生殖细胞肿瘤。

06.047　睾丸精原细胞瘤　testicular seminoma
起源于睾丸原始生殖细胞的恶性肿瘤。由形态一致的肿瘤细胞构成。肿瘤细胞因含有丰富的糖原而胞质透明，细胞核大而规则，有一个或多个核仁，细胞边界清楚，间质有丰富的淋巴细胞。

06.048　睾丸精母细胞性生殖细胞肿瘤　testicular spermatocytic germ cell tumor
由肿瘤性生殖细胞构成的睾丸恶性肿瘤。肿瘤细胞大小不一，有淋巴细胞样大小的肿瘤细胞，也有直径约 100μm 的巨细胞，还有介于二者之间中等大小的瘤细胞。

06.049　睾丸胚胎性癌　testicular embryonal carcinoma
由未分化的上皮细胞组成的睾丸高度恶性肿瘤。肿瘤细胞胞质丰富，呈透明或颗粒状。胚胎性癌可单独存在，也可作为混合性生殖细胞肿瘤的一部分。

06.050　睾丸卵黄囊瘤　testicular yolk sac tumor
又称"睾丸内胚窦瘤（testicular endodermal sinus tumor）"。起源于原始生殖细胞并向胚外中胚层和卵黄囊分化，具有大量卵黄囊样结构、尿囊和胚外间充质的高度恶性睾丸肿瘤。

06.051　睾丸绒毛膜癌　testicular choriocarcinoma
由合体滋养层细胞、细胞滋养层细胞及中间型滋养层细胞组成的睾丸恶性肿瘤。

06.052　睾丸畸胎瘤　testicular teratoma
由内胚层、中胚层、外胚层几种不同胚层的组织组成的睾丸肿瘤。由分化成熟的组织或胎儿样未成熟组织组成。如果肿瘤中仅有单一胚层组织，则称"睾丸单胚层畸胎瘤（testicular monodermal teratoma）"。

06.053　睾丸小管内生殖细胞肿瘤　testicular intratubular germ cell neoplasia
睾丸曲细精管内的生殖细胞发生瘤变，瘤细胞局限在曲细精管内的病变。细胞具有丰富的空泡状胞质、大而不规则的细胞核及明显的核仁。

06.054　睾丸性索–性腺间质肿瘤　testicular sex cord-gonadal stromal tumor
一组包含单纯性索的肿瘤、单纯间质的肿瘤或两者混合的睾丸肿瘤。胚胎期生殖嵴的性索细胞分化成为睾丸的支持细胞和卵巢的颗粒细胞。因此，睾丸既可以发生支持细胞瘤和间质细胞瘤，也可以发生颗粒细胞瘤、卵泡膜细胞瘤和未分类性索间质肿瘤。约占婴儿和儿童睾丸肿瘤的30%。约10%发生在成人的肿瘤可发生转移，组织学形态不能预测生物学行为。一些发生在雄激素不敏感综合征和肾上腺性腺综合征的该类肿瘤归为瘤样病变。

06.055　睾丸间质细胞瘤　testicular Leydig cell tumor
一种由具有丰富胞质、与睾丸正常间质细胞相似的细胞构成的肿瘤。

06.056　睾丸恶性间质细胞瘤　testicular malig-nant Leydig cell tumor
起源于睾丸间质细胞的恶性肿瘤。占间质细胞肿瘤的10%。特点是肿瘤体积大、细胞异型明显、核分裂象多，有坏死和血管浸润。

06.057　睾丸支持细胞瘤　Sertoli cell tumor
由胎儿期、青春期和成年期不同时期的支持细胞构成的肿瘤。通常有局灶的小管分化，多数为良性，约5%可发生转移。

06.058　睾丸恶性支持细胞瘤　malignant Sertoli cell tumor
起源于睾丸支持细胞的恶性肿瘤。出现睾丸外的播散和转移。罕见。

06.059　睾丸颗粒细胞瘤　testicular granulosa cell tumor
发生于睾丸的、与卵巢颗粒细胞瘤类似的肿瘤。有两种组织亚型：成人型颗粒细胞瘤和幼年型颗粒细胞瘤。＞20%的肿瘤可发生转移。

06.060　睾丸卵泡膜纤维瘤　testicular fibrothecoma
发生于睾丸的、类似于卵巢相应肿瘤的良性肿瘤。由梭形的卵泡膜细胞和纤维细胞及不同程度的胶原纤维组成。

06.061　睾丸性腺母细胞瘤　testicular gonadoblastoma
发生于睾丸的恶性潜能未定的肿瘤。主要由两种类型的细胞组成：大的生殖细胞类似于精原细胞；小的细胞类似于不成熟的支持细胞和颗粒细胞，还可含有间质样细胞或黄素化样细胞。

06.062　睾丸性索–性腺间质肿瘤未分类型　testicular sex cord-gonadal stromal tumor unclassified type
发生于睾丸的含有性索及间质成分的肿瘤。不能归于任何一型的特异性性索间质肿瘤。常见于中老年男性。

06.063　睾丸混合型性索间质肿瘤　testicular sex cord-gonadal stromal tumor mixed type
由任何性索间质肿瘤混合组成的睾丸肿瘤。如支持细胞瘤、间质细胞瘤和颗粒细胞瘤的不同组合。

06.064　睾丸恶性性索间质肿瘤　testicular

malignant sex cord-gonadal stromal tumor

起源于睾丸性索间质的恶性肿瘤。瘤细胞多形性明显，细胞核异型性明显，可见病理性核分裂，有血管浸润。

06.065　睾丸类癌　testicular carcinoid
发生于睾丸的由单一形态的神经内分泌细胞构成的低度恶性上皮性肿瘤。肿瘤细胞无异型性或仅轻度异型，排列成实性巢状、梁状或假腺样。

06.066　睾丸卵巢上皮型肿瘤　testicular tumor of ovarian epithelial type
原发于睾丸和邻近组织的、形态类似于卵巢表面上皮肿瘤的肿瘤。

06.067　睾丸肾母细胞瘤　testicular nephroblastoma
可原发于睾丸或由肾脏转移而来的、与肾的肾母细胞瘤相似的肿瘤。原发性肿瘤的发生与异位的肾原基有关。组织学与发生在肾脏的肿瘤相同，含有三种成分：肾胚基、肾小管或肾小球、间充质。治疗和分期按照肾的肾母细胞瘤进行。

06.068　睾丸网发育不全　dysgenesis of the rete testis
睾丸的先天性发育缺陷。少见。镜下睾丸纵隔内有许多大小不等的囊腔，内衬低立方上皮。

06.069　睾丸网囊性扩张转化　cystic dilatation transformation of the rete testis
又称"睾丸网囊性扩张（cystic dilatation of the rete testis）"。睾丸网囊性扩张并压迫实质组织的病变。与附睾阻塞或由精索静脉曲张导致的睾丸内排泄管阻塞有关，也见于没有阻塞性病变但接受血液透析治疗的肾衰

竭患者，有时和草酸钙结晶沉积相关。附睾管和睾丸网管腔明显扩张，腔内充满精子和组织细胞。

06.070　睾丸网腺瘤样增生　adenomatous hyperplasia of the rete testis
睾丸网少见的良性病变。病变非常小，为实性或囊性，位于睾丸门部。镜下睾丸网上皮呈管状乳头状，偶尔呈筛状增生。

06.071　睾丸网腺瘤　rete testis adenoma
发生于扩张的睾丸网、来源于睾丸上皮的良性肿瘤。形态类似于支持细胞瘤的小管状结构。

06.072　睾丸网腺癌　rete testis adenocarcinoma
原发于睾丸网的腺癌。由细胞性、大的瘤结节和散布于其中的小分枝状裂隙样结构构成。

06.073　非特异性附睾炎　nonspecific epididymitis
由奈瑟菌属淋病奈瑟菌、沙眼衣原体、大肠埃希菌或其他微生物引起的附睾的增生性炎性改变。

06.074　附睾结核　tuberculosis of the epididymis
发生于附睾的结核。镜下可见大小不规则的干酪样坏死灶围以结核性肉芽组织。结核结节偶见，陈旧性病灶呈纤维化和钙化。

06.075　附睾精子囊肿　spermatocele of the epididymis
由附睾和（或）输精管炎症或结扎引起的囊肿。附睾管呈囊性扩张，腔内充满精液的团块。

06.076　附睾腺瘤样瘤　epididymal adenoma-

tous tumor of the epididymis
附睾最常见的良性肿瘤。由嗜酸性的间皮细胞构成实性条索或扩张的小管。

06.077　附睾恶性间皮瘤　malignant mesothelioma of the epididymis
来源于睾丸鞘膜或白膜间皮的恶性肿瘤。罕见。41%～50%患者有石棉接触史。大部分肿瘤为单纯的上皮细胞型，部分病例有多少不等的肉瘤样成分。

06.078　附睾腺癌　adenocarcinoma of the epididymis
来源于附睾上皮的恶性肿瘤。瘤细胞呈柱状或立方状、小管状、管状乳头状、囊性或几种形态的混合形式。

06.079　附睾乳头状囊腺瘤　papillary cystadenoma of the epididymis
附睾管内的良性乳头状上皮性肿瘤。镜下以乳头表面衬以胞质透明的柱状细胞为特点。

06.080　附睾结节性间皮细胞增生　nodular mesothelial hyperplasia of the epididymis
附睾的良性增生性病变。多是偶然在疝囊中发现一个或多个结节，细胞为多角形，无或有轻度的多形性，核分裂少见。

06.081　精索扭转　torsion of spermatic cord
精索发生扭转的现象。大部分扭转位于精索的睾丸鞘膜内部分。精索周围的脂肪组织可能发生脂肪坏死。

06.082　结节状输精管炎　vasitis nodosa of spermatic cord
类似于附睾精子肉芽肿的一种输精管的肉芽肿性病变。多数病例发生于输精管切除术或疝修补术后。光镜可以见到由增生小管引起的神经周围侵犯。

06.083　增生性精索炎　proliferative funiculitis
又称"精索假肉瘤性肌成纤维细胞增生（pseudosarcomatous myofibroblastic proliferation of spermatic cord）"。发生于精索的类似于软组织结节性筋膜炎的病变。可能与缺血有关，也可由扭转所致。多数病例是在腹股沟疝修补术中偶然发现。

06.084　精索血管黏液脂肪瘤　angiomyxolipoma of spermatic cord
发生于精索的脂肪瘤的一种罕见亚型。肿瘤界限清楚但没有包膜，脂肪组织与较大而扩张的血管混合存在，部分区域为疏松的黏液组织，黏液区域含成纤维细胞样细胞。

06.085　精索乳头状囊腺瘤　papillary cystadenoma of spermatic cord
位于腹股沟的囊性肿物。镜下类似于卵巢交界性浆液性肿瘤，提示其来源于米勒管。

06.086　阴茎尖锐湿疣　condyloma acuminatum of the penis
由人乳头状瘤病毒引起的鳞状上皮乳头状增生。病变位于尿道口、舟状窝或阴茎头。

06.087　阴茎白斑　leukoplakia of the penis
临床上类似于丘疹型湿疣的病变，不含人乳头瘤状病毒DNA。病变显示棘皮病和角化过度，但没有挖空细胞形成或明显的间质炎症，是阴茎皮肤黏膜轻中度上皮内肿瘤。

06.088　阴茎鲍恩病　Bowen disease of the penis
阴茎头部或包皮有边界清楚的、有鳞屑的红斑的鳞状细胞原位癌。好发于老年人。与人乳头状瘤病毒感染有关。

06.089　阴茎鳞状细胞癌　squamous cell carcinoma of the penis
阴茎鳞状上皮细胞分化的恶性上皮性肿瘤。可能与包皮过长、包茎、慢性炎、阴茎硬化性苔藓和乳头状瘤病毒感染有关。患者龟头可见外生性或扁平的溃疡型肿物。包皮过长或包茎的患者可出现隐匿的肿物，常以腹股沟淋巴结转移为首发症状。

06.090　阴茎珍珠斑　pearly penile plaque
阴茎头体部小的湿疣样病变。但不含乳头状瘤病毒 DNA。镜下见棘层增生和过度角化。

06.091　鞘膜积液　hydrocele
阴囊鞘膜囊内浆液性液体积聚。可为后天性，也可为先天性，前者与阴囊内容物的炎症性病变有关。

06.092　阴囊特发性钙质沉着　scrotal idiopathic calcinosis
阴囊皮肤多发性无症状结节。镜下可见无定形的嗜碱性团块，常伴有明显的异物反应。

06.093　睾丸周围纤维化　peritesticular fibrosis
睾丸白膜弥漫性或结节状增厚。类似于肿瘤。

06.094　阴囊硬化性脂肪肉芽肿　scrotal sclerosing lipogranuloma
发生于成人阴茎和阴囊的一种罕见病变。表现为脂肪组织灶性坏死，组织细胞和泡沫细胞聚集，并伴有广泛的纤维化和玻璃样变。

06.095　副阴囊　accessory scrotum
发生于阴囊附近、由脂肪和平滑肌组成的先天性会阴结节。

06.02　女性生殖系统

06.096　外阴慢性单纯性苔藓　lichen simplex chronicus of vulva
一种发生于外阴的、常见的、以苔藓样皮肤斑块为特征的皮肤病。通常是对瘙痒皮肤长期搔抓和摩擦造成的结果。

06.097　外阴湿疣　vulval condyloma
又称"生殖器疣（genital wart）"。一种与乳头状瘤病毒感染有关的良性疣状、乳头状病变。多经性传播，偶有非性接触感染，90%以上由人乳头状瘤病毒 6 型和 11 型引起。多累及生殖道和肛周的皮肤和黏膜，常多部位同时发生，以外生性多见。大体可分为细颗粒型、斑块型和菜花型三型。晚期常三型混合存在。

06.098　肉芽肿性外阴炎　granulomatous vulvitis
以形成上皮样肉芽肿为特点的一组外阴炎症性病变。除性病外，亦可由结核、真菌感染及克罗恩病等引起。

06.099　外阴努克管囊肿　hydrocele of the canal of Nuck
子宫圆韧带腹膜鞘状突囊肿。与圆韧带一起下行附着于大阴唇上侧，内含清亮液，衬以单层扁平或矮立方间皮，囊壁通常为纤维组织。

06.100　外阴黏液性囊肿　mucinous cyst of vuval
位于阴道前庭部或小阴唇内侧，多发生于青春期至 40 岁人群，由阴道前庭小黏液腺导管阻塞引起的囊肿。直径 2 ~ 4cm，单发，偶尔可多发，可引起疼痛。镜下囊内壁衬以高柱状或立状分泌黏液的腺上皮细胞，类似宫颈内膜腺体，也可出现鳞状上皮化生。

06.101　中肾管囊肿　mesonephric cyst
因上皮生长、分泌物潴留扩张而形成的囊肿。被覆矮立方上皮，呈鞋钉样排列，囊壁有少量平滑肌。少数可发生恶变。来源于中肾管残留，可出现在中肾管系统胚胎发生过程中的任意部位，常见于小阴唇外侧、阴蒂、阴道及宫颈，偶见于腹膜后。

06.102　尿道旁腺囊肿　Skene gland cyst
位于尿道周、由尿道旁腺导管阻塞引起的囊肿。被覆移行或鳞状上皮，体积较小，囊壁内有残余的尿道旁腺腺体。

06.103　巴氏腺囊肿　Bartholin cyst
由巴氏腺导管阻塞所导致的腺体的囊性扩张。是外阴最常见的囊肿，最常见于育龄期妇女。位于前庭部，可分为炎症性或潴留性。

06.104　子宫内膜炎　endometritis
发生于子宫内膜的炎症。分为急性子宫内膜炎和慢性子宫内膜炎。前者通常与流产、分娩及宫腔操作等相关。后者以淋巴细胞和浆细胞浸润为特征。

06.105　子宫内膜结核　endometrial tuberculosis
由结核杆菌引起的子宫内膜炎症。多为盆腔结核蔓延而来，也可以是全身结核经血行播散所致。

06.106　子宫内膜异位症　endometriosis
具有生长功能的子宫内膜组织出现在子宫以外部位的病症。

06.107　子宫内膜增生　endometrial hyperplasia
子宫内膜过度增生的状态。根据子宫内膜组织结构和细胞学异常情况分为单纯增生、复杂性增生和不典型增生。仅不典型增生是癌前病变。子宫内膜增生对雌激素有依赖性，育龄期妇女的子宫内膜增生经刮宫和孕激素类药物治疗后，多数病变可退缩，少数病变持续，极少数缓慢发展为子宫内膜样癌。

06.108　子宫内膜息肉　endometrial polyp
子宫内膜局限性增生，大体上呈结节状突向宫腔的病变。子宫内膜息肉并不是真性肿瘤。显微镜下病变内的子宫内膜腺体常呈扩张、囊性变，间质具有纤维化和厚壁血管。应用三苯氧胺者发病率升高。发生恶变罕见。

06.109　子宫内膜非典型息肉样腺肌瘤　endometrial atypical polypoid adenomyoma
由具有非典型性腺上皮和复杂结构的肌纤维性间质构成的息肉样子宫内膜病变。上皮成分常伴有明显鳞化。与 *MLH1* 基因启动子过甲基化和微卫星不稳定性有关。约10%的病例发展为子宫内膜癌，远高于普通息肉发展为子宫内膜癌的比例（<1%）。

06.110　子宫内膜样腺癌　endometrioid adenocarcinoma
一种原发性子宫内膜腺癌。占子宫体恶性肿瘤的70%~80%，诊断时患者平均年龄约63岁，90%伴有阴道异常排液症状。肿瘤具有腺泡状、乳头状或实性结构等腺性特征，缺乏浆乳癌的细胞核特征。免疫组织化学通常ER和PR阳性，P53阴性。预后同分期、年龄及组织学分级等密切相关。

06.111　子宫内膜黏液性腺癌　endometrial mucinous adenocarcinoma
一种原发性子宫内膜腺癌。占子宫内膜癌的

1%～9%。常伴有阴道异常出血。超过50%的肿瘤细胞含有明显的细胞内黏液。通常与雌激素不相关，常伴有*KRAS*突变。诊断时通常为Ⅰ期，绝大部分为高分化，预后较好。

06.112　子宫内膜浆液性腺癌　endometrial serous adenocarcinoma

一种原发性子宫内膜腺癌。以复杂的乳头状和（或）腺状结构为特征，伴有弥漫明显的细胞核多形性。80%～90%伴有*TP53*突变。免疫组织化学通常ER和PR阴性，P53表达通常呈弥漫强阳性或完全缺失。局限于子宫内膜者预后较好。子宫外播散几乎总伴随复发和因瘤致死。

06.113　子宫内膜透明细胞腺癌　endometrial clear cell adenocarcinoma

一种原发性子宫内膜腺癌。约占2%，绝经后阴道出血是最常见症状。肿瘤由具有透明或嗜酸性胞质的多角形或鞋钉样细胞构成，排列成乳头状、腺管状或实片状，至少有局灶的高级别细胞核特征。免疫组织化学通常ER和PR阴性，P53罕见高表达。整体5年生存率低于50%。

06.114　子宫内膜混合型腺癌　endometrial mixed adenocarcinoma

由两种或两种以上不同组织学类型的子宫内膜癌组成的混合型腺癌。其中至少有一种成分为Ⅱ型癌，并且少的成分要达到5%。生物学行为与最高级别的成分相关。

06.115　子宫内膜小细胞癌　endometrial small cell carcinoma

形态类似于小细胞肺癌的一种原发性子宫内膜癌。罕见。预后差。归为小细胞神经内分泌癌。

06.116　子宫内膜未分化癌　endometrial undifferentiated carcinoma

缺少任何特征性分化的、原发于子宫内膜的恶性上皮性肿瘤。少见。由黏附性差的相对一致的异型肿瘤细胞构成，核分裂多见。免疫组织化学显示有上皮标志物表达。生物学行为呈高度侵袭性。

06.117　子宫内膜去分化癌　endometrial dedifferentiated carcinoma

分化好的子宫内膜样癌中出现未分化癌成分的子宫内膜癌。

06.118　子宫平滑肌瘤　leiomyoma of the uterus

由具有平滑肌分化的细胞组成的子宫良性肿瘤。是最常见的子宫体肿瘤。具有数种不同形态学亚型。

06.119　子宫富于细胞性平滑肌瘤　cellular leiomyoma of the uterus

细胞密度高于普通平滑肌瘤的子宫肿瘤。肿瘤细胞胞质少，缺乏核不典型性，核分裂少见。肿瘤边界不规则，常与周围肌层融合。当高度富于细胞时，可类似子宫内膜间质。

06.120　子宫核分裂活跃的平滑肌瘤　mitotically active leiomyoma of the uterus

核分裂多于10/10HPF、无细胞异型性和肿瘤性坏死的子宫平滑肌瘤。常见于育龄期妇女，有时伴发于激素治疗后。

06.121　子宫上皮样平滑肌瘤　epithelioid leiomyoma of the uterus

曾称"子宫良性平滑肌母细胞瘤（benign leiomyoblastoma of the uterus）""子宫透明细胞平滑肌瘤（clear cell leiomyoma of the uterus）"。由圆形或多角形的、具有上皮样形态的细胞构成的良性子宫平滑肌源性肿瘤。罕见，很难预测其生物学行为。通常推荐的指标为无肿瘤性坏死，无或有轻度不典型性，核分裂少于 3/10 HPF。

06.122　子宫脂肪平滑肌瘤　lipoleiomyoma of the uterus
一种少见的子宫平滑肌瘤亚型。平滑肌细胞中混有不同比例的成熟脂肪细胞。当脂肪成分较多时，大体可呈黄色。部分病例有类似脂肪瘤的 *HMGA2* 基因重排。

06.123　子宫神经鞘瘤样平滑肌瘤　neurile-moma-like leiomyoma of the uterus
一种少见的子宫平滑肌瘤亚型。梭形肿瘤细胞核呈栅栏样排列，形态类似良性神经鞘瘤。但超微结构并未显示有神经鞘分化。

06.124　良性转移性平滑肌瘤　benign metas-tasizing leiomyoma
具有典型良性形态学特点但发生转移的平滑肌肿瘤。非常少见。临床上以子宫肌瘤术后数年发现肺内多发小结节为特征，也有累及淋巴结、后腹膜、软组织或骨的病例报道。在发现转移灶并且排除其他非子宫区域（胃肠道、腹膜后等）原发性平滑肌肿瘤后才能确定诊断。

06.125　子宫弥漫性平滑肌瘤病　diffuse leiomyomatosis of the uterus
罕见的良性子宫平滑肌肿瘤。子宫弥漫性增大，几乎整个子宫肌层都布满无数境界不清、富于细胞的平滑肌瘤结节，细胞无不典型性病变。

06.126　静脉内平滑肌瘤病　intravenous leiomyomatosis
肿瘤性增生的平滑肌累及平滑肌瘤主体范围之外的静脉管腔，可漂浮于管腔内或附着于静脉壁的病症。非常少见。有时肿瘤主体来源不清，或发生于子宫肌瘤切除术后。显

微镜下细胞温和，核分裂罕见，常富于血管，也可出现平滑肌瘤的各种形态。肿瘤可沿血管生长进入大静脉和心脏，有时可累及肺部。预后较好。

06.127　子宫平滑肌肉瘤　leiomyosarcoma of the uterus
一种发生于子宫的恶性平滑肌肿瘤。肿瘤细胞常呈梭形，偶尔呈上皮样或黏液样。分期是最重要的预后因素。整体 5 年生存率为 15% ~ 25%。

06.128　子宫内膜间质结节　endometrial stromal nodule
一种发生于子宫的良性子宫内膜间质肿瘤。边缘清楚，肿瘤细胞类似增殖期子宫内膜间质。可出现指状突起或少于 3 个与肿瘤主体紧密相连的瘤细胞巢（直径＜3mm）。当出现脉管浸润时则不应使用该诊断名词。

06.129　低级别子宫内膜间质肉瘤　low-grade endometrial stromal sarcoma
一种细胞形态类似增殖期子宫内膜间质细胞的恶性肿瘤。表现为浸润性生长，累及子宫肌层和（或）脉管。核分裂增加并不排除该诊断。分期是最重要的预后因素。Ⅰ期和Ⅱ期患者 5 年生存率约 90%，Ⅲ期和Ⅳ期患者约 50%。

06.130　高级别子宫内膜间质肉瘤　high-grade endometrial stromal sar-coma
一种子宫内膜间质来源的恶性肿瘤。肿瘤通常呈破坏、浸润性生长，由高级别圆形细胞（通常为主要成分）和低级别梭形细胞成分以不同比例混合构成。预后介于低级别子宫内膜间质肉瘤和未分化子宫肉瘤之间。

06.131　未分化子宫肉瘤　undifferentiated

uterine sarcoma

一种发生于子宫内膜或肌层的恶性肿瘤。缺乏与增殖期子宫内膜间质的相似性，边界不清，侵袭破坏肌层，肿瘤细胞呈高级别特征，没有特定分化表现。多数患者诊断时即为晚期。I 期患者也多数在 2 年内死亡。

06.132 子宫腺纤维瘤 adenofibroma of the uterus

一种罕见的子宫良性肿瘤。肿瘤由良性的米勒管上皮及间质两种成分混合构成，间质来源于子宫内膜间质，常呈成纤维细胞样。大体和组织学特征类似卵巢的腺纤维瘤。

06.133 子宫腺肉瘤 adenosarcoma of the uterus

一种由上皮和间叶成分混合构成的肿瘤。上皮成分为良性，可以伴有不典型性，间叶成分为低级别肉瘤。当≥25%的肿瘤由高级别肉瘤成分构成时，被归类为腺肉瘤伴肉瘤过度生长。约 30%发生局部复发。发生转移的病例通常伴有肉瘤过度生长，预后较差。

06.134 子宫癌肉瘤 carcinosarcoma of the uterus

又称"恶性米勒混合瘤（malignant mixed Müllerian tumour）"。由高级别癌和肉瘤成分构成的双相性混合性恶性肿瘤。约占子宫恶性肿瘤的 5%。大多发生于绝经后女性，伴有阴道出血。预后差，播散方式类似高级别子宫内膜癌。

06.135 低级别鳞状上皮内病变 low-grade squamous intraepithelial lesion, LSIL

宫颈、阴道和外阴部位鳞状上皮的上皮内病变类型之一。是繁殖型人乳头状瘤病毒感染的形态学表现。低级别是指并发或继发恶性肿瘤的相关风险低。80% ~ 85%由感染高危型人乳头状瘤病毒引起。组织形态学上异常增生的细胞不超过鳞状上皮层的下 1/3。患者转归良好，平均 1 年内病变消退。

06.136 高级别鳞状上皮内病变 high-grade squamous intraepithelial lesion, HSIL

宫颈、阴道和外阴部位鳞状上皮的上皮内病变类型之一。如不治疗，发展为浸润性癌的风险明显升高。其中超过 90%可检测到高危型人乳头状瘤病毒，约 50%是人乳头状瘤病毒 16 型和 18 型。组织形态学上异常增生的细胞超过鳞状上皮层的下 1/3。

06.137 感染性输卵管炎 infectious salpingitis

各种致炎因子导致的输卵管炎症。输卵管是盆腔炎症性疾病的主要发病部位。大多发生于性活跃期、有月经的妇女，初潮前、绝经后或未婚者很少发生。

06.138 肉芽肿性输卵管炎 granulomatous salpingitis

发生于输卵管、以肉芽肿为特点的慢性炎症性病变。分为感染性和非感染性。感染性包括结核杆菌及放线菌、蛲虫和血吸虫感染等。非感染性包括结节病、克罗恩病及异物反应。

06.139 输卵管孤立性血管炎 isolated vasculitis of fallopian tube

可为全身系统性血管炎的一部分，也可以是输卵管孤立性病变。血管病变显示为坏死性血管炎、巨细胞性动脉炎或增生闭塞性血管炎。

06.140 输卵管妊娠 tubal pregnancy of fallopian tube

受精卵种植于输卵管的异位妊娠。由于输卵管壁较薄，难以承受胚胎发育至成熟，常在妊娠 2 个月末发生输卵管破裂流产。诊断依据为在输卵管壁见到胎盘绒毛或滋养细胞浸润。

06.141　结节性峡部输卵管炎　salpingitis isthmica nodosa

一种特殊的慢性输卵管炎。可伴有不孕或异位妊娠。峡部输卵管上皮向外膨出或形成憩室，并伴有上皮周围平滑肌组织的结节状增生。常为双侧性。

06.142　输卵管结节性蜕膜反应　nodular decidual reaction of fallopian tube

由异位蜕膜形成的结节状病变。可由妊娠异位反应或药物引起。常在因其他原因摘除输卵管时偶然发现。

06.143　输卵管腺瘤样瘤　adenomatoid tumor of fallopian tube

输卵管最常见的间皮来源的良性肿瘤。形态与子宫腺瘤样瘤相似。极少引起症状。

06.144　输卵管化生性乳头状肿瘤　metaplastic papillary tumor of fallopian tube

一般黏膜内肿瘤占据部分管周，由大小不等的乳头构成的肿瘤。乳头表面被覆非典型上皮细胞，类似浆液性交界性肿瘤，上皮有出芽，大多数细胞有丰富的嗜酸性胞质，某些细胞可含有细胞内黏液。可见大量细胞外黏液，核分裂罕见。不常见，一般于分娩后行输卵管部分切除或绝育术时偶然发现，只有少数患者近期无妊娠史。

06.145　输卵管乳头状瘤　papilloma of fallopian tube

发生于输卵管、以乳头状生长为主的良性上皮性肿瘤。不常见。组织学类型以浆液性乳头状瘤为主。

06.146　输卵管囊腺瘤　cystadenoma of fallopian tube

发生于输卵管、以形成囊腔为特点的良性上皮性肿瘤。不常见。组织学常为浆液性囊腺瘤。

06.147　输卵管腺纤维瘤　adenofibroma of fallopian tube

由良性上皮及间叶成分组成的双相分化的输卵管肿瘤。发生在卵管的腺纤维瘤远较卵巢的要少得多。

06.148　输卵管囊[性]腺纤维瘤　cystadenofibroma of fallopian tube

由良性上皮及间叶成分组成的双相分化的输卵管肿瘤。大体呈囊性。在卵管的发生率远较卵巢低。

06.149　输卵管癌　carcinoma of fallopian tube

来源于输卵管的恶性上皮性肿瘤。大多数为腺癌。

06.150　植入性胎盘　placenta increta

胎盘绒毛与其下方的子宫肌层粘连并侵入子宫肌层的病变。病变处蜕膜层缺失。

06.151　穿透性胎盘　placenta percreta

胎盘绒毛与其下方的子宫肌层粘连并穿透肌层的病变。病变处蜕膜层缺失。

06.152　侵入性胎盘　placenta accreta

胎盘绒毛与其下方的子宫肌层表面粘连的病变。病变处蜕膜层缺失。

06.153　胎盘感染　placental infection

胎盘组织发生的细菌性感染。感染不仅指胎盘实质，也包括脐带和胎膜。

06.154　胎盘梗死　placental infarction

继发于母体子宫胎盘循环局部阻塞的绒毛坏死。包括胎儿面梗死和母体面梗死。

06.155　滋养细胞肿瘤　gestational tropho-

blastic tumor

一组由妊娠滋养细胞构成的肿瘤。包括妊娠绒癌、胎盘部位滋养细胞肿瘤和上皮样滋养细胞肿瘤。

06.156 妊娠绒癌 pregnancy choriocarcinoma

滋养细胞发生的恶性肿瘤。由成片的、高度异型的滋养细胞构成，绒毛结构消失。

06.157 胎盘部位滋养细胞肿瘤 placental site trophoblastic tumor, PSTT

来源于胎盘种植部位的一种特殊类型的中间型滋养细胞肿瘤。十分罕见。

06.158 上皮样滋养细胞肿瘤 epithelium trophoblastic tumor

一种由中间型滋养细胞组成的单相性肿瘤。是一种不同于胎盘部位滋养细胞肿瘤和绒癌但类似癌的独特而罕见的滋养细胞肿瘤。十分罕见。

06.159 水泡状胎块 hydatidiform mole

俗称"葡萄胎"。因妊娠后胎盘绒毛滋养细胞增生、间质水肿，而形成大小不一的水泡。水泡间借蒂相连成串，形如葡萄。

06.160 完全性水泡状胎块 complete hydatidiform mole

胎盘绒毛全部受累，整个宫腔充满水泡，弥漫性滋养细胞增生，无胎儿及胚胎组织的水泡状胎块。大多数为父系二倍体核型。

06.161 部分性水泡状胎块 partial hydatidiform mole

部分胎盘绒毛肿胀变性，局部滋养细胞增生的水泡状胎块。大多数为两个父系和一个母系的三倍体核型。

06.162 侵蚀性水泡状胎块 invasive hydatidiform mole

侵入子宫肌层或转移至子宫以外的水泡状胎块。为恶性滋养细胞肿瘤的一种。

06.163 转移性水泡状胎块 metastaic hydatidiform mole

位于子宫以外血管或组织内的水泡状胎块。

06.164 急性卵巢炎 acute oophoritis

发生于卵巢的急性炎症。由于卵巢和输卵管是部位相互邻近的关系，故卵巢炎大多继发于输卵管炎症，也可是阑尾炎或结肠憩室炎等的直接扩散，极少数由血道感染所致。

06.165 慢性卵巢炎 chronic oophoritis

发生于卵巢的慢性炎症。多由急性卵巢炎迁延所致。病变多累及卵巢表浅部位和卵巢周围组织。

06.166 卵巢结核 ovarian tuberculosis

发生于卵巢的、由结核杆菌感染所致的特殊性炎症。卵巢结核多由输卵管结核病蔓延所致，由血源性播散引起者较少。

06.167 囊性卵泡 cystic follicle

卵泡过度生长而不排卵、卵泡内潴留的液体使卵泡直径增大达 1.5～2.5cm 时的状态。

06.168 卵巢滤泡囊肿 follicular cyst of the ovary

卵泡过度生长而不排卵、卵泡内潴留的液体使卵泡直径大于 2.5cm 时的状态。

06.169 卵巢黄体囊肿 corpus luteum cyst of the ovary

黄体形成时，进入黄体内的卵泡膜血管破裂所形成的黄体血肿。

06.170 妊娠黄体瘤 luteoma of pregnancy

正常妊娠时黄体细胞增生所形成的单个或多个结节状肿物。

06.171 卵巢子宫内膜异位症 endometriosis of the ovary

又称"巧克力囊肿（chocolate cyst）"。卵巢出现子宫内膜异位所导致的疾病。源于子宫内膜在卵巢内种植或是由生发上皮化生为子宫内膜所致。

06.172 多囊性卵巢 polycystic ovary

卵巢含有多发性滤泡囊肿或囊性卵泡的状态。临床多表现为多囊卵巢综合征，主要临床表现有月经失调、不育、多毛和肥胖。大体见卵巢白膜明显增厚，卵巢因含多个囊性卵泡而呈多囊状。

06.173 卵巢囊腺瘤 cystadenoma of the ovary

一种卵巢良性浆液性肿瘤。肿瘤的腺体中因有分泌物潴留而呈囊状扩张。

06.174 卵巢乳头状囊腺瘤 papillary cystadenoma of the ovary

一种卵巢良性浆液性肿瘤。腺瘤的上皮有明显乳头形成。

06.175 卵巢表面乳头状瘤 surface papilloma of the ovary

卵巢良性浆液性肿瘤的一种特殊亚型。卵巢表面上皮呈乳头状生长。

06.176 卵巢腺纤维瘤 adenofibroma of the ovary

卵巢浆液性腺瘤或乳头状腺瘤中纤维间质增生较明显的类型。

06.177 卵巢囊[性]腺纤维瘤 cystadenofibroma of the ovary

卵巢浆液性囊腺瘤或乳头状囊腺瘤中纤维间质增生较明显的类型。

06.178 卵巢交界性囊腺瘤 borderline cystadenoma of the ovary

卵巢潜在低度恶性的浆液性肿瘤。形态介于良恶性肿瘤之间，无间质浸润。

06.179 卵巢浆液性肿瘤 serous tumor of the ovary

一组肿瘤细胞类似于输卵管上皮细胞的肿瘤。依上皮细胞的分化程度及排列的结构分为良性的腺瘤、囊腺瘤、囊腺纤维瘤，交界性浆液性囊腺瘤和浆液性腺癌、浆液性囊腺癌。

06.180 卵巢伴微浸润的浆液性交界性肿瘤 ovarian serous borderline tumor with microinvasion

在卵巢浆液性交界瘤中出现单个瘤细胞或者一个或多个微小的浸润灶。任何一个病灶面积不超过 $1cm^2$。

06.181 卵巢浆液性腺癌 ovarian serous adenocarcinoma

常见的卵巢浸润性恶性上皮性肿瘤。分为低级别和高级别两种类型。

06.182 卵巢低级别浆液性癌 low-grade serous carcinoma of the ovary

上皮呈低度恶性细胞形态的卵巢浸润性浆液性癌。

06.183 卵巢高级别浆液性癌 high-grade serous carcinoma of the ovary

上皮呈高级别核异型性，常呈乳头状、腺样和实性生长的浆液性癌。

06.184 卵巢黏液性囊腺瘤 ovarian mucus

cystadenoma

一种衬覆胃肠型黏液上皮的良性卵巢囊性黏液性肿瘤。

06.185　卵巢黏液性腺纤维瘤　ovarian mucus adenofibroma

部分卵巢黏液性囊腺瘤中纤维间质增生较明显，形成结节状纤维性团块，构成黏液性腺纤维瘤。

06.186　卵巢黏液性交界性肿瘤　ovarian mucinous borderline tumor

潜在低度恶性的黏液性上皮性肿瘤。异型性介于良恶性肿瘤之间，无间质浸润。

06.187　卵巢黏液性腺癌　ovarian mucinous adenocarcinoma

卵巢的一种恶性黏液性上皮性肿瘤。与黏液性交界性肿瘤的区别在于有卵巢的间质浸润。

06.188　卵巢浆–黏液性囊腺瘤　seromucinous cystadenoma of the ovary

由两种或两种以上米勒上皮构成的卵巢良性囊性上皮性肿瘤。

06.189　卵巢浆–黏液性腺纤维瘤　seromucinous adenofibroma of the ovary

由两种或两种以上米勒上皮构成的卵巢良性肿瘤。有丰富的纤维间质。

06.190　卵巢交界性浆–黏液性肿瘤　seromucinous borderline tumor of the ovary

又称"卵巢不典型增生性浆–黏液性肿瘤（atypical proliferative seromucinous tumor of the ovary）"。由一种以上上皮类型构成的非浸润性、不典型增生性卵巢上皮性肿瘤。最常见的由浆液性上皮和宫颈内膜型黏液上皮混合构成，但也可见子宫内膜样细胞、透明细胞、移行细胞或鳞状上皮。

06.191　卵巢浆–黏液性癌　seromucinous carcinoma of the ovary

主要由浆液性上皮和子宫内膜型黏液上皮构成的卵巢癌。偶可见透明细胞灶。内膜样和鳞状分化的区域亦可见到。

06.192　卵巢子宫内膜样囊腺瘤　ovarian endometrioid cystadenoma

一种子宫内膜分化的卵巢良性肿瘤。肿瘤腺体形态与子宫内膜相似，可有囊腔形成。

06.193　卵巢子宫内膜样腺纤维瘤　ovarian endometrioid adenofibroma

一种子宫内膜分化的卵巢良性肿瘤。肿瘤腺体形态与子宫内膜相似，常有明显的纤维间质。

06.194　卵巢子宫内膜样癌　ovarian endometrioid adenocarcinoma

发生于卵巢的、与子宫体的子宫内膜样腺癌相似的恶性肿瘤。部分肿瘤的发生与子宫内膜异位症有关。

06.195　卵巢恶性米勒混合瘤　ovarian malignant mixed Müllerian tumor

又称"卵巢癌肉瘤（carcinosarcoma of the ovary）"。发生于卵巢的、含有恶性上皮和恶性间叶成分的高度侵袭性肿瘤。

06.196　卵巢子宫内膜样间质肉瘤　endometrioid stromal sarcoma of the ovary

一种发生于卵巢的、与子宫的子宫内膜间质肉瘤相似的间叶性肿瘤。可分为低级别和高级别两种类型。

06.197　卵巢透明细胞肿瘤　ovarian clear cell tumor

一组由衬覆透明细胞或鞋钉样细胞为主的

腺体或小囊构成的卵巢上皮性肿瘤。可分为良性、交界性和恶性。

06.198 卵巢鳞状细胞癌 ovarian squamous cell carcinoma
由鳞状上皮细胞构成的卵巢恶性上皮性肿瘤。非生殖细胞来源。

06.199 卵巢混合上皮性肿瘤 ovarian mixed epithelial tumor
由至少两种类型的上皮细胞混合组成的卵巢上皮性肿瘤。包括浆液性囊腺瘤、黏液性囊腺瘤、子宫内膜样肿瘤、透明细胞瘤、布伦纳瘤，每种成分所占比例均＞10%。

06.200 卵巢未分化癌 ovarian undifferen-tiated carcinoma
无任何特殊细胞类型分化特征的卵巢恶性上皮性肿瘤。

06.201 卵巢颗粒细胞瘤 granulosa cell tumor of the ovary
仅由卵巢颗粒细胞构成的肿瘤或颗粒细胞所占比例＞10%的肿瘤。背景常为纤维卵泡膜瘤样间质。

06.202 卵巢成年型颗粒细胞瘤 adult granulosa cell tumor of the ovary
一种低度恶性性索间质肿瘤。主要由颗粒细胞构成，但常混有不同量的成纤维细胞和卵泡膜细胞。

06.203 卵巢幼年型颗粒细胞瘤 juvenile granulosa cell tumor of the ovary
一种主要发生于儿童和年轻成人的特殊类型的颗粒细胞瘤。常以结节样或弥漫性生长为特征。

06.204 卵泡膜细胞瘤 thecoma
瘤细胞与卵泡膜细胞及其黄素化细胞相似的性索间质肿瘤。

06.205 伴有硬化性腹膜炎的黄素化卵泡膜瘤 luteinized thecoma associated with sclerosing peritonitis
一种伴有硬化性腹膜炎的特殊类型的卵巢间质肿瘤。最多见于绝经前女性。常为双侧发生，临床表现为腹胀、腹水和肠梗阻。

06.206 卵巢纤维瘤 fibroma of the ovary
由产生大量胶原的梭形细胞构成的卵巢良性肿瘤。是性索间质肿瘤中较常见的一种。

06.207 卵巢纤维肉瘤 fibrosarcoma of the ovary
一种由成纤维细胞及其产生的数量不等的胶原构成的卵巢恶性肿瘤。

06.208 卵巢伴性索成分的间质肿瘤 stromal tumor with sex cord of the ovary
一种罕见的纤维性卵泡膜细胞瘤。含有少量（＜10%）的性索成分。

06.209 卵巢硬化性间质瘤 sclerosing stromal tumor of the ovary
卵巢的良性性索间质肿瘤。以富于细胞的假小叶为特征，假小叶之间为含少量细胞的水肿型胶原纤维组织。

06.210 卵巢支持细胞瘤 ovarian Sertoli cell tumor
由排列成实性或空心小管的支持细胞构成的卵巢肿瘤。多为良性，偶为恶性，恶性者直径多＞5cm，核分裂＞5/10HPF，核呈异型性且出现坏死。

06.211 卵巢间质细胞瘤 ovarian Leydig cell tumor

由纤维瘤样间质和成簇类似睾丸的间质细胞构成的卵巢良性间质肿瘤。类似睾丸的间质细胞内含赖因克（Reinke）结晶。

06.212　卵巢支持–间质细胞瘤　ovarian Sertoli-Leydig cell tumor
一种由不同比例的支持细胞和类似睾丸间质细胞的瘤细胞构成的肿瘤。

06.213　印戒样间质瘤　signet-ring stromal tumor
一种良性的卵巢间质肿瘤。由没有细胞内黏液、糖原或脂质的印戒样细胞构成。

06.214　微囊性间质瘤　microcystic stromal tumor
一种罕见的、良性、可能为间质起源的卵巢肿瘤。以微囊为特征。

06.215　卵巢环状小管性索肿瘤　ovarian sex cord tumor with annular tubule
由性索成分（支持细胞）排列成单纯性或复杂性环状小管而构成的肿瘤。伴有波伊茨–耶格综合征的女性多为良性，不伴有综合征者约20%为低度恶性病程，常有淋巴结转移。

06.216　卵巢两性母细胞瘤　ovarian gynandroblastoma
由分化好的性索成分（支持细胞）和颗粒细胞成分混合构成的卵巢肿瘤。第二种细胞成分所占比例＞10%。

06.217　卵巢未分类的性索间质肿瘤　ovarian undifferentiated sex cord-stromal tumor
发生于卵巢的无明显睾丸或卵巢分化的性索间质肿瘤。

06.218　卵巢类固醇细胞瘤　ovarian steroid cell tumor
完全或主要由与分泌类固醇激素细胞相似的瘤细胞构成的肿瘤。但细胞内无赖因克结晶。

06.219　卵巢无性细胞瘤　ovarian dysgerminoma
由单一增生的原始生殖细胞构成的卵巢恶性肿瘤。如经适当治疗，预后可较好。

06.220　卵巢卵黄囊瘤　ovarian yolk sac tumor
又称"卵巢内胚窦瘤（endodermal sinus tumor of the ovary）"。一种显示向内胚层结构分化的原始生殖细胞肿瘤。形态上可包括原始肠道和间叶组织及卵黄囊等胚外组织和胚胎体细胞组织，如肠道、肝和间质等。卵黄囊瘤为恶性度较高的肿瘤，但通常对化疗较为敏感。

06.221　卵巢胚胎性癌　ovarian embryonal carcinoma
一种罕见的主要向上皮分化的原始生殖细胞肿瘤。由与胚盘类似的、呈腺样、管状、乳头状或实性生长的上皮样细胞构成。胚胎性癌为高度恶性，但对化疗敏感。

06.222　卵巢多胚瘤　ovarian polyembryoma
发生于卵巢的、主要由类似早期胚胎的胚体构成的罕见恶性肿瘤。

06.223　卵巢非妊娠绒毛膜癌　ovarian non-gestational choriocarcinoma
卵巢罕见的生殖细胞肿瘤。主要由细胞滋养叶细胞、合体滋养叶细胞构成。与妊娠无关。

06.224　卵巢混合性生殖细胞瘤　ovarian mixed germ cell tumor
发生于卵巢的，由两种或两种以上的恶性、原始生殖细胞成分构成的肿瘤。以无性细胞瘤和卵黄囊瘤的混合最为常见。

06.225 卵巢未成熟畸胎瘤 ovarian immature teratoma

发生于卵巢的、含有数量不等的未成熟胚胎性成分（通常为未成熟的神经外胚层成分，如原始神经管）的畸胎瘤。根据未成熟神经外胚层成分的多少分为 1 级、2 级、3 级。

06.226 卵巢成熟性畸胎瘤 ovarian mature teratoma

一种发生于卵巢的、完全由来自两个或三个胚层（包括内胚层、中胚层和外胚层）的成熟组织构成的肿瘤。肿瘤通常为囊性，称"囊性成熟性畸胎瘤（mature cystic teratoma）"，但罕见情况下可为实性，称"成熟性实性畸胎瘤（mature solid teratoma）"。

06.227 卵巢性腺母细胞瘤 ovarian gonado-blastoma

卵巢混合性生殖细胞-性索间质肿瘤中的一种。包括伴有恶性生殖细胞肿瘤的性腺母细胞瘤、由不成熟性索细胞和生殖细胞混合而成的肿瘤（生殖细胞部分可视为原位恶性生殖细胞肿瘤）。

06.228 卵巢网肿瘤 tumor of rete ovarii

起源于卵巢网的一组良性或恶性肿瘤。包括卵巢网囊肿、囊腺瘤、腺瘤和腺癌。

06.229 卵巢甲状腺肿 struma ovarii

一种发生于卵巢的、完全或主要由甲状腺组织构成的单胚层成熟性畸胎瘤。

06.230 卵巢类癌 ovarian carcinoid of the ovary

发生于卵巢的、与胃肠道类似的高分化神经内分泌肿瘤。

06.231 卵巢皮脂腺肿瘤 sebaceous tumor of the ovary

发生于卵巢的、与皮肤皮脂腺肿瘤相似的肿瘤。包括皮脂腺瘤、伴皮脂腺分化的基底细胞癌和皮脂腺癌，可能来源于皮样囊肿。

06.232 卵巢恶性间皮瘤 ovarian malignant mesothelioma

全部或大部分位于卵巢表面和（或）门部的恶性间皮瘤。

06.233 卵巢小细胞癌 ovarian small cell carcinoma

一种见于卵巢的、未分化的小细胞恶性肿瘤。伴有高钙血症副肿瘤综合征的称"卵巢高钙型小细胞癌（ovarian small cell carcinoma hypercalcaemic type）"。类似于小细胞肺癌的称"卵巢肺型小细胞癌（ovarian small cell carcinoma pulmonary type）"。

06.03　乳　　腺

06.234 异位乳腺组织 ectopic breast tissue

分布于胚胎发育时期乳线上的正常乳腺部位以外的乳腺组织。

06.235 男性乳腺发育 gynecomastia

一种以导管和间叶成分增生为特点的男性

乳腺非肿瘤性增大。可能与内源性或外源性雌激素刺激有关。

06.236 青春期女性乳腺肥大 juvenile hypertrophy of the breast

一种发生于青春期女性的、以乳腺导管和间

质混合性增生为组织学特点的非肿瘤性乳腺增生性疾病。可能与内源性雌激素刺激有关。

06.237 急性化脓性乳腺炎 acute suppurative mastitis
一种发生于哺乳期的乳腺导管系统细菌感染性疾病。以金黄色葡萄球菌感染最为常见。

06.238 乳晕下脓肿 subareolar abscess
一种原因不明的非泌乳相关性慢性乳腺大导管周围化脓性炎。

06.239 结核性乳腺炎 tuberculous mastitis
结核杆菌感染所导致的乳腺肉芽肿性炎。一般为继发性结核病。

06.240 真菌性乳腺炎 mycotic mastitis
真菌感染乳腺实质所导致的炎症性疾病。常形成肉芽肿。

06.241 寄生虫性乳腺炎 parasitic mastitis
寄生虫感染乳腺实质所导致的炎症性疾病。常形成肉芽肿。

06.242 乳腺结节病 sarcoidosis of the breast
一种原因不明的以形成非干酪样坏死性上皮样肉芽肿为特点的乳腺慢性炎症。多伴发于系统性疾病。

06.243 隆乳相关性病变 lesion associated with breast augmentation
乳腺内植入假体所导致的炎症。常形成肉芽肿。

06.244 乳腺淀粉样瘤 amyloid tumor of the breast
各种炎症或肿瘤所产生的淀粉样物质沉积于乳腺实质所导致的病变。多伴发于系统性疾病。

06.245 乳腺血管炎 vasculitis of the breast
发生于乳腺实质的血管炎症性疾病。可单独发生或伴发于系统性疾病。

06.246 蒙多病 Mondor disease
一种累及乳腺及其附近胸腹壁皮肤的特发性表浅血栓性静脉炎。

06.247 肉芽肿性小叶性乳腺炎 granulomatous lobular mastitis
一种主要累及乳腺小叶、以形成肉芽肿为特点的非感染性慢性炎症。可能与分泌物外溢诱发的免疫反应有关。

06.248 硬化性淋巴细胞性小叶炎 sclerosing lymphocytic lobulitis
一种以乳腺小叶和血管为中心的、以淋巴细胞浸润和间质纤维化为特点的慢性炎症性疾病。可能与自身免疫有关。

06.249 乳腺导管扩张症 duct ectasia of the breast
一种主要累及乳腺较大导管、以导管扩张及导管周围炎症反应和纤维化为特点的慢性炎症性疾病。

06.250 乳腺脂肪坏死 fat necrosis of the breast
由各种原因导致的乳腺脂肪坏死性炎症反应。

06.251 乳腺梗死 infarction of the breast
由乳腺局部相对性或绝对性血供不足导致的乳腺自发性坏死。

06.252 积乳囊肿 galactocele
由乳汁潴留导致的乳腺囊肿。

06.253 乳腺黏液囊肿样病变 mucocele-like lesion of the breast
以乳腺内形成含有黏液的导管或囊肿为特点的乳腺增生性疾病。偶尔发生癌变。

06.254 乳腺纤维囊性改变 fibrocystic change of the breast
有囊肿形成、间质纤维化和大汗腺化生等多种表现的乳腺过度反应性改变的统称。不包括各种提示乳腺癌风险的上皮增生性疾病。

06.255 乳腺错构瘤 hamartoma of the breast
一种由类似于正常乳腺的腺体和间质成分以不同比例构成的境界清楚且常有包膜的良性增生性疾病。

06.256 乳腺硬化性腺病 sclerosing adenosis of the breast
间质显著硬化并有不同程度腺泡挤压变形的乳腺腺病。易被误认为癌。

06.257 乳腺腺病瘤 adenosis tumor of the breast
硬化性腺病融合性增生而形成的乳腺结节状病变。

06.258 乳腺大汗腺腺病 apocrine adenosis of the breast
具有显著大汗腺细胞学特点的乳腺腺病。

06.259 乳腺腺病 adenosis of the breast
一组以小叶和腺泡增多及不同程度间质纤维化为特点的乳腺良性增生性疾病。

06.260 乳腺微腺腺病 microglandular adenosis of the breast
一种以单层上皮构成的小圆形腺体增生为特点且不形成小叶结构的乳腺上皮增生性疾病。多数呈惰性临床经过，少数可发展为癌。

06.261 乳腺放射状瘢痕 radial scar of the breast
一种不论在影像学上、大体表现还是低倍镜下都与浸润癌相似的良性乳腺硬化性病变。组织学特点是瘢痕组织内不同程度增生性改变的导管和小叶呈放射状排列。

06.262 乳腺管状腺瘤 tubular adenoma of the breast
一种以腺上皮和肌上皮构成的小圆形腺体增生为特点的乳腺良性上皮性肿瘤。

06.263 乳头导管腺瘤 nipple ductal adenoma
一种发生于乳头乳晕部的、以形成乳头状和（或）腺瘤样结构为特点的乳腺良性上皮性肿瘤。

06.264 乳腺腺肌上皮瘤 adenomyoepithe-lioma of the breast
一种以腺上皮和肌上皮混合性增生为特点的乳腺良性上皮性肿瘤。

06.265 乳腺胶原小球病 collagenous spher-ulosis of the breast
一种以肌上皮增生并形成嗜酸性或嗜碱性圆形小体为特点的乳腺良性增生性疾病。

06.266 乳腺导管内乳头状瘤 intraductal papilloma of the breast
一种以形成导管内指突状或分枝状结构为特点的乳腺良性上皮性肿瘤。

06.267 导管内乳头状瘤伴导管上皮不典型增生 intraductal papilloma with atypical ductal hyperplasia
在导管内乳头状瘤基础上细胞核出现的不同程度异型性。

06.268 导管内乳头状瘤伴导管内癌 intraductal papilloma with ductal carcinoma *in situ*

在导管内乳头状瘤基础上细胞核出现的明显的异型性。达到导管原位癌的标准。

06.269 乳腺导管内乳头状癌 intraductal papillary carcinoma of the breast

一种以乳腺导管小叶系统内上皮增生并形成指突状或分枝状结构为特点的非浸润性恶性上皮性肿瘤。

06.270 包裹性乳头状癌 encapsulated papillary carcinoma

一种貌似导管内乳头状癌但囊壁仅有纤维组织而无衬覆上皮的乳腺恶性上皮性肿瘤。可能属于低级别或惰性浸润性癌。

06.271 实性乳头状癌 solid papillary carcinoma

一种以上皮实性结节状增生并形成纤细纤维血管间隔为特点的乳腺恶性上皮性肿瘤。常伴神经内分泌分化，上皮性结节周围可有或没有肌上皮。

06.272 乳腺小叶瘤变 lobular neoplasia of the breast

一组局限于乳腺导管小叶系统内的、以低黏附力上皮增生为特点的原位上皮肿瘤性病变。可能是浸润性小叶癌的前期病变，提示发生同侧或对侧乳腺癌的危险性升高。

06.273 普通型导管上皮增生症 usual ductal hyperplasia, UDH

发生于乳腺导管小叶系统内的、以形成次级腔和溪流样结构为特点的良性上皮增生性疾病。提示发生乳腺癌的危险性轻度升高。

06.274 柱状细胞变 columnar cell change

乳腺终末导管小叶单元的腺上皮被一层或两层无明显异型性的柱状上皮所取代并伴管腔扩张的现象。

06.275 柱状细胞增生 columnar cell hyperplasia

乳腺终末导管小叶单元的腺上皮被两层以上无明显异型性的柱状上皮所取代并伴管腔扩张的现象。

06.276 乳腺平坦型上皮非典型性 flat epithelial atypia of the breast

一种发生于乳腺终末导管小叶单元的上皮增生病变。特点是原有的腺管上皮被一层或数层具有低级别细胞学非典型性的上皮所取代。

06.277 乳腺导管上皮非典型增生 atypical ductal hyperplasia of the breast

一种发生于乳腺终末导管小叶单元内的、以单一型细胞增生和均匀分布为特点的上皮增生性病变。提示发生癌的危险性中度升高。

06.278 乳腺导管原位癌 ductal carcinoma *in situ* of the breast

又称"导管内癌（intraductal carcinoma）""导管上皮内瘤（ductal intraepithelial neoplasia）"。一种局限于乳腺导管小叶系统内的恶性肿瘤性上皮增生。细胞具有不同程度的异型性并形成乳头、筛孔或实性等结构，具有进展为浸润性乳腺癌的趋势。

06.279 微浸润性乳腺癌 microinvasive carcinoma of the breast

浸润灶直径不超过 1mm 的浸润性乳腺癌。病变可为单灶或多灶性。

06.280 非特殊型浸润性乳腺癌 invasive breast carcinoma of no special type

不能归入任何一种特殊类型的浸润性乳腺癌。具有显著形态学和生物学行为异质性。

06.281 乳腺多形性癌 pleomorphic carcinoma of the breast
在浸润性乳腺癌的背景上出现单核或多核怪异瘤巨细胞并占肿瘤细胞50%以上的乳腺癌。预后较差。

06.282 伴破骨细胞样巨细胞的乳腺癌 breast carcinoma with osteoclast like giant cell
以间质内出现破骨细胞样多核巨细胞为特点的浸润性乳腺癌。多核巨细胞不影响预后。

06.283 乳腺浸润性小叶癌 infiltrating lobular carcinoma of the breast
一种由低黏附力肿瘤细胞构成的浸润性乳腺癌。以单行排列和形成靶环结构为特点，多数与上皮钙黏素复合体基因异常有关。

06.284 乳腺小管癌 tubular carcinoma of the breast
一种预后非常好的浸润性乳腺癌。特点是90%以上的肿瘤由衬覆单层上皮且管腔张开的小管组成。

06.285 乳腺筛状癌 cribriform carcinoma of the breast
一种以形成筛状结构为特点的浸润性乳腺癌。预后较好。当筛状癌与小管癌混合存在时，只要筛状癌成分超过50%，即可诊断为筛状癌。当筛状癌与小管癌以外的其他类型浸润性乳腺癌混合存在时，只有筛状癌成分超过90%时方可诊断为筛状癌；而当筛状癌成分占50%~90%时，则诊断为混合型癌。

06.286 乳腺黏液癌 mucinous carcinoma of the breast
一种以肿瘤细胞漂浮于细胞外黏液池为形态特点的浸润性乳腺癌。当黏液癌成分占肿瘤的90%以上时方可诊断为黏液癌，否则诊断为混合型癌。

06.287 具有印戒细胞分化的乳腺癌 carcinoma with signet-ring-cell differentiation of the breast
以形成印戒样肿瘤细胞为特点的浸润性乳腺癌。可以发生于浸润性小叶癌或导管癌的基础上。

06.288 具有大汗腺分化的乳腺癌 carcinoma with apocrine differentiation of the breast
具有大汗腺细胞学特点的浸润性乳腺癌。可发生于浸润性小叶癌或导管癌的基础上。

06.289 具有髓样癌特点的乳腺癌 carcinoma with medullary feature of the breast
具备以下全部或部分组织学特点的浸润性乳腺癌：境界清楚或推挤性边界，肿瘤细胞呈合体样生长，高级别肿瘤细胞核及显著淋巴浆细胞浸润。包括经典型髓样癌、非典型性髓样癌及一部分浸润性导管癌。

06.290 具有神经内分泌特点的乳腺癌 carcinoma with neuroendocrine feature of the breast
全部或部分肿瘤细胞表达神经内分泌标志物的浸润性乳腺癌。以黏液癌和实性乳头状癌较为常见。

06.291 乳腺浸润性乳头状癌 invasive papillary carcinoma of the breast
浸润性乳头状结构占90%以上的浸润性乳腺癌。不包括发生于包裹性乳头状癌或实性乳头状癌基础上的非特殊型浸润性癌。

06.292 乳腺浸润性微乳头状癌 invasive

micropapillary carcinoma of the breast
一种以形成被透明间质腔隙环绕的小而中空的桑葚样肿瘤细胞簇为组织学特点的浸润性乳腺癌。系肿瘤细胞极向翻转所致。

06.293 乳腺分泌性癌 secretory carcinoma of the breast
一种具有 t（12;15）的预后较好的浸润性乳腺癌。组织学特点是肿瘤细胞形成实性、微囊性或小管结构并产生细胞内和细胞外分泌物。

06.294 乳腺嗜酸性细胞癌 oncocytic carcinoma of the breast
超过 70%的肿瘤细胞为嗜酸性细胞的浸润性乳腺癌。成因是胞质内充满线粒体。

06.295 嗜酸性细胞 oncocytic cell
线粒体占据 60%以上肿瘤细胞胞质的细胞。

06.296 乳腺富于脂质的癌 lipid-rich carcinoma of the breast
90%以上的肿瘤细胞胞质内富含中性脂质的浸润性乳腺癌。

06.297 乳腺富于糖原的透明细胞癌 glycogen-rich clear cell carcinoma of the breast
90%以上的肿瘤细胞为富含糖原的透明细胞的浸润性乳腺癌。

06.298 乳腺腺泡细胞癌 acinic cell carcinoma of the breast
肿瘤细胞形成较均一的腺泡状结构，且胞质富含浆液性酶原颗粒的浸润性乳腺癌。形态学类似于涎腺的同名肿瘤。

06.299 乳腺黏液表皮样癌 mucoepidermoid carcinoma of the breast
由基底细胞、中间型细胞、鳞状细胞和黏液上皮等多种成分构成的乳腺恶性上皮性肿瘤。形态学类似于涎腺的同名肿瘤。

06.300 乳腺腺样囊性癌 adenoid cystic carcinoma of the breast
一种由上皮和肌上皮构成的乳腺恶性上皮性肿瘤。以肿瘤细胞形成带状和球状基底膜样物质为突出表现。形态学类似于涎腺的同名肿瘤。

06.301 乳腺化生性癌 metaplastic carcinoma of the breast
一组部分或全部肿瘤细胞向鳞状细胞或间叶细胞分化的浸润性乳腺癌。

06.302 乳腺伴间叶分化的化生性癌 metaplastic carcinoma with mesenchymal differentiation of the breast
伴有软骨、骨、横纹肌等间叶成分的乳腺化生性癌。

06.303 乳腺混合性化生性癌 mixed metaplastic carcinoma of the breast
由多种上皮和间叶成分构成的乳腺化生性癌。

06.304 乳腺低级别腺鳞癌 low-grade adenosquamous carcinoma of the breast
一种以梭形细胞背景中出现分化良好的腺管和实性细胞团为特点的低度恶性乳腺化生性癌。

06.305 乳腺纤维瘤病样化生性癌 fibromatosis like metaplastic carcinoma of the breast
一种以分化良好的长梭形细胞和胶原纤维为主要成分的低度恶性乳腺化生性癌。

06.306 乳腺鳞状细胞癌 squamous cell car-

cinoma of the breast
一种以鳞状细胞为主要成分的乳腺化生性癌。

06.307 乳腺梭形细胞癌 spindle cell carcinoma of the breast
一种以异型性显著的梭形细胞为主要成分的乳腺化生性癌。

06.308 炎性乳腺癌 inflammatory carcinoma of the breast
一种具有独特临床病理特点的侵袭性乳腺癌。临床表现为乳腺表面皮肤弥漫性红肿，病理表现为真皮内有大量淋巴管内癌栓。

06.309 乳头佩吉特病 Paget disease of the nipple
一种以乳头鳞状上皮内出现恶性腺上皮为特点的乳腺恶性肿瘤。可以累及乳晕和周围皮肤，大多伴发于深部乳腺癌。

06.310 双侧乳腺癌 bilateral breast carcinoma
分别发生于同一患者双侧乳腺的原发性乳腺癌。可以为同时性或异时性。

06.311 家族性乳腺癌 familial breast cancer
患者家系内一级和二级亲属中有 2 个或 2 个以上原发性乳腺癌和（或）卵巢癌患者的乳腺癌。发病年龄常较早，双侧乳腺癌较多见。

06.312 妊娠哺乳期乳腺癌 breast carcinoma in pregnancy and lactation
妊娠期或产后一年内诊断的乳腺癌。

06.313 男性乳腺癌 male breast carcinoma
发生于男性乳腺的、与女性乳腺癌具有相似组织学特点的恶性上皮性肿瘤。

06.314 乳腺纤维腺瘤 breast fibroadenoma

一种发生于乳腺终末导管小叶单元、由增生性上皮和间叶两种成分构成的乳腺良性双相性肿瘤。

06.315 乳腺富于细胞性纤维腺瘤 cellular fibroadenoma of the breast
间质细胞较为丰富的乳腺纤维腺瘤。需要与良性叶状肿瘤相鉴别。

06.316 复杂性纤维腺瘤 complex fibroadenoma
在乳腺纤维腺瘤基础上出现囊肿、乳头状大汗腺化生、硬化性腺病、上皮钙化等改变。

06.317 幼年纤维腺瘤 juvenile fibroadenoma
主要发生于青少年的乳腺纤维腺瘤。以体积大和间叶细胞丰富为特点。

06.318 乳腺叶状肿瘤 phyllodes tumor of the breast
由过度增生的富含细胞的间叶成分与双层上皮构成的裂隙样腺体组成的乳腺双相性肿瘤。常形成叶状结构。包括一组从良性、交界性到恶性的生物学行为不一的异质性肿瘤。

06.319 乳腺脂肪瘤 lipoma of the breast
由分化成熟的脂肪组织构成的良性乳腺肿瘤。

06.320 乳腺血管瘤 hemangioma of the breast
由分化成熟的血管组织构成的良性乳腺肿瘤。

06.321 乳腺假血管瘤样间质增生 pseudoangiomatous stromal hyperplasia of the breast
一种由乳腺间质肌成纤维细胞增生并形成衬以梭形细胞的裂隙状假血管腔结构为特

点的良性病变。可能与内源性或外源性雌激素反应有关。

06.322　乳腺韧带样纤维瘤病　desmoid-type fibromatosis of the breast
一种发生于乳腺实质或筋膜、以局灶浸润为特点的低度恶性梭形细胞肿瘤。伴有不同程度的胶原纤维形成，以局部复发为主。

06.323　乳腺肌成纤维细胞瘤　myofibroblas-toma of the breast
一种由成纤维细胞和肌成纤维细胞增生形成的良性乳腺肿瘤。

06.324　乳腺平滑肌瘤　leiomyoma of the breast
由分化良好的平滑肌增生形成的良性乳腺肿瘤。

06.325　乳腺良性外周神经鞘膜肿瘤　benign peripheral nerve-sheath tumor of the breast
一组向外周神经鞘膜分化的良性乳腺肿瘤。包括神经鞘瘤和神经纤维瘤。多发性病变可能与 *NF1* 基因突变有关。

06.326　乳腺颗粒细胞瘤　granular cell tumor of the breast
一种向外周神经鞘细胞分化并形成嗜酸性颗粒状胞质的乳腺肿瘤。大多为良性。

06.327　乳腺血管肉瘤　angiosarcoma of the breast
一种向血管内皮细胞分化的乳腺恶性间叶性肿瘤。

06.328　乳腺平滑肌肉瘤　leiomyosarcoma of the breast
一种向平滑肌分化的乳腺恶性间叶性肿瘤。

06.329　乳腺横纹肌肉瘤　rhabdomyosarcoma of the breast
一种向横纹肌分化的乳腺恶性间叶性肿瘤。

06.330　乳腺脂肪肉瘤　liposarcoma of the breast
一种向脂肪分化的乳腺恶性间叶性肿瘤。

06.331　乳腺骨肉瘤　osteosarcoma of the breast
一种具有骨质分化的乳腺恶性间叶性肿瘤。

06.332　乳腺淋巴造血系统肿瘤　lymphoid and hematopoietic tumor of the breast
病变局限于乳腺实质或伴发于系统性疾病的乳腺淋巴造血系统肿瘤。以弥漫性大 B 细胞淋巴瘤最为常见。

06.333　转移性乳腺肿瘤　metastatic tumor of the breast
发生于其他脏器的恶性肿瘤转移至乳腺所形成的继发性乳腺肿瘤。

07. 淋巴造血系统

07.001　非特异性化脓性淋巴结炎　nonspe-cific pyogenic lymphadenitis
链球菌、葡萄球菌或其他化脓菌所引起的淋巴结炎。可分为急性和慢性。

07.002　猫抓病性淋巴结炎　cat-scratch disease lymphadenitis
由汉赛巴通体感染引起的自限性坏死性肉芽肿性淋巴结炎。

07.003　土拉菌性淋巴结炎　tularaemia lymphadenitis

一种由动物源性细菌——土拉热弗朗西丝菌引起的化脓性肉芽肿性淋巴结炎。这种细菌是致病毒力极强的革兰氏阴性球杆菌，主要为见于某些野生啮齿类和鸟类的病原菌，尤以野兔多见。

07.004　布鲁氏菌病　brucellosis

布鲁氏菌感染导致的一种人畜共患传染病。在中国西北西南牧区发病率较高。肉食加工工人、兽医、实验室工作人员为高发人群。人因与病畜接触或摄取了奶制品及肉而感染。患者可出现发热、全身不适、乏力、关节疼痛和淋巴结肿大。

07.005　布鲁氏菌性淋巴结炎　brucella lymphadenitis

布鲁氏菌感染导致的淋巴结的炎症性病变。常为肉芽肿性淋巴结炎。

07.006　耶尔森菌肠系膜淋巴结炎　yersinial mesenteric lymphadenitis

一种由肠道耶尔森菌和假结核耶尔森菌引起的肠系膜淋巴结炎。

07.007　李斯特菌病　listeriosis

李斯特菌感染导致的以急性胃肠炎为主要表现的炎症性疾病。李斯特菌是一种革兰氏阳性杆菌，广泛见于多种哺乳动物、污水、人粪便和奶制品等。作为"机会性感染"，主要感染孕妇及其胎儿、老人和慢性病患者等免疫功能低下者。通过胎盘传染可引起流产、死产及新生儿败血症。

07.008　李斯特菌淋巴结炎　listerial lymphadenitis

李斯特菌感染所导致的淋巴结炎症性病变。

07.009　结核性淋巴结炎　tuberculous lymphadenitis

一种由结核分枝杆菌引起的淋巴结炎症性病变。

07.010　非典型分枝杆菌淋巴结炎　atypical mycobacterial lymphadenitis

又称"非结核性分枝杆菌淋巴结炎（nontuberculous mycobacterial lymphadenitis）"。除人型、牛型结核分枝杆菌和麻风分枝杆菌以外的分枝杆菌感染而导致的淋巴结炎症性病变。非典型分枝杆菌感染是淋巴结肉芽肿性炎的常见原因。主要致病分枝杆菌有鸟型分枝杆菌等。

07.011　淋巴结结节病　sarcoidosis in lymph node

发生于淋巴结的、以非干酪样坏死性肉芽肿为基本特点的炎症性病变。可能与对分枝杆菌的反应有关。

07.012　梅毒性淋巴结炎　syphilitic lymphadenitis

梅毒螺旋体感染累及淋巴结所出现的淋巴结炎症性病变。

07.013　麻风性淋巴结炎　leprous lymphadenitis

由麻风分枝杆菌感染引起的淋巴结炎症性病变。

07.014　性病[性]淋巴肉芽肿　lymphogranuloma venereum

由沙眼衣原体的侵袭性变型 L1、L2、L2a和 L3 经性接触感染所引起的淋巴结炎症性病变。多为腹股沟淋巴结受累。

07.015　真菌性淋巴结炎　fungal lymphadenitis

深部真菌感染累及淋巴结所导致的淋巴结炎症性病变。长期慢性病患者、艾滋病患者、长期使用广谱抗生素者、因放化疗所致免疫抑制者等常可发生累及深部器官的真菌感染（机会性感染）。大多数为亚急性或慢性病变。

07.016　淋巴结慢性肉芽肿性疾病　chronic granulomatous disease of lymph node
一组遗传性 NADPH 氧化酶缺乏导致的疾病。发生于儿童。患儿的中性粒细胞和单核细胞不能产生超氧自由基来杀灭溶酶体内细菌，导致慢性肉芽肿形成和多部位感染。为 Y 染色体显性或常染色体隐性遗传。罕见。

07.017　异物肉芽肿性淋巴结炎　foreign body granuloma in lymph node
由异物导致的淋巴结病变。异物多数为外源性的。形态学上可表现为淋巴结噬脂性肉芽肿、硅肉芽肿和金属肉芽肿等。

07.018　传染性单核细胞增多症　infectious mononucleosis, IM
病毒感染引起的淋巴细胞增生性反应。大多数患者由 EB 病毒引起。为一种自限性疾病。常发生于青少年，男性多于女性。主要临床表现为发热、咽痛、颈部淋巴结肿大和轻度肝炎。发热、咽痛和淋巴结肿大较显著，称为"三联征"。外周血中有不典型的变异淋巴细胞（CD8$^+$ T 细胞），血清中可检出嗜异性抗体和 EB 病毒抗体。扁桃体和颈部淋巴结是病理学检查中的常见样本。

07.019　麻疹性淋巴结炎　measles lymphadenitis
麻疹累及淋巴结所导致的淋巴结的炎症性疾病。病变以淋巴组织增生、沃–芬二氏细胞（Warthin-Finkeldey cell）及病毒包涵体形成为特征。

07.020　组织细胞性坏死性淋巴结炎　histiocytic necrotizing lymphadenitis
又称"菊池淋巴结炎（Kikuchi lymphadenitis）""菊池病（Kikuchi disease）"。一种反应性的自限性淋巴结病。可能由病毒感染引起，或为自身免疫性疾病。临床常以发热伴上呼吸道感染症状为主，主要累及颈部淋巴结。病变以淋巴结内部分细胞坏死伴组织细胞反应为特征，一般无中性粒细胞浸润。

07.021　艾滋病相关性淋巴结病　AIDS-associated lymphadenopathy
在人类免疫缺陷病毒（HIV）感染过程中发生的与 HIV 感染/艾滋病直接相关的淋巴结病变。

07.022　巨细胞病毒性淋巴结炎　cytomegaloviral lymphadenitis
由巨细胞病毒感染引起的淋巴结病变。以巨细胞及核内包涵体形成为特征。通常是全身性感染的组成部分。

07.023　水痘–带状疱疹病毒淋巴结炎　varicella-zoster virus lymphadenitis
水痘–带状疱疹病毒感染导致水痘或带状疱疹时累及浅表淋巴结而出现的淋巴结炎症性病变。水痘时淋巴结肿大是广泛性的。主要继发于皮肤广泛的水疱和脓疱。带状疱疹时只限于区域性淋巴结肿大，多由链球菌及葡萄球菌继发感染所致。

07.024　寄生虫性淋巴结炎　parasitic lymphadenitis
由寄生虫感染引起的淋巴结的炎症性病变。依病原体的不同，可有不同的组织病理学改变。多数情况下可发现病原体。

07.025　弓形体病性淋巴结炎　toxoplasmic lymphadenitis, Piringer's lymphadenitis

弓形体感染导致的淋巴结的炎症性病变。大部分轻度淋巴结肿大的弓形体病患者无症状，少数有发热和咽喉炎。年轻人的典型受累部位是颈后淋巴结。血清学测定可以帮助确诊。

07.026　黑热病淋巴结改变　lymphadenopathy in kala-azar

利什曼原虫感染所致的淋巴结病变。利什曼原虫感染全身单核巨噬细胞系统的细胞。患者有发热、衰弱、消瘦、肝脾肿大、淋巴结肿大伴有皮肤色素沉着。

07.027　丝虫病淋巴结改变　lymphadenopathy in filariasis

丝虫感染所致的淋巴结病变。丝虫成虫寄生在淋巴管中引起淋巴管炎，导致阻塞性纤维化和慢性淋巴水肿。阻塞性淋巴管炎时远侧的淋巴结阻塞发生淋巴窦进行性扩张。有时成虫进入淋巴结，在组织切片上很容易辨认。成虫周期性产生微丝蚴进入外周血，发生微丝蚴血症。此时全身淋巴结均可受感染，引起淋巴结炎。

07.028　卡斯尔曼病　Castleman disease

又称"巨大淋巴结增生症（giant lympho node hyperplasia）"。一种特殊的淋巴组织增生性疾病。

07.029　皮病性淋巴结炎　dermatopathic lymphadenitis

曾称"脂质黑色素性网状细胞增生症（lipomelanotic reticular hyperplasia）"。继发于慢性炎症性皮肤疾病的淋巴结病。原发的皮肤病包括炎症（如慢性皮炎、红皮病、抓痒症、天疱疮、苔藓等）及肿瘤（蕈样肉芽肿病及其他淋巴瘤），尤其是发生抓痒和脱屑者。是淋巴结内 T 细胞对经指突状细胞处理后呈递的皮肤抗原的增生性反应。

07.030　木村病　Kimura disease

又称"淋巴结嗜酸性肉芽肿（eosinophilic lymphogranuloma of lymph node）"。一种原因不明伴有嗜酸性细胞增多的淋巴结病。由金显宅和司徒展在 1937 年首先报道，但不为世人所知。国际上仍称为木村病，中国多称为淋巴结嗜酸性淋巴肉芽肿。

07.031　药物过敏性淋巴结病　lymphade-nopathy of drug hypersensitivity

药物引起淋巴结的各种改变。有一些药物引起淋巴组织的萎缩，如抗淋巴细胞血清、细胞毒药物及肾上腺皮质激素等。还有一些药物诱导淋巴组织增生，呈现淋巴瘤样改变，其中最重要的药物是抗惊厥类药物，如苯妥英钠、麦山妥因等。引起淋巴结肿大的多数患者服药时间超过两年。

07.032　霍奇金淋巴瘤　Hodgkin lymphoma, HL

又称"霍奇金病（Hodgkin disease）"。一类特殊的 B 细胞来源淋巴瘤。组织学特点为少数的肿瘤细胞（里-施细胞和霍奇金细胞）与背景中多数的非肿瘤性炎症细胞及相关细胞构成复杂的图像。

07.033　经典型霍奇金淋巴瘤　classical Hodgkin lymphoma, CHL

霍奇金淋巴瘤的一种主要类型。约占所有霍奇金淋巴瘤的 95%。临床表现主要为单侧颈部、腋下或腹股沟淋巴结肿大。结外累及极其少见。纵隔肿块以结节性硬化型最为常见。约 25% 患者出现系统性症状，如发热、夜汗、体重减少。其自然病程呈中等程度的侵袭性发展过程。在进行正规治疗的情况下，70%～80% 患者可长期存活甚至治愈。

07.034　结节硬化型经典型霍奇金淋巴瘤　nodular sclerosis of classical Hodgkin

lymphoma, NSCHL

经典型霍奇金淋巴瘤的亚型之一。镜下特点为至少可见一个由纤维条带围成的结节，并且结节内有陷窝型里–施细胞。在西方国家发病率比较高，约占所有经典型霍奇金淋巴瘤的70%，在中国约占成人经典型霍奇金淋巴瘤的38%。中位年龄是28~30岁。男女比例约为1:1。前上纵隔累及约占80%。

07.035　混合细胞型经典型霍奇金淋巴瘤　mixed cellularity of classical Hodgkin lymphoma, MCCHL

经典型霍奇金淋巴瘤的亚型之一。病变呈弥漫性或模糊结节样，霍奇金细胞和里–施细胞散在于多种炎症细胞背景中。在西方国家占经典型霍奇金淋巴瘤的20%~25%。在中国约占成人经典型霍奇金淋巴瘤的38%和儿童霍奇金淋巴瘤的绝大部分。约70%患者是男性。一般表现为一侧颈部淋巴结肿大，结外累及极其少见。

07.036　富于淋巴细胞的经典型霍奇金淋巴瘤　lymphocyte-rich subtype of classical Hodgkin lymphoma, LRCHL

经典型霍奇金淋巴瘤的亚型之一。呈结节状（常见）或弥漫性。霍奇金细胞和里–施细胞散在分布。背景为弥漫分布的小淋巴细胞。几乎不见中性粒细胞和嗜酸性粒细胞。占经典型霍奇金淋巴瘤的3%~5%，在中国占8%。中位年龄较其他经典型霍奇金淋巴瘤亚型高。约70%患者是男性。多数患者为Ⅰ期或Ⅱ期。B症状罕见。累及的典型部位是周围淋巴结。15%累及纵隔，11%形成巨大瘤块。

07.037　结节性淋巴细胞为主型霍奇金淋巴瘤　nodular lymphocyte predominant Hodgkin lymphoma, NLPHL

一种单克隆性B细胞肿瘤。非经典型霍奇金淋巴瘤的亚型。特点为结节性或结节性加上弥漫性背景中有散在的肿瘤细胞（"爆米花"细胞）。与经典型霍奇金淋巴瘤在组织细胞形态、免疫表型、分子生物学改变和临床行为上均完全不同。其肿瘤细胞表达B细胞标志物，如CD20、CD79a、Bcl-6、LCA和J链，表达Oct-2和BOB.1，不表达CD30、CD15、EBV等经典型霍奇金淋巴瘤的标志物。肿瘤细胞还常为CD3$^+$和CD57$^+$的小淋巴细胞呈菊团样围绕。

07.038　母细胞性浆细胞样树突状细胞肿瘤　blastic plasmacytoid dendritic cell neoplasm, BPDCN

曾称"母细胞性自然杀伤细胞淋巴瘤（blastic natural killer cell lymphoma）"。起源于浆细胞样树突状细胞的临床侵袭性淋巴系统肿瘤。绝大多数患者为中老年人。以结外受累，尤其是皮肤受累为主。皮肤病变可伴有淋巴结或骨髓累及。外周血累及少见。有的病例可出现髓系白血病表现。

07.039　淋巴母细胞性淋巴瘤　lymphoblastic lymphoma, LBL

一类来源于中央淋巴器官幼稚淋巴细胞的高度侵袭性肿瘤。病变主要局限于淋巴结等，以形成局部肿块为主要表现，而骨髓和外周血累及较少。分为T淋巴母细胞性淋巴瘤和B淋巴母细胞性淋巴瘤。

07.040　T淋巴母细胞性淋巴瘤　T-lymphoblastic lymphoma, T-LBL

向T细胞分化的、由幼稚淋巴细胞构成的高度侵袭性肿瘤。病变主要局限于淋巴结等，以形成局部肿块为主要表现，骨髓和外周血累及较少。约占所有淋巴母细胞性淋巴瘤的85%。多数患者伴有前上纵隔肿块和颈部淋巴结肿大，可致上腔静脉综合征和胸腔积液。晚期病例有外周血和骨髓累及。临床过程呈高度侵袭性，是预后最差的淋巴瘤之一。

07.041　B 淋巴母细胞性淋巴瘤　B-lympho-blastic lymphoma, B-LBL
向 B 细胞分化的、由幼稚淋巴细胞构成的淋巴系恶性肿瘤。病变主要局限于淋巴结等，以形成局部肿块为主要表现，而骨髓和外周血累及较少。主要发生于儿童，75%的患者为 6 岁以下。

07.042　急性淋巴[母]细胞白血病　acute lymphoblastic leukemia, ALL
一类来源于中央淋巴器官幼稚淋巴细胞的高度侵袭性肿瘤。以骨髓和外周血累及为主。

07.043　急性 T 淋巴[母]细胞白血病　T-acute lymphoblastic leukemia, T-ALL
向 T 细胞分化的、由幼稚淋巴细胞构成的急性高度侵袭性肿瘤。以骨髓和外周血累及为主。未加治疗患者的病程发展极快，迅速出现多系统播散，倾向于侵犯骨髓和中枢神经系统，有白血病性血象，在几个月内死亡。临床过程呈高度侵袭性。

07.044　急性 B 淋巴[母]细胞白血病　B-acute lymphoblastic leukemia, B-ALL
向 B 细胞分化的、由幼稚淋巴细胞构成的急性淋巴系恶性肿瘤。以骨髓和外周血累及为主。主要发生于儿童，75%的患者为 6 岁以下。100%有骨髓累及。髓外受累在中枢神经系统、淋巴结、脾脏和肝脏尤为多见。绝大多数患者在临床上有骨髓衰竭的表现：血小板减少、贫血、粒细胞减少。外周血白细胞计数可以减少、正常或增多。浅淋巴结肿大、肝脾肿大常见，骨痛和关节痛可为显著表现。

07.045　慢性淋巴细胞白血病　chronic lymphocytic leukemia, CLL
一种以单形性成熟小 B 细胞为主构成的淋巴造血组织肿瘤。可累及骨髓、外周血、脾脏和淋巴结等。肿瘤细胞一般表达 CD5 和 CD23。在缺乏髓外累及时，诊断需在外周血中有超过 5×10⁹/L 的单克隆性、具有慢性淋巴细胞白血病表型的淋巴细胞。

07.046　小淋巴细胞性淋巴瘤　small lymphocytic lymphoma, SLL
一种以单形性成熟小 B 细胞为主构成的肿瘤。肿瘤细胞一般表达 CD5 和 CD23。组织形态和免疫表型与慢性淋巴细胞白血病一致，但外周血中单克隆性小淋巴细胞数小于 5×10⁹/L，而以骨髓外、脾脏和淋巴结等处受累为主。

07.047　B 细胞幼淋巴细胞白血病　B cell prolymphocytic leukemia, B-PLL
累及骨髓、外周血和脾脏的幼 B 淋巴细胞肿瘤。惰性，极其少见，约占淋巴细胞白血病的 1%。大多数患者年龄超过 60 岁，男女比例接近。临床表现为巨脾伴或不伴有淋巴结肿大和外周血淋巴细胞增多（常 > 100×10⁹/L）。

07.048　脾脏 B 细胞边缘区淋巴瘤　splenic B cell marginal zone lymphoma, SMZL
一种发生于脾的惰性 B 细胞肿瘤。由围绕在脾脏白髓的生发中心周围或取代脾脏生发中心的小淋巴细胞及取代生发中心的外套层和边缘区较大的淋巴细胞组成的肿瘤。

07.049　毛细胞白血病　hair cell leukemia, HCL
一种惰性的成熟小 B 细胞的肿瘤。肿瘤细胞在外周血中可见特征性的发丝样突起，故名。相当少见，约占淋巴细胞白血病的 2%。患者多为中老年人，平均年龄 55 岁，男女之比为 5：1。肿瘤主要累及骨髓和脾脏，还可以侵犯肝脏、淋巴结和皮肤。临床表现主要为巨脾和全血细胞减少。最常见的症状有虚弱、乏力、左上腹痛、高热和出血。循环中仅见少量瘤细胞，单核细胞减少有特征性意义。其他表现有反复机会性感染、血管炎和免疫功能异常。

07.050　淋巴浆细胞性淋巴瘤　lymphoplasmacytic lymphoma, LPL
由小 B 细胞、浆细胞样淋巴细胞和浆细胞组成的惰性淋巴瘤。通常累及骨髓，也可累及淋巴结和脾脏。不能满足其他任何伴有浆细胞分化的 B 细胞肿瘤的诊断标准。大多数患者可伴有血清单克隆性 IgM 蛋白增高、高黏滞综合征或瓦氏巨球蛋白血症。但是 IgM 型巨球蛋白血症对于 LPL 的诊断并不是必需的。

07.051　重链病　heavy chain disease
肿瘤细胞只产生免疫球蛋白的重链而不产生轻链的 B 细胞肿瘤。产生的单克隆重链可以是 IgG（γ 重链病）、IgA（α 重链病）和 IgM（μ 重链病）。这些重链常不完整，组成大小不一的蛋白，在血清蛋白电泳上不能形成峰值，因而需要免疫电泳来检测。γ 重链病特征类似于淋巴浆细胞性淋巴瘤；α 重链病实际上是黏膜相关淋巴组织淋巴瘤的一种变型；μ 重链病一般类似慢性淋巴细胞白血病。

07.052　多发性骨髓瘤　multiple myeloma
简称"骨髓瘤（myeloma）"，又称"浆细胞性骨髓瘤（plasmacytic myeloma）"。发生于骨髓的、由多灶性单克隆性浆细胞增生形成的肿瘤。肿瘤细胞产生的单克隆性免疫球蛋白引起血清和尿的 M 蛋白形成及异常沉积有关的临床表现。占造血组织肿瘤的10%～15%。好发于老年人，诊断时平均年龄在 70 岁，男性居多。

07.053　非分泌性骨髓瘤　non-secretory my-eloma
在血清和尿中检测不到 M 蛋白的浆细胞性骨髓瘤。约占浆细胞性骨髓瘤的 1%。患者血清的免疫固定电泳缺乏 M 蛋白，但是用免疫组织化学染色，约 85% 的非分泌性骨髓瘤的肿瘤性浆细胞胞质内可见单轻链限制性的免疫球蛋白表达。

07.054　冒烟性骨髓瘤　smouldering myeloma
又称"闷燃型骨髓瘤""惰性骨髓瘤（indolent myeloma）""无症状浆细胞性骨髓瘤（asymptomatic myeloma）"。符合浆细胞性骨髓瘤的诊断标准，但无相关器官或组织损害的浆细胞性骨髓瘤。约占骨髓瘤患者的8%，长期病情稳定，但可以发展为有症状的浆细胞性骨髓瘤或淀粉样变。前 5 年内每年进展的可能性约为 10%。

07.055　浆细胞白血病　plasma cell leukemia, PCL
一种由克隆性浆细胞构成的白血病。诊断标准为外周血中克隆性浆细胞超过 $2×10^9/L$，或占白细胞计数 20% 以上。肿瘤性浆细胞可浸润髓外组织，如脾脏、肝脏、浆膜腔和脑脊液等。可分为原发性和继发性。前者指诊断时就出现外周血浆细胞增多，后者指由浆细胞性骨髓瘤病程后期转化而成。

07.056　骨硬化性骨髓瘤　osteosclerotic my-eloma
一种以骨小梁纤维化和骨硬化为特点的浆细胞肿瘤。临床表现有多发性神经病变、器官肿大、内分泌疾病、单克隆丙球蛋白病和皮肤改变。其中多发性神经病变和器官肿大见于至少 50% 的患者。内分泌疾病和皮肤改变见于 2/3 的患者。患者血清中异常免疫球蛋白多数为 IgG λ 或 IgA λ。病理学可见局部增宽的骨小梁和小梁周围纤维化，以及纤维间质之间浸润的浆细胞。免疫组织化学染色可见 IgG 或 IgA 阳性，轻链 λ 阳性。

07.057　黏膜相关淋巴组织结外边缘区淋巴瘤 extranodal marginal zone cell lymphoma of mucosa-associated lymphoid tissue

一种形态学上由异质性小 B 细胞组成的结外淋巴瘤，包括边缘区细胞（中心细胞样细胞）、单核样细胞、小淋巴细胞和散在的免疫母细胞和中心母细胞样细胞。部分病例伴有浆细胞分化。瘤细胞浸润出现在反应性 B 细胞的滤泡边缘区，在上皮组织中可侵犯上皮，形成特征性的淋巴上皮病变。

07.058　滤泡性淋巴瘤 follicular lymphoma, FL

滤泡生发中心 B 细胞发生的淋巴瘤。至少有部分肿瘤呈滤泡性的生长方式才可诊断。

07.059　儿童滤泡性淋巴瘤 pediatric follicular lymphoma

滤泡性淋巴瘤的罕见变异型。一般发生于颈部或其他外周淋巴结，或咽环淋巴组织。患儿一般处于疾病早期。形态学上，儿童和成人的滤泡性淋巴瘤相似，区别在于儿童滤泡性淋巴瘤通常不表达 Bcl-2 蛋白，一般分为 3 级。预后好于成人的滤泡性淋巴瘤。

07.060　原发性肠道滤泡性淋巴瘤 primary intestinal follicular lymphoma

滤泡性淋巴瘤的变异型之一。一般见于小肠，尤其是十二指肠降段。罕见。在内镜下表现为小的息肉样或黏膜增厚。形态学、免疫表型和分子遗传学改变都与淋巴结的滤泡性淋巴瘤相似。患者大部分为早期，不需要治疗，预后很好。

07.061　原发性皮肤滤泡中心性淋巴瘤 primary cutaneous follicular center lymphoma

一种原发于皮肤的、由中心细胞和不等量中心母细胞组成的滤泡中心细胞的肿瘤。以滤泡性、滤泡性和弥漫性、弥漫性的方式生长。一般累及头部和躯干。

07.062　套细胞淋巴瘤 mantle cell lymphoma, MCL

一种由小到中等大的、核形不规则的淋巴样细胞组成的 B 细胞肿瘤。一般见不到肿瘤性的中心母细胞、副免疫母细胞和假滤泡生长方式。具有 *CCND1* 基因易位。

07.063　弥漫大 B 细胞淋巴瘤 diffuse large B cell lymphoma, DLBCL

成熟 B 细胞肿瘤的常见类型。由大的肿瘤性 B 淋巴样细胞构成，呈弥漫性生长。肿瘤细胞核的大小一般大于正常巨噬细胞的核，或超过正常淋巴细胞的两倍以上。可分成多种形态学变型、分子亚群和免疫组织化学亚群，以及其他类型。但是多数病例尚无明确标准进行进一步分型，因此称"非特指弥漫大 B 细胞淋巴瘤（diffuse large B cell lymphoma, not otherwise specified, DLBCL-NOS）"。

07.064　富于 T 细胞和组织细胞的大 B 细胞淋巴瘤 T cell and histiocyte-rich large B cell lymphoma, THRLBCL

在丰富的 T 细胞和组织细胞背景上出现有限数量的、散在的、大的不典型 B 细胞的大 B 细胞淋巴瘤亚型。临床上呈侵袭性病程。

07.065　原发性中枢神经系统弥漫大 B 细胞淋巴瘤 primary diffuse large B cell lymphoma of the central nervous system

原发于脑内和眼内的大 B 细胞淋巴瘤。不包括发生于硬膜的、血管内的和全身淋巴瘤继发累及脑内的淋巴瘤，以及免疫缺陷相关的淋巴瘤。

07.066 EB 病毒阳性弥漫大 B 细胞淋巴瘤
Epstein-Barr virus positive diffuse large B cell lymphoma

EB 病毒阳性的淋巴组织克隆性 B 细胞肿瘤。主要发生于 50 岁以上、无已知免疫缺陷或其他淋巴瘤病史者，但也可发生于年轻人。诊断时需排除淋巴瘤样肉芽肿、传染性单核细胞增多症、浆母细胞性淋巴瘤、原发渗出性淋巴瘤和与慢性炎症相关的弥漫大 B 细胞淋巴瘤。

07.067 与慢性感染相关的弥漫大 B 细胞淋巴瘤 diffuse large B cell lymphoma-associated with chronic inflammation

在长期慢性炎症的基础上发生的大 B 细胞淋巴瘤。大多数病例发生于体腔或窄的腔道，脓胸相关性淋巴瘤是常见的类型。

07.068 原发性纵隔大 B 细胞淋巴瘤 primary mediastinal large B cell lymphoma

一种原发于纵隔、推测起源于胸腺 B 细胞的弥漫大 B 细胞淋巴瘤。临床、免疫表型和基因型均有其特殊的特点。

07.069 血管内大 B 细胞淋巴瘤 intravascular large B cell lymphoma, IVLBCL

一种罕见类型的结外大 B 细胞淋巴瘤。特点为淋巴瘤细胞选择性地在血管腔内生长，主要在毛细血管内，一般不累及大的动脉和静脉。

07.070 ALK 阳性大 B 细胞淋巴瘤
ALK-positive large B cell lymphoma

一种 ALK 阳性的、单形性、大的免疫母细胞样 B 细胞淋巴瘤。具有浆母细胞分化的表型。

07.071 起源于 HHV 8 相关的多中心卡斯尔曼病的大 B 细胞淋巴瘤 large B cell lymphoma arising in HHV-8-associated multicentric Castleman disease

在多中心卡斯尔曼病的基础上发生的、由人类疱疹病毒 8（HHV-8）感染的淋巴细胞单克隆增殖所形成的弥漫大 B 细胞淋巴瘤。肿瘤细胞与浆母细胞相似，表达 IgM。常伴有人类免疫缺陷病毒感染。需与浆母细胞淋巴瘤相鉴别。

07.072 原发性渗出性淋巴瘤 primary effusion lymphoma

一种通常表现为浆膜腔渗出，而检测不到肿块的大 B 细胞淋巴瘤。与人类疱疹病毒 8 密切相关。某些患者随后可能在胸腔出现实体肿瘤。

07.073 淋巴瘤样肉芽肿病 lymphomatoid granulomatosis, LYG

一种血管中心性和血管破坏性淋巴增殖性疾病。主要累及结外，由 EB 病毒阳性的 B 细胞和反应性 T 细胞混合而成。依据 EB 病毒阳性 B 细胞所占的比例可分为 1 级、2 级、3 级。

07.074 伯基特淋巴瘤 Burkitt lymphoma, BL

一种高度侵袭性的 B 细胞淋巴瘤。常侵犯淋巴结外，可表现为急性白血病。肿瘤细胞为单形性中等大小的淋巴细胞。*MYC* 基因的染色体易位是其遗传学特点。表达滤泡生发中心 B 细胞的标志物，Ki-67 增殖指数接近 100%，Bcl-2 阴性。

07.075 高级别 B 细胞淋巴瘤 high-grade B

cell lymphoma

一种高度侵袭性的淋巴系统恶性肿瘤。具有弥漫大 B 细胞淋巴瘤形态或兼有弥漫大 B 细胞淋巴瘤和伯基特淋巴瘤形态学特点。可分两类，一型为有 *MYC*、*BCL-2* 和（或）*BCL-6* 基因重排的大 B 细胞淋巴瘤，另一型为有 *MYC*（8q24）、*BCL-2*（8q21）和（或）*BCL-6*（3q27）基因重排的淋巴母细胞性白血病/淋巴瘤。罕见，主要发生于成人。一半以上患者诊断时已经广泛播散，常累及结外、骨髓和外周血，预后差。

07.076　灰区淋巴瘤　grey-zone lymphoma

曾称"霍奇金样间变性大细胞淋巴瘤（Hodgkin-like anaplastic large cell lymphoma）"。一种在临床、形态学、免疫表型表达上兼有经典型霍奇金淋巴瘤和弥漫大 B 细胞淋巴瘤特点，尤其是原发纵隔大 B 细胞淋巴瘤特点，特征介于弥漫大 B 细胞淋巴瘤和经典型霍奇金淋巴瘤之间的、不能分类的 B 细胞淋巴瘤。常伴有纵隔疾病，偶可原发于外周淋巴结。

07.077　T 细胞性幼淋巴细胞白血病　T cell prolymphocytic leukemia, T-PLL

一种侵袭性的 T 细胞白血病。特点为具有成熟的胸腺 T 细胞免疫表型的、小到中等大小的幼淋巴细胞增生，可累及外周血、骨髓、淋巴结、肝、脾和皮肤。

07.078　T 细胞性大颗粒淋巴细胞白血病　T cell large granular lymphocytic leukemia, T-LGL

一种以 6 个月以上原因不明的外周血中大颗粒淋巴细胞增加为特点的异质性疾病。外周血中大颗粒淋巴细胞数量一般 $> 2 \times 10^9$ ~ 20×10^9/L。占淋巴细胞白血病的 2% ~ 3%。患者男女比例相似，多数发病年龄在 45 ~ 75 岁。临床过程呈惰性，伴或不伴有贫血的中性粒细胞减少最常见，血小板一般正常。患者有中度脾大。

07.079　慢性自然杀伤细胞淋巴增生性疾病　chronic lymphoproliferative disorder of natural killer cell

一种罕见的、以 6 个月以上原因不明的持续性的外周血中自然杀伤细胞增加为特点的异质性疾病。外周血中自然杀伤细胞数量一般 $\geqslant 2 \times 10^9$/L。主要见于 60 岁以上成人，男女比例相似。未发现种族或遗传倾向。

07.080　侵袭性自然杀伤细胞白血病　aggressive natural killer cell leukemia

一种与 EB 病毒相关的、临床过程呈侵袭性的系统性自然杀伤细胞肿瘤性增生。有明显的地理和种族分布倾向，多见于亚洲人。患者多为中青年，平均年龄 42 岁。男性发病稍多于女性。一般有发热、全身症状和白血病性血象。循环中的白血病细胞从百分之几到大于 80%。常有贫血、中性粒细胞减少和血小板减少。血清乳酸脱氢酶明显升高，肝脾肿大和淋巴结肿大，而皮肤累及少见。还可伴有凝血性疾病、噬血细胞综合征和多器官功能衰竭。

07.081　儿童系统性 EB 病毒阳性 T 细胞淋巴瘤　systemic Epstein-Barr virus-positive T cell lymphoma of childhood

一种暴发性致死性疾病。特点为 EB 病毒感染的细胞毒性 T 细胞的克隆性增生。主要见于亚洲的儿童和年轻人。可发生于首次急性 EB 病毒感染后或慢性活动性 EB 病毒感染。病程快，可在几天到几周内发生多器官衰竭、败血症和死亡。与侵袭性自然杀伤细胞白血病存在某些临床病理的重叠。发病机制可能与对 EB 病毒的免疫反应的遗传性缺陷有关。

07.082　种痘水疱病样淋巴增殖性疾病
　　　　hydroa vacciniforme-like lymphopro-
　　　　liferative disorder
发生于儿童的慢性 EB 病毒阳性淋巴增殖性
疾病。发生全身淋巴瘤的风险较高，主要为
原发于皮肤的、EB 病毒阳性的多克隆或单
克隆 T 细胞或自然杀伤细胞的增殖性疾病，
病程通常较长。临床表现为反复发作的皮肤
水疱、破溃、结痂。

07.083　肠病相关性 T 细胞淋巴瘤 enteropa-
　　　　thy-associated T cell lymphoma,
　　　　EATL
　　一种来源于肠上皮内 T 细胞的肿瘤。与肠病
（乳糜泻）相关。大多数患者表现为腹痛、
脂肪泻和吸收不良。

07.084　单形性嗜上皮性肠 T 细胞淋巴瘤
　　　　monomorphic epitheliotropic intestinal
　　　　T cell lymphoma
　　一种来源于肠上皮内 T 细胞的、原发于肠道
的 T 细胞肿瘤。与肠病无关，常无吸收不良
的病史。临床表现以腹痛、肠梗阻或穿孔、
消瘦、胃肠出血和腹泻为主。

07.085　肝脾 T 细胞淋巴瘤 hepatosplenic T
　　　　cell lymphoma, HSTL
　　一种来源于细胞毒性 T 细胞（通常为 γδT 细
胞）的，以淋巴结外的肝、脾和骨髓的窦浸
润为特点的中等大小细胞的淋巴瘤。为罕见
的淋巴瘤，占所有淋巴瘤的 1%以下。发病
人群主要为青少年和年轻成人，中位年龄约
为 35 岁。患者的典型症状为肝脾肿大和全
血细胞减少，但发病初期外周血累及不常见。
一般不累及皮肤、肠道和鼻腔。

07.086　皮下脂膜炎样 T 细胞淋巴瘤 sub-
　　　　cutaneous panniculitis-like T cell
　　　　lymphoma, SPTCL

一种主要累及皮下组织的细胞毒性 γδT 细胞
肿瘤。肿瘤细胞大小不一，组织学特点为伴
有脂肪坏死和细胞凋亡产生的核碎片。

07.087　蕈样肉芽肿病 mycosis fungoides,
　　　　MF
　　一种原发于皮肤的、嗜表皮性 T 细胞淋巴瘤。
肿瘤细胞小或中等大小，具有脑回状核。是
最常见的原发于皮肤的 T 细胞淋巴瘤，约占
所有原发皮肤淋巴瘤的一半。多数患者为成
人，尤其是老年人，男女之比约为 2∶1。

07.088　塞扎里综合征 Sézary syndrome, SS
　　一种与蕈样肉芽肿病形态相似但临床表现
不完全相同的罕见 T 细胞肿瘤。临床表现为
三联征，即红皮病、全身淋巴结肿大，以及
皮肤、淋巴结及外周血查见具有脑回样核的
克隆性肿瘤性 T 细胞。诊断时需满足以下标
准：①塞扎里细胞绝对计数至少为 1000/mm^3；
②CD4$^+$ T 细胞群增多，CD4∶CD8 值＞10；
③一个以上的 T 细胞标记丢失。

07.089　原发性皮肤间变性大细胞淋巴瘤
　　　　primary cutaneous anaplastic large cell
　　　　lymphoma, C-ALCL
皮肤原发的由间变性、多形性或免疫母细胞
样的大细胞组成的 T 细胞淋巴瘤。大多数瘤
细胞表达 CD30。在诊断前应排除肿瘤期转
化的大细胞性蕈样肉芽肿病和系统性间变
性大细胞淋巴瘤。

07.090　非特殊型外周 T 细胞淋巴瘤 peri-
　　　　pheral T cell lymphoma of not other-
　　　　wise specified
一组异质性的、发生于淋巴结和结外的、不
能被界定为淋巴造血组织肿瘤分类中任何
特定亚型的成熟 T 细胞肿瘤。约占所有外周
T 细胞淋巴瘤的 30%。男女发病之比约为 2∶
1。患者最常见表现为淋巴结肿大，常有全

身症状，以及嗜酸性粒细胞增多、皮肤瘙痒等，个别患者可出现噬血细胞综合征。可累及全身任何器官，如骨髓、肝、脾和结外。外周血可累及，但白血病表现少见。结外累及以皮肤和胃肠道常见，还可侵犯肺、涎腺和中枢神经系统等。

07.091　血管免疫母细胞性 T 细胞淋巴瘤
angioimmunoblastic T cell lymphoma, AITL

一种克隆性滤泡辅助性 T 细胞来源的淋巴瘤。以全身性疾病、淋巴结的多形性浸润、高内皮静脉和滤泡树突状细胞增生为特点，常有 EBV 阳性的 B 细胞。与非特殊型外周 T 细胞淋巴瘤存在重叠。

07.092　ALK 阳性的间变性大细胞淋巴瘤
ALK-positive anaplastic large cell lymphoma, ALK⁺ ALCL

由多形性的 T 淋巴样细胞构成的肿瘤。表达 CD30 和 ALK 蛋白，具有 *ALK* 基因的易位。与 ALK 阴性的间变性大细胞淋巴瘤的形态相似，还要与皮肤原发的间变性大细胞淋巴瘤相鉴别。

07.093　ALK 阴性的间变性大细胞淋巴瘤
ALK-negative anaplastic large cell lymphoma, ALK⁻ ALCL

一种 CD30 阳性但不表达 ALK 蛋白，也检查不到 *ALK* 基因异常的 T 细胞肿瘤。形态与 ALK⁺ALCL 相似。患者年龄较 ALK⁺ ALCL 大，临床过程更具侵袭性。也要和皮肤原发的间变性大细胞淋巴瘤、表达 CD30 的其他 B 细胞和 T 细胞淋巴瘤及霍奇金淋巴瘤相鉴别。

07.094　组织细胞肉瘤　histiocytic sarcoma

组织细胞来源的、罕见的恶性肿瘤。特点为瘤细胞表达成熟组织细胞的形态和免疫表

型，但急性单核细胞白血病等不成熟单核细胞肿瘤不包括在内。

07.095　朗格汉斯细胞组织细胞增生症
Langerhans cell histiocytosis, LCH

朗格汉斯细胞克隆性增生形成的肿瘤。肿瘤细胞表达正常朗格汉斯细胞的免疫标志物 CD1a、langerin 和 S-100，电镜下可见特征性的伯贝克颗粒（Birbeck granule）。

07.096　朗格汉斯细胞肉瘤　Langerhans cell sarcoma, LCS

具有朗格汉斯细胞表型的、罕见的间变性高级别恶性肿瘤。发生于成人，中位年龄 39 岁，男女之比约 1∶2。绝大多数病例发生于结外，皮肤和皮下软组织最常见，骨、肺、肝、脾和淋巴结均可累及。

07.097　滤泡树突状细胞肉瘤　follicular dendritic cell sarcoma, FDCS

由与滤泡树突状细胞形态和免疫表型相似的罕见梭形或卵圆形细胞构成的恶性肿瘤。患者以成人为主，平均年龄 44 岁。男女发病率相当。有的病例可伴发透明血管型卡斯尔曼病。发生于脾脏和肝脏的炎性假瘤样滤泡树突状细胞肉瘤与 EB 病毒相关。

07.098　指突状树突状细胞肉瘤　interdigitating dendritic cell sarcoma, IDCS

由与淋巴结副皮质区的指突状树突状细胞形态和免疫表型相似的罕见梭形或卵圆形细胞构成的恶性肿瘤。几乎所有患者均为成人，男性多于女性。

07.099　移植后淋巴细胞增生性疾病　post-transplant lymphoproliferative disorder, PTLD

继发于器官移植、骨髓或干细胞移植后，移植受者在产生免疫抑制基础上出现的一组

多克隆性或单克隆性淋巴细胞、浆细胞增生性疾病。绝大部分与 EB 病毒感染相关。WHO 将 PTLD 分为四大类，即非破坏性 PTLD、多形性 PTLD、单形性 PTLD 和经典型霍奇金淋巴瘤性 PTLD。覆盖了从反应性的多克隆性增生到肿瘤性的单克隆性增生的谱系。在所有移植受者中约 2%可发展为 PTLD。

07.100　急性髓细胞性白血病　acute myelogenous leukemia, AML
一组由髓系原始细胞克隆增生形成的恶性肿瘤。常累及骨髓、外周血和其他髓外组织。克隆性增生可以累及髓系中的一个系列、两个系列或全部系列（红系、髓系和巨核细胞系）。在临床、形态学和遗传学上均具有异质性。

07.101　慢性髓细胞性白血病　chronic myelogenous leukemia, CML
骨髓增生性肿瘤的一种。由骨髓中多能干细胞的克隆性增生形成。主要表现为髓系细胞的异常增生，但也可累及红系和巨核细胞系。发病与 t（9;22）（q34;q11.2）有关，上述染色体易位形成的 *BCR-ABL* 融合基因定位于 Ph1 染色体。临床可分为惰性慢性期、加速期和急变期。

07.102　骨髓明胶样变性　gelatinous degeneration of bone marrow
又称"骨髓明胶样转化（gelatinous transformation of bone marrow）""浆液性脂肪萎缩（serous fat atrophy）"。形态学上表现为骨髓中灶性的细胞减少区域，该处的造血细胞减少，其中的脂肪细胞体积也减小，减少区域被无细胞性的淡蓝色或粉红色、细颗粒状或丝状的无定形物质取代。组织化学证实为富于透明质酸而缺乏硫酸软骨素的酸性黏多糖。骨髓组织的特殊染色为阿利新蓝阳性，过碘酸希夫（PAS）反应阳性。

07.103　骨髓坏死　bone marrow necrosis
大片的骨髓造血细胞和间质的死亡。占骨髓活检的 1%～2%。可见于任何年龄，无性别差异。可以是许多疾病或治疗后的并发症，包括造血组织恶性疾病、转移性恶性肿瘤、感染性疾病、血液系统疾病、甲状旁腺功能亢进、红斑狼疮及放疗和化疗等。

07.104　原发性骨髓纤维化　primary myelofibrosis, PMF
曾称"慢性特发性骨髓纤维化（chronic idiopathic myelofibrosis）""原因不明性髓样化生（agnogenic myeloid metaplasia）"。骨髓增生性肿瘤中的一个亚型。为克隆性的、以巨核细胞和粒细胞为主的增生伴有网状纤维增加和代偿性髓外造血。

07.105　再生障碍性贫血　aplastic anemia, AA
在缺乏肿瘤和骨髓纤维化的条件下，骨髓三系造血低下造成外周血的全血细胞减少。表示正常造血成分的生成衰竭。发病率约为 $0.74/10^5$。可分为先天性和获得性，后者更为多见，患者一般为老年人，而先天性患者一般为儿童。临床上分为急性和慢性两种。

07.106　急性再生障碍性贫血　acute aplastic anemia, AAA
由骨髓多能干细胞被抑制而导致的骨髓造血障碍及全血细胞减少的疾病。起病急，进展迅速，常以出血和感染发热为首发及主要表现。病初贫血常不明显，但随着病程发展，呈进行性进展。几乎均有出血倾向，60%以上有内脏出血，主要表现为消化道出血、血尿、眼底出血（常伴有视力障碍）和颅内出血。

07.107　慢性再生障碍性贫血　chronic aplastic anemia, CAA

因骨髓多能干细胞被抑制而导致的骨髓造血障碍及全血细胞减少的疾病。起病缓慢，以贫血为首发和主要表现。出血多限于皮肤黏膜，且不严重。若治疗得当，可获得长期缓解以至痊愈，但也有部分患者迁延多年不愈，甚至病程长达数十年。少数患者后期出现急性再生障碍性贫血的临床表现，称为慢性再生障碍性贫血急变型。

07.108 真性红细胞增多症 polycythemia vera, PV
属于骨髓增生性肿瘤。特点为髓系原始细胞的克隆性增生，导致红细胞系统的生成异常，并且累及粒细胞和巨核细胞系统，即全髓增殖。95%以上患者有 *JAK2* 基因的体细胞性突变 *JAK2* V617F。诊断时中位年龄为 60 岁。临床可分为三期：前驱性多血前期、明确的多血期和多血期后骨髓纤维化期。

07.109 骨髓转移性肿瘤 bone marrow metastatic tumor
其他部位的肿瘤转移至骨髓。骨和骨髓最常见的恶性肿瘤是转移性肿瘤。成人多为转移性癌，其中 80%以上是前列腺癌、乳腺癌、肾癌、肺癌和甲状腺癌。儿童则以神经母细胞瘤、肾母细胞瘤、原始神经外胚叶肿瘤/骨外尤因肉瘤和横纹肌肉瘤常见。

08. 运 动 系 统

08.01 软 组 织

08.001 脂肪瘤 lipoma
由成熟的脂肪细胞构成的良性肿瘤。

08.002 脂肪瘤病 lipomatosis
成熟的脂肪组织弥漫性过度生长形成多个脂肪结节的疾病。

08.003 神经脂肪瘤病 lipomatosis of nerve
神经外膜的脂肪组织和纤维组织过度增生且浸润神经外膜，并在神经束衣之间和周围生长，使受累神经增粗的疾病。

08.004 脂肪母细胞瘤 lipoblastoma
又称"胎儿型脂肪瘤（fetal lipoma）""胚胎型脂肪瘤（embryonal lipoma）"。形态上类似胎儿脂肪组织的局灶性良性分叶状脂肪肿瘤。肿瘤内含有未成熟的脂肪母细胞，基质常呈黏液状。发生于儿童。

08.005 脂肪母细胞瘤病 lipoblastomatosis
形态上类似胎儿脂肪组织的弥漫性或多发性良性分叶状脂肪肿瘤。肿瘤内含有未成熟的脂肪母细胞，基质常呈黏液状。发生于儿童。

08.006 血管脂肪瘤 angiolipoma
发生于皮下、由脂肪细胞和薄壁毛细血管型小血管构成的良性肿瘤。

08.007 肌脂肪瘤 myolipoma
由成熟平滑肌和成熟脂肪组织构成的良性肿瘤。

08.008 软骨样脂肪瘤 chondroid lipoma
一种独特类型的、罕见的良性脂肪肿瘤。由脂肪母细胞、成熟脂肪组织混合组成，间质呈黏液软骨样。

08.009 肾上腺外髓脂肪瘤 extra-adrenal myelolipoma

由成熟脂肪组织和骨髓造血组织构成的良性肿瘤或瘤样病变。

08.010 梭形细胞脂肪瘤/多形性脂肪瘤 spindle cell / pleomorphic lipoma

由成熟脂肪组织、数量不等的良性梭形细胞、核深染的圆形细胞、多核巨细胞和绳索状胶原条束混合而成的良性肿瘤。

08.011 冬眠瘤 hibernoma

又称"蛰伏脂肪瘤"。一种罕见的良性脂肪肿瘤。肿瘤由不同比例的棕色脂肪和白色脂肪混合而成，至少有一部分是胞质颗粒状、含多个胞质空泡的棕色脂肪细胞。

08.012 非典型脂肪瘤性肿瘤/分化良好型脂肪肉瘤 atypical lipomatous tumor/ well differentiated liposarcoma, ALT/WDL

具有向部分或全部脂肪分化的局部侵袭性中间型或低度恶性的间叶性肿瘤。

08.013 去分化脂肪肉瘤 dedifferentiated liposarcoma

一种含有两种不同分化成分和形态结构的脂肪肉瘤。显示从非典型脂肪瘤性肿瘤/分化良好型脂肪肉瘤向不同分化程度的非脂肪性梭形肉瘤的移行。

08.014 黏液性/圆细胞脂肪肉瘤 myxoid/ round cell liposarcoma

一种由形态一致的圆形或卵圆形原始非脂肪性间叶细胞、数量不等的印戒样脂肪母细胞、显著的黏液性间质和特征性分枝状血管构成的恶性软组织肿瘤。

08.015 多形性脂肪肉瘤 pleomorphic lipo-

sarcoma

一种高度恶性的多形性肉瘤。肿瘤内含有数量不等的多形性多空泡状脂肪母细胞，无高分化脂肪肉瘤和其他分化区域。是脂肪肉瘤中最少见的一型。

08.016 成纤维细胞/肌成纤维细胞肿瘤 fibroblastic/myofibroblastic tumor

间叶性肿瘤的一大类。其中多种肿瘤的肿瘤细胞形态和免疫组织化学表型既有成纤维细胞的特征，又有肌成纤维细胞的特征，实际上可能是同一类型细胞的不同功能状态，不同病例或同一病例不同病程中两种细胞的相对比例不同。

08.017 结节性筋膜炎 nodular fasciitis

又称"假肉瘤性筋膜炎（pseudosarcomatous fasciitis）"。一种发生于皮下或浅筋膜的纤维增生性病变。由肥大而形态一致的成纤维细胞/肌成纤维细胞构成，结构疏松，常在局部形成肿块。有时可因细胞丰富、核分裂多见及短期内生长迅速而易被误诊为各种类型的软组织肉瘤。

08.018 增生性筋膜炎 proliferative fasciitis

发生于筋膜的结节状成纤维细胞/肌成纤维细胞增生性病变。以病变内含有体积较大、核仁明显的神经节样细胞为特征。发生于皮下的此种良性病变易被误诊为恶性，属于结节性筋膜炎的范畴。

08.019 增生性肌炎 proliferative myositis

发生于肌肉内的结节状成纤维细胞/肌成纤维细胞增生性病变。以病变内含有体积较大、核仁明显的神经节样细胞为特征。发生于骨骼肌内。与结节性筋膜炎相似，此种良性病变也易被误诊为恶性。属于结节性筋膜炎的范畴。

08.020 缺血性筋膜炎 ischemic fasciitis

一种好发于老年人躯体骨突起部位的假肉瘤性成纤维细胞增生性病变。一般见于活动不便的患者，多由局部软组织长期受压和循环受损引起。

08.021 弹力纤维瘤 elastofibroma
一种界限不清的弹力纤维性瘤样病变。主要发生于老年人肩胛骨下部和胸壁之间的软组织，以含有大量粗大的、增生肥大的弹力纤维为特征，内含胶原纤维和少量成纤维细胞。

08.022 婴儿纤维性错构瘤 fibrous hamartoma of infancy
一种好发于2岁以内婴儿的良性浅表软组织肿瘤。因肿瘤在组织学上显示为一种错构瘤样结构而得名。罕见，仅占良性软组织肿瘤的0.02%。

08.023 肌纤维瘤 myofibroma
一种好发于婴幼儿的孤立性良性间叶性肿瘤。由具有收缩功能的肌样细胞排列在薄壁血管周围形成。在组织学形态上，肌纤维瘤和肌周皮细胞瘤与所谓的婴儿型血管外皮瘤有延续性。

08.024 肌纤维瘤病 myofibromatosis
一种好发于婴幼儿的多发性良性间叶性肿瘤。由具有收缩功能的肌样细胞排列在薄壁血管周围形成。可为家族性，称"家族性婴幼儿肌纤维瘤病（familial infantile myofibromatosis）"。在组织学形态上，肌纤维瘤病和肌周皮细胞瘤与所谓的婴儿型血管外皮瘤有延续性。

08.025 颈纤维瘤病 fibromatosis colli
又称"先天性斜颈（congenital torticollis）"。一种发生于新生儿胸锁乳突肌的良性病变。由杂乱增生的成纤维细胞组成境界不清的瘢痕样肿块，并将骨骼肌纤维分离和扭曲，引起斜颈等不对称性畸形。

08.026 幼年型玻璃样纤维瘤病 juvenile hyaline fibromatosis
一种主要见于婴幼儿的非肿瘤性功能紊乱性病变。以皮肤、躯体软组织和骨骼肌内有细胞外玻璃样物质沉积并形成瘤样肿物为特征。

08.027 包涵体纤维瘤病 inclusion body fibromatosis
一种发生于婴儿指/趾部的成纤维细胞/肌成纤维细胞良性增生性病变。因病变内部分细胞含有胞质内包涵体而得名。

08.028 腱鞘纤维瘤 fibroma of tendon sheath
一种附着于手、足、踝等处腱鞘或肌腱的良性纤维性小结节。大多位于成年男性手部。

08.029 促纤维增生性成纤维细胞瘤 desmoplastic fibroblastoma
又称"胶原性纤维瘤（collagenous fibroma）"。一种由大量胶原纤维和少量散在的梭形或星形成纤维细胞构成的良性肿瘤。

08.030 乳腺型肌成纤维细胞瘤 mammary-type myofibroblastoma
一种由增生的梭形肌成纤维细胞样细胞构成的良性间叶性肿瘤。间质内含有玻璃样变性的粗大胶原纤维，可见散在的肥大细胞，常混杂数量不等的脂肪细胞。形态上与发生在乳腺的肌成纤维细胞瘤相似。

08.031 钙化性腱膜纤维瘤 calcifying aponeurotic fibroma
又称"幼年型腱膜纤维瘤（juvenile aponeurotic fibroma）"。一种好发于儿童和青少年手掌和足底的纤维性肿瘤。有局部复发倾向。肿瘤呈弥漫浸润性生长，以钙化灶、栅栏状排列的圆形细胞和放射状排列的成纤维细胞为特征。

08.032　血管肌成纤维细胞瘤　angiomyofi-
broblastoma
一种好发于中青年女性外阴的、富于血管的良性肌成纤维细胞性肿瘤。在形态上与富细胞性血管纤维瘤有重叠。

08.033　富于细胞性血管纤维瘤　cellular
angiofibroma
一种好发于女性外阴的良性间叶性肿瘤。由形态一致的梭形细胞和大量血管构成。与血管肌成纤维细胞瘤密切相关，两者有着共同的形态特征。

08.034　颈背型纤维瘤　nuchal-type fibroma
一种好发于颈后和枕部的良性成纤维细胞增生性疾病。累及真皮和皮下组织。

08.035　加德纳纤维瘤　Gardner fibroma
一种好发于儿童和青少年的良性软组织病变。由排列紊乱的粗大胶原纤维束和良性的成纤维细胞构成，常呈浸润性生长并包绕周围脂肪、肌肉和神经组织。与韧带样型纤维瘤病和家族性腺瘤性息肉病/加德纳综合征关系密切。

08.036　钙化纤维性肿瘤　calcifying fibrous
tumor
一种罕见的良性纤维性病变。一般见于儿童和青年。以大量胶原化的纤维组织内伴有钙化或沙砾体形成为形态特征，间质内可见斑片状淋巴细胞、浆细胞浸润。

08.037　巨细胞血管纤维瘤　giant cell angio-
fibroma

一种形态上介于孤立性纤维性肿瘤和巨细胞成纤维细胞瘤之间的良性肿瘤。好发于眼眶和眼睑，少数也可发生于眶外。

08.038　表浅性掌部纤维瘤病　palmar super-
ficial fibromatosis
一种发生于手掌软组织的弥漫性成纤维细胞增生性病变。以浸润性生长为特征，有局部复发倾向，但不转移。

08.039　表浅性跖部纤维瘤病　plantar super-
ficial fibromatosis
一种发生于足底软组织的弥漫性成纤维细胞增生性病变。以浸润性生长为特征，有局部复发倾向，但不转移。

08.040　韧带样纤维瘤病　desmoid-type fi-
bromatosis
一种具有局部侵袭性但无转移性的肌成纤维细胞性肿瘤。通常起源于深部软组织，原发于胸膜时常位于胸膜深层。切除不净极易局部复发，但不发生转移。

08.041　脂肪纤维瘤病　lipofibromatosis
曾称"非韧带样型婴幼儿纤维瘤病"。一种发生于儿童的纤维脂肪性肿瘤。组织学表现独特。好发于四肢末端。

08.042　炎性肌成纤维细胞瘤　inflammatory
myofibroblastic tumor
由肌成纤维细胞性和成纤维细胞性梭形细胞构成，并常伴有浆细胞、淋巴细胞及嗜酸性粒细胞浸润的肿瘤。主要发生于儿童及年轻成人的软组织及内脏。临床表现多样，肺外的炎性肌成纤维细胞瘤约25%可出现局部复发，约2%可发生转移。

08.043　低级别肌成纤维细胞肉瘤　low-
grade myofibroblastic sarcoma,

LGMFS

具有纤维瘤病样特点的一种肌成纤维细胞性恶性肿瘤。

08.044 黏液炎性成纤维细胞肉瘤 myxoinflammatory fibroblastic sarcoma

又称"肢端黏液样炎性成纤维细胞肉瘤（acral myxoinflammatory fibroblastic sarcoma）"。主要累及手足，以具有黏液样间质、炎症细胞浸润和病毒细胞样细胞或里–施细胞为特征的低度恶性肉瘤。

08.045 婴儿型纤维肉瘤 infantile fibrosarcoma

发生于 2 岁以下婴幼儿，组织学表现与成人型纤维肉瘤十分相似的梭形细胞恶性肿瘤。

08.046 成人型纤维肉瘤 adult fibrosarcoma, AFS

由梭形成纤维细胞样细胞组成的、伴不同数量胶原产生的恶性软组织肿瘤。

08.047 黏液纤维肉瘤 myxofibrosarcoma

一种成纤维细胞性恶性肿瘤。肿瘤有不同程度黏液样间质，可见清晰的弧线状血管。肿瘤细胞显示不同程度的异型性。

08.048 低级别纤维黏液样肉瘤 low-grade fibromyxoid sarcoma

纤维肉瘤的一种特殊变型。以胶原束和黏液样区混合、呈漩涡状生长的似"良性"梭形细胞和弯曲细长血管为特征。

08.049 硬化性上皮样纤维肉瘤 sclerosing epithelioid fibrosarcoma

纤维肉瘤的一种特殊变型。以上皮样瘤细胞排列成巢状或束状、包埋于硬化的胶原性基质中为特征。

08.050 局限性腱鞘巨细胞瘤 localized type tenosynovial giant cell tumor

一种起自关节、滑囊和腱鞘滑膜的良性肿瘤。由滑膜样单核细胞构成，混有多少不等的多核破骨细胞样细胞、泡沫细胞、吞噬含铁血黄素的细胞和炎症细胞。

08.051 弥漫性腱鞘巨细胞瘤 diffuse type tenosynovial giant cell tumor

又称"色素性绒毛结节性滑膜炎（pigmented villonodular synovitis）""关节外色素性绒毛结节性滑膜炎（extra-articular pigmented villonodular synovitis）"。由滑膜样的圆形单核细胞组成，但在局部呈破坏性增生的肿瘤。位于关节内者可呈绒毛状或结节状，位于关节外者在软组织内形成浸润性生长的肿块，可伴有或不伴有相邻关节的累及。

08.052 深部良性纤维组织细胞瘤 deep benign fibrous histiocytoma

一种发生于深部软组织的良性纤维组织细胞性肿瘤。与经典的纤维组织细胞瘤相比，肿瘤细胞丰富，部分区域内可见血管外皮瘤样结构。

08.053 丛状纤维组织细胞瘤 plexiform fibrohistiocytic tumor

一种发生于浅表并呈浸润性生长的纤维组织细胞性肿瘤。

08.054 软组织巨细胞瘤 giant cell tumor of soft tissue

原发于软组织的含有破骨细胞样巨细胞的肿瘤。临床和组织学表现类似骨的巨细胞肿瘤。比较少见。

08.055 未分化肉瘤 undifferentiated sarcoma

曾称"恶性纤维组织细胞肿瘤（malignant fibrohistiocytic tumor, MFH）"。由席纹状

或交织条束状排列的多形性梭形细胞组成的软组织恶性肿瘤。肿瘤内可见多形性和异型性均十分明显的多形性瘤细胞或瘤巨细胞，间质内常伴有数量不等的泡沫样组织细胞反应和炎症细胞浸润。

08.056　血管平滑肌瘤　angioleiomyoma
位于皮下或真皮深部、由成熟的平滑肌和厚壁血管组成的良性肿瘤。

08.057　深部平滑肌瘤　deep leiomyoma
发生于深部软组织或腹膜后/腹腔的平滑肌瘤。比较少见。

08.058　生殖道平滑肌瘤　genital leiomyoma
发生于生殖道的良性平滑肌瘤。属少见肿瘤。

08.059　平滑肌肉瘤　leiomyosarcoma
由具有明确平滑肌特点的梭形瘤细胞构成的恶性肿瘤。

08.060　血管球瘤　glomus tumor
由类似正常血管球变异平滑肌细胞组成的良性间叶性肿瘤。

08.061　恶性血管球瘤　malignant glomus tumor
由类似正常血管球变异的、有明显异型性的平滑肌细胞组成的恶性间叶性肿瘤。肿瘤位置深在、直径大于 2cm，有典型核分裂，或有中到高级别核异型及核分裂 ≥ 5/50 HPF。

08.062　肌周细胞瘤　myopericytoma
位于皮下、由卵圆形或梭形肌样细胞围绕血管生长形成的良性肿瘤。

08.063　横纹肌瘤　rhabdomyoma
具有成熟骨骼肌分化的良性间叶性肿瘤。

08.064　深部软组织血管瘤　hemangioma of deep soft tissue
发生于深部软组织的血管瘤。包括肌内血管瘤、滑膜血管瘤、神经内血管瘤和淋巴结内血管瘤四种类型。

08.065　血管瘤病　angiomatosis
累及身体大片连续区域、呈弥漫性和持续性的血管瘤。

08.066　淋巴管瘤　lymphangioma
以扩张的淋巴管呈海绵状或囊状为特征的良性肿瘤。间质常伴有淋巴细胞聚集灶。

08.067　卡波西型血管内皮瘤　Kaposi form hemangioendothelioma
主要以梭形细胞呈卡波西肉瘤样的束状生长为特征、兼具不成熟血管的局部侵袭性肿瘤。好发于婴幼儿。

08.068　网状血管内皮瘤　retiform hemangioendothelioma
以衬覆特征性鞋钉样内皮细胞的分枝状血管网构成的呈局部侵袭性生长、罕见转移的血管肿瘤。

08.069　乳头状淋巴管内血管内皮瘤　papillary intralymphatic angioendothelioma
一种极其少见、发生于皮肤和皮下组织内、以淋巴管样腔隙和乳头状内皮细胞增生为特征的中间型血管内皮瘤。

08.070　组合性血管内皮瘤　composite hemangioendothelioma
一种向血管分化，组织学上混合有良性、中间性和恶性成分的局部侵袭性、偶有转移的肿瘤。十分少见。

08.071　卡波西肉瘤　Kaposi sarcoma

一种具有局部侵袭性的内皮细胞肿瘤。为由排列成条束状的增生性梭形细胞组成的肿瘤或类似肿瘤性的病变。梭形细胞被含有红细胞的裂隙样血管腔隙所分割，呈筛孔状或蜂窝状，在梭形细胞内或细胞外可见过碘酸希夫反应阳性的透明小体，梭形细胞之间常见外渗的红细胞和含铁血黄素沉着。由卡波西于 1872 年首先报道。

08.072　上皮样血管内皮瘤　epithelioid hemangioendothelioma
一种具有转移潜能的血管源性肿瘤。由短索状和巢状排列的上皮样内皮细胞组成，基质呈黏液透明样，有时可见灶性的钙化或骨化。

08.073　软组织软骨瘤　soft tissue chondroma
好发于手足部位的软组织、由成熟的透明软骨组成的良性软骨肿瘤。

08.074　间叶性软骨肉瘤　mesenchymal chondrosarcoma
一种由分化较成熟的透明软骨小岛和未分化的原始间叶细胞组成的软骨肉瘤。

08.075　骨外骨肉瘤　extraskeletal osteosarcoma
原发于骨骼系统以外软组织的骨肉瘤。

08.076　创伤性神经瘤　traumatic neuroma
又称"截断性神经瘤（amputation neuroma）"。由外伤或手术导致周围神经部分或完全性截断所引起的非肿瘤性神经再生所形成的肿块。这种再生是神经束轴突、施万细胞和神经束膜成纤维细胞的紊乱增生，在截断神经的一端形成瘤样病变。

08.077　莫顿神经瘤　Morton neuroma
又称"局限性指（趾）间神经炎（localized interdigital neuritis）"。由反复轻微地对神经的刺激或损伤引起的神经纤维变性和增生。通常累及足趾间神经，引起足底发作性疼痛。

08.078　黏膜神经瘤　mucosal neuroma
因自主神经和神经节的过度增生形成散在的结节或弥漫性丛状增生。

08.079　神经肌肉错构瘤　neuromuscular hamartoma
又称"良性蝾螈瘤（benign Triton tumor）""神经肌肉迷芽瘤（neuromuscular choristoma）"。由成熟骨骼肌和神经混合组成的良性肿瘤。十分少见。

08.080　孤立性局限性神经瘤　solitary circumscribed neuroma
又称"栅栏状包裹性神经瘤（palisaded encapsulated neuroma）"。一种形态上呈结节状和丛状、由神经鞘细胞和大量轴突组成的皮肤的神经瘤。

08.081　神经鞘瘤　neurilemmoma, schwannoma
一种有包膜的良性周围神经鞘膜肿瘤。由排列有序、细胞丰富的束状区（antoni A 区）和疏松黏液样的网状区（antoni B 区）组成。

08.082　神经纤维瘤　neurofibroma
一组良性的周围神经鞘膜肿瘤。由神经鞘细胞、神经束膜样细胞、成纤维细胞及移形细胞混合组成。根据临床和组织学特点可分为局限性皮肤神经纤维瘤、弥漫性皮肤神经纤维瘤、丛状神经纤维瘤、环层小体样神经纤维瘤、上皮细胞样神经纤维瘤和色素性神经纤维瘤。

08.083　神经束膜瘤　perineurioma

一种显示神经束膜细胞分化的肿瘤。比较少见。总体女性多于男性。肿瘤主要发生于深部软组织，可分为神经内神经束膜瘤、软组织神经束膜瘤、硬化性神经束膜瘤和网状神经束膜瘤。

08.084 节细胞神经瘤 ganglioneuroma
又称"神经节瘤"。由神经节细胞、增生的神经鞘细胞和神经纤维组成的良性肿瘤。

08.085 颗粒细胞瘤 granular cell tumor
一种由胞质呈嗜酸性细颗粒状的圆形或多边形细胞组成的良性肿瘤。

08.086 异位脑膜瘤 ectopic meningioma
蛛网膜细胞随颅骨的缝隙或颅骨缺损及脊椎的椎间孔、脑神经和脊神经的神经鞘空隙向外伸延后异常增生而形成的脑膜瘤。

08.087 恶性外周神经鞘瘤 malignant peripheral nerve sheath tumor, MPNST
一种向施万细胞或神经束膜细胞分化的恶性神经鞘膜肿瘤。多累及大、中神经，小神经少见，好发于臀部、臂丛、上肢及脊柱旁，50%发生于神经纤维瘤病 1 型患者。可为 WHO Ⅱ级、Ⅲ级或Ⅳ级。

08.088 脊髓外室管膜瘤 extraspinal ependymoma
又称"异位性室管膜瘤（ectopic ependymoma）"。一种好发于骶、尾骨背侧，在形态学和生物学上类似室管膜瘤的低度恶性肿瘤。

08.089 肌内黏液瘤 intramuscular myxoma
一种见于肌肉内，由小圆细胞、星网状细胞、梭形细胞及黏液样基质组成的良性软组织肿瘤。

08.090 关节旁黏液瘤 juxta-articular myxoma

发生于大关节旁的一种良性黏液样肿瘤。常有囊性变或伴有腱鞘囊肿。

08.091 深部侵袭性血管黏液瘤 deep aggressive angiomyxoma
一种好发于中青年女性盆腔和会阴深部软组织的、具有局部侵袭性的肿瘤。肿瘤有丰富的黏液水肿样基质和常显示某些肌样分化的星形及梭形细胞。

08.092 软组织多形性玻璃样变血管扩张肿瘤 pleomorphic hyalinizing angiectatic tumor of soft tissue
一种发生于软组织内、罕见的局部侵袭性肿瘤。肿瘤由梭形细胞、多形性细胞、簇状扩张的纤维素衬覆的管腔和炎症细胞构成。

08.093 异位错构性胸腺瘤 ectopic hamartomatous thymoma
一种由梭形细胞、上皮细胞和脂肪组织组成的良性软组织肿瘤。常位于下颈部。

08.094 血管瘤样纤维组织细胞瘤 angiomatoid fibrous histiocytoma
一种偶有转移的皮下软组织肿瘤。由排列成结节状、假血管腔的梭形细胞和组织细胞样细胞及明显的淋巴浆细胞浸润构成。淋巴细胞、浆细胞常在外周形成套状浸润带。好发于青少年四肢的软组织。

08.095 骨化性纤维黏液样肿瘤 ossifying fibromyxoid tumor
一种罕见的、通常 S-100 阳性的、尚未确定任何分化方向的间叶肿瘤。卵圆形瘤细胞排成条索或小梁状，以纤维黏液样基质为背景，周围常可见板层骨形成的壳。好发于中老年人的股部和头颈部软组织。

08.096 软组织混合瘤 mixed tumor of soft

tissue

发生于软组织的、有肌上皮分化同时有导管分化的良性肿瘤。

08.097 软组织肌上皮瘤 myoepithelioma of soft tissue

又称"副脊索瘤（parachordoma）"。发生于软组织、有肌上皮分化特征的良性肿瘤。病理形态及临床特点与涎腺的同类肿瘤相同。

08.098 上皮样肉瘤 epithelioid sarcoma

一种起源不明、以上皮样细胞和梭形细胞结节状分布伴中央坏死为形态特点的软组织恶性肿瘤。

08.099 腺泡状软组织肉瘤 alveolar soft part sarcoma

一种分化方向不明、以含有嗜酸性颗粒的上皮样细胞呈腺泡状（器官样）排列伴薄壁样或窦隙样血管为特点的软组织恶性肿瘤。有特征性的 *ASPSCR1-TFE3* 融合基因。

08.100 软组织透明细胞肉瘤 clear cell sarcoma of soft tissue

又称"软组织恶性黑色素瘤（malignant melanoma of soft tissue）"。一种具有黑色素细胞分化特点的软组织恶性肿瘤。主要见于四肢的深部软组织。大多数病例有 *EWSR1-ATF1* 融合基因。

08.101 骨外黏液样软骨肉瘤 extraskeletal myxoid chondrosarcoma

一种发生于深部软组织、以软骨母细胞样细胞浸埋于黏液样基质内为形态特点的低度恶性软组织肿瘤。分子特征为 *NR4A3* 基因重排。

08.102 原始神经外胚叶肿瘤/骨外尤因肉瘤 primitive neuroectodermal tu-

mor/extraskeletal Ewing sarcoma

一组具有不同程度神经外胚层分化特点的软组织小圆细胞恶性肿瘤。包括原始神经外胚叶肿瘤、骨外尤因肉瘤和阿斯金瘤，三者在组织形态、免疫表型、细胞和分子遗传学上具有相似性，常不能区分，属于同一瘤谱。

08.103 结缔组织增生性小圆细胞肿瘤 desmoplastic small round cell tumor

又称"多表型性小圆细胞肿瘤（polyphenotypic small round cell tumor）"。一种好发于青少年腹腔和盆腔内的高度恶性小圆细胞肿瘤。肿瘤由小圆细胞构成，伴有明显的间质促纤维反应和多表型分化。有 *EWSR1-WT1* 基因融合。

08.104 肾外横纹肌样瘤 extra renal rhabdoid tumor

一种好发于婴儿和儿童肾脏以外的、高度恶性的小圆细胞肿瘤。肿瘤由特征性的具有毛玻璃样嗜酸性胞质的圆形或多角形肿瘤细胞构成，胞质常含有透明样包涵体，核偏位、核仁巨大。大多数肿瘤具有染色体 22q11.2 位点上 *SMARCB1* 基因的改变。

08.105 恶性间叶瘤 malignant mesenchymoma

起源于中胚叶、具有两种或两种以上特殊细胞分化类型的恶性肿瘤。不能成为独立疾病，而应如实描述肿瘤类型，如黏液性脂肪肉瘤伴软骨化生、平滑肌肉瘤伴有骨肉瘤样或横纹肌肉瘤区域等。

08.106 伴血管周上皮样细胞分化的肿瘤 neoplasm with perivascular epithelioid cell differentiation

一组在组织学和免疫组织化学上有特殊表现的间叶性肿瘤。包括肾和肾外血管平滑肌脂肪瘤、肺透明细胞瘤、镰状韧带透明细胞肌黑色素细胞性肿瘤及淋巴管平滑肌瘤。肿瘤具有血管周上皮样细胞分化，表达黑色素细胞和平滑肌细胞标志物。

08.107　动脉内膜肉瘤　intimal sarcoma
发生于主动脉和肺动脉的恶性间叶性肿瘤。肿瘤在血管内生长并阻塞血管，还可形成瘤栓种植到其他器官。

08.02　骨 及 关 节

08.108　骨软骨瘤　osteochondroma
又称"软骨性外生骨疣（cartilaginous exostosis）"。一种常发生于长骨的良性肿瘤。为有软骨帽的骨性突起。发生于骨的外表面，有髓腔，与基底部骨的髓腔相延续。

08.109　多发性骨软骨瘤　multiple osteochondromas, MO
由 EXT 基因之一 EXT1 或 EXT2 突变引起的常染色体显性遗传性疾病。表现为多发性骨软骨瘤。

08.110　内生软骨瘤　enchondroma
发生于髓质骨的良性透明软骨性肿瘤。大部分为孤立性，偶尔可累及一个以上的骨或同一骨的多个部位。

08.111　内生软骨瘤病　enchondromatosis
正常软骨内化骨障碍导致的一种发育异常。正常的软骨内骨化障碍，进而导致长骨干骺端及邻近骨干区域和扁骨产生软骨性的包块，并伴有不同程度的骨畸形。大多累及单侧。多发的内生软骨瘤病出现于儿童，累及骨的范围广泛。

08.112　骨软骨黏液瘤　osteochondromyxoma
一种由大量黏液样变的软骨样和骨样基质构成的罕见的良性、有时呈局部侵袭性的骨肿瘤。

08.113　甲下外生骨疣　subungual exostosis
发生于远端指/趾骨的良性骨软骨性增生。

08.114　奇形性骨旁骨软骨瘤性增生　bizarre parosteal osteochondromatous proliferation, BPOP
一种通常累及近端手足小骨骨表面的良性骨软骨瘤性增生。

08.115　软骨黏液样纤维瘤　chondromyxoid fibroma, CMF
一种良性软骨肿瘤。以梭形或星芒状细胞构成的小叶结构为特征，细胞间含有丰富的黏液样或软骨样物质。

08.116　软骨母细胞瘤　chondroblastoma, CB
一种良性成软骨的肿瘤。常发生于骨骼未成熟患者的骺部。

08.117　软骨肉瘤　chondrosarcoma, CS
有纯透明软骨分化，可出现黏液样变、钙化和骨化的恶性肿瘤。是形态学特征和临床行为各异的一组病变。

08.118　去分化软骨肉瘤　dedifferentiated chondrosarcoma, DCS
一种高度恶性的软骨肉瘤。肿瘤中两种截然不同的组织成分相互比邻，一种为分化良好的软骨肿瘤，即内生软骨瘤或低级别的软骨肉瘤，另一种是高级别的非软骨肉瘤。两种成分之间的过渡是陡然的，泾渭分明。

08.119　透明细胞软骨肉瘤　clear cell chondrosarcoma, CCCS

软骨肉瘤中一种低级别类型。好发于长骨的骺端。组织学特征是温和的透明细胞及透明软骨。

08.120 骨瘤 osteoma
由成熟板层骨组成的骨良性肿瘤。

08.121 骨样骨瘤 osteoid osteoma
一种良性成骨性肿瘤。特点是体积小、有自限性生长倾向，多位于骨皮质，疼痛明显。

08.122 骨母细胞瘤 osteoblastoma
一种少见的良性成骨性肿瘤。产生针状的编织状骨，周边衬覆明显的骨母细胞。

08.123 普通型骨肉瘤 conventional osteosarcoma
一种原发于骨内的高级别骨恶性肿瘤。肿瘤细胞产生骨样基质。即使只有很少量的骨样基质，也是诊断的重要依据。

08.124 血管扩张型骨肉瘤 telangiectatic osteosarcoma
以血管扩张或形成囊腔结构为特征的高度恶性骨肉瘤。

08.125 小细胞骨肉瘤 small cell osteosarcoma
由小细胞和数量不等的骨样基质组成的高度恶性骨肿瘤。

08.126 低级别中心性骨肉瘤 low-grade central osteosarcoma
发生于骨髓腔内的低度恶性骨肉瘤。80%发生于长骨。

08.127 骨旁骨肉瘤 parosteal osteosarcoma
又称"近皮质骨肉瘤（juxtacortical osteosarcoma）"。起自骨表面的低度恶性骨肉瘤。是骨表面发生的最常见的骨肉瘤。

08.128 骨膜骨肉瘤 periosteal osteosarcoma
起自骨表面的中度恶性成软骨和成骨型骨肉瘤。

08.129 高级别表面骨肉瘤 high-grade surface osteosarcoma
起自骨表面的高度恶性成骨性肿瘤。

08.130 骨促纤维增生性纤维瘤 desmoplastic fibroma of the bone
由形态温和的梭形细胞和大量胶原组成的良性、局部侵袭性肿瘤。

08.131 骨纤维肉瘤 fibrosarcoma of the bone
一种骨原发性、恶性梭形细胞肿瘤。肿瘤细胞典型地成束、成簇排列或呈鲱鱼骨状。

08.132 纤维皮质缺损 fibrous cortical defect
由排列成席纹状的梭形细胞混有一些破骨细胞样巨细胞所组成的良性成纤维细胞性肿瘤。局限于骨皮质。

08.133 非骨化性纤维瘤 non-ossifying fibroma, NOF
由排列成席纹状的梭形细胞混有一些破骨细胞样巨细胞所组成的良性成纤维细胞性肿瘤。通常指肿瘤较大并进入髓腔的肿瘤。

08.134 骨良性纤维组织细胞瘤 benign fibrous histiocytoma of the bone
由排列成席纹状的梭形细胞混有一些破骨细胞样巨细胞所组成的良性成纤维细胞性肿瘤。组织形态与非骨化性纤维瘤相同，但临床表现不同，通常发生于长骨的非干垢区和盆腔骨。

08.135 尤因肉瘤 Ewing sarcoma

由形态一致、密集排列的小圆细胞构成的恶性肿瘤。在组织形态、超微结构和免疫表型上具有不同程度的神经外胚层分化的特点，*EWSR1* 基因和一些 *ETS* 转录因子家族的成员形成融合基因是发病的关键因素。

08.136　骨孤立性浆细胞瘤　solitary plasmacytoma of the bone, SPB
局限于骨而缺乏全身表现的单骨性浆细胞肿瘤性增生。

08.137　骨恶性淋巴瘤　malignant lymphoma of the bone
原发于骨的、由肿瘤性淋巴细胞构成的骨内肿瘤性病变。

08.138　小骨巨细胞病变　giant cell lesion of small bone
一种发生于手足小骨，由含有出血区、含铁血黄素沉着、巨细胞和反应性新骨的纤维组织组成的骨的瘤样病变。

08.139　骨巨细胞瘤　giant cell tumor of the bone
一种由增生的单核间质细胞和均匀分布的破骨细胞样巨细胞组成的局部侵袭性骨肿瘤。

08.140　良性脊索细胞肿瘤　benign notochordal cell tumor, BNCT
具有脊索分化特点的良性肿瘤。

08.141　脊索瘤　chordoma
具有脊索分化特点的恶性肿瘤。多发生于颅底骨、椎体及骶尾部骨。

08.142　骨血管瘤　hemangioma of the bone
发生于骨的、内皮来源的、形成脉管的良性肿瘤。

08.143　骨上皮样血管瘤　epithelioid hemangioma of the bone
又称"骨组织细胞样血管瘤（histiocytoid hemangioma of the bone）"。发生于骨的、由具有上皮样形态和内皮细胞表型的细胞组成的局部侵袭性肿瘤。

08.144　骨上皮样血管内皮瘤　epithelioid hemangioendothelioma of the bone
由具有上皮样形态、内皮细胞表型和玻璃样、软骨样或嗜碱性间质组成的低至中度恶性血管性肿瘤。

08.145　骨血管肉瘤　angiosarcoma of the bone
发生于骨的、向血管或淋巴管内皮细胞分化的高度恶性肿瘤。

08.146　骨平滑肌肉瘤　leiomyosarcoma of the bone
发生于骨的具有平滑肌分化特点的恶性肿瘤。

08.147　骨脂肪瘤　lipoma of the bone
起自骨内或骨表面脂肪细胞的良性肿瘤。

08.148　骨脂肪肉瘤　liposarcoma of the bone
具有脂肪细胞分化特点的骨内和骨表面的恶性肿瘤。

08.149　釉质瘤　adamantinoma
由相对温和的梭形细胞骨纤维成分围绕上皮细胞簇所组成的、形态特点多样的、双相分化的恶性骨肿瘤。

08.150　骨未分化高级别多形性肉瘤　undifferentiated high-grade pleomorphic sarcoma of the bone
发生于骨的、缺乏特异性分化方向的高度恶性骨肿瘤。肿瘤细胞呈明显多形性。

08.151 动脉瘤性骨囊肿 aneurysmal bone cyst, ABC
骨的良性囊性病变。充盈血液的腔被结缔组织的间隔分割，间隔中含有成纤维细胞、破骨细胞样巨细胞和反应性编织骨。

08.152 单纯性骨囊肿 simple bone cyst, SBC
衬覆纤维组织和充满浆液或血性液体的髓内囊肿。囊肿常为单房性。

08.153 纤维性结构不良 fibrous dysplasia, FD
髓内良性的纤维性-骨性病变。可累及单骨或多骨。

08.154 纤维性骨营养不良综合征 McCune-Albright syndrome, MAS
一种以多骨性纤维结构不良、皮肤咖啡牛奶色斑、性早熟和其他高功能内分泌病为特征的综合征。

08.155 骨纤维结构不良 osteofibrous dysplasia, OFD
一种几乎只发生于胫骨和腓骨的良性纤维-骨性病变。

08.156 骨朗格汉斯细胞组织细胞增生症 Langerhans cell histiocytosis of the bone
一种发生于骨朗格汉斯细胞的克隆性增生性疾病。

08.157 埃德海姆-切斯特病 Erdheim-Chester disease, ECD
一种累及骨、软组织、内脏和中枢神经系统，导致骨硬化、纤维化和脏器功能衰竭的黄色肉芽肿性组织细胞增生症。

08.158 软骨间叶性错构瘤 chondromesenchymal hamartoma, CMH
又称"胸壁错构瘤（chest wall hamartoma）"。
一种发生于婴幼儿肋骨，由数量不等的梭形细胞、软骨和出血性囊肿组成的罕见的良性病变。

08.159 腱鞘囊肿 ganglion cyst
位于关节或腱鞘周围、充满黏液的囊肿。

08.160 腘窝囊肿 Baker cyst
位于腘窝、充满滑液的囊肿。

08.161 腕管综合征 carpal tunnel syndrome
由各种原因导致正中神经在腕管内受压引起的一系列症状。

08.162 恶性腱鞘巨细胞瘤 malignant tenosynovial giant cell tumor
一种良性巨细胞瘤伴有明显恶性区域或典型良性巨细胞瘤复发后表现为肉瘤的肿瘤。前者为原发性恶性腱鞘巨细胞瘤，后者为继发性恶性腱鞘巨细胞瘤。

08.163 滑膜软骨瘤病 synovial chondromatosis
滑膜下由多个透明软骨结节组成的良性肿瘤。

08.164 滑膜软骨肉瘤 synovial chondrosarcoma
起自滑膜的恶性软骨性肿瘤。

08.165 滑膜血管瘤 synovial hemangioma
起自滑膜组织的良性血管性肿瘤。

08.166 滑膜脂肪瘤 synovial lipoma
起自滑膜组织的良性成熟脂肪性肿瘤。

08.167 骨折 fracture

机械性损伤引起骨连续性和完整性的破坏。

08.168　骨痂　callus
骨折后修复过程中形成的纤维性、软骨性和骨性结构。

08.169　骨化性肌炎　myositis ossificans
又称"局限性骨化性肌炎（myositis ossificans circumscripta）""局限性异位骨化（localized heterotopic ossification）"。一种常发生于骨旁软组织的孤立性、非进行性、良性骨化性病变。

08.170　进行性骨化性纤维结构不良　fibro-dysplasia ossificans progressiva, FOP
又称"进行性骨化性肌炎（myositis ossificans progressiva）"。一种发生于骨外肌肉、肌腱和韧带的进行性纤维化、钙化和骨化，最终导致严重功能障碍的罕见疾病。

08.171　骨坏死　osteonecrosis
各种病因（感染、外伤和缺血等）引起骨的死亡。

08.172　剥脱性骨软骨炎　osteochondritis dissecans
关节软骨和软骨下骨完全或部分与邻近结构分离的小片坏死。

08.173　化脓性骨髓炎　pyogenic osteomyelitis
又称"细菌性骨髓炎（bacterial osteomyelitis）"。由细菌引起骨和骨髓的急性或慢性化脓性感染。

08.174　结核性骨髓炎　tuberculous osteomye-litis
结核分枝杆菌感染引起骨和骨髓的慢性坏死性肉芽肿性炎。

08.175　真菌性骨髓炎　fungal osteomyelitis
真菌经由血源性播散、邻近部位扩展或直接从外伤部位进入骨和关节而引起的骨髓炎和关节炎。

08.176　硬化性骨髓炎　sclerosing osteomyelitis
一种以骨髓弥漫性纤维化和骨皮质增厚为特征的慢性骨髓炎。最初由卡雷（Carré）于1891年描述，病变炎症反应轻微。

08.177　囊性纤维性骨炎　osteitis fibrosa cys-tica
由新陈代谢紊乱引起的全身骨骼疾病。多因甲状旁腺功能亢进，骨中钙质转移至血液中，造成广泛骨质疏松、髓内纤维血管组织增生。

08.178　骨质疏松症　osteoporosis
以骨量减少、骨的微细结构破坏导致骨脆性和骨折危险性增加为特征的慢性进行性疾病。

08.179　佝偻病　rickets
以骨基质钙盐沉着障碍为主的慢性全身性疾病。表现为骨组织内未钙化骨基质的过多积聚，病变发生在骨生长期，导致骨骼畸形。

08.180　骨软化[症]　osteomalacia
以骨基质钙盐沉着障碍为主的慢性全身性疾病。表现为骨组织内未钙化骨基质的过多积聚，病变如发生于骨生长已经停止的成年人，因重力原因，可形成骨的畸形。

08.181　成骨不全　osteogenesis imperfecta, OI
一组 I 型胶原数量或质量异常及胶原蛋白结构与合成缺陷的遗传性骨和结缔组织疾病。

08.182　骨硬化症　osteopetrosis
又称"大理石骨病（marble bone disease）"。

一种具有骨质再吸收障碍、骨皮质密度增加的罕见遗传性骨病。

08.183 甲状旁腺功能亢进症 hyperparathyroidism
甲状旁腺分泌过多甲状旁腺激素的疾病。甲状旁腺自身发生病变，如过度增生、肿瘤甚至癌变，或身体存在其他病症，如长期维生素 D 缺乏、肾衰竭等都可能致病。临床表现为骨痛、骨折、高钙血症等，还可危害身体的其他多个系统，需积极诊治。

08.184 消失性骨病 disappearing bone disease
又称"大块骨溶解（massive osteolysis）""戈勒姆病（Gorham disease）"。特定部位的骨逐渐进行性消失，伴结构和功能丧失。

08.185 骨佩吉特病 Paget disease of the bone
曾称"畸形性骨炎（osteitis deformans）"。一种原因不明的慢性骨转化显著增加的骨病。

08.186 骨关节炎 osteoarthritis, OA
一种退行性病变。系由增龄、肥胖、劳损、创伤、关节先天性异常、关节畸形等诸多因素引起的关节软骨退化、关节边缘和软骨下骨反应性增生。

08.187 神经性关节病 neuroarthropathy
又称"沙尔科关节（Charcot joint）"。与周围神经疾病相关的、进行性发展的退行性关节病。

08.188 髌软骨软化症 chondromalacia patellae
髌骨关节软骨软化、纤维化、裂隙形成和腐蚀的慢性退行性关节病。

08.189 类风湿[性]关节炎 rheumatoid arthritis, RA
一种病因未明的、慢性、以滑膜炎为主的系统性疾病。特征是手足小关节的多关节对称性、侵袭性关节炎症，经常伴有关节外器官受累及血清类风湿因子阳性，可导致关节畸形及功能丧失。

08.190 强直性脊柱炎 ankylosing spondylitis, AS
以骶髂关节和脊柱附着点炎症为主要症状的疾病。与 HLA-B27 关联性强。某些微生物（如克雷伯杆菌）与易感者自身组织具有共同抗原，可引发异常免疫应答。病变特点是四肢大关节、椎间盘纤维环及其附近结缔组织纤维化和骨化，以及关节强直。

08.191 银屑病关节炎 psoriatic arthritis, PA
一种与皮肤或指甲银屑病相关的关节炎症性病变。

08.192 莱特尔综合征 Reiter syndrome, RS
一种同时伴有尿道炎、肠炎、宫颈炎、结膜炎等感染的关节炎。属于血清类风湿因子阴性脊柱关节病。

08.193 大骨节病 Kashin-Beck disease
一种以四肢关节受累为主的地方性畸形性骨关节病。

08.194 血友病性关节病 hemophilic arthropathy
由遗传性血浆凝血因子Ⅷ和Ⅸ缺陷引起关节内反复出血而导致的退行性关节病。

08.195 脓毒性关节炎 septic arthritis
一种由化脓菌引起的关节急性感染性疾病。

08.196 结核性关节炎 tuberculous arthritis
一种由身体其他部位的结核经由血道播散到关节的感染性疾病。常与骨结核同时存在。

08.197 痛风 gout
嘌呤代谢障碍，血清尿酸过多，尿酸盐结晶沉积在关节和脏器引起的疾病。

08.198 二羟焦磷酸钙沉积病 calcium pyrophosphate dehydrate deposition disease
一种由二羟焦磷酸钙结晶沉积在软骨和关节软组织的细胞外基质而引起的退行性关节病。

08.199 椎间盘突出症 intervertebral disc herniation
由于椎间盘退变、纤维环破裂、髓核突出，刺激或压迫神经根所表现出来的一系列临床表现和体征。

09. 心血管系统

09.001 心肌炎 myocarditis
由各种病原微生物感染或理化因素引起的心肌炎症性疾病。

09.002 病毒性心肌炎 viral myocarditis
由各种嗜心肌病毒感染引起的、以心肌间质原发性非特异性炎症为主要病变的心肌炎症性疾病。

09.003 细菌性心肌炎 bacterial myocarditis
由细菌感染引起的心肌炎症。

09.004 特发性巨细胞性心肌炎 idiopathic giant cell myocarditis
由细胞毒性 T 细胞介导的多中心心肌破坏的心肌炎性病变。以多核巨细胞形成为特点，免疫组织化学显示多核巨细胞为组织细胞来源。

09.005 心包炎 pericarditis
又称"心外膜炎"。心包腔的脏层、壁层心外膜发生的炎症反应。

09.006 急性心包炎 acute pericarditis
以急性渗出为主的心包炎。根据渗出的主要成分可分为浆液性、纤维蛋白性、化脓性和出血性心包炎。

09.007 慢性心包炎 chronic pericarditis
病程持续 3 个月以上的心包炎症。

09.008 浆液性心包炎 serous pericarditis
以浆液渗出为主的急性心外膜的炎症。

09.009 纤维蛋白性心包炎 fibrinous pericarditis
以纤维素渗出为主的急性心包炎。是心包炎中较多见的类型。

09.010 浆液纤维蛋白性心包炎 fibrinous and serofibrinous pericarditis
以浆液与纤维素渗出为主的急性心包炎。是心包炎中最多见的类型。

09.011 化脓性心包炎 purulent pericarditis, suppurative pericarditis
以大量中性粒细胞渗出为主的表面化脓性急性心包炎。

09.012 纤维蛋白性化脓性心包炎 fibrino-suppurative pericarditis
伴纤维蛋白渗出过多的化脓性心包炎。

09.013 心包积脓 pyopericardium
化脓性心包炎时，脓性渗出物积聚于心包腔

内的现象。

09.014 出血性心包炎 hemorrhagic pericarditis
浆液性和（或）浆液纤维素性渗出物中混有大量红细胞的心包炎。

09.015 心脏压塞 cardiac tamponade
又称"心包填塞"。由心包腔内液体过多引起心包腔内压上升、心脏受压、顺应性降低，导致心室舒张期充盈受损、心搏量下降的状态。

09.016 非特殊型慢性心包炎 nonspecific type chronic pericarditis
心包炎症性病变较轻或进展缓慢，仅局限于心包本身的疾病。对心脏活动功能影响轻微，故临床上亦无明显的表现。

09.017 粘连性纵隔心包炎 adhesive mediastinal pericarditis
心包慢性炎症性病变、纤维化引起心包腔粘连、闭锁，并与纵隔及周围脏器粘连，形成巨大团块。

09.018 缩窄性心包炎 constrictive pericarditis
由于心包腔内渗出物的机化和瘢痕形成、玻璃样变和钙化等，使心包腔完全闭锁，形成一个硬而厚的结缔组织囊而紧紧地包绕在心脏周围的疾病。

09.019 感染性心内膜炎 infectious endocarditis, IE
由病原微生物经血液途径直接侵袭心内膜、心瓣膜或邻近大动脉内膜而引起的炎症性疾病。常伴有赘生物形成。

09.020 急性感染性心内膜炎 acute infectious endocarditis
由毒力强的病原体所致的急性化脓性心内膜炎。瓣膜出现溃烂、穿孔或破裂；在破溃瓣膜表面形成巨大而松脆的、含大量病原体（如细菌）的赘生物。

09.021 慢性感染性心内膜炎 chronic infectious endocarditis
病程超过 3 个月以上的感染性心内膜炎。

09.022 亚急性感染性心内膜炎 subacute infectious endocarditis
毒力较弱的病原体所致的心内膜炎。病情较轻，病程较长，中毒症状较轻。

09.023 风湿病 rheumatism
一种与 A 组乙型溶血性链球菌感染有关的变态反应-自身免疫性疾病。主要累及全身结缔组织及血管、心脏。

09.024 风湿热 rheumatic fever
风湿病急性发作期时表现为发热症状的疾病。

09.025 阿绍夫小体 Aschoff body
又称"风湿性肉芽肿(rheumatic granuloma)"。一种细胞介导的Ⅳ型变态反应引起的肉芽肿性病变。是风湿病的典型病理改变。

09.026 阿尼齐科夫细胞 Anitschkow cell
风湿病典型病变中，组织细胞增生、聚集，吞噬纤维素样坏死物，使胞体变形转变而成的细胞。

09.027 枭眼细胞 awl-eye cell
风湿细胞形态的一种。染色质集中于中央并呈细丝状向核膜放散，使核的横切面似枭眼状，故名。

09.028 毛虫细胞 caterpillar cell

风湿细胞形态的一种。表现为长形核，纵切面像毛虫状。

09.029　风湿性心脏病　rheumatic heart disease
风湿病累及心脏时所诱发的心脏病变。包括风湿性心内膜炎、风湿性心肌炎、风湿性心包炎或风湿性全心炎。

09.030　疣状赘生物　verrucous vegetation
风湿性心内膜炎时，由损伤诱导血小板在病变瓣膜表面沉积、凝集形成的白色血栓。

09.031　风湿性心包炎　rheumatic pericarditis
风湿性心脏病累及心外膜。病变特点是浆液和（或）纤维素渗出，有时可见风湿小体形成。

09.032　绒毛心　cor villosum
风湿性心包炎时，渗出以纤维蛋白为主，覆盖于心包表面的纤维蛋白可因心脏搏动牵拉而呈绒毛状的病变。

09.033　风湿性关节炎　rheumatic arthritis
免疫介导的、累及关节的炎症性病变。多见于成年风湿病患者。以游走性多关节炎为其临床特征。常侵犯大关节，此伏彼起，相继发生。故临床常表现为大关节游走性疼痛。

09.034　环状红斑　erythema annulare
具有诊断意义的风湿病皮肤病变。常见于儿童。表现为淡红色环状红晕，微隆起，中央皮肤色泽正常。

09.035　皮下结节　subcutaneous nodule
风湿病皮下软组织发生的风湿肉芽肿病变。表现为皮下质硬的结节。

09.036　风湿性动脉炎　rheumatic arteritis
风湿病累及血管尤其是小动脉所引发的血管炎症。

09.037　小舞蹈症　chorea minor, sydenham chorea
风湿病累及儿童大脑基底节和尾核等锥体外系时，患儿可出现面肌及肢体不自主运动的病症。

09.038　动脉硬化　arteriosclerosis
一组以动脉壁增厚、变硬和弹性减退为特征的动脉疾病。

09.039　动脉粥样硬化　atherosclerosis
以血管内膜形成粥瘤或纤维斑块为特征的心血管系统疾病。在心血管系统中为最常见的疾病。

09.040　小动脉硬化　arteriolosclerosis
常由高血压和糖尿病引发的、以细小动脉玻璃样变为特点的心血管疾病。

09.041　脂纹　fatty streak
动脉粥样硬化的早期病变。因肉眼在动脉内膜面见黄色针头大小的斑点或长短不一的条纹而得名。

09.042　纤维斑块　fibrous plaque
脂纹进一步发展演变而来。肉眼见内膜表面散在、不规则隆起的斑块，镜下见病灶表层为大量胶原纤维而得名。

09.043　粥样斑块　atheromatous plaque
又称"粥瘤（atheroma）"。动脉粥样硬化的典型病变。光镜下见在玻璃样变的纤维帽深部有大量无定形粥样物质。

09.044　冠状动脉粥样硬化　coronary athero-sclerosis
发生于冠状动脉的粥样硬化病变。是冠状动

脉最常见的病变。

09.045　冠状动脉性心脏病　coronary artery heart disease, CHD
简称"冠心病"，又称"缺血性心脏病（ischemic heart disease, IHD）"。因冠状动脉狭窄、供血不足而引起的心脏功能障碍和（或）器质性病变。

09.046　冠状动脉粥样硬化性心脏病　coronary atherosclerotic heart disease
由冠状动脉粥样硬化引起冠状动脉供血不足所导致的心脏疾病。

09.047　心肌梗死　myocardial infarction, MI
冠状动脉供血急剧减少或中断，使相应的心肌严重而持续性缺血所致的心肌缺血性坏死。

09.048　心内膜下心肌梗死　subendocardial myocardial infarction
仅累及心室壁内侧 1/3 的心肌并波及肉柱及乳头肌的梗死。

09.049　透壁性心肌梗死　transmural myocardial infarction
病灶较大并累及心室壁全层的梗死。心肌梗死的部位与闭塞的冠状动脉支供血区一致。

09.050　环状梗死　circumferential infarction
可融合或累及整个左心室内膜下心肌的心内膜下梗死。

09.051　心肌纤维化　myocardial fibrosis
由中、重度的冠状动脉粥样硬化性狭窄引起心肌纤维持续性和（或）反复加重的缺血缺氧所导致的心肌组织内纤维组织增生。

09.052　冠状动脉性猝死　sudden coronary death
由冠状动脉改变而引起的突发性死亡。

09.053　高血压心脏病　hypertensive heart disease
长期慢性高血压引起的心脏病变。主要表现为左心室肥大。

09.054　向心性肥大　concentric hypertrophy
高血压时，左心室壁增厚、乳头肌和肉柱增粗变圆但心腔并不扩张甚至缩小的表现。

09.055　离心性肥大　eccentric hypertrophy
高血压病变继续发展，肥大的心肌因供血不足而收缩力降低，发生失代偿，逐渐出现心脏扩张的表现。

09.056　原发性颗粒性固缩肾　primary granular atrophy of the kidney
又称"细动脉性肾硬化（arteriolar nephrosclerosis）"。高血压累及肾脏导致肾的萎缩硬化。肉眼观双肾体积缩小、重量减轻、质地变硬，表面呈均匀弥漫的细颗粒状。

09.057　坏死性细动脉炎　necrotizing arteriolitis
动脉内膜和中膜发生纤维素样坏死。以肾脏入球小动脉最明显。

09.058　动脉瘤　aneurysm
血管壁局限性异常扩张或连通于血管腔的血囊肿。好发于动脉。

09.059　真性动脉瘤　true aneurysm
动脉瘤壁是由血管壁的内膜、中膜、外膜三层组织构成的，仅因局部结构和功能薄弱而发生异常扩张导致的动脉瘤。

09.060　假性动脉瘤　false aneurysm, pseudoa-

neurysm
因局部血管壁破裂而形成较大的血肿。血肿外可由血管的外膜层或仅血管周围的组织包绕，构成其壁。

09.061　夹层动脉瘤　dissecting aneurysm
动脉内膜因原有病变而破裂，动脉腔的血液经裂口注入中膜层内，使中膜分离，局部形成夹层性血肿或套管样假血管腔。

09.062　心肌病　cardiomyopathy
一类发病原因不明的心肌病变。不包括已知的病因明确或继发于全身疾病的特异性心肌病。

09.063　扩张型心肌病　dilated cardiomyopathy
又称"充血性心肌病（congestive cardiomyopathy）"。以进行性的心脏增大、心腔扩张和收缩能力下降为特征的心肌病。

09.064　肥厚型心肌病　hypertrophic cardiomyopathy
以心肌肥大、室间隔非对称性肥厚、舒张期充盈异常及左心室流出道受阻为特征的心肌病。

09.065　限制型心肌病　restrictive cardiomyopathy
以一侧或双侧心室充盈受限和舒张期容量降低为特点的心肌病。

09.066　[致心律失常性]右室心肌病　arrhythmogenic right ventricular cardiomyopathy
临床表现为右心室进行性扩大、难治性右心衰竭和（或）室性心动过速的一组与遗传相关的心肌病。

09.067　克山病　Keshan disease

一种由硒缺乏导致的、以心肌的变性坏死及修复后的瘢痕形成为病变特点的地方性心肌病。为地方性心肌病的一种。

09.068　地方性心肌病　endemic cardiomyopathy
发病和地域分布有着显著相关性的一组心肌病。

09.069　酒精性心肌病　alcoholic cardiomyopathy
以长期过量饮酒或反复大量酗酒后出现心脏扩大和心力衰竭为特点的心肌病。

09.070　围生期心肌病　peripartum cardiomyopathy
在妊娠末期或产后5个月内，首次发生以心肌受累为主的一种心脏病。

09.071　药物性心肌病　drug-induced cardiomyopathy
接受某些药物治疗的患者因药物对心肌的毒性作用而发生的心肌损害。

09.072　先天性心脏病　congenital heart disease
又称"先天性心脏畸形（congenital heart deformity）"。胚胎时期心脏和大血管发育异常所形成的一大类疾病。

09.073　房间隔缺损　atrial septal defect, ASD
胚胎发育期左右心房之间的间隔发育不全、遗留缺损造成左右心房血流相通的先天性畸形。

09.074　室间隔缺损　ventricular septal defect, VSD
胚胎发育期左右心室之间的间隔发育不全、遗留缺损造成左右心室血流相通的先天性畸形。

09.075 法洛四联症 tetralogy of Fallot
由肺动脉流出道狭窄、室间隔膜部缺损、主动脉右移、骑跨和右心室肥大扩张四种心脏及大血管畸形构成的组合性先天性心脏病。

09.076 动脉导管未闭 patent ductus arteriosus
连接主动脉干与肺动脉干的短管-动脉导管在出生以后始终不闭锁的异常状态。

09.077 主动脉缩窄 coarctation of aorta
主动脉局限性管腔狭窄。

09.078 大动脉移位 transposition of the great artery
由胚胎时期主动脉和肺动脉转位异常而导致的心血管畸形。

09.079 心房黏液瘤 atrial myxoma
以星芒状细胞分布于大量黏液样基质为特点的心脏最常见的肿瘤。常位于心房。

09.080 心[脏]瓣膜疾病 valvular heart disease
心瓣膜因先天性发育异常或后天疾病造成的器质性病变。可由瓣膜的狭窄或闭合不全等功能障碍导致相应的临床表现。

09.081 二尖瓣狭窄 mitral stenosis
由二尖瓣开放时不能充分张开所导致的瓣膜口缩小。原因多为风湿病。

09.082 二尖瓣关闭不全 mitral insufficiency
二尖瓣关闭时瓣膜口不能完全闭合，使一部分血液反流。

09.083 主动脉瓣关闭不全 aortic insufficiency
主动脉瓣关闭时瓣膜口不能完全闭合，使一部分血液反流。

09.084 主动脉瓣狭窄 aortic stenosis
主动脉瓣开放时不能充分张开，使瓣膜口缩小。

09.085 二尖瓣脱垂综合征 mitral valve prolapse syndrome
各种原因使得二尖瓣瓣叶在心脏收缩时向左心房脱垂，引起二尖瓣关闭不全所导致的一组临床表现。

10. 神经系统

10.001 沃勒变性 Wallerian degeneration
中枢或周围神经纤维被切断后，轴索与神经元胞体断离，其远端和部分近端的轴索及其所属髓鞘发生变性、崩解和被小胶质细胞（中枢）或巨噬细胞（外周）吞噬，同时伴受累神经元胞体发生中央性尼氏体溶解的过程。

10.002 轴索变性 axonal degeneration
常见的神经系统病理性变化。轴索损伤后的病理改变包括轴索肿胀、碎裂、回缩及萎缩等。

10.003 神经元变性 neuronal degeneration
一种可逆性神经元损伤。原因及形式多样，表现为胞体肿胀、脂肪变性、脂褐素沉积等，可伴轴索变性及髓鞘脱失。

10.004 神经元坏死 neuronal necrosis

一种不可逆的神经元损伤。表现为胞质红染、胞体皱缩、核固缩、核仁消失、尼氏体溶解，最后和所属突起一同崩解。

10.005　节段性脱髓鞘　segmental demyelination
沿神经纤维有一个或几个郎飞结间区的髓鞘破坏，而轴索相对保存的脱髓鞘病变。

10.006　海马硬化　hippocampal sclerosis
又称"切迹硬化（incisural sclerosis）""颞叶内侧硬化（mesial temporal sclerosis, MTS）"。一种特殊的病理改变。表现为海马神经元丢失及苔状纤维发芽现象。

10.007　皮质发育不良　cortical dysplasia
在大脑新皮质发育过程中由神经元增生、迁移、分化及程序性死亡等过程异常所导致的一系列病理改变。局灶性皮质发育不良的主要病理表现是脑皮质结构紊乱和异常神经元的出现。

10.008　蛛网膜囊肿　arachnoid cyst
囊壁为纤维结缔组织、囊肿内壁被覆蛛网膜上皮细胞的囊肿。蛛网膜囊肿壁薄，不与硬膜内层相连，囊内含无色透明或黄色富含蛋白的液体。

10.009　噬神经细胞现象　neuronophagia
又称"噬节现象"。当神经细胞迅速死亡时，通常可见胞体及近端树突有吞噬细胞侵入的现象。

10.010　卫星现象　satellitosis
当脑内神经细胞变性时，其周围有反应性增生的少突胶质细胞围绕的现象。

10.011　脑膜炎　meningitis
发生于脑和脊髓软脑膜，由细菌、病毒、真菌等感染引起的脑膜炎性病变。主要有三种

基本类型：化脓性脑膜炎（多由细菌引起）、淋巴细胞性脑膜炎（由病毒引起）和慢性肉芽肿性脑膜炎（可由结核杆菌、梅毒螺旋体、布鲁氏菌及真菌引起）。

10.012　空泡性脊髓病　vacuolar myelopathy
艾滋病中一种主要累及胸部脊髓后索和侧索，可见白质空泡形成、局部髓鞘肿胀、脱髓鞘、轴索变性伴巨噬细胞浸润和反应性星形胶质细胞增生的神经系统病变。可与亚急性脑炎同时存在。

10.013　弥漫性轴索损伤　diffuse axonal injury
头部受外力作用后发生的一种闭合性、弥漫性脑白质轴索剪切伤。

10.014　灰质异位　gray matter ectopia
在不应有神经元的脑白质区出现异位神经元的病变。是胚胎发育过程中原始神经管的神经母细胞未能及时迁移到灰质所致。

10.015　轴突斑　neuritic plaque
多见于阿尔茨海默病患者脑组织中的一种特殊病变。由沉积的 Aβ淀粉样蛋白和营养不良的轴突构成。

10.016　中央轴空　central core
在肌纤维横切面上，改良高莫瑞（Gomori）三色染色肌纤维中央或偏心处有一圆形淡染区，周边为环状紫红浅染带，琥珀酸脱氢酶染色和还原型辅酶Ⅰ-四氮唑还原酶染色中央轴空区氧化酶缺乏，其周边可深染。纵切面可见轴空贯穿肌纤维相当长的距离。多见于中央轴空病。

10.017　靶纤维　target fiber
氧化酶染色显示肌纤维中央带不着色，中间带深染，外周带淡染，形似靶样。电镜下可见局部紊乱的 Z线和肌原纤维碎片。见于失

神经支配的肌纤维，以Ⅰ型肌纤维多见。

10.018 靶样纤维 target sample fiber
氧化酶染色显示肌纤维的局部出现一类圆形的浅染区，中间区带不清楚，类似靶形。多见于失神经支配状态。

10.019 环状纤维 ring fiber
横切面上见到肌纤维周边区出现与肌纤维长轴方向相切的肌质框。电镜下可见肌质膜下的肌丝与肌纤维长轴垂直排列。多见于强直性肌营养不良和一些慢性肌病。

10.020 不整红边纤维 ragged red fiber
改良高莫瑞三色染色显示肌纤维膜下见外缘不规整的边缘红染区，有些整个肌纤维内呈现红色颗粒状或干裂块状。氧化酶染色显示肌纤维周边或胞质深染。电镜证实有线粒体异常增多伴结构异常。见于线粒体肌病等。

10.021 分叶状纤维 lobulated fiber
又称"小梁状纤维（trabeculated fiber）"。氧化酶染色显示肌纤维周边深染，且呈三角形伸向肌纤维中央，形成分叶状。见于肢带型肌营养不良 2A 型等。

10.022 小管聚集 tubular aggregate
苏木精–伊红染色可见肌纤维膜下嗜碱性物质堆积成块，改良高莫瑞三色染色为紫红色，还原型辅酶Ⅰ-四氮唑还原酶染色呈深蓝色。电镜证实肌膜下有灶性平行排列的小管状结构聚集。见于周期性瘫痪。

10.023 胞质体 cytosome
在改良高莫瑞三色染色中肌纤维内见到的蓝色球样小体。属于非特异性病理现象。大量出现则见于胞质体（球样体）肌病。

10.024 肌质块 sarcoplasmic mass

肌纤维胞质内不规则的块状物。多位于肌膜下，苏木精–伊红染色呈蓝色，改良高莫瑞三色染色为红色，还原型辅酶Ⅰ-四氮唑还原酶染色呈蓝色。电镜下多为局灶性无细胞器的细胞质，可含糖原、线粒体、核糖体和致密体。多见于强直性肌营养不良。

10.025 镶边空泡 rimmed vacuole
在肌膜下或肌纤维中央的空泡。呈圆形、多角形或不规则形，直径为 2~25μm。苏木精–伊红染色周边镶嵌着紫蓝色颗粒，改良高莫瑞三色染色颗粒呈紫红色。电镜下空泡部分或全部被膜状螺纹、髓样小体及无形状碎片填充。见于包涵体肌炎或包涵体肌病等。

10.026 自噬泡 autophagic vacuole
肌纤维内多发的不规则膜性空泡。非特异性脂酶染色空泡周边深染，免疫组织化学染色表达自噬体标志物 LC3。电镜下该空泡有完整的肌纤维膜性被膜，故又称为"有肌纤维膜特征的自噬泡"，周边有自噬体、溶酶体及自噬溶酶体异常聚集。

10.027 肌纤维比例失常 abnormal myofiber proportion
正常人肱二头肌和股四头肌组织中Ⅰ型、ⅡA型、ⅡB 型纤维约各占 1/3，呈棋盘格样相间分布，出现任何一型肌纤维的比例＞55%的病理现象。

10.028 肌纤维群组化 fiber-type grouping
Ⅰ型和Ⅱ型肌纤维呈棋盘格样分布的正常组织学特征被打乱，ATP 酶染色显示Ⅰ型和Ⅱ型肌纤维各自分别聚在一起的病理现象。是肌肉组织失神经和再支配的结果。

10.029 束周萎缩 perifascicular atrophy
肌束周边的肌纤维萎缩、变性，而中央区域的肌纤维正常或病变较轻。多见于皮肌炎等。

10.030 还原体 reducing body
苏木精-伊红染色肌纤维内见椭圆形或融合成巨块状的多发嗜伊红斑。改良高莫瑞三色染色呈紫红色，甲萘醌-四唑氮蓝、派洛宁、吖啶橙染色阳性，多分布在肌纤维周边部。电镜下呈多孔状结构，由致密的细丝和颗粒组成。见于还原体肌病。

10.031 斑马体 zebra body
电镜下见肌纤维内出现细长丝状结构组成的淡染窄暗条纹与深染宽暗条纹交替出现的斑马样条纹状斑块。见于斑马体肌病等。

10.032 弥漫性星形细胞瘤 diffuse astrocytoma
由分化好的肿瘤性纤维型、原浆型或肥胖型星形胶质细胞构成的星形细胞肿瘤。背景疏松，常有微囊变。WHO Ⅱ 级。

10.033 间变性星形细胞瘤 anaplastic astrocytoma
一种弥漫性浸润的低度恶性星形细胞肿瘤。在 Ⅱ 级弥漫性星形细胞瘤的组织学背景上，部分或大部分区域出现细胞体积增大、密度增加及核异型性明显的间变表现，增生活跃、核分裂增多，易进展为胶质母细胞瘤。WHO Ⅲ 级。

10.034 胶质母细胞瘤 glioblastoma
恶性程度和发病率最高的星形细胞肿瘤。分为原发性和继发性两种类型。具有星形胶质细胞特征，但细胞异型性明显、增生活跃、核分裂多见，可有核深染的多核瘤巨细胞，并可见肾小球样微血管增生、血管壁和（或）假栅栏样坏死。WHO Ⅳ 级。

10.035 毛细胞型星形细胞瘤 pilocytic astrocytoma
一种界限较清、缓慢生长、常见于儿童和年轻人、预后好的星形细胞起源的良性肿瘤。具有双相组织学特点，即含罗森塔尔纤维（Rosenthal fibre）的密集双极性细胞区和含微囊及嗜伊红细胞样小体的疏松多极性细胞区。WHO Ⅰ 级。

10.036 多形性黄色瘤型星形细胞瘤 pleomorphic xanthoastrocytoma
一种多位于大脑表面、常有囊性变、好发于儿童和年轻人的星形细胞肿瘤类型。典型组织学特征为肿瘤主要由 GFAP 阳性、胞质富含脂滴、呈泡沫状的多形性肿瘤细胞构成。常见胞核内圆形空泡，肿瘤内富含网状纤维，可见嗜伊红颗粒小体。WHO Ⅱ 级。

10.037 室管膜下巨细胞型星形细胞瘤 subependymal giant cell astrocytoma
一种缓慢生长的、预后较好的星形细胞肿瘤。是结节性硬化综合征患者最常发生的中枢神经系统肿瘤。通常发生于侧脑室壁，由大的肿瘤性神经节细胞样星形胶质细胞构成。WHO Ⅰ 级。

10.038 少突胶质细胞瘤 oligodendroglioma
一种少突胶质细胞起源的肿瘤。肿瘤细胞呈圆形、胞质透明、胞膜清晰、核居中，呈蜂巢样排列，富含枝芽状血管，常见钙化颗粒。为一种缓慢生长的肿瘤。肿瘤细胞分化良好，弥漫性浸润，形态类似少突胶质细胞。WHO Ⅱ 级。

10.039 间变性少突胶质细胞瘤 anaplastic oligodendroglioma
一种弥漫性浸润的低度恶性少突胶质细胞起源的肿瘤。在 Ⅱ 级少突胶质细胞瘤的组织学背景上，部分或大部分区域出现细胞体积增大、密度增加及核异型性明显的间变表现，细胞增生活跃、核分裂增多。WHO Ⅲ 级。

10.040 少突星形细胞瘤 oligoastrocytoma

最常见的混合性胶质瘤类型。由形态截然不同的少突胶质细胞瘤和弥漫性星形细胞瘤两种肿瘤细胞成分混合而成。WHO Ⅱ级。

10.041　间变性少突星形细胞瘤　anaplastic oligoastrocytoma

一种弥漫性浸润的低度恶性少突星形细胞瘤。在 Ⅱ级少突星形细胞瘤的组织学背景上，部分或大部分区域出现细胞体积增大、密度增加及核异型性明显的间变表现，细胞增生活跃、核分裂增多，可进展为胶质母细胞瘤。WHO Ⅲ级。

10.042　室管膜瘤　ependymoma

一组好发于儿童和中青年人、生长较缓慢的室管膜起源的肿瘤。多位于脑室系统和脊髓中央管，偶见于幕上脑实质内。主要组织学特征为血管心菊形团、室管膜菊形团及豹斑样区。主要组织学亚型包括乳头状型、透明细胞型、伸长细胞型。WHO Ⅱ级。

10.043　间变性室管膜瘤　anaplastic ependymoma

一种呈侵袭性生长的低度恶性室管膜起源的肿瘤。在 Ⅱ级室管膜瘤的组织学背景上，部分或大部分区域出现细胞体积增大、密度增加、核异型性明显的间变表现，细胞增生活跃、核分裂增多，常伴微血管增生和假栅栏样坏死。WHO Ⅲ级。

10.044　黏液乳头状型室管膜瘤　myxopapillary ependymoma

一种生长缓慢、预后良好的室管膜起源的肿瘤。几乎都位于脊髓圆锥、马尾和终丝。组织学特征为胞质粉染的立方和（或）高柱状肿瘤细胞围绕血管黏液样基质轴心呈乳头状排列。偶见脑脊液播散。WHO Ⅰ级。

10.045　室管膜下室管膜瘤　subependymoma

一种境界清楚、生长缓慢、手术全切可治愈的预后良好的室管膜起源的肿瘤。多位于第四脑室和侧脑室壁。组织学特征为在致密胶质纤维基质中可见 GFAP 阳性、核大小形态一致的肿瘤细胞簇，常见微囊变、出血和钙化。WHO Ⅰ级。

10.046　脉络丛乳头状瘤　choroid plexus papilloma

一种起源于脉络丛上皮、好发于儿童和青年人、多位于侧脑室和第四脑室的良性乳头状肿瘤。肿瘤中常见沙砾体样钙化。WHO Ⅰ级。

10.047　脉络丛癌　choroid plexus carcinoma

一种起源于脉络丛上皮，主要见于儿童的少见乳头状恶性肿瘤。常侵犯邻近脑组织，不易全切，术后易复发。WHO Ⅲ级。

10.048　星形母细胞瘤　astroblastoma

一种好发于青少年大脑半球的罕见胶质瘤。常伴有囊性变。肿瘤细胞 GFAP 阳性，发出向心性单极粗大突起，围绕管壁增厚透明变性的间质血管呈放射状排列。生物学行为尚不确定。

10.049　大脑胶质瘤病　gliomatosis cerebri

一种至少弥漫性浸润三个脑叶的罕见恶性胶质瘤。常累及双侧大脑半球，可延续至脑干、小脑甚至脊髓。细胞形态可相当于弥漫性星形细胞瘤（绝大多数）、少突胶质细胞瘤或少突星形细胞瘤，偶见Ⅲ级以上胶质瘤成分。WHO Ⅲ级。

10.050　第三脑室脊索瘤样胶质瘤　chordoid glioma of the third ventricle

一种罕见、生长缓慢、非侵袭性且好发于中年人第三脑室前部的胶质瘤。组织学特征为在丰富的黏液性基质中见簇状或条索状排列的上皮样 GFAP 阳性肿瘤细胞，伴大量淋巴细胞和浆细胞浸润，并可见大量拉塞尔小体。WHO Ⅱ级。

10.051　神经节细胞瘤　gangliocytoma
一种生长缓慢，由分化成熟、呈簇状分布的肿瘤性神经节细胞组成的神经元起源的良性肿瘤。WHO Ⅰ级。

10.052　小脑发育不良性神经节细胞瘤　dys-plastic cerebellar gangliocytoma
又称"莱尔米特–杜克洛病（Lhermitte-Duclos disease）"。一种小脑内颗粒层出现的大的发育不良性神经节细胞，导致小脑叶增厚肥大的神经元起源的良性肿瘤。罕见。发生于常染色体显性遗传病多发性错构瘤综合征的成年患者。是诊断多发性错构瘤综合征的标志性中枢神经系统表现。WHO Ⅰ级。

10.053　婴儿促纤维增生性星形细胞瘤　desmoplastic infantile astrocytoma, DIA
含高度促纤维增生性间质和神经上皮成分的婴儿良性胶质神经元肿瘤。主质为肿瘤性星形胶质细胞。仅累及幕上大脑皮质和软脑膜（常超过一个脑叶），包括深侧巨大囊腔和脑膜侧实性区（常与硬脑膜相连）。WHO Ⅰ级。

10.054　婴儿促纤维增生性神经节细胞胶质瘤　desmoplastic infantile ganglioglioma, DIG
含高度促纤维增生性间质和神经上皮成分的婴儿良性混合性胶质神经元肿瘤。混有不同成熟度的神经元成分，二者可见分化差的细胞聚集区。仅累及幕上大脑皮质和软脑膜（常超过一个脑叶），包括深侧巨大囊腔和脑膜侧实性区（常与硬脑膜相连）。WHO Ⅰ级。

10.055　胚胎发育不良性神经上皮肿瘤　dy-sembryoplastic neuroepithelial tumor
位于幕上、好发于颞叶的良性混合性胶质神经元肿瘤。组织学特征为多结节生长，漂浮在黏液样基质中的浮蛙状神经元及其长突起与表面被覆的少突胶质细胞样细胞构成特异性胶质神经元成分，后者呈柱状与皮层表面垂直排列。WHO Ⅰ级。

10.056　神经节细胞胶质瘤　ganglioglioma
一种生长缓慢的良性混合性胶质神经元肿瘤。由分化成熟的肿瘤性神经节细胞和位于其间、分化好的肿瘤性胶质细胞共同组成。WHO Ⅰ级。

10.057　间变性神经节细胞胶质瘤　anaplastic ganglioglioma
一种低度恶性的混合性胶质神经元肿瘤。由分化成熟的肿瘤性神经节细胞和位于其间、具有间变性分化不良特征的肿瘤性胶质细胞共同组成。WHO Ⅲ级。

10.058　中枢神经细胞瘤　central neurocytoma
一种交界性的混合性胶质神经元肿瘤。常位于侧脑室的室间孔区，多见于年轻人。与少突胶质细胞瘤相似，由胞质透明、中等大小、形态一致、被马蹄状血管分隔成巢状排列的圆形细胞构成，其间可混有分化的神经元及GFAP阳性的星形胶质细胞。WHO Ⅱ级。

10.059　小脑脂肪神经细胞瘤　cerebellar liponeurocytoma
一种发生于成人小脑的、交界性混合性胶质神经元肿瘤。罕见。由胞质透明、形态一致、表达神经元标志物的小圆细胞和灶性聚集的脂肪细胞构成，可混有少量GFAP阳性的星形胶质细胞。WHO Ⅱ级。

10.060　松果体细胞瘤　pineocytoma
一种分化好的、松果体实质细胞起源的良性

肿瘤。罕见。仅见于成人松果体区，呈实性缓慢生长，边界清晰，无浸润或播散。肿瘤由大松果体菊形团（形态均一的小圆细胞围绕大粉染纤维心的结构）和（或）呈不同分化程度的多形性神经节细胞构成。WHO I级。

10.061　松果体母细胞瘤　pineoblastoma
一种分化差的、松果体实质细胞起源的高度恶性肿瘤。罕见。仅见于松果体区，可见于任何年龄人群，但主要为儿童和年轻人。呈快速浸润性生长，可通过脑脊液播散。肿瘤主要由片状密集生长、几乎裸核的未分化小蓝细胞组成，核分裂多见，常见小灶性坏死，可见纤维心菊形团、空心菊形团和（或）花蕊状菊形团。WHO IV级。

10.062　中等分化松果体实质肿瘤　pineal parenchymal tumor of intermediate differentiation
一种中等分化、松果体实质细胞起源的低度恶性肿瘤。罕见。仅见于松果体区，可见于任何年龄人群，但主要为成人。边界清晰或浸润性生长，常局部复发，少数发生脑脊液播散。其细胞密度、体积、分化程度、核分裂数均介于松果体细胞瘤和松果体母细胞瘤之间。WHO II级或III级。占所有松果体主质细胞起源肿瘤的20%左右。

10.063　髓上皮瘤　medulloepithelioma
一种罕见、高度恶性的婴幼儿中枢神经系统胚胎性神经上皮肿瘤。组织学特征为含大量呈乳头状、管状和小梁状排列的柱状假复层原始神经上皮细胞，模拟胚胎期原始神经管。*C19MC* 基因簇正常是髓上皮瘤与有多层菊形团的胚胎性肿瘤鉴别的唯一依据。WHO IV级。

10.064　有多层菊形团的胚胎性肿瘤　embryonal tumor with multilayered rosettes, ETMR
一种罕见、高度恶性的婴幼儿中枢神经系统胚胎性神经上皮肿瘤。可仅由胚胎性小肿瘤细胞簇和多层空心菊形团构成（即过去的室管膜母细胞瘤），也可同时含丰富的神经毡样基质，还可呈髓上皮瘤样原始神经管的表现。绝大多数有 *C19MC* 基因簇异常，这是其与髓上皮瘤鉴别的唯一依据。WHO IV级。

10.065　髓母细胞瘤　medulloblastoma
一种主要见于儿童的、常见恶性胚胎性神经上皮肿瘤。仅见于小脑和脑干背侧，多呈快速浸润性生长和通过脑脊液播散。主要由紧密排列、几乎裸核的未分化的小圆肿瘤细胞构成，有轻到中度胞核多形性和大量核分裂，可见纤维心菊形团和神经细胞分化。WHO IV级。

10.066　中枢神经系统神经母细胞瘤　central neural system neuroblastoma
一种发生于中枢神经系统的神经母细胞瘤。神经母细胞瘤是好发于儿童、侵袭性强的恶性胚胎性神经上皮肿瘤。多见于肾上腺区，由分化幼稚的胚胎性神经上皮细胞区、神经细胞分化区及纤维心菊形团构成，无成熟神经节细胞。发生在中枢神经系统者罕见，呈骤然过渡的分化特征。WHO IV级。

10.067　中枢神经系统神经节细胞神经母细胞瘤　central neural system ganglioneuroblastoma
一种好发于儿童、呈侵袭性生长的恶性胚胎性神经上皮肿瘤。发生于中枢神经系统者罕见。组织学特征为在神经母细胞瘤的背景上，出现成簇分布的肿瘤性发育不良的神经节细胞。WHO IV级。

10.068　非典型畸胎样/横纹肌样肿瘤　atypical teratoid/rhabdoid tumor, AT/RT

一种好发于婴幼儿的、少见的高度恶性中枢神经系统胚胎性肿瘤。呈快速浸润性生长，可通过脑脊液播散。由肿瘤性横纹肌样细胞、畸胎瘤样上皮性细胞、原始神经外胚层细胞和（或）间叶组织细胞构成。有 *INI1* 或 *BRG1* 基因失活突变及其蛋白表达缺失。WHO Ⅳ 级。

10.069　颅内神经鞘瘤　intra cranial schwannoma

一种发生于颅内的、包膜完整的良性神经鞘膜肿瘤。主要见于听神经和脊神经背根。完全由分化好的施万细胞构成。多为单发，多发者与神经纤维瘤病 2 型或神经鞘瘤病有关。WHO Ⅰ 级。

10.070　局限性神经内神经纤维瘤　localized intraneural neurofibroma

一种局限于神经干内、界限清楚、无包膜、浸润性生长于神经纤维间的良性神经鞘膜肿瘤。由分化好的肿瘤性施万细胞与非肿瘤性神经束膜样细胞和成纤维细胞等混合而成，含黏液样至胶原性间质，可见残留的轴索和（或）神经节细胞。WHO Ⅰ 级。

10.071　神经内神经束膜瘤　intraneural perineurioma

一种局限于神经内的神经束膜细胞起源的良性肿瘤。多见于四肢周围神经，脑神经罕见。完全由增生的肿瘤性神经束膜细胞组成，围绕正常轴索呈假洋葱球样排列。WHO Ⅰ 级。

10.072　脑膜瘤　meningioma

一组起源于蛛网膜层脑膜上皮细胞的中枢神经系统常见肿瘤。主要由不同分化程度的脑膜上皮细胞构成，可混有其他细胞成分，常见多少不等的沙砾体。包括 15 种类型，其中 WHO Ⅰ 级组（良性）9 种，Ⅱ 级组（交界性）3 种，Ⅲ 级组（低度恶性）3 种。

10.073　脑膜脂肪瘤　meningeal lipoma

一种原发于脑膜的、脂肪细胞起源的良性肿瘤。罕见。组织学形态与软组织的脂肪瘤相同。

10.074　脑膜血管脂肪瘤　meningeal angiolipoma

一种原发于脑膜、混有脂肪组织和血管成分的、脂肪细胞起源的良性肿瘤。罕见。组织学形态与软组织的血管脂肪瘤相同。

10.075　脑膜冬眠瘤　meningeal hibernoma

一种原发于脑膜、由棕色脂肪细胞组成的、脂肪细胞起源的良性肿瘤。罕见。组织学形态与软组织的冬眠瘤相同。

10.076　脑膜脂肪肉瘤　meningeal liposarcoma

一种原发于脑膜的、脂肪细胞起源的恶性肿瘤。罕见。组织学形态和分型与软组织的脂肪肉瘤相同。为颅内罕见的脂肪源性恶性肿瘤。

10.077　脑膜孤立性纤维性肿瘤/血管外皮瘤　meningeal solitary fibrous tumor/ hemangiopericytoma

脑膜原发性成纤维细胞型间叶组织起源肿瘤中最常见的类型。虽然遗传学变异相同，但分为组织学表型和生物学行为不同的 WHO Ⅰ 级（即原先的孤立性纤维性肿瘤）、Ⅱ 级（即原先的血管外皮瘤）、Ⅲ 级（即原先的间变性血管外皮瘤）肿瘤。前者由无定型排列的梭形肿瘤细胞和量多少不等的透明变性胶原间质构成，后两者由密集无定型排列的短梭形肿瘤细胞和丰富的鹿角样分支血管组成。为发生于颅内的孤立性纤维肿瘤。

10.078　脑膜纤维肉瘤　meningeal fibrosar-

coma

一种原发于脑膜的、成纤维细胞源性恶性肿瘤。罕见。组织学特征为形态单一的密集梭形肿瘤细胞呈"人"字形排列，核分裂多见，常见坏死。

10.079 脑膜未分化多形性肉瘤 meningeal undifferentiated pleomorphic sarcoma

又称"脑膜恶性纤维组织细胞瘤（meningeal malignant fibrous histiocytoma）"。原发于脑膜的由长梭形细胞、肥胖细胞及多形性多核巨细胞组成，梭形细胞可呈席纹样或束状排列的恶性肿瘤。罕见。

10.080 脑膜平滑肌肉瘤 meningeal leiomyosarcoma

一种原发于脑膜的、平滑肌起源的恶性肿瘤。罕见。组织学形态与软组织的平滑肌肉瘤相同。

10.081 脑膜横纹肌瘤 meningeal rhabdomyoma

一种原发于脑膜、由成熟横纹肌细胞组成的良性肿瘤。罕见。组织学形态与软组织的横纹肌瘤相同。

10.082 脑膜横纹肌肉瘤 meningeal rhabdomyosarcoma

一种原发于脑膜的、横纹肌细胞起源的恶性肿瘤。罕见。组织学形态和分型与软组织的横纹肌肉瘤相同。

10.083 脑膜软骨瘤 meningeal chondroma

一种原发于硬脑膜、边界清晰的软骨细胞起源的良性肿瘤。罕见。由细胞稀疏的透明软骨构成。

10.084 脑膜软骨肉瘤 meningeal chondrosarcoma

一种原发于硬脑膜、向软骨分化的间叶组织起源的恶性肿瘤。罕见。组织学形态、分型和分级均与骨的软骨肉瘤相同。

10.085 脑膜骨瘤 meningeal osteoma

一种原发于硬脑膜、呈局限性生长、由致密骨组织构成的良性肿瘤。罕见。组织学形态与骨的骨瘤相同。

10.086 脑膜骨软骨瘤 meningeal osteochondroma

一种软骨起源的良性肿瘤。原发于脑膜者罕见，组织学形态与骨的骨软骨瘤相同。

10.087 颅内上皮样血管内皮瘤 intracranial epithelioid hemangioendothelioma

一种低度恶性的血管起源的肿瘤。原发于颅底、硬脑膜或脑实质者均罕见，组织学形态与软组织的上皮样血管内皮瘤相同。

10.088 血管肉瘤 angiosarcoma

一种向内皮细胞分化的、血管起源的高度恶性肿瘤。原发于脑膜、脑实质或脊髓内者罕见。分化差异明显，可为腔面被覆异型性肿瘤性内皮细胞的吻合血管，也可呈分化差的实性上皮样细胞团，核分裂多见。

10.089 脑膜黑色素细胞增生症 meningeal melanocytosis

一种原发于中枢神经系统的弥漫或多灶性黑色素细胞增生性病变。罕见。起源于软脑膜的黑色素细胞，广泛累及蛛网膜下腔和软脑膜下血管周围间隙，不侵犯脑或脊髓实质。是神经皮肤黑变病的中枢神经系统表现形式之一。尽管无恶性组织学表现，但因其常阻塞脑脊液循环，预后普遍不好。

10.090 脑膜黑色素瘤 meningeal melanoma

一种少见的、起源于软脑膜黑色素细胞的中枢神经系统原发性高度恶性肿瘤。表现为硬脑膜的孤立性肿块，可见于中枢神经系统任何部位，略好发于脊髓和颅后窝。肿瘤呈快速侵袭性生长，预后差，但好于转移性黑色素瘤。

10.091　颅内生殖细胞瘤　intracranial germinoma
一种中枢神经系统最常见的原发性生殖细胞起源的肿瘤。呈低度恶性，多位于松果体和第三脑室周围。由大的胚胎性原始生殖细胞和反应性淋巴细胞组成。

10.092　颅内胚胎癌　intracranial embryonal carcinoma
一种罕见的中枢神经系统原发性生殖细胞起源的肿瘤。呈高度恶性，多位于松果体和第三脑室周围。组织学形态与卵巢的胚胎癌相同。

10.093　颅内卵黄囊瘤　intracranial yolk sac tumor
又称"颅内内胚窦瘤（intracranial endodermal sinus tumor）"。一种罕见的中枢神经系统原发性生殖细胞起源的肿瘤。呈高度恶性，多位于松果体和第三脑室周围。组织学形态与卵巢的卵黄囊瘤相同。

10.094　颅内绒毛膜癌　intracranial choriocarcinoma
一种罕见的中枢神经系统原发性生殖细胞起源的肿瘤。呈高度恶性，多位于松果体和第三脑室周围。组织学形态与子宫和卵巢的绒毛膜癌相同。

10.095　颅内/椎管内畸胎瘤　intracranial/intraspinal teratoma
一组少见的中枢神经系统原发性生殖细胞起源的肿瘤。好发于松果体、第三脑室周围及骶尾部椎管内。由来自两个或三个胚层的组织成分构成，其组织学形态、分型及良恶性均与卵巢的畸胎瘤相同。

10.096　颅内混合性生殖细胞肿瘤　intracranial mixed germ cell tumor
一种少见的中枢神经系统原发性生殖细胞起源的肿瘤。由生殖细胞瘤、胚胎性癌、卵黄囊瘤、绒毛膜癌、畸胎瘤五种生殖细胞源性肿瘤中至少两种混合而成。因仅成熟性畸胎瘤为良性，故任何组合形式的混合性生殖细胞肿瘤均为恶性，但其恶性程度取决于所含肿瘤成分的生物学行为。好发于松果体及第三脑室周围。

10.097　神经纤维瘤病　neurofibromatosis
一种常染色体显性遗传病。分 1 型和 2 型，分别由 *NF1* 或 *NF2* 基因种系突变或新突变所致。1 型的突出特征为皮肤多发性咖啡牛奶色斑及神经纤维瘤（可恶变）。2 型常表现为双侧听神经鞘瘤、椎管内多发性神经鞘瘤或单侧听神经鞘瘤伴单发或多发性脑膜瘤。

10.098　鞍区颗粒细胞瘤　granular cell tumor of the sellar region
一种起源于神经垂体或垂体柄，由巢状分布、胞质呈颗粒状的大细胞构成的良性肿瘤。WHO Ⅰ级。

10.099　血管母细胞瘤　hemangioblastoma
一种发生于中枢神经系统，以累及脑干、小脑和脊髓为主，缓慢生长的成人良性肿瘤。可伴发真性红细胞增多症，70%散发（多单发于小脑），30%见于冯·希-林二氏病[常见累及小脑、脑干、脊髓和（或）神经根的多发病灶]。由胞质透明、泡沫状或毛玻璃样的肿瘤性基质细胞与薄壁小血管和（或）血窦组成。WHO Ⅰ级。

10.100　希佩尔-林道病　von Hippel-Lindau

disease

又称"脑视网膜血管瘤病（cerebroretinal angiomatosis）"。由染色体 3p25~26 的 *VHL* 基因种系突变所致的一种常染色体显性遗传病。以发生中枢神经系统和视网膜的血管母细胞瘤，伴肾透明细胞癌、肾上腺嗜铬细胞瘤、胰岛细胞瘤、内耳淋巴囊肿瘤、附睾乳头状囊腺瘤等良恶性肿瘤及错构性病变和多发性内脏囊肿为特点。

10.101 结节性硬化复合症 tuberous sclerosis complex
一组由染色体 9q 上的 *TSC1* 或 16p 上的 *TSC2* 基因种系突变所致的少见常染色体显性遗传病。以中枢神经系统内、外多器官和多组织的错构瘤及良性肿瘤性病变为特点，部分患者可罹患室管膜下巨细胞型星形细胞瘤。

10.102 利–弗劳梅尼综合征 Li-Fraumeni syndrome
一种主要由染色体 17p13 上的 *TP53* 基因种系突变所致的罕见常染色体显性遗传病。主要发生于儿童和年轻成人。患者易患软组织肉瘤、乳腺癌、脑肿瘤和肾上腺皮质癌。

10.103 特科特综合征 Turcot syndrome
一组罕见的常染色体显性遗传病。包括由错配修复基因 *MLH1*、*PMS2*、*MSH2* 或 *MSH6* 双等位基因种系突变引起的脑肿瘤–息肉病综合征 1 型（BTB1）和由 *APC* 基因杂合性种系突变引起的脑肿瘤–息肉病综合征 2 型（BTB2），二者均有腺瘤性结直肠息肉或结肠癌，BTB1 常易患恶性胶质瘤，BTB2 仅易患髓母细胞瘤。

11. 感 觉 系 统

11.01 皮 肤

11.001 尖锐湿疣 condyloma acuminatum
由人乳头状瘤病毒（主要是 6 型、11 型）感染引起的增生性疾病。常由性接触传播，也可间接接触传播和垂直传播。好发于外生殖器部位。表现为菜花状的皮损，个别巨大型尖锐湿疣可发生恶变。

11.002 传染性软疣 molluscum contagiosum
由痘病毒科的传染性软疣病毒感染引起的疾病。主要通过直接接触或污染的衣物传播。好发于胸背部。表现为坚实的珍珠样丘疹，顶端中央有凹陷。

11.003 麻风 leprosy
由麻风分枝杆菌引起的慢性接触性传染性疾病。主要累及皮肤和外周神经，表现为红斑、斑块、结节、溃疡、眉毛脱落、狮面征、关节畸形、神经粗大及局部感觉消失等。

11.004 毛囊角化病 keratosis follicularis
一种常染色体显性遗传病。由位于染色体 12q23—q24.1 上一种编码肌质网/内质网肌质蛋白 ATP 酶（SERCA）的 *ATP2A2* 基因突变导致功能缺陷所致。好发于皮脂溢出部位。表现为针尖至豌豆大的毛囊性坚硬丘疹，顶端覆以油腻性痂皮，剥除痂皮，可见漏斗形小凹窝，也可伴有掌跖点状角化和甲损害。

11.005 毛发红糠疹 pityriasis rubra pilaris
一种病因不明的丘疹鳞屑性疾病。皮损主要

表现为毛囊角化性丘疹及播散性鳞屑性斑片。好发于躯干、四肢伸侧和臀部等处，常伴掌、跖角化过度。

11.006　银屑病　psoriasis
一种多基因缺陷的疾病。在多种诱发因素如外伤、感染或药物等的刺激下发生。典型皮损表现为境界清楚的红斑，上覆银白色鳞屑，刮除鳞屑可见发亮薄膜，刮破薄膜后见点状出血。好发于四肢伸侧及腰骶部。严重者可累及全身、关节。

11.007　扁平苔藓　lichen planus
一种特发性的皮肤黏膜炎症性疾病。典型的临床表现为好发于四肢末端的瘙痒性紫红色扁平丘疹，用液状石蜡涂搽后，可见小白点及细纹，可累及口腔及外阴黏膜，表现为灰白色网状损害或糜烂面。

11.008　环状肉芽肿　granuloma annulare
一种病因不明的自限性皮肤病。可能与外伤、昆虫叮咬等有关。典型表现为发生于青年人肢端的丘疹或小结节融合成的弧形至环形隆起斑块。

11.009　脂质渐进性坏死　necrobiosis lipoidica
可能为与糖尿病相关的皮肤病。部分患者合并糖尿病。多见于女性。临床表现为胫前境界清楚、卵圆形、表面光滑、质地坚实的黄色斑块，边缘为紫红色，中央凹陷呈黄色，可有毛细血管扩张和结痂。

11.010　红斑狼疮　erythematosus
一种自身免疫性结缔组织病。是一个谱系疾病，可累及一个和多个器官与系统。临床表现复杂，皮肤表现为盘状红斑及面部蝶形红斑，系统性损害包括肾、心、肝、脑、肺等器官受累。病程迁延反复，从慢性良性型盘状红斑狼疮到亚急性皮肤型红斑狼疮，以及累及多器官和系统的严重型系统性红斑狼疮。血中可检出多种自身抗体。

11.011　硬皮病　scleroderma
一种以皮肤和（或）内脏组织胶原纤维进行性硬化为特征的自身免疫性结缔组织病。女性多见。轻者仅有局部皮肤的硬化斑，重者全身广泛性硬化，从四肢末端向近端扩展，可侵及肺、心、肾、胃肠等器官，病程呈慢性进行性加重。系统性硬皮病患者的血中Scl-70抗体阳性。

11.012　皮肌炎　dermatomyositis
一种原因不明的自身免疫性结缔组织病。临床表现为对称性的四肢近端肌无力，肌痛，眼眶周围水肿性紫红斑，关节伸侧及手指背侧紫红色丘疹、上覆鳞屑，肌酶谱升高，肌电图呈肌源性损害。

11.013　变应性皮肤血管炎　allergic cutaneous vasculitis
一种主要累及真皮浅层小血管及毛细血管的过敏性、炎症性皮肤病。皮损为红色丘疹、紫癜及瘀斑，中心坏死。常见于下肢。呈慢性病程，常反复发作。

11.014　结节性红斑　erythema nodosum
发生于皮下脂肪的炎症性疾病。与病毒、细菌等感染相关，致病机制不详。急性起病，双小腿伸侧有疼痛性红斑和结节，持续3~6周，自行消退，反复发作。病变主要为脂肪间隔性脂膜炎。

11.015　玫瑰糠疹　pityriasis rosea
一种常见的炎症性皮肤病。主要见于青年及中年人，好发于躯干和四肢近端。表现为大小不一、数目不等的圆形和椭圆形淡红斑，覆少量鳞屑，皮损长轴与皮纹一致。一般持续6~8周而自愈。

11.016 带状疱疹 herpes zoster

由水痘–带状疱疹病毒感染引起的一种以沿神经分布的群集性水疱和局部神经痛为特征的病毒性皮肤病。神经痛为重要特征，部分患者疱疹消退后仍然存在被侵犯部位神经痛。

11.017 皮肤淀粉样变性 amyloidosis cutis

淀粉样蛋白沉积于正常的皮肤组织中而不累及其他器官的一种慢性皮肤病。皮损为粟粒大的角化性圆顶丘疹，呈半球形或多角形，肤色为褐色，表面粗糙，好发于小腿伸侧，其次为背部、耳后、臂外侧。发生于背部者，常呈网状色素斑。皮肤组织用刚果红染色可见真皮内淀粉样蛋白呈橘红色。

11.018 鱼鳞病 ichthyosis

一种常见的遗传性角化障碍性疾病。共同特点为四肢伸侧或躯干干燥、粗糙、鱼鳞状角化性鳞屑，寒冷干燥季节加重，温暖潮湿季节缓解。严重者有皮肤裂口、出血等症状。可分为豪猪状鱼鳞病、表皮松解性角化过度型鱼鳞病、片层状鱼鳞病等。

11.019 汗孔角化病 porokeratosis

一种较少见的常染色体显性遗传性角化不全性皮肤病。皮损临床表现为红色、褐色或肤色的环形斑，伴轻度中心萎缩，周边具有顶端沟纹的堤状隆起。临床上有多种亚型，角质层角化不全柱为其特征性组织学表现。

11.020 大疱性表皮松解症 epidermolysis bullosa

一组皮肤和黏膜出现大疱的遗传性结缔组织病。由角蛋白或胶原基因突变引起，导致蛋白质的结构异常，使皮肤松解。临床上简单分为单纯型、交界型和营养不良型。严重程度从轻微外伤引起大疱到广泛皮肤、黏膜大疱、血疱，萎缩瘢痕影响发音或吞咽困难。

11.021 硬化萎缩性苔藓 lichen sclerosus et atrophicus

一种病因不明的、皮肤黏膜的慢性炎症性疾病。皮损表现为多数境界清楚的白色硬化性丘疹，中央为黑色角栓，相互融合成瓷白色斑。晚期为白色萎缩斑，呈"羊皮纸"样外观。好发于外阴和躯干。

11.022 白癜风 vitiligo

一种常见的获得性色素脱失性皮肤黏膜疾病。发病机制不清，可能与遗传素质及多种内外因素导致黑色素细胞功能缺失有关。可发生于任何年龄，无性别差异。可发生于任何部位，但以暴露及摩擦损伤部位多见。典型皮损为境界清楚的色素脱失白斑，形态各异，中央可见散在的色素岛，皮损上的毛发也可变白。

11.023 基底细胞癌 basal cell carcinoma

一种最常见的皮肤恶性肿瘤。肿瘤细胞来源于皮肤基底层间质依赖性多潜能基底样细胞。皮损为肤色至棕色、褐黑色小结节或斑块，周围有珍珠状隆起边缘，生长缓慢，转移少，好发于头面部及躯干暴露部位。

11.024 皮肤鳞状细胞癌 cutaneous squamous cell carcinoma

一种起源于表皮或附属器角质形成细胞的恶性肿瘤。皮损常呈中心溃疡的皮肤结节，周围边缘宽、硬而隆起，基底呈红色，溃疡面高低不平，易出血，有时皮损表面明显增生如乳头状或菜花状。常见部位依次为头颈、上肢、下肢，可有转移。组织病理表现为肿瘤由鳞状上皮细胞团组成，不规则地向真皮、皮下组织浸润，有异型性角质形成细胞和角化珠。

11.025 鲍恩病 Bowen disease

一种局限于表皮内的鳞状细胞癌。表现为暗

红色或褐色的斑块，类圆形，境界清楚，表面不平，附鳞屑、结痂。多为单发，常见于中老年人。病程缓慢，可转变为侵袭性鳞状细胞癌。

11.026　鲍恩样丘疹病　Bowenoid papulosis
一种由人乳头状瘤病毒感染引起的外生殖器部位皮肤病。组织病理呈皮肤原位癌样改变。好发于性活跃人群，表现为散在褐色、黑褐色丘疹。绝大多数呈良性经过，可自行消退。

11.027　光线性角化病　actinic keratosis
又称"光化性角化病""老年角化病(keratosis senilis)""日光性角化病(solar keratosis)"。一种由长期日光损伤所引起的最常见的皮肤癌前病变。多见于白皮肤的中老年人。皮疹多见于头面、手背和前臂等曝光部位，表现为淡红色至深褐色的角化丘疹，表面粗糙，黏附着鳞屑，剥除鳞屑后，基底部有少量渗出或出血，有时有疣状增生。病程长，可发展成鳞状细胞癌。

11.028　疣　verruca
人乳头状瘤病毒感染所引起的皮肤黏膜的良性疣状增生。可通过直接或间接接触传染，临床可分为多种类型。

11.029　寻常疣　verruca vulgaris
主要由人乳头状瘤病毒2型和4型感染引起，表现为表面过度角化、粗糙、不规则的疣状丘疹。大小不一，好发于手和膝部。

11.030　扁平疣　verruca plana
由人乳头状瘤病毒3型、10型和28型感染引起，青少年多见，表现为米粒至绿豆大小的扁平丘疹。表面光滑，呈浅褐色或肤色，好发于颜面、手背及前臂等处。

11.031　跖疣　verruca plantaris

主要由人乳头状瘤病毒1型感染引起，发生于足底摩擦部位，皮损为圆形乳头状角质增生，周围绕以增厚的角质环，表面常有散在小黑点，削去表面角质层，可见疏松角质栓。受力时疼痛。

11.032　角化棘皮瘤　keratoacanthoma
一种常见的生长迅速的鳞状上皮增殖性肿瘤。表现为坚实的圆顶形结节，表面光滑，呈肤色或淡红色，中央有充满角质栓的火山口状凹陷，通常在数周内增大至 1~2cm，大部分肿瘤在 4~6 个月后自行消退。好发于面部、上肢，多见于老年人。显微镜下与皮肤鳞状细胞癌相似。临床过程通常表现为良性。

11.033　恶性黑色素瘤　malignant melanoma
一种来源于皮肤或其他器官黑色素细胞的高度恶性肿瘤。多发生于皮肤，外伤和日光为诱发因素。皮损初起为黑色斑疹，逐渐扩大，发展速度不一，有的迅速扩展，形成结节、肉芽组织或肿块，中央可溃疡、出血，或周边有卫星状损害。亚洲人好发于手、足及黏膜部位，晚期皮损可向内脏转移，预后差。

11.034　儿童黑色素瘤　pediatric melanoma
一类非常罕见的、多见于儿童的黑色素细胞肿瘤。仅占黑色素瘤的不到 1%。几乎均为后天性的，常可由一些基础性疾病发展而来，如着色性干皮病、发育不良性痣、巨型先天性痣、皮神经黑色素沉着病等。发病无性别差异，多见于白种人。病变好发于躯干，其次为头颈部。

11.035　痣样黑色素瘤　naevoid melanoma
一种罕见类型的黑色素瘤。外观与普通黑色素细胞痣相似，表现为对称性、圆顶状或疣状、乳头瘤状轮廓。主要见于年轻人，平均发病年龄为 43 岁，好发于四肢近端。复发率为 50%，转移率为 25%~50%，死亡率不低于 25%。

11.036　先天性黑色素细胞痣　congenital melanocytic naevus

来源于黑色素细胞的良性肿瘤。出生时即有，或生后不久出现，皮损呈褐色或黑色斑丘疹、斑片或结节，其上可有毛发，全身各处均可发生，大小、数目差异悬殊。

11.037　蓝痣　blue naevus

真皮黑色素细胞局限性增生所形成的良性肿瘤。临床可分为普通蓝痣和细胞蓝痣。损害常为单个，为蓝色、灰蓝色、蓝黑色丘疹、结节或斑片。直径为数毫米至数厘米。女性多见，常自幼发生。好发于面部、四肢伸侧及腰、臀部。

11.038　混合痣　mixed naevus

表皮和真皮均有痣细胞巢。病理表现为交界痣和皮内痣的混合形式。皮损为略高于皮面的黑褐色小丘疹。

11.039　复合痣　combined naevus

两种或两种以上类型的良性痣构成的病变。如蓝痣、上皮样细胞痣和其他普通痣混合出现。

11.040　单纯性雀斑样痣　simple lentigo

一种普通黑色素痣的早期病变。表现为表皮基底层的黑色素细胞增多，但无交界性的细胞巢。

11.041　非典型性痣　atypical naevus

又称"分化不良痣（dysplastic naevus）"。来源于黑色素细胞、介于普通后天性痣和黑色素瘤之间的肿瘤。具有家族遗传倾向，皮损直径＞6mm，呈不规则形状，不对称、界限不清，通常为灰色、深棕色和粉红色的混合色。形态学为多样性的斑疹，好发于躯干、面部和双臂。组织病理为黑色素细胞增生，有非典型性（分化不良），但达不到原位黑色素瘤的诊断标准。具有发展为恶性黑色素瘤的潜质。

11.042　斯皮茨痣　Spitz naevus

一种来源于黑色素细胞的良性肿瘤。皮损表现为半球形的红色或棕红色丘疹或结节。头颈、四肢好发。病理组织可见梭形细胞和（或）上皮样细胞，细胞有异型性，梭形细胞和上皮样细胞异型性程度一致。

11.043　色素性梭形细胞痣　pigmented spindle cell naevus

黑色素细胞良性肿瘤。可能是斯皮茨痣的一种变异型。表现为深褐色至黑色的边界清楚的斑疹或丘疹，呈圆顶状。好发于成年女性。组织病理表现为梭形细胞簇和少量上皮样细胞，胞质含黑色素颗粒，真皮深部可见成熟现象，核分裂常见，应与恶性黑色素瘤相鉴别。

11.044　晕痣　halo naevus

色素斑周围环绕一圈狭窄的白晕。白晕呈圆形或椭圆形、大小不一、边缘清楚。皮损多为单发，少数患者可多发。一般好发于躯干部位，多无自觉症状。

11.045　管状大汗腺腺瘤　tubular apocrine adenoma

表现为直径 1~2cm 的结节或有蒂损害。境界清楚，表面光滑，一般不超过 2cm。头皮部位的损害常并发皮脂腺痣或乳头状汗管囊腺瘤，病程呈良性。切除后不复发。罕见，女性多见。好发于头皮，也可发生于面部、腋部、外生殖器等部位。

11.046　微囊肿附属器癌　microcystic ad-

nexal carcinoma

又称"硬化性汗腺导管癌（sclerosing sweat duct carcinoma）"。一种呈局部侵袭性生长的皮肤附属器恶性肿瘤。向汗管和毛囊双相分化。表现为缓慢增长的肉色、黄色或红色的坚实斑块，可有角化过度，边界不清，偶可形成溃疡。好发于中老年人，多见于头颈部。组织病理可见大小不等的角囊肿和实性条索状细胞及团块，呈高度侵袭性生长。

11.047　恶性混合瘤 malignant mixed tumor

又称"恶性软骨样汗管腺瘤（malignant chondroid syringoma）"。一种向汗腺（多数是大汗腺）分化的恶性皮肤附属器肿瘤。极为罕见，易侵犯四肢远端，尤其是足部。表现为肉色或红色结节。恶性程度高，常伴有转移。

11.048　汗孔癌 porocarcinoma

最常见的恶性汗腺肿瘤。表现为疣状斑块或息肉状，直径多为 0.4～20cm，易发生溃疡，外伤后易出血。病程长。多见于老年女性。

11.049　螺旋腺癌 spiradenocarcinoma

一种极罕见的汗腺癌。常发生于原先存在的良性小汗腺螺旋腺瘤基础上。病史通常为几十年，当原发部位的良性肿瘤变大、颜色改变、出血、破溃时，要考虑本病的可能。恶性程度高，常转移到局部淋巴结和肺，也可转移到其他内脏器官。

11.050　汗腺癌 hidradenocarcinoma

一种非常罕见的、来源于汗腺的皮肤附属器恶性肿瘤。临床表现为肿块、结节，好发于面部和四肢。侵袭性强，复发率高。

11.051　皮肤黏液癌 mucinous carcinoma of the skin

一种罕见的皮肤附属器恶性肿瘤。特征为大量细胞外黏液中见小团肿瘤细胞。好发于老年男性。肿瘤好发于头部，尤其是眼睑，为肉色红斑或蓝色结节。通常生长缓慢，局部呈侵袭性生长，常复发。

11.052　原发性腺样囊性癌 primary adenoid cystic carcinoma

来源于顶泌汗腺或小汗腺的皮肤附属器恶性肿瘤。罕见，见于中老年女性。表现为斑块或结节，生长缓慢，表面结痂，易累及头皮及躯干，病程长。皮肤的腺样囊性癌也可来源于涎腺和支气管的肿瘤。

11.053　大汗腺癌 apocrine carcinoma

一种来源于大汗腺的皮肤附属器恶性肿瘤。罕见。肿瘤多见于大汗腺区域，呈单发或多发。表现为缓慢增大的结节状或囊样斑块，表面为红色或紫色，偶有破溃。

11.054　乳房佩吉特病 mammary Paget disease

一种乳头或乳晕表皮内出现恶性上皮细胞的病变。通常是乳腺癌经乳腺导管扩散至皮肤所致，一般发生于单侧乳头、乳晕及其周围，呈湿疹样外观，表现为境界清楚的红色斑块，表面多有渗出性结痂，并可有皲裂、糜烂或肉芽组织，常有渗液。病程缓慢，经数月或数年后病变可向周围扩大。

11.055　乳房外佩吉特病 extramammary Paget disease

一种以肿瘤细胞在表皮内为主要特征的腺癌。多来源于顶泌汗腺癌、外分泌腺源性肿瘤，或远处恶性肿瘤向表皮播散或转移。一般发生于外阴、阴囊、肛门等部位，呈湿疹样外观，表现为境界清楚的红色斑块，表面多有渗出性结痂，并可有皲裂、糜烂或肉芽组织，常有渗液。病程缓慢，经数月或数年后病变可向周围扩大。

11.056　汗囊瘤　hidrocystoma
一种来源于顶泌汗腺或小汗腺的囊肿性肿瘤。常单发，多见于头颈部，常累及颊部。表现为真皮内中等硬度的蓝色、淡蓝色、黑色或紫色的囊性结节，为圆形半透明状。无家族易感性。

11.057　汗管瘤　syringoma
向末端汗管分化的一种汗腺瘤。好发于女性，可能和内分泌相关。临床表现为多发的小丘疹，呈正常肤色、红色或棕褐色，表面有蜡样光泽，通常无自觉症状。可分为眼睑型、发疹型和局限型。部分患者有家族史。

11.058　汗孔瘤　poroma
起源于末端汗腺的外层细胞和真皮上部小汗腺导管的一组皮肤附属器良性肿瘤。临床表现为单发、无蒂、肤色到红色的丘疹或结节，可有少量鳞屑。好发于足底和足的侧缘。

11.059　汗管纤维腺瘤　syringofibroadenoma
一种起源于小汗腺的良性肿瘤。罕见。发病年龄多在 70～80 岁。临床表现多样，从孤立皮损到多发丘疹、结节，可分布广泛。可分为五种亚型。组织学上具有小汗腺起源的特征。

11.060　汗腺瘤　hidradenoma
一种起源于小汗腺或顶泌汗腺的附属器良性肿瘤。常见于头颈、四肢。为孤立、缓慢增大的实性或囊性结节，呈肉色、红色或蓝色，直径 1～2cm。好发于中老年人。

11.061　螺旋腺瘤　spiradenoma
一种向小汗腺分化的附属器良性肿瘤。临床表现为单发坚实小结节，境界清楚，呈蓝色，有触痛，常位于身体腹侧。可发生于任何年龄的人群。组织病理有小汗腺导管分化特征。

11.062　圆柱瘤　cylindroma
一种起源于小汗腺的皮肤良性肿瘤。皮损呈单发或多发，多发型常为常染色体显性遗传，单发者无家族史。表现为粉红色或红色皮下结节，直径 1cm 左右，生长缓慢，有时疼痛。好发于女性，头颈部易发。

11.063　管状腺瘤　tubular adenoma
一种由管状或腺样结构构成的、无明显乳头的皮肤良性肿瘤。罕见。常发生于下肢，也可发生于面部和头皮。表现为大小不等的结节，肿瘤位于真皮和皮下组织。特点是肿瘤组织内可见较多的形态不规则的管状结构，有一个或多个直接或通过扩大的毛囊与表皮相连，管腔通常由两层上皮细胞围成。可局部切除、激光、冷冻治疗。

11.064　管状乳头状腺瘤　tubular papillary adenoma
一种由管状或腺样结构构成的并有乳头的皮肤良性肿瘤。罕见。常发生于头皮，表现为大小不等的结节。肿瘤位于真皮和皮下组织，呈分叶状。特点是肿瘤组织内可见较多的形态不规则的管状结构，有一个或多个直接或通过扩大的毛囊与表皮相连，管腔通常由两层上皮细胞围成。可局部切除、激光、冷冻治疗。

11.065　乳头状汗管囊腺瘤　syringocystade-noma papilliferum
一种来源于顶泌汗腺或小汗腺的皮肤附属器良性肿瘤。少见。皮损通常发生于幼年。表现为单发的疣状结节或大的斑块，呈灰色或棕灰色，外伤时易出血。半数以上发生于头皮。头皮损害常在皮脂腺痣基础上发生，也可并发其他顶泌汗腺肿瘤。

11.066　乳头状汗腺瘤　hidradenoma papil-liferum

一种来源于顶泌汗腺或肛门生殖器部位的、乳腺样结构的皮肤附属器良性肿瘤。多发生于 40~50 岁女性外阴，表现为单发、圆形或卵圆形结节，直径 1~2cm，质地坚实，为柔软或囊性，可有脐凹或破溃，偶有疼痛、分泌物或出血。

11.067　软骨样汗管瘤　chondroid syringoma
又称"汗腺混合瘤（mixed tumor of sweat gland）"。一种向顶泌汗腺或小汗腺分化的良性肿瘤。临床多见于 20~40 岁男性头颈部，尤其是鼻部。呈皮内或皮下单发结节，坚实，呈分叶状，境界清楚。

11.068　毛母质癌　pilomatrical carcinoma
一种向毛基质分化的皮肤附属器恶性肿瘤。罕见。多见于男性成人。皮损常发生于项部、背部、头皮及耳后。可发生于良性毛母质瘤基础上，呈低度恶性，易复发。

11.069　增生性外毛根鞘囊肿　proliferative trichilemmal cyst
又称"增生性外毛根鞘肿瘤（proliferative trichilemmal tumor）"。由毛鞘囊肿局灶性上皮增生所致，也可能由外伤或慢性炎症引起的囊性病变。少见。多数在原有的毛发囊肿囊壁上发生，好发于头皮，女性多见。皮损多呈单发、结节状，缓慢生长，可形成斑块，高出皮面可呈分叶状，破溃后酷似鳞状细胞癌。治疗采用手术切除。

11.070　毛母质瘤　pilomatricoma
一种向毛基质方向分化的皮肤附属器良性肿瘤。青年女性多见，常单发，但常染色体显性遗传的部分患者表现为多发皮损。皮损呈硬的结节，直径 1~3cm，表面呈淡蓝色。好发于头面部，位于真皮或皮下，生长缓慢。

11.071　[外]毛根鞘瘤　tricholemmoma

主要向毛囊外毛根鞘分化的附属器良性肿瘤。皮损表现为单发皮色丘疹或小结节，表面呈疣状或光滑，好发于老年人面部。多发性外毛根鞘瘤是多发性错构瘤综合征的临床表现之一。

11.072　毛囊瘤　trichofolliculoma
一种毛囊的错构瘤。多见于 18~49 岁男性。皮损好发于面部，特别是鼻两侧，呈单发、圆顶状丘疹，中央有孔样开口，开口处可长出白色毳毛。

11.073　毛鞘棘皮瘤　pilar sheath acanthoma
一种向毛囊漏斗部和峡部分化的毛囊良性肿瘤。罕见。男女发病率相当，多见于 40~70 岁成人。皮损表现为肤色的单发丘疹，中央有毛孔样开口，充以角质，好发于上唇，多无自觉症状。

11.074　皮脂腺癌　sebaceous carcinoma
向皮脂腺分化的皮肤附属器恶性肿瘤。多发生于 50 岁以上男性。常见于头面部，眼睑易发。表现为粉红色至黄红色的结节或斑块，常可破溃，可发生局部淋巴结和内脏转移。

11.075　皮脂腺腺瘤　sebaceous adenoma
来源于皮脂腺的皮肤附属器良性肿瘤。罕见。男性多见，好发于老年人。皮损通常为肤色或蜡黄色单发圆形结节，表面光滑或疣状，质硬，底部略呈蒂状，偶尔也呈现息肉样外观，常见于面部或头皮，特别是鼻部和颊部。

11.076　肉芽肿性皮肤松弛症　granulomatous slack skin
特别罕见的皮肤 T 细胞淋巴瘤亚型。临床特征为缓慢发展的较大皮肤皱褶部位（腋下、腹股沟）皮肤松弛、折叠。组织学有肉芽肿形成及克隆性的 $CD4^+$ T 细胞、大量泡沫细胞和多核巨细胞浸润。

11.077 原发性皮肤 CD30⁺ T 细胞淋巴增生性疾病 primary cutaneous CD30⁺ T cell lymphoproliferative disorder

一组皮肤原发的以 CD30⁺大细胞为共同特征的 T 细胞增殖性病变。包括原发性皮肤间变性大细胞淋巴瘤、淋巴瘤样肉芽肿及交界性病变。

11.078 原发性皮肤外周 T 细胞淋巴瘤 primary cutaneous peripheral T cell lymphoma

多种原发于皮肤或以皮肤表现为主的外周 T 细胞淋巴瘤。包括外周 T 细胞淋巴瘤（非特指）及一些少见亚型。

11.079 结外 NK/T 细胞淋巴瘤鼻型 extranodal NK/T cell lymphoma of nasal type

一种主要累及结外的自然杀伤（NK）细胞或 T 细胞淋巴瘤。多累及躯干和四肢的皮肤。特征性改变为血管破坏、显著的坏死、细胞毒表型及 EB 病毒感染等，大部分为自然杀伤细胞肿瘤，部分有细胞毒性 T 细胞表型。除上呼吸道外，皮肤是最常受累及的部位。

11.080 皮肤边缘区 B 细胞淋巴瘤 cutaneous marginal zone B cell lymphoma

发生于皮肤的结外淋巴瘤。主要由一些形态上有异质性的小细胞构成，包括边缘区细胞（中心样细胞）、单核细胞样 B 细胞、小淋巴细胞等，散在淋巴母细胞及中心母细胞样细胞。

11.081 皮肤弥漫大 B 细胞淋巴瘤 cutaneous diffuse large B cell lymphoma

原发于皮肤的，由弥漫性、均匀一致的免疫母细胞或中心母细胞组成的淋巴瘤。

11.082 腿型原发性皮肤弥漫大 B 细胞淋巴瘤 primary cutaneous diffuse large B cell lymphoma of leg type

原发于皮肤的、主要由大的转化的 B 细胞构成的肿瘤。大多数发生于腿部。5 年生存率约为 50%。

11.083 皮肤血管内大 B 细胞淋巴瘤 cutaneous intravascular large B cell lymphoma

一种少见的结外大细胞淋巴瘤类型。大的肿瘤性 B 细胞选择性地在血管腔内生长，尤其是毛细血管，但不生长于大动脉及静脉腔内。

11.084 类似淋巴瘤的皮肤淋巴组织浸润 lymphoid infiltrate of the skin mimicking lymphoma

一类组织学上类似淋巴瘤的皮肤假淋巴瘤病变。包括 B 细胞淋巴瘤样及 T 细胞淋巴瘤样病变。

11.085 皮肤不确定型细胞组织细胞增生症 cutaneous indeterminate cell histiocytosis

一种肿瘤性的梭形或卵圆形细胞增生。细胞表型与朗格汉斯组织细胞类似，但电镜下没有伯贝克颗粒。特别罕见，可伴有低级别 B 细胞淋巴瘤。

11.086 幼年型黄色肉芽肿 juvenile xanthogranuloma

一种良性的、自愈性的非朗格汉斯组织细胞增生症。主要见于婴幼儿、儿童，皮肤或其他脏器可见无症状的黄色结节或斑块。镜下主要为吞噬脂质的泡沫细胞，而患者无脂质代谢障碍性疾病。

11.087 网状组织细胞增多症 reticulohistiocytosis

罕见的临床疾病实体谱系。从单发皮肤型

到全身皮肤型不伴系统性受累、到多中心型伴系统性受累。共同的组织学特点为多量的具有丰富嗜伊红细颗粒状胞质的单核或多核组织细胞浸润，胞质呈毛玻璃样外观。

11.088 肥大细胞增多症 mastocytosis
一组肥大细胞异常生长及克隆性聚集的临床异质性疾病。可单器官或多器官受累。大部分皮肤的肥大细胞增生症表现出惰性病程，可自发性退缩。

11.089 婴儿血管瘤 hemangioma of infant
良性的毛细血管增生。出生前后或先天性发病，第一年快速生长，之后自发性退缩。GLUT1 强阳性表达为其特征。

11.090 樱桃状血管瘤 cherry hemangioma
表皮出现的、境界清楚的、由扩张的毛细血管及小静脉构成的后天性良性肿瘤。

11.091 窦状血管瘤 sinusoidal hemangioma
出现在小丘疹或结节中的境界清楚的、良性海绵状血管瘤。

11.092 靴钉样血管瘤 hobnail hemangioma
一种良性血管增生性病变。特征是在真皮血管腔不规则的血管呈楔形增生，表面部分内皮细胞呈靴钉样形态。

11.093 肾小球样血管瘤 glomeruloid hemangioma
一种良性血管增生性病变。特征为在弹力血管内形成类似肾小球结构的血管病变。

11.094 微静脉血管瘤 microvenular hemangioma
后天发生的生长缓慢、无症状的、有血管瘤样外观的病变。

11.095 上皮样血管瘤 epithelioid hemangioma
又称"血管淋巴组织增生伴嗜酸性细胞浸润（angiolymphoid hyperplasia with eosinophilia）"。一种血管源性良性皮肤或皮下组织肿瘤。由境界较清楚的不成熟血管增生、大量慢性炎症细胞浸润常伴嗜酸性粒细胞混合而成。血管内皮细胞常有上皮样或组织细胞样外观。

11.096 梭形细胞血管瘤 spindle cell hemangioma
一种良性血管性肿瘤。由类似海绵状血管瘤和卡波西肉瘤样梭形细胞血管区混合而成。

11.097 丛状血管瘤 tufted hemangioma
一种不寻常的后天性良性血管肿瘤。呈缓慢生长。组织学由丛状毛细血管团组成。

11.098 动静脉血管瘤 arteriovenous hemangioma
又称"动静脉畸形（arteriovenous malformation）"。一种以异常动静脉连接和动静脉分流为特征的先天性血管异常。

11.099 皮肤血管肉瘤 cutaneous angiosarcoma
一种恶性的血管内皮细胞肿瘤。目前区分淋巴血管肉瘤或伴有血管分化的肉瘤尚有困难。

11.100 局限性淋巴管瘤 lymphangioma circumscriptum
一种累及皮表淋巴管的脉管畸形。表浅淋巴管畸形可能更适于描述此病变。

11.101 进展性淋巴管瘤 progressive lymphangioma
一种良性、局限性缓慢生长的肿瘤。主要由薄壁的内部相互交通的脉管腔构成。见于表皮和皮下组织。

11.102 毛发平滑肌瘤 pilar leiomyoma
由立毛肌发生的良性平滑肌肿瘤。

11.103 皮肤平滑肌肉瘤 cutaneous leiomyosarcoma
发生在皮肤的恶性平滑肌肿瘤。

11.104 横纹肌瘤性间叶性错构瘤 rhabdomyomatous mesenchymal hamartoma
单发或多发的、先天性的、常为息肉状的病变。常发生于接近中线部位的头颈部，在表皮内含有骨骼肌纤维。

11.105 瘢痕疙瘩 keloid scar
扩展超过原创伤范围的隆起性瘢痕。

11.106 肥厚性瘢痕 hypertrophic scar
不超过原创伤范围的隆起性瘢痕。

11.107 皮肤肌纤维瘤 dermatomyofibroma
良性的皮下成纤维细胞/肌成纤维细胞增生。主要发生于年轻女性患者。

11.108 硬化性纤维瘤 sclerosing fibroma
良性软组织肿瘤。主要由嗜酸性的胶原纤维呈车辐状排列而成。

11.109 指（趾）黏液囊肿 digital mucous cyst
局限性、假囊性的皮下黏液聚集。通常发生在肢端。

11.110 指（趾）纤维角皮瘤 digital fibrokeratoma
一种发生于手指及足趾皮肤的良性纤维性肿瘤。常伴有表皮角化过度、棘层增生、纤维组织增生和血管增生。

11.111 多形性纤维瘤 pleomorphic fibroma
良性的息肉状或丘状皮肤肿瘤。常含有不典型的纤维组织细胞。

11.112 巨细胞成纤维细胞瘤 giant cell fibroblastoma
一种主要发生于儿童的皮肤隆突性纤维肉瘤的组织学亚型。主要表现为股部、腹股沟或胸部的真皮或皮下可见无痛性肿块。最常见于 5 岁以下的儿童，成人少见，男性较多见。

11.113 隆凸性皮肤纤维肉瘤 dermatofibrosarcoma protuberans
发生于真皮的低度恶性间叶性肿瘤。常有显著的车辐状结构，CD34 免疫组织化学染色阳性。

11.114 皮肤纤维瘤 dermatofibroma
境界不清的皮肤病变。由不等量的梭形细胞/圆形细胞及炎症细胞组成，可见随机排列的胶原纤维束。

11.115 动脉瘤样纤维组织细胞瘤 aneurysmal fibrous histiocytoma
由皮肤纤维瘤广泛出血而形成的快速增大的病变。常伴有疼痛。临床上需要与结节状恶性黑色素瘤或结节状卡波西肉瘤相鉴别。

11.116 上皮样细胞组织细胞瘤 epithelioid cell histiocytoma
非常罕见的、常限于真皮乳头部、伴显著的表皮增生、有实片状的上皮样成纤维细胞、类似斯皮茨痣的肿瘤。

11.117 富于细胞性纤维组织细胞瘤 cellular fibrous histiocytoma
一种非常罕见的皮肤纤维瘤亚型。组织学为致密的浸润较深的梭形细胞病变，有中度核异型性，偶见核分裂或奇异形核。

11.118 原始神经外胚叶肿瘤 primitive neu-

roectodermal tumor
一种恶性的小蓝细胞肿瘤。伴有不同程度的神经外胚层分化。

11.119　骨外尤因肉瘤　extraskeletal Ewing sarcoma
与原始神经外胚层是同一种肿瘤。分化更差者，没有明显的神经外胚层分化。

11.120　神经鞘黏液瘤　nerve sheath myxoma
一种神经间叶肿瘤。特征为伴有不同程度黏液样基质的神经鞘细胞增生。

11.121　梅克尔细胞癌　Merkel cell carcinoma
一种罕见的、皮肤原发的恶性神经内分泌肿瘤。形态、免疫组织化学及超微结构与梅克尔细胞有共同点，但未证实二者在组织学发生的相关性。

11.122　皮肤颗粒细胞瘤　cutaneous granular cell tumor
一类具有细颗粒状嗜酸性胞质的皮肤肿瘤。与外周神经鞘细胞有关。

11.123　家族性皮肤黑色素瘤　familial cuta-

neous melanoma
家族中、上、下三代血亲中至少有两人发病的黑色素瘤。与 *CDKN2A/p14ARF* 或 *CDK4* 基因的胚系突变致基因易感性有关。

11.124　着色性干皮病　xeroderma pigmentosum
一种常染色体隐性遗传性疾病。对太阳光照敏感，早期为雀斑病变，随后在日光照射部位形成肿瘤性病变。

11.125　痣样基底细胞癌综合征　naevoid basal cell carcinoma syndrome
又称"戈林综合征（Gorlin syndrome）"。一种由染色体 9q22 上的 *PTCH1*、1p34 上的 *PTCH2* 和（或）10q24 上的 *SUFU* 基因种系突变导致的、少见常染色体显性遗传性疾病。表现为多发的基底细胞癌、皮肤表皮囊肿、下颌的牙源性角化囊肿、掌/跖角化不良、骨骼异常及各种肿瘤、错构瘤等。

11.126　卡尼综合征　Carney complex
由至少两种不同基因突变引起的着色斑病-多发性神经内分泌肿瘤综合征。常为独特的多发性黏液瘤、神经鞘瘤、内分泌异常及皮肤色素病变等。

11.02　眼

11.127　睑板腺囊肿　chalazion
一种发生于睑板腺内和周围的脂性肉芽肿。可能由腺体排泄通道堵塞后合并非特异性感染所致。

11.128　眼睑皮脂腺腺瘤　sebaceous gland adenoma of the eyelid
发生于眼睑皮肤的皮脂腺、睑缘腺和睑板腺的皮脂腺来源的良性肿瘤。

11.129　眼睑皮脂腺腺癌　sebaceous gland

adenocarcinoma of the eyelid
发生于眼睑皮肤的皮脂腺、睑缘腺和睑板腺的皮脂腺来源的恶性肿瘤。

11.130　泪小管炎　canaliculitis
发生于泪小管的炎症。多由周围结构的炎症蔓延而来，但更多情况下是病因不清。

11.131　泪囊炎　dacryocystitis
发生于泪囊的炎症。多由周围结构的炎症蔓延而来，但更多情况下是病因不清。

11.132　甲状腺功能障碍性眼病　dysthyroid ophthalmopathy
垂体–甲状腺轴的某些功能障碍所致的眼病。是造成眼眶疾病和突眼的常见原因。组织病理学改变包括眶内组织的广泛水肿和慢性炎症。

11.133　炎性假瘤　inflammatory pseudotumor
良性非肿瘤性肿块。无转移性。由纤维组织和增生的肌成纤维细胞构成，伴有明显的、以浆细胞为主的炎症细胞浸润。

11.134　视神经胶质瘤　optic glioma
起源于视神经内神经胶质的良性或低度恶性肿瘤。大部分为毛细胞型星形细胞瘤。

11.135　睑裂斑　pinguecula
发生于睑裂区球结膜表皮下结缔组织的一种常见的变性。表现为突起的黄色病变，表面上皮萎缩或增厚。

11.136　翼状胬肉　pterygium
局部球结膜纤维血管组织呈三角形增生并累及角膜的一种疾病。

11.137　内皮细胞失代偿　endothelial decompensation
角膜的内皮细胞失代偿引起上皮和间质的慢性水肿。

11.138　青光眼　glaucoma
因前房角局部组织的畸形引起眼压升高而导致的疾病。

11.139　斑痣性错构瘤病　phakomatosis
属于错构性畸形。一种常合并眼外病变、有明确定义的临床病理综合征病变之一。包括结节性硬化、神经纤维瘤病、斯德奇–韦伯综合征、血管神经胶质瘤病、运动失调性毛细血管扩张症和怀–梅二氏综合征（Wyburn-Mason syndrome）。

11.140　初级玻璃体持续性增生症　persistent hyperplastic primary vitreous
一种先天性疾病。是晶状体的纤维血管被膜和部分玻璃体血管系统的持续增生。

11.141　视网膜发育异常　retinal dysplasia
一种视网膜先天性异常。可以是 13～15 三倍体综合征的一部分，或仅有一侧眼畸形而不伴有其他系统异常。

11.142　晶状体过敏性眼炎　phacoanaphylaxis
常继发于晶体的穿通伤，也继发于白内障混浊晶状体的自发性破裂。特征为以晶体穿通部位为中心的肉芽肿反应，这一病变过程被认为是机体对晶体蛋白的获得性超敏状态的结果。

11.143　眼球痨　phthisis bulbi
眼变性的最终结局。由于房水的产生明显减少，眼压下降，眼球缩小。

11.144　视网膜母细胞瘤　retinoblastoma
发生于胚胎性神经视网膜的恶性肿瘤。家族性视网膜母细胞瘤多为双侧性，为抑癌基因 *RB1* 的胚系突变所致，常伴发其他部位的原发肿瘤。

11.03　耳

11.145　先天性耳异常　congenital abnormality of the ear
先天性发育的异常。常见的有起源于第一或第二鳃裂的耳前窦道、囊肿和瘘管。

11.146　慢性结节性耳轮软骨皮炎　chondro-dermatitis nodularis chronic helicis

又称"温克勒病（Winkler disease）"。耳轮上的非肿瘤性溃疡结节。常累及其下软骨。

11.147　特发性囊性软骨软化　idiopathic cystic chondromalacia

继发于耳廓软骨变性、囊性变而形成的外耳病变。好发于年轻男性，多为无痛性局限性耳膨胀，有时可双侧发生。

11.148　复发性多软骨炎　relapsing poly-chondritis

软骨的发作性疼痛性炎症。最常见于外耳和内耳、鼻、肋软骨联合及各种关节，有时可累及呼吸道软骨。

11.149　耵聍腺瘤　ceruminoma

外耳道的附属器良性肿瘤。起源于耵聍腺。

11.150　耳硬化症　otosclerosis

病因不明、累及颞骨耳囊的骨重建异常性疾病。以骨吸收和骨生成同时存在为病变特征。

11.151　老年性[耳]聋　presbycusis

老年开始出现的、双耳对称的、渐进性的神经性耳聋。

11.152　听神经瘤　acoustic neurinoma

起源于第Ⅷ对脑神经（有时为第Ⅶ对脑神经）的神经鞘瘤。

11.153　中耳腺瘤　adenoma of the middle ear

一种中耳的特殊良性腺样肿瘤。伴有神经内分泌及黏液腺等分化。

英 汉 索 引

A

adaptation 适应 01.024

adenoacanthoma ＊腺棘皮瘤 01.251

adenocarcinoma 腺癌 01.244

adenocarcinoma of the bile duct 胆管腺癌 02.620

adenocarcinoma of the bladder 膀胱腺癌 05.085

adenocarcinoma of the epididymis 附睾腺癌 06.078

adenocarcinoma of the extrahepatic bile duct 肝外胆管腺癌 02.619

adenocarcinoma of the gallbladder 胆囊腺癌 02.618

adenocarcinoma of the nose 鼻腺癌 03.019

adenofibroma of fallopian tube 输卵管腺纤维瘤 06.147

adenofibroma of the ovary 卵巢腺纤维瘤 06.176

adenofibroma of the uterus 子宫腺纤维瘤 06.132

adenohypophysis hyperplasia 腺垂体增生 04.012

adenoid cystic carcinoma 腺样囊性癌 03.128

adenoid cystic carcinoma of the breast 乳腺腺样囊性癌 06.300

adenoid cystic carcinoma of the nose 鼻腺样囊性癌 03.021

adenoid cystic carcinoma of the salivary gland 涎腺腺样囊性癌 02.371

adenoma 腺瘤 01.241

adenoma of the extrahepatic bile duct 肝外胆管腺瘤 02.615

adenoma of the gallbladder 胆囊腺瘤 02.609

adenoma of the middle ear 中耳腺瘤 11.153

adenomatoid tumor of fallopian tube 输卵管腺瘤样瘤 06.143

adenomatous hyperplasia of the rete testis 睾丸网腺瘤样增生 06.070

adenomyoepithelioma of the breast 乳腺腺肌上皮瘤 06.264

adenomyoma of the gallbladder 胆囊腺肌瘤 02.601

adenomyomatous hyperplasia of the gallbladder ＊胆囊腺肌瘤性增生 02.601

adenosarcoma of the uterus 子宫腺肉瘤 06.133

adenosis of the breast 乳腺腺病 06.259

adenosis tumor of the breast 乳腺腺病瘤 06.257

adenosquamous carcinoma 腺鳞癌 01.251

adenosquamous carcinoma of the extrahepatic bile duct 肝外胆管腺鳞癌 02.626

adenosquamous carcinoma of the intrahepatic bile duct 肝内胆管腺鳞癌 02.564

adenosquamous carcinoma of the nose 鼻腺鳞癌 03.020

adenosquamous carcinoma of the pancreas 胰腺腺鳞癌 02.659

adenovirus infectious hepatitis 腺病毒感染性肝炎 02.408

adhesive mediastinal pericarditis 粘连性纵隔心包炎 09.017

ADPKD 常染色体显性遗传多囊肾病 05.033

adrenal cortical hyperplasia 肾上腺皮质增生 04.067

adrenal ganglioneuroblastoma 肾上腺神经节神经母细胞瘤 04.077

adrenal ganglioneuroma 肾上腺节细胞神经瘤 04.078

adrenal gland cyst 肾上腺囊肿 04.082

adrenal medullary hyperplasia 肾上腺髓质增生 04.074

adrenal neuroblastoma 肾上腺神经母细胞瘤 04.076

adrenocortical adenoma 肾上腺皮质腺瘤 04.069

adrenocortical carcinoma 肾上腺皮质癌 04.070

adult fibrosarcoma 成人型纤维肉瘤 08.046

adult granulosa cell tumor of the ovary 卵巢成年型颗粒细胞瘤 06.202

advanced gastric carcinoma 进展期胃癌 02.145

AFLP 妊娠期急性脂肪肝 02.519

AFS 成人型纤维肉瘤 08.046

aggressive natural killer cell leukemia 侵袭性自然杀伤细胞白血病 07.080

agnogenic myeloid metaplasia ＊原因不明性髓样化生 07.104

AIC 自身免疫性胆管炎 02.433

AIDS-associated lymphadenopathy 艾滋病相关性淋巴结病 07.021

AIH 自身免疫性肝炎 02.437

AIP 急性间质性肺炎 03.076

air embolism 空气栓塞 01.129

AITL 血管免疫母细胞性 T 细胞淋巴瘤 07.091

alcoholic cardiomyopathy 酒精性心肌病 09.069

alcoholic cirrhosis 酒精性肝硬化 02.442

alcoholic hepatitis 酒精性肝炎 02.440

alcoholic liver disease 酒精性肝病 02.439

alcoholic steatosis 酒精性脂肪肝 02.441

ALD 酒精性肝病 02.439

algor mortis 尸冷 01.324

ALK⁺ ALCL　ALK 阳性的间变性大细胞淋巴瘤 07.092

ALK⁻ ALCL　ALK 阴性的间变性大细胞淋巴瘤 07.093

ALK-negative anaplastic large cell lymphoma　ALK 阴性的间变性大细胞淋巴瘤 07.093

ALK-positive anaplastic large cell lymphoma　ALK 阳性的间变性大细胞淋巴瘤 07.092

ALK-positive large B cell lymphoma　ALK 阳性大 B 细胞淋巴瘤 07.070

ALL　急性淋巴[母]细胞白血病 07.042

allergic colitis　过敏性结肠炎 02.222

allergic cutaneous vasculitis　变应性皮肤血管炎 11.013

allergic proctitis　过敏性直肠炎 02.239

Alport syndrome　奥尔波特综合征 05.020

alteration　变质 01.170

ALT/WDL　非典型脂肪瘤性肿瘤/分化良好型脂肪肉瘤 08.012

alveolar adenoma of the lung　肺腺泡状腺瘤 03.138

alveolar rhabdomyosarcoma　腺泡状横纹肌肉瘤 01.237

alveolar soft part sarcoma　腺泡状软组织肉瘤 08.099

amebiasis　阿米巴病 01.303

amebic colitis　阿米巴结肠炎 02.227

ameloblastoma　成釉细胞瘤, *造釉细胞瘤 02.053

amine precursor uptake decarboxylation cell　胺前体摄取及脱羧细胞 01.253

AML　急性髓细胞性白血病 07.100

amniotic fluid embolism　羊水栓塞 01.133

amputation neuroma　*截断性神经瘤 08.076

amyloid degeneration　淀粉样变性 01.051

amyloidosis　淀粉样变性 01.051

amyloidosis cutis　皮肤淀粉样变性 11.017

amyloidosis nephropathy　*淀粉样变性肾病 05.015

amyloidosis of the salivary gland　涎腺淀粉样变性 02.353

amyloid tumor of the breast　乳腺淀粉样瘤 06.244

anal acrochordon　*肛门皮赘 02.329

anal adenocarcinoma　肛门腺癌 02.321

anal atresia　肛门闭锁 02.328

anal basal cell carcinoma　肛门基底细胞癌 02.323

anal Bowen disease　肛门鲍恩病 02.316

anal canal ectopic prostatic tissue　肛管部位异位前列腺组织 02.308

anal canal squamous cell papilloma　肛管鳞状细胞乳头状瘤 02.313

anal carcinoid　肛门类癌 02.326

anal carcinoma　*肛门癌 02.315

anal colloid adenocarcinoma　*肛门胶样腺癌 02.322

anal condyloma acuminatum　肛门尖锐湿疣 02.312

anal embryologic defect　肛门发育缺陷 02.330

anal embryonal rhabdomyosarcoma　肛门胚胎性横纹肌肉瘤 02.335

anal endometriosis　肛门子宫内膜异位症 02.307

anal epidermoid cyst　肛门表皮样囊肿 02.332

anal epithelial carcinoma *in situ*　*肛门上皮原位癌 02.316

anal epithelial dysplasia　肛门上皮异型增生 02.314

anal fissure　肛门裂隙, *肛裂 02.303

anal fistula　肛瘘 02.305

analgesic nephritis　镇痛药性肾炎 05.028

analgesic nephropathy　*镇痛药性肾病 05.028

anal granular cell tumor　肛门颗粒细胞瘤 02.333

anal hidradenoma papilliferum　肛门乳头状汗腺腺瘤 02.331

anal inflammatory cloacogenic polyp　肛门炎性泄殖腔源性息肉 02.309

anal keratoacanthoma　肛门角化棘皮瘤 02.338

anal leiomyosarcoma　肛门平滑肌肉瘤 02.334

anal lymphogranuloma venereum　肛门性病淋巴肉芽肿 02.306

anal malacoplakia　肛门软斑 02.339

anal malignant melanoma　肛门恶性黑色素瘤 02.324

anal mucinous adenocarcinoma　肛门黏液癌 02.322

anal Paget disease　肛门佩吉特病 02.319

anal-rectal fistula　*肛管-直肠瘘 02.305

anal sarcomatoid carcinoma　*肛门肉瘤样癌 02.318

anal small cell carcinoma　肛门小细胞癌 02.327

anal soft fibroma　肛门软纤维瘤 02.329

anal spindle cell carcinoma　肛门梭形细胞癌 02.318

anal squamous cell carcinoma　肛门鳞状细胞癌 02.315

anal transitional carcinoma　肛门移行上皮癌 02.317

anal tumor of the hematopoietic and lymphoid tissue　肛门部原发的恶性淋巴造血系统肿瘤 02.336

anal ulcer　肛门溃疡 02.304

anal verrucous carcinoma　肛门疣状癌 02.320

anaplasia　间变　01.200

anaplastic astrocytoma　间变性星形细胞瘤　10.033

anaplastic carcinoma of the pancreas　*胰腺分化不良性癌　02.658

anaplastic ependymoma　间变性室管膜瘤　10.043

anaplastic ganglioglioma　间变性神经节细胞胶质瘤　10.057

anaplastic oligoastrocytoma　间变性少突星形细胞瘤　10.041

anaplastic oligodendroglioma　间变性少突胶质细胞瘤　10.039

anaplastic tumor　间变性肿瘤　01.201

anasarca　全身性水肿　01.142

anemic infarct　贫血性梗死　01.137

aneurysm　动脉瘤　09.058

aneurysmal bone cyst　动脉瘤性骨囊肿　08.151

aneurysmal fibrous histiocytoma　动脉瘤样纤维组织细胞瘤　11.115

angioimmunoblastic T cell lymphoma　血管免疫母细胞性 T 细胞淋巴瘤　07.091

angioleiomyoma　血管平滑肌瘤　08.056

angiolipoma　血管脂肪瘤　08.006

angiolymphoid hyperplasia with eosinophilia　*血管淋巴组织增生伴嗜酸性细胞浸润　11.095

angiomatoid fibrous histiocytoma　血管瘤样纤维组织细胞瘤　08.094

angiomatosis　血管瘤病　08.065

angiomyofibroblastoma　血管肌成纤维细胞瘤　08.032

angiomyxolipoma of spermatic cord　精索血管黏液脂肪瘤　06.084

angiosarcoma　血管肉瘤　10.088

angiosarcoma of the bone　骨血管肉瘤　08.145

angiosarcoma of the breast　乳腺血管肉瘤　06.327

Anitschkow cell　阿尼齐科夫细胞　09.026

ankylosing spondylitis　强直性脊柱炎　08.190

annular pancreas　环状胰腺　02.629

anogenital mammary-like gland adenocarcinoma　肛门生殖器乳腺样腺体腺癌　02.341

anogenital mammary-like gland adenoma　肛门生殖器乳腺样腺体腺瘤　02.340

anthracosis　炭末沉着病　03.080

α_1-antitrypsin deficiency　α_1 抗胰蛋白酶缺乏症　02.500

antral vascular ectasia　胃窦血管扩张　02.119

aortic insufficiency　主动脉瓣关闭不全　09.083

aortic stenosis　主动脉瓣狭窄　09.084

aplasia　不发育　01.311

aplastic anemia　再生障碍性贫血　07.105

apocrine adenosis of the breast　乳腺大汗腺腺病　06.258

apocrine carcinoma　大汗腺癌　11.053

apoptosis　[细胞]凋亡　01.087

appendiceal adenocarcinoma　阑尾腺癌　02.294

appendiceal carcinoid　阑尾类癌　02.300

appendiceal colonic adenocarcinoma　阑尾结肠型腺癌　02.295

appendiceal goblet cell adenocarcinoma　阑尾杯状细胞腺癌　02.301

appendiceal goblet cell carcinoid　*阑尾杯状细胞类癌　02.301

appendiceal heterotopic tissue　阑尾异位组织　02.287

appendiceal hyperplastic polyp　阑尾增生性息肉　02.288

appendiceal mixed adeno-neuroendocrine carcinoma　*阑尾混合性腺-神经内分泌癌　02.302

appendiceal mixed neuroendocrine-nonneuroendocrine neoplasm　阑尾混合性神经内分泌-非神经内分泌肿瘤　02.302

appendiceal mucinous adenocarcinoma　阑尾黏液腺癌　02.297

appendiceal mucinous cystadenocarcinoma　阑尾黏液性囊腺癌　02.296

appendiceal mucinous cystadenoma　阑尾黏液性囊腺瘤　02.289

appendiceal neuroendocrine neoplasm　阑尾神经内分泌肿瘤　02.299

appendiceal neuroendocrine tumor　*阑尾神经内分泌瘤　02.300

appendiceal serrated adenoma　阑尾锯齿状腺瘤　02.293

appendiceal serrated polyp　*阑尾锯齿状息肉　02.288

appendiceal signetring cell carcinoma　阑尾印戒细胞癌　02.298

appendiceal tubular adenoma　阑尾管状腺瘤　02.290

appendiceal tubulovillous adenoma　阑尾管状绒毛状腺瘤　02.292

appendiceal villous adenoma　阑尾绒毛状腺瘤

02.291

appendix epiploica　网膜附件　02.671

APUD cell　胺前体摄取及脱羧细胞　01.253

APUDoma　胺前体摄取及脱羧细胞肿瘤，＊APUD 瘤　01.254

arachnoid cyst　蛛网膜囊肿　10.008

ARPKD　常染色体隐性遗传多囊肾病　05.035

arrhythmogenic right ventricular cardiomyopathy　［致心律失常性］右室心肌病　09.066

arteriolar nephrosclerosis　＊细动脉性肾硬化　09.056

arteriolosclerosis　小动脉硬化　09.040

arteriosclerosis　动脉硬化　09.038

arteriovenous hemangioma　动静脉血管瘤　11.098

arteriovenous malformation　＊动静脉畸形　11.098

AS　强直性脊柱炎　08.190

asbestoic body　石棉小体　03.085

asbestosis　石棉沉着病，＊石棉肺　03.084

Aschoff body　阿绍夫小体　09.025

ascites　腹水　01.144

ASD　房间隔缺损　09.073

aseptic infarct　无菌性梗死　01.138

aspergillosis of the nose　鼻曲菌病　03.005

astroblastoma　星形母细胞瘤　10.048

asymptomatic myeloma　＊无症状浆细胞性骨髓瘤　07.054

atheroma　＊粥瘤　09.043

atheromatous plaque　粥样斑块　09.043

atherosclerosis　动脉粥样硬化　09.039

atresia　闭锁　01.316

atrial myxoma　心房黏液瘤　09.079

atrial septal defect　房间隔缺损　09.073

atrophy　萎缩　01.030

atrophy due to loss of the innervation　去神经性萎缩　01.032

atypia　异型性　01.198

atypical adenomatous hyperplasia of the lung　肺不典型腺瘤样增生　03.132

atypical adenomatous hyperplasia of the prostate　前列腺不典型腺瘤样增生　06.015

atypical carcinoid of the nose　鼻不典型类癌　03.028

atypical ductal hyperplasia of the breast　乳腺导管上皮非典型增生　06.277

atypical hyperplasia　不典型增生　01.203

atypical lipomatous tumor/ well differentiated liposarcoma　非典型脂肪瘤性肿瘤/分化良好型脂肪肉瘤　08.012

atypical mycobacterial lymphadenitis　非典型分枝杆菌淋巴结炎　07.010

atypical naevus　非典型性痣　11.041

atypical parathyroid adenoma　甲状旁腺不典型腺瘤　04.057

atypical pituitary adenoma　不典型垂体腺瘤　04.014

atypical proliferative seromucinous tumor of the ovary　＊卵巢不典型增生性浆-黏液性肿瘤　06.190

atypical teratoid/rhabdoid tumor　非典型畸胎样/横纹肌样肿瘤　10.068

atypical thymoma　＊不典型胸腺瘤　03.182

autoimmune cholangitis　自身免疫性胆管炎　02.433

autoimmune gastritis　自身免疫性胃炎　02.102

autoimmune hepatitis　自身免疫性肝炎　02.437

autoimmune hypophysitis　＊自身免疫性垂体炎　04.006

autoimmune pancreatitis　自身免疫性胰腺炎　02.635

autoimmune thyroiditis　自身免疫性甲状腺炎　04.031

autolysis　自溶　01.321

autophagic vacuole　自噬泡，＊有肌纤维膜特征的自噬泡　10.026

autophagy　自噬　01.088

autopsy　尸检　01.327

autosomal dominant polycystic kidney disease　常染色体显性遗传多囊肾病　05.033

autosomal dominant polycystic kidney disease of adult type　成人型常染色体显性遗传多囊肾病　05.034

autosomal dominant polycystic kidney disease of infantile type　婴儿型常染色体隐性遗传多囊肾病　05.036

autosomal recessive polycystic kidney disease　常染色体隐性遗传多囊肾病　05.035

awl-eye cell　枭眼细胞　09.027

axonal degeneration　轴索变性　10.002

B

bacterial embolism　细菌栓塞　01.131

bacterial esophagitis　细菌性食管炎　02.057

bacterial myocarditis　细菌性心肌炎　09.003

bacterial osteomyelitis　＊细菌性骨髓炎　08.173

bacteriemia 菌血症 01.165

B-acute lymphoblastic leukemia 急性 B 淋巴[母]细胞白血病 07.044

Baker cyst 腘窝囊肿 08.160

B-ALL 急性 B 淋巴[母]细胞白血病 07.044

Barrett esophagus 巴雷特食管 02.063

Bartholin cyst 巴氏腺囊肿 06.103

basal cell adenocarcinoma of the salivary gland 涎腺基底细胞腺癌 02.361

basal cell adenoma of the salivary gland 涎腺基底细胞腺瘤 02.360

basal cell carcinoma 基底细胞癌 11.023

basal cell hyperplasia of the prostate 前列腺基底细胞增生 06.016

B cell prolymphocytic leukemia B 细胞幼淋巴细胞白血病 07.047

BCS 巴德-吉亚利综合征 02.471

Behçet colitis 白塞结肠炎 02.228

Behçet syndrome 白塞综合征 02.005

benign familial hematuria *良性家族性血尿 05.021

benign fibrous histiocytoma of the bone 骨良性纤维组织细胞瘤 08.134

benign leiomyoblastoma of the uterus *子宫良性平滑肌母细胞瘤 06.121

benign lymphoadenosis of oral mucosa 口腔黏膜良性淋巴组织增生病 02.011

benign lymphoepithelial lesion *良性淋巴上皮病变 02.349

benign metastasizing leiomyoma 良性转移性平滑肌瘤 06.124

benign notochordal cell tumor 良性脊索细胞肿瘤 08.140

benign peripheral nerve-sheath tumor of the breast 乳腺良性外周神经鞘膜肿瘤 06.325

benign pleomorphic adenoma of the salivary gland 涎腺良性多形性腺瘤 02.355

benign recurrent intrahepatic cholestasis 良性复发性肝内胆汁淤积 02.457

benign Triton tumor *良性蝾螈瘤 08.079

benign tumor 良性肿瘤 01.186

Berger disease *贝格尔病 05.010

beryllium disease *铍病 03.097

bilateral breast carcinoma 双侧乳腺癌 06.310

biliary cirrhosis 胆汁性肝硬化 02.450

biliary microhamartoma 胆管微错构瘤 02.545

biliary papillomatosis *胆管乳头状瘤病 02.614

biliary type adenocarcinoma 胆道型腺癌 02.621

biliary type adenoma 胆道型腺瘤 02.613

biopsy 活体组织检查，*活检 01.328

biphasic mesothelioma 双相性间皮瘤 03.172

bizarre parosteal osteochondromatous proliferation 奇形性骨旁骨软骨瘤性增生 08.114

BL 伯基特淋巴瘤 07.074

blastic natural killer cell lymphoma *母细胞性自然杀伤细胞淋巴瘤 07.038

blastic plasmacytoid dendritic cell neoplasm 母细胞性浆细胞样树突状细胞肿瘤 07.038

blastoma 母细胞瘤 01.224

blastomycosis 芽生菌病 03.091

B-LBL B 淋巴母细胞性淋巴瘤 07.041

blue naevus 蓝痣 11.037

blue nevus of the prostate 前列腺蓝痣 06.013

B-lymphoblastic lymphoma B 淋巴母细胞性淋巴瘤 07.041

BNCT 良性脊索细胞肿瘤 08.140

bone marrow metastatic tumor 骨髓转移性肿瘤 07.109

bone marrow necrosis 骨髓坏死 07.103

borderline cystadenoma of the ovary 卵巢交界性囊腺瘤 06.178

borderline lepromatous leprosy 偏瘤型界线类麻风 01.283

borderline leprosy [中间]界线类麻风 01.282

borderline tuberculoid leprosy 偏结核样型界线类麻风 01.281

borderline tumor 交界瘤 01.211

Bowen disease 鲍恩病 11.025

Bowen disease of the penis 阴茎鲍恩病 06.088

Bowenoid papulosis 鲍恩样丘疹病 11.026

BPDCN 母细胞性浆细胞样树突状细胞肿瘤 07.038

B-PLL B 细胞幼淋巴细胞白血病 07.047

BPOP 奇形性骨旁骨软骨瘤性增生 08.114

branchial cleft cyst 鳃裂囊肿 02.021

branchial fistula 鳃瘘 02.022

breast carcinoma in pregnancy and lactation 妊娠哺乳期乳腺癌 06.312

breast carcinoma with osteoclast like giant cell 伴破骨细胞样巨细胞的乳腺癌 06.282

breast fibroadenoma　乳腺纤维腺瘤　06.314

BRIC　良性复发性肝内胆汁淤积　02.457

bronchcentric granulomatosis　支气管中心性肉芽肿病　03.101

bronchial cyst　*支气管囊肿　03.042

bronchiectasis　支气管扩张　03.052

bronchogenic cyst　支气管源性囊肿　03.042

broncholithiasis　支气管结石症　03.053

bronchopneumonia　*支气管肺炎　03.064

bronchopulmonary sequestration　支气管肺隔离症　03.041

brown atrophy　褐色萎缩　01.036

brown-bowel syndrome　棕色肠综合征　02.178

brown induration　褐色硬变　01.105

brucella lymphadenitis　布鲁氏菌性淋巴结炎　07.005

brucellosis　布鲁氏菌病　07.004

Brunner gland adenomas　*布伦纳腺腺瘤　02.187

Brunner gland hyperplasia　*布伦纳腺增生　02.186

Brunn nest　布鲁恩巢　05.074

Budd-Chiari syndrome　巴德-吉亚利综合征　02.471

Burkitt lymphoma　伯基特淋巴瘤　07.074

C

CAA　慢性再生障碍性贫血　07.107

calcification　钙化　01.071

calcifying aponeurotic fibroma　钙化性腱膜纤维瘤　08.031

calcifying epithelioma of the salivary gland　*涎腺钙化上皮瘤　02.386

calcifying fibrous tumor　钙化纤维性肿瘤　08.036

calcifying nested stromal-epithelial tumor of the liver　肝钙化性巢状间质-上皮性肿瘤　02.575

calcium pyrophosphate dehydrate deposition disease　二羟焦磷酸钙沉积病　08.198

C-ALCL　原发性皮肤间变性大细胞淋巴瘤　07.089

callus　骨痂　08.168

Canada-Cronkhite syndrome　卡纳达-克朗凯特综合征　02.257

canaliculitis　泪小管炎　11.130

candidiasis　念珠菌病　02.417

carcinogenesis　致癌作用　01.223

carcinoid　类癌　04.091

carcinoma　癌　01.192

carcinoma in situ　原位癌　01.194

carcinoma of collecting duct of Bellini　肾集合管癌　05.058

carcinoma of fallopian tube　输卵管癌　06.149

carcinoma of the extrahepatic bile duct　肝外胆管癌　02.616

carcinoma of the gallbladder　胆囊癌　02.617

carcinoma showing thymus-like differentiation　伴有胸腺分化的异位胸腺癌　03.268

carcinomatous change　癌变　01.193

carcinoma with apocrine differentiation of the breast　具有大汗腺分化的乳腺癌　06.288

carcinoma with medullary feature of the breast　具有髓样癌特点的乳腺癌　06.289

carcinoma with neuroendocrine feature of the breast　具有神经内分泌特点的乳腺癌　06.290

carcinoma with signet-ring-cell differentiation of the breast　具有印戒细胞分化的乳腺癌　06.287

carcinosarcoma　癌肉瘤　03.124

carcinosarcoma of the gallbaldder　胆囊癌肉瘤　02.625

carcinosarcoma of the ovary　*卵巢癌肉瘤　06.195

carcinosarcoma of the uterus　子宫癌肉瘤　06.134

cardiac cirrhosis　心源性肝硬化　02.464

cardiac tamponade　心脏压塞，*心包填塞　09.015

cardiomyopathy　心肌病　09.062

Carney complex　卡尼综合征　11.126

Caroli disease　*卡罗利病　02.531

carpal tunnel syndrome　腕管综合征　08.161

cartilaginous exostosis　*软骨性外生骨疣　08.108

caseous necrosis　干酪样坏死　01.079

caseous pneumonia　干酪样肺炎　01.275

CASTLE　伴有胸腺分化的异位胸腺癌　03.268

Castleman disease　卡斯尔曼病　07.028

caterpillar cell　毛虫细胞　09.028

cat-scratch disease　猫抓病　01.292

cat-scratch disease lymphadenitis　猫抓病性淋巴结炎　07.002

caustic esophagitis　腐蚀性食管炎　02.061

cavitation　空洞形成　01.277

CB　软骨母细胞瘤　08.116

CBAS　先天性胆汁酸合成障碍　02.491

CC 隐源性肝硬化 02.465

CCCS 透明细胞软骨肉瘤 08.119

C cell carcinoma *C 细胞癌 04.048

CCS 卡纳达-克朗凯特综合征 02.257

cecal diverticula 盲肠憩室 02.206

cecal solitary ulcer 盲肠孤立性溃疡 02.235

cell aging 细胞衰老 01.092

cell differentiation 细胞分化 01.023

cell embolism 细胞栓塞 01.130

cell senescence 细胞衰老 01.092

cellular angiofibroma 富于细胞性血管纤维瘤
08.033

cellular bronchiolitis 富于细胞性细支气管炎 03.047

cellular fibroadenoma of the breast 乳腺富于细胞性纤
维腺瘤 06.315

cellular fibrous histiocytoma 富于细胞性纤维组织细
胞瘤 11.117

cellular leiomyoma of the uterus 子宫富于细胞性平滑
肌瘤 06.119

cellular swelling 细胞肿胀 01.040

cellulitis 蜂窝[组]织炎 01.160

cementifying fibroma 牙骨质化纤维瘤 02.052

central core 中央轴空 10.016

central neural system ganglioneuroblastoma 中枢神经
系统神经节细胞神经母细胞瘤 10.067

central neural system neuroblastoma 中枢神经系统神
经母细胞瘤 10.066

central neurocytoma 中枢神经细胞瘤 10.058

cerebellar liponeurocytoma 小脑脂肪神经细胞瘤
10.059

cerebrohepatorenal syndrome 脑肝肾综合征

cerebromalacia 脑软化 01.139

cerebroretinal angiomatosis *脑视网膜血管瘤病
10.100

cerebrosidosis 脑苷脂贮积病 01.046

cerebrotendinous xanthomatosis 脑腱黄[色]瘤病
02.513

ceruminoma 耵聍腺瘤 11.149

CESD 胆固醇酯累积病 02.511

CF 囊性纤维化 02.502

chalazion 睑板腺囊肿 11.127

chancre 下疳 01.296

chancroid 软下疳 01.266

Charcot joint *沙尔科关节 08.187

Charcot-Leyden crystal 夏科–莱登结晶 01.307

CHC 混合性肝细胞–胆管细胞癌 02.572

CHD 冠状动脉性心脏病，*冠心病 09.045

cheilitis granulomatosa 肉芽肿性唇炎 02.007

chemical gastritis 化学性胃炎 02.104

chemical gastropathy *化学性胃病 02.103

chemical pathology 化学病理学 01.017

chemotaxis 趋化性 01.176

chemotherapy gastritis 化疗性胃炎 02.107

cherry hemangioma 樱桃状血管瘤 11.090

chest wall hamartoma *胸壁错构瘤 08.158

CHL 经典型霍奇金淋巴瘤 07.033

chocolate cyst *巧克力囊肿 06.171

cholangitis 胆管炎 02.430

cholecystitis 胆囊炎 02.596

cholecystitis polyp 胆囊炎性息肉 02.600

cholelithiasis 胆石症 02.595

cholestasis 胆汁淤积，*淤胆 02.454

cholesterol ester storage disease 胆固醇酯累积病
02.511

cholesterosis 胆固醇贮积病 01.048

chondroblastoma 软骨母细胞瘤 08.116

chondrodermatitis nodularis chronic helicis 慢性结节
性耳轮软骨皮炎 11.146

chondroid lipoma 软骨样脂肪瘤 08.008

chondroid syringoma 软骨样汗管瘤 11.067

chondromalacia patellae 髌软骨软化症 08.188

chondromesenchymal hamartoma 软骨间叶性错构瘤
08.158

chondromyxoid fibroma 软骨黏液样纤维瘤 08.115

chondrosarcoma 软骨肉瘤 08.117

chordoid glioma of the third ventricle 第三脑室脊索瘤
样胶质瘤 10.050

chordoma 脊索瘤 08.141

chorea minor 小舞蹈症 09.037

choroid plexus carcinoma 脉络丛癌 10.047

choroid plexus papilloma 脉络丛乳头状瘤 10.046

chromophobe renal cell carcinoma 肾嫌色细胞癌
05.045

chronic aplastic anemia 慢性再生障碍性贫血
07.107

chronic appendicitis 慢性阑尾炎 02.285

chronic atrophic gastritis 慢性萎缩性胃炎 02.098

chronic bronchitis 慢性支气管炎 03.051

chronic cholangitis　慢性胆管炎　02.434

chronic cholecystitis　慢性胆囊炎　02.598

chronic cystitis　慢性膀胱炎　05.070

chronic fibrous thyroiditis　*慢性纤维性甲状腺炎　04.034

chronic gastric ulcer　慢性胃溃疡　02.118

chronic gastritis　慢性胃炎　02.096

chronic glomerulonephritis　*慢性肾小球肾炎　05.011

chronic granulomatous disease of lymph node　淋巴结慢性肉芽肿性疾病　07.016

chronic hypertrophic gastritis　慢性肥厚性胃炎　02.099

chronic idiopathic myelofibrosis　*慢性特发性骨髓纤维化　07.104

chronic infectious endocarditis　慢性感染性心内膜炎　09.021

chronic inflammation　慢性炎　01.150

chronic laryngitis　慢性喉炎　03.034

chronic lymphocytic leukemia　慢性淋巴细胞白血病　07.045

chronic lymphoproliferative disorder of natural killer cell　慢性自然杀伤细胞淋巴增生性疾病　07.079

chronic metabolic pancreatitis　慢性代谢性胰腺炎　02.637

chronic myelogenous leukemia　慢性髓细胞性白血病　07.101

chronic oophoritis　慢性卵巢炎　06.165

chronic pancreatitis　慢性胰腺炎　02.634

chronic pericarditis　慢性心包炎　09.007

chronic prostatitis　慢性前列腺炎　06.003

chronic pyelonephritis　慢性肾盂肾炎　05.026

chronic severe hepatitis　慢性重型肝炎　02.403

chronic sialadenitis　慢性涎腺炎　02.347

chronic sinusitis　慢性鼻窦炎　03.002

chronic superficial gastritis　慢性浅表性胃炎　02.097

chronic tropic pancreatitis　慢性热带性胰腺炎　02.638

chronic viral hepatitis　慢性病毒性肝炎　02.392

Churg-Strauss vasculitis of the lung　*肺变应性肉芽肿性血管炎　03.099

CID　*巨细胞包涵体病　01.287

circumferential infarction　环状梗死　09.050

cirrhosis　肝硬化　02.462

classical Hodgkin lymphoma　经典型霍奇金淋巴瘤　07.033

clear cell chondrosarcoma　透明细胞软骨肉瘤　08.119

clear cell cribriform hyperplasia of the prostate　前列腺透明细胞筛状增生　06.017

clear cell leiomyoma of the uterus　*子宫透明细胞平滑肌瘤　06.121

clear cell renal cell carcinoma　透明细胞肾细胞癌　05.043

clear cell sarcoma of soft tissue　软组织透明细胞肉瘤　08.100

clear cell sarcoma of the kidney　肾透明细胞肉瘤　05.048

clear cell tubulopapillary renal cell carcinoma　透明细胞管状乳头状肾细胞癌　05.057

clinical pathology　临床病理学　01.010

CLL　慢性淋巴细胞白血病　07.045

cloacal malformation　泄殖腔畸形　02.343

cloacogenic carcinoma　*泄殖腔源性癌　02.317

CMF　软骨黏液样纤维瘤　08.115

CMH　软骨间叶性错构瘤　08.158

CML　慢性髓细胞性白血病　07.101

CMM　结直肠恶性黑色素瘤　02.280

CNSET　肝钙化性巢状间质–上皮性肿瘤　02.575

coagulative necrosis　凝固性坏死　01.078

coarctation of aorta　主动脉缩窄　09.077

colitis cystica profunda　囊性深在性结肠炎　02.229

collagenous colitis　胶原性结肠炎　02.223

collagenous fibroma　*胶原性纤维瘤　08.029

collagenous spherulosis of the breast　乳腺胶原小球病　06.265

colloid carcinoma　*胶样癌　01.248

colonic Crohn disease　结肠克罗恩病　02.216

colonic Paneth cell-rich papillary adenocarcinoma　结肠富于帕内特细胞的乳头状腺癌　02.274

colorectal aberrant crypt focus　结直肠畸形隐窝灶　02.259

colorectal adenocarcinoma　结直肠腺癌　02.267

colorectal adenoma　结直肠腺瘤　02.258

colorectal adenosquamous carcinoma　结直肠腺鳞癌　02.276

colorectal amyloidosis　结直肠淀粉样变性　02.212

colorectal choriocarcinoma　结直肠绒癌　02.281

colorectal clear cell carcinoma　结直肠透明细胞癌

02.279

colorectal cribriform comedo-type adenocarcinoma　结直肠筛状粉刺型腺癌　02.268

colorectal diverticula　结直肠憩室　02.205

colorectal endometriosis　结直肠子宫内膜异位症　02.208

colorectal familial adenomatous polyposis　结直肠家族性腺瘤性息肉病　02.253

colorectal graft-versus-host disease　结直肠移植物抗宿主病　02.230

colorectal heterotopic gastric epithelium　结直肠胃上皮异位　02.209

colorectal hyperplastic polyp　结直肠增生性息肉　02.244

colorectal hyperplastic polyposis　结直肠增生性息肉病　02.252

colorectal inflammatory polyp　结直肠炎性息肉　02.242

colorectal inflammatory polyposis　结直肠炎性息肉病　02.249

colorectal invasive micropapillary carcinoma　结直肠浸润性微乳头状癌　02.269

colorectal juvenile polyp　结直肠幼年性息肉　02.245

colorectal juvenile polyposis　结直肠幼年性息肉病　02.251

colorectal lymphoid polyp　结直肠淋巴样息肉　02.243

colorectal lymphoid polyposis　结直肠淋巴样息肉病　02.250

colorectal lymphoma　结直肠淋巴瘤　02.283

colorectal malakoplakia　结直肠软斑病　02.213

colorectal malignant melanoma　结直肠恶性黑色素瘤　02.280

colorectal medullary carcinoma　结直肠髓样癌　02.271

colorectal melanosis coli　结直肠黑变病　02.211

colorectal metaplastic polyp　*结直肠化生性息肉　02.244

colorectal mixed adenomatous polyp　结直肠混合性腺瘤性息肉　02.265

colorectal mucinous adenocarcinoma　结直肠黏液腺癌　02.272

colorectal mucosal prolapsed　结直肠黏膜脱垂　02.236

colorectal mucosal prolapse polyp　结直肠黏膜脱垂性息肉　02.247

colorectal *MUTYH*-associated polyposis　结直肠 *MUTYH*-相关性息肉病　02.255

colorectal neuroendocrine neoplasm　结直肠神经内分泌肿瘤　02.282

colorectal pestle-like microglandular adenoma　结直肠杵状微腺管腺瘤　02.266

colorectal Peutz-Jeghers polyp　结直肠波伊茨–耶格息肉　02.246

colorectal polyp　结直肠息肉　02.241

colorectal polypoid lymphoid hyperplasia　*结直肠息肉样淋巴样增生　02.243

colorectal polyposis　结直肠息肉病　02.248

colorectal radiation colitis　结直肠放射性炎　02.231

colorectal retention polyp　*结直肠潴留性息肉　02.245

colorectal serrated adenocarcinoma　结直肠锯齿状腺癌　02.270

colorectal serrated polyp　*结直肠锯齿状息肉　02.244

colorectal serrated polyposis　*结直肠锯齿状息肉病　02.252

colorectal sessile serrated adenoma　结直肠广基锯齿状腺瘤　02.264

colorectal signet-ring cell carcinoma　结直肠印戒细胞癌　02.273

colorectal spindle cell carcinoma　结直肠梭形细胞癌　02.277

colorectal squamous cell carcinoma　结直肠鳞状细胞癌　02.275

colorectal traditional serrated adenoma　结直肠传统锯齿状腺瘤　02.263

colorectal tuberculosis　结直肠结核　02.214

colorectal tubular adenoma　结直肠管状腺瘤　02.260

colorectal tubulovillous adenoma　结直肠管状绒毛状腺瘤　02.262

colorectal undifferentiated carcinoma　结直肠未分化癌　02.278

colorectal villous adenoma　结直肠绒毛状腺瘤　02.261

colorectal volvulus　结直肠肠扭转　02.210

columnar cell change　柱状细胞变　06.274

columnar cell hyperplasia　柱状细胞增生　06.275

combined hepatocellular-cholangiocarcinoma　混合性肝细胞–胆管细胞癌　02.572

combined large cell neuroendocrine carcinoma　复合性大细胞神经内分泌癌　03.119

combined naevus　复合痣　11.039

combined small cell carcinoma　复合性小细胞癌　03.112

combined thymic epithelial neoplasm　混合性胸腺上皮性肿瘤　03.197

comparative pathology　比较病理学　01.013

compensatory hypertrophy　代偿性肥大　01.026

complete hydatidiform mole　完全性水泡状胎块　06.160

complex fibroadenoma　复杂性纤维腺瘤　06.316

composite hemangioendothelioma　组合性血管内皮瘤　08.070

composite paraganglioma　组合性副神经节瘤　04.080

composite pheochromocytoma　组合性嗜铬细胞瘤　04.079

concentric hypertrophy　向心性肥大　09.054

condyloma acuminatum　尖锐湿疣　11.001

condyloma acuminatum of the penis　阴茎尖锐湿疣　06.086

condyloma lata　扁平湿疣　01.297

congenital abnormality of the ear　先天性耳异常　11.145

congenital absence of a lobe of the liver　先天性肝叶缺如　02.525

congenital agenesis of a lobe of the liver　先天性肝叶缺如　02.525

congenital anatomical anomaly of the liver　先天性肝脏解剖异常　02.526

congenital anomaly of the hepatic vein　先天性肝静脉变异　02.478

congenital bile acid synthesis defect　先天性胆汁酸合成障碍　02.491

congenital bronchiectasis　先天性支气管扩张　03.043

congenital bronchobiliary fistula　先天性支气管–胆管瘘　02.529

congenital cystic adenomatoid malformation　先天性囊性腺瘤样畸形　03.044

congenital duplication of the bile duct　先天性胆管重复　02.527

congenital epulis　先天性牙龈瘤　02.027

congenital esophageal cyst　先天性食管囊肿　02.070

congenital heart deformity　＊先天性心脏畸形　09.072

congenital heart disease　先天性心脏病　09.072

congenital hepatic fibrosis　先天性肝纤维化　02.459

congenital hyperammonemia　先天性高氨血症　02.501

congenital intrahepatic duct dilatation　先天性肝内胆管扩张　02.531

congenital megacolon　先天性巨结肠　02.207

congenital melanocytic naevus　先天性黑色素细胞痣　11.036

congenital mesoblastic nephroma　先天性中胚层细胞肾瘤　05.047

congenital peribronchial myofibroblastic tumor　先天性支气管周围肌成纤维细胞瘤　03.054

congenital prostatic cyst　先天性前列腺囊肿　06.011

congenital pulmonary airway malformation　＊先天性肺气道畸形　03.044

congenital torticollis　＊先天性斜颈　08.025

congenital tracheobiliary fistula　先天性气管–胆管瘘　02.528

congestion　淤血　01.104

congestive cardiomyopathy　＊充血性心肌病　09.063

congestive hepatic venopathy　肝静脉淤血性病变　02.479

constrictive obliterans bronchiolitis　缩窄闭塞性细支气管炎　03.050

constrictive pericarditis　缩窄性心包炎　09.018

contact ulcer　接触性溃疡　03.038

conventional osteosarcoma　普通型骨肉瘤　08.123

coronary artery heart disease　冠状动脉性心脏病，＊冠心病　09.045

coronary atherosclerosis　冠状动脉粥样硬化　09.044

coronary atherosclerotic heart disease　冠状动脉粥样硬化性心脏病　09.046

corpus luteum cyst of the ovary　卵巢黄体囊肿　06.169

cortical dysplasia　皮质发育不良　10.007

cortical thymoma　＊皮质型胸腺瘤　03.181

cor villosum　绒毛心　09.032

Cowden syndrome　＊考登综合征　02.135

Coxsackie virus infectious hepatitis　柯萨奇病毒感染性肝炎　02.410

cranial epidermoid cyst　颅内表皮样囊肿　04.011

craniopharyngioma　颅咽管瘤　04.021

crescentic glomerulonephritis　新月体性肾小球肾炎　05.009

cribriform carcinoma of the breast　乳腺筛状癌　06.285

cryptogenic cirrhosis　隐源性肝硬化　02.465

cryptogenic hepatitis　隐源性肝炎　02.436

cryptogenic organizing pneumonia　隐源性机化性肺炎　03.075

cryptorchidism　隐睾症，*睾丸下降不全　06.037

CS　软骨肉瘤　08.117

CSH　慢性重型肝炎　02.403

CTX　脑腱黄[色]瘤病　02.513

cutaneous angiosarcoma　皮肤血管肉瘤　11.099

cutaneous diffuse large B cell lymphoma　皮肤弥漫大B细胞淋巴瘤　11.081

cutaneous granular cell tumor　皮肤颗粒细胞瘤　11.122

cutaneous indeterminate cell histiocytosis　皮肤不确定型细胞组织细胞增生症　11.085

cutaneous intravascular large B cell lymphoma　皮肤血管内大B细胞淋巴瘤　11.083

cutaneous leiomyosarcoma　皮肤平滑肌肉瘤　11.103

cutaneous marginal zone B cell lymphoma　皮肤边缘区B细胞淋巴瘤　11.080

cutaneous squamous cell carcinoma　皮肤鳞状细胞癌　11.024

cylindroma　圆柱瘤　11.062

cyst　囊肿　01.313

cystadenocarcinoma　囊腺癌　01.249

cystadenofibroma of fallopian tube　输卵管囊[性]腺纤维瘤　06.148

cystadenofibroma of the ovary　卵巢囊[性]腺纤维瘤　06.177

cystadenoma　囊腺瘤　01.317

cystadenoma of fallopian tube　输卵管囊腺瘤　06.146

cystadenoma of the ovary　卵巢囊腺瘤　06.173

cyst adenoma of the prostate　前列腺囊腺瘤　06.034

cystadenoma of the seminal vesicle　精囊腺囊腺瘤　06.035

cystica metaplasia　*囊性化生　05.074

cystic benign mesothelioma of peritoneum　腹膜囊性良性间皮瘤　02.669

cystic dilatation of the rete testis　*睾丸网囊性扩张　06.069

cystic dilatation transformation of the rete testis　睾丸网囊性扩张转化　06.069

cystic fibrosis　囊性纤维化　02.502

cystic follicle　囊性卵泡　06.167

cystinosis　胱氨酸病　02.496

cyst of Müllerian origin　米勒源性囊肿　02.670

cytology　细胞学　01.334

cytomegalic inclusion disease　*巨细胞包涵体病　01.287

cytomegaloviral colitis　巨细胞病毒性结肠炎　02.226

cytomegaloviral lymphadenitis　巨细胞病毒性淋巴结炎　07.022

cytomegalovirus infection　巨细胞病毒感染　01.287

cytomegalovirus infectious hepatitis　巨细胞病毒感染性肝炎　02.405

cytopathology　细胞病理学　01.009

cytosome　胞质体　10.023

D

dacryocystitis　泪囊炎　11.131

DAD　弥漫性肺泡损伤　03.071

DCS　去分化软骨肉瘤　08.118

dedifferentiated chondrosarcoma　去分化软骨肉瘤　08.118

dedifferentiated liposarcoma　去分化脂肪肉瘤　08.013

deep aggressive angiomyxoma　深部侵袭性血管黏液瘤　08.091

deep benign fibrous histiocytoma　深部良性纤维组织细胞瘤　08.052

deep leiomyoma　深部平滑肌瘤　08.057

defect　缺损　01.314

degeneration　变性　01.039

dendritic follicular cell tumor of the peritoneal cavity　腹膜腔滤泡树突状细胞肿瘤　02.691

dentigerous cyst　含牙囊肿　02.041

dermatofibroma　皮肤纤维瘤　11.114

dermatofibrosarcoma protuberans　隆凸性皮肤纤维肉瘤　11.113

dermatomyofibroma　皮肤肌纤维瘤　11.107

dermatomyositis　皮肌炎　11.012

dermatopathic lymphadenitis　皮病性淋巴结炎

07.029

dermoid cyst ＊皮样囊肿 04.011

desmoid-type fibromatosis 韧带样纤维瘤病 08.040

desmoid-type fibromatosis of the breast 乳腺韧带样纤维瘤病 06.322

desmoplastic fibroblastoma 促纤维增生性成纤维细胞瘤 08.029

desmoplastic fibroma of the bone 骨促纤维增生性纤维瘤 08.130

desmoplastic infantile astrocytoma 婴儿促纤维增生性星形细胞瘤 10.053

desmoplastic infantile ganglioglioma 婴儿促纤维增生性神经节细胞胶质瘤 10.054

desmoplastic small round cell tumor 结缔组织增生性小圆细胞肿瘤 08.103

desquamative interstitial pneumonia 脱屑性间质性肺炎 03.078

DIA 婴儿促纤维增生性星形细胞瘤 10.053

diabetic nephropathy 糖尿病肾病 05.016

diapedesis 血细胞渗出 01.108

DIC 弥散性血管内凝血 01.121

differentiation 分化 01.199

diffuse alveolar damage 弥漫性肺泡损伤 03.071

diffuse astrocytoma 弥漫性星形细胞瘤 10.032

diffuse axonal injury 弥漫性轴索损伤 10.013

diffuse idiopathic pulmonary neuroendocrine cell hyperplasia 弥漫性特发性肺神经内分泌细胞增生 03.134

diffuse large B cell lymphoma 弥漫大B细胞淋巴瘤 07.063

diffuse large B cell lymphoma ＊非特指弥漫大B细胞淋巴瘤 07.063

diffuse large B cell lymphoma-associated with chronic inflammation 与慢性感染相关的弥漫大B细胞淋巴瘤 07.067

diffuse leiomyomatosis of the uterus 子宫弥漫性平滑肌瘤病 06.125

diffuse malignant mesothelioma 弥漫性恶性间皮瘤 03.169

diffuse mesangioproliferative glomerulonephritis 弥漫性系膜增生性肾小球肾炎 05.005

diffuse neuroendocrine tumor 弥漫性神经内分泌肿瘤 04.087

diffuse neuroendocrine tumor of the gastrointestinal tract

胃肠道弥漫性神经内分泌肿瘤 04.088

diffuse panbronchiolitis 弥漫性泛细支气管炎 03.048

diffuse pulmonary lymphangiomatosis 弥漫性肺淋巴管瘤病 03.150

diffuse type tenosynovial giant cell tumor 弥漫性腱鞘巨细胞瘤 08.051

DIG 婴儿促纤维增生性神经节细胞胶质瘤 10.054

digital fibrokeratoma 指（趾）纤维角皮瘤 11.110

digital mucous cyst 指（趾）黏液囊肿 11.109

dilated cardiomyopathy 扩张型心肌病 09.063

DIP 脱屑性间质性肺炎 03.078

diphtheria 白喉 01.267

disappearing bone disease 消失性骨病 08.184

dissecting aneurysm 夹层动脉瘤 09.061

disseminated intravascular coagulation 弥散性血管内凝血 01.121

disseminated tuberculosis 播散型结核 01.274

dissemination of the tumor 肿瘤播散 01.221

disuse atrophy 失用性萎缩 01.031

diverticulosis of the bladder 膀胱憩室病 05.068

DLBCL 弥漫大B细胞淋巴瘤 07.063

DLBCL-NOS ＊非特指弥漫大B细胞淋巴瘤 07.063

Down syndrome 唐氏综合征 02.523

drug-induced acute tubulointerstitial nephritis ＊药物性急性小管间质性肾炎 05.027

drug-induced cardiomyopathy 药物性心肌病 09.071

dry gangrene 干性坏疽 01.085

ductal adenocarcinoma of the pancreas 胰腺导管腺癌 02.648

ductal adenocarcinoma of the prostate 前列腺导管腺癌 06.024

ductal carcinoma *in situ* of the breast 乳腺导管原位癌 06.278

ductal cyst of the throat 喉导管囊肿 03.031

ductal intraepithelial neoplasia ＊导管上皮内瘤 06.278

ductal retention cyst 导管潴留囊肿 02.663

duct destructive chronic pancreatitis ＊导管破坏性慢性胰腺炎 02.635

duct ectasia of the breast 乳腺导管扩张症 06.249

duodenal adenocarcinoma 十二指肠腺癌 02.194

duodenal diverticulum 十二指肠憩室 02.170

duodenal gland adenomas 十二指肠腺腺瘤 02.187

duodenal gland hyperplasia　十二指肠腺增生　02.186

duodenal hete-rotopic gastric mucosa　十二指肠胃黏膜异位　02.165

duodenal peptic ulcer　十二指肠消化性溃疡　02.174

dust lung　* 尘肺　03.081

dysembryoplastic neuroepithelial tumor　胚胎发育不良性神经上皮肿瘤　10.055

dysgenesis of the rete testis　睾丸网发育不全　06.068

dyshormonogenetic goiter　激素合成障碍性甲状腺肿

04.038

dysplasia　异型增生　01.204

dysplastic cerebellar gangliocytoma　小脑发育不良性神经节细胞瘤　10.052

dysplastic naevus　* 分化不良痣　11.041

dysthyroid ophthalmopathy　甲状腺功能障碍性眼病11.132

dystrophic calcification　营养不良性钙化　01.073

E

early esophageal carcinoma　早期食管癌　02.078

early gastric carcinoma　早期胃癌　02.143

early invasive carcinoma　早期浸润癌　01.195

EATL　肠病相关性 T 细胞淋巴瘤　07.083

EBV　EB 病毒　02.406

eccentric hypertrophy　离心性肥大　09.055

ecchymosis　瘀斑　01.111

ECD　埃德海姆–切斯特病　08.157

Echovirus infectious hepatitis　埃克病毒感染性肝炎02.411

ectopic adenohypophysis　异位腺垂体　04.002

ectopic adrenal gland　异位肾上腺　04.063

ectopic breast tissue　异位乳腺组织　06.234

ectopic ependymoma　* 异位性室管膜瘤　08.088

ectopic hamartomatous thymoma　异位错构性胸腺瘤08.093

ectopic hepatic tissue　异位肝组织　02.541

ectopic meningioma　异位脑膜瘤　08.086

ectopic thymoma　异位胸腺瘤　03.266

ectopic thyroid gland tissue　异位甲状腺组织　04.027

edema　水肿　01.140

EHF　流行性出血热　01.290

elastofibroma　弹力纤维瘤　08.021

embolism　栓塞　01.126

embolus　栓子　01.125

embryonal lipoma　* 胚胎型脂肪瘤　08.004

embryonal rhabdomyosarcoma　胚胎性横纹肌肉瘤01.236

embryonal tumor with multilayered rosettes　有多层菊形团的胚胎性肿瘤　10.064

emigration　游出　01.175

emphysema　肺气肿　03.055

empty sella turcica　空泡蝶鞍　04.003

encapsulated papillary carcinoma　包裹性乳头状癌06.270

encapsulation　包裹　01.101

enchondroma　内生软骨瘤　08.110

enchondromatosis　内生软骨瘤病　08.111

endemic cardiomyopathy　地方性心肌病　09.068

endocapillary proliferative glomerulonephritis　毛细血管内增生性肾小球肾炎　05.003

endocrine atrophy　内分泌性萎缩　01.035

endocytosis　胞吞作用　01.177

endodermal sinus tumor of the ovary　* 卵巢内胚窦瘤06.220

endometrial atypical polypoid adenomyoma　子宫内膜非典型息肉样肌瘤　06.109

endometrial clear cell adenocarcinoma　子宫内膜透明细胞腺癌　06.113

endometrial dedifferentiated carcinoma　子宫内膜去分化癌　06.117

endometrial hyperplasia　子宫内膜增生　06.107

endometrial mixed adenocarcinoma　子宫内膜混合型腺癌　06.114

endometrial mucinous adenocarcinoma　子宫内膜黏液性腺癌　06.111

endometrial polyp　子宫内膜息肉　06.108

endometrial serous adenocarcinoma　子宫内膜浆液性腺癌　06.112

endometrial small cell carcinoma　子宫内膜小细胞癌06.115

endometrial stromal nodule　子宫内膜间质结节06.128

endometrial stromal sarcoma of the peritoneum　腹膜子宫内膜间质肉瘤　02.685

endometrial tuberculosis　子宫内膜结核　06.105

endometrial undifferentiated carcinoma 子宫内膜未分化癌 06.116

endometrioid adenocarcinoma 子宫内膜样腺癌 06.110

endometrioid stromal sarcoma of the ovary 卵巢子宫内膜样间质肉瘤 06.196

endometriosis 子宫内膜异位症 06.106

endometriosis of the ovary 卵巢子宫内膜异位症 06.171

endometritis 子宫内膜炎 06.104

endophytic growth 内生性生长 01.218

endothelial decompensation 内皮细胞失代偿 11.137

enteropathy-associated T cell lymphoma 肠病相关性T细胞淋巴瘤 07.083

enteroumbilical fistula 脐肠瘘 02.168

environmental pathology 环境病理学 01.018

eosinophilic abscess 嗜酸性脓肿 01.301

eosinophilic appendicitis 嗜酸[细胞]性阑尾炎 02.286

eosinophilic cholecystitis 嗜酸[细胞]性胆囊炎 02.604

eosinophilic colitis 嗜酸[细胞]性结肠炎 02.221

eosinophilic esophagitis 嗜酸[细胞]性食管炎 02.060

eosinophilic gastritis 嗜酸[细胞]性胃炎 02.108

eosinophilic granulomatous polyp ＊嗜酸细胞肉芽肿性息肉 02.128

eosinophilic lymphogranuloma of lymph node ＊淋巴结嗜酸性肉芽肿 07.030

eosinophilic pancreatitis 嗜酸[细胞]性胰腺炎 02.636

eosinophilic pneumonia 嗜酸[细胞]性肺炎 03.067

eosinophilic proctitis 嗜酸[细胞]性直肠炎 02.238

eosinophilic ulcer of tongue 嗜酸性舌溃疡 02.006

ependymoma 室管膜瘤 10.042

epidemic encephalitis type B 流行性乙型脑炎 01.289

epidemic hemorrhagic fever 流行性出血热 01.290

epidermolysis bullosa 大疱性表皮松解症 11.020

epididymal adenomatous tumor of the epididymis 附睾腺瘤样瘤 06.076

epithelial myoepithelial carcinoma 上皮-肌上皮癌 03.129

epithelial-myoepithelial carcinoma of the salivary gland 涎腺上皮-肌上皮癌 02.368

epithelial type mesothelioma 上皮样间皮瘤 03.170

epithelioid angiomyolipoma of the peritoneal cavity 腹膜腔上皮样血管平滑肌脂肪瘤 02.692

epithelioid cell histiocytoma 上皮样细胞组织细胞瘤 11.116

epithelioid hemangioendothelioma 上皮样血管内皮瘤 08.072

epithelioid hemangioendothelioma of the bone 骨上皮样血管内皮瘤 08.144

epithelioid hemangioma 上皮样血管瘤 11.095

epithelioid hemangioma of the bone 骨上皮样血管瘤 08.143

epithelioid leiomyoma of the uterus 子宫上皮样平滑肌瘤 06.121

epithelioid sarcoma 上皮样肉瘤 08.098

epithelium trophoblastic tumor 上皮样滋养细胞肿瘤 06.158

Epstein-Barr virus EB病毒 02.406

Epstein-Barr virus infectious hepatitis EB病毒感染性肝炎 02.407

Epstein-Barr virus positive diffuse large B cell lymphoma EB病毒阳性弥漫大B细胞淋巴瘤 07.066

Erdheim-Chester disease 埃德海姆-切斯特病 08.157

erosion 糜烂 01.164

eruption cyst 萌出期囊肿 02.042

erysipelas 丹毒 01.262

erythema annulare 环状红斑 09.034

erythema nodosum 结节性红斑 11.014

erythematosus 红斑狼疮 11.010

esophageal achalasia 食管失弛缓症 02.068

esophageal adenocarcinoma 食管腺癌 02.080

esophageal adenoid cystic carcinoma 食管腺样囊性癌 02.083

esophageal adenosquamous carcinoma 食管腺鳞癌 02.081

esophageal atresia 食管闭锁 02.066

esophageal carcinoid 食管类癌 02.086

esophageal cyst 食管囊肿 03.255

esophageal diverticulum 食管憩室 02.064

esophageal duplication 食管重复[畸形] 02.069

esophageal fibrovascular polyp 食管纤维血管性息肉 02.071

esophageal gastrointestinal stromal tumor　食管胃肠道间质瘤　02.074

esophageal granular cell tumor　食管颗粒细胞肿瘤　02.076

esophageal inflammatory fibroid polyp　食管炎性纤维性息肉　02.072

esophageal intraepithelial neoplasia　食管上皮内肿瘤　02.077

esophageal leiomyoma　食管平滑肌瘤　02.075

esophageal malignant melanoma　食管恶性黑色素瘤　02.088

esophageal mixed adeno-neuroendocrine carcinoma　食管混合性腺-神经内分泌癌　02.087

esophageal mucoepidermoid carcinoma　食管黏液表皮样癌　02.082

esophageal neuroendocrine neoplasm　食管神经内分泌肿瘤　02.084

esophageal scleroderma　食管硬皮病　02.067

esophageal small cell carcinoma　食管小细胞癌　02.085

esophageal squamous cell carcinoma　食管鳞状细胞癌　02.079

esophageal squamous cell papilloma　食管鳞状细胞乳头状瘤　02.073

esophageal stenosis　食管狭窄　02.065

esophagitis　食管炎　02.054

etiology　病因学　01.019

ETMR　有多层菊形团的胚胎性肿瘤　10.064

Ewing sarcoma　尤因肉瘤　08.135

exocytosis　胞吐作用　01.180

exophytic growth　外生性生长　01.217

expansive growth　膨胀性生长　01.216

experimental pathology　实验病理学　01.011

exstrophy of the bladder　膀胱外翻　05.067

external hemorrhage　*外出血　01.107

extra-adrenal myelolipoma　肾上腺外髓脂肪瘤　08.009

extra-articular pigmented villonodular synovitis　*关节外色素性绒毛结节性滑膜炎　08.051

extramammary Paget disease　乳房外佩吉特病　11.055

extranodal marginal zone cell lymphoma of mucosa-associated lymphoid tissue　黏膜相关淋巴组织结外边缘区淋巴瘤　07.057

extranodal NK/T cell lymphoma of nasal type　结外NK/T细胞淋巴瘤鼻型　11.079

extrarenal malignant rhabdoid tumor of the liver　肝恶性肾外横纹肌样瘤　02.591

extra renal rhabdoid tumor　肾外横纹肌样瘤　08.104

extraskeletal Ewing sarcoma　骨外尤因肉瘤　11.119

extraskeletal myxoid chondrosarcoma　骨外黏液样软骨肉瘤　08.101

extraskeletal osteosarcoma　骨外骨肉瘤　08.075

extraspinal ependymoma　脊髓外室管膜瘤　08.088

extrinsic allergic alveolitis　外源性变应性肺泡炎　03.070

exudate　渗出物　01.172

exudation　渗出　01.171

exudative inflammation　渗出性炎　01.152

F

Fabry disease　法布里病　05.022

false aneurysm　假性动脉瘤　09.060

familial breast cancer　家族性乳腺癌　06.311

familial cherubism　[家族性]巨颌症　02.034

familial cutaneous melanoma　家族性皮肤黑色素瘤　11.123

familial fibrous dysplasia of jaw　*家族性颌骨纤维结构不良　02.034

familial goiter　*家族性甲状腺肿　04.038

familial high density lipoprotein deficiency　家族性高密度脂蛋白缺乏症　02.514

familial hypercholesterolaemia　家族性高胆固醇血症　02.512

familial hypobetalipoproteinaemia　家族性低β-脂蛋白血症　02.509

familial infantile myofibromatosis　*家族性婴幼儿肌纤维瘤病　08.024

familial mucocutaneous melanin pigmentation gastrointestinal polyposis　*家族性黏膜皮肤色素沉着胃肠道息肉病　02.256

fat necrosis of the breast　乳腺脂肪坏死　06.250

fatty degeneration　脂肪变性　01.041

fatty embolism　脂肪栓塞　01.128

fatty necrosis　脂肪坏死　01.081

fatty streak 脂纹 09.041

FD 纤维性结构不良 08.153

FDCS 滤泡树突状细胞肉瘤 07.097

fetal lipoma *胎儿型脂肪瘤 08.004

FH 家族性高胆固醇血症 02.512

FHBL 家族性低β-脂蛋白血症 02.509

fiber-type grouping 肌纤维群组化 10.028

fibrinoid degeneration *纤维素样变性 01.077

fibrinoid necrosis 纤维蛋白样坏死 01.077

fibrinosuppurative pericarditis 纤维蛋白性化脓性心包
炎 09.012

fibrinous and serofibrinous pericarditis 浆液纤维蛋白
性心包炎 09.010

fibrinous inflammation 纤维蛋白性炎 01.154

fibrinous pericarditis 纤维蛋白性心包炎 09.009

fibrinous thrombus 纤维蛋白性血栓 01.120

fibroadenoma 纤维腺瘤 01.242

fibroblastic/myofibroblastic tumor 成纤维细胞/肌成
纤维细胞肿瘤 08.016

fibrocystic change of the breast 乳腺纤维囊性改变
06.254

fibrodysplasia ossificans progressiva 进行性骨化性纤
维结构不良 08.170

fibroid mediastinitis 纤维性纵隔炎 03.252

fibrolamellar carcinoma 纤维板层癌 02.555

fibroma 纤维瘤 01.225

fibroma of tendon sheath 腱鞘纤维瘤 08.028

fibroma of the ovary 卵巢纤维瘤 06.206

fibromatosis 纤维瘤病 01.226

fibromatosis colli 颈纤维瘤病 08.025

fibromatosis like metaplastic carcinoma of the breast 乳
腺纤维瘤病样化生性癌 06.305

fibrosarcoma 纤维肉瘤 01.227

fibrosarcoma of the bone 骨纤维肉瘤 08.131

fibrosarcoma of the ovary 卵巢纤维肉瘤 06.207

fibrous cortical defect 纤维皮质缺损 08.132

fibrous dysplasia 纤维性结构不良 08.153

fibrous hamartoma of infancy 婴儿纤维性错构瘤
08.022

fibrous plaque 纤维斑块 09.042

fistula 瘘管 01.163

FL 滤泡性淋巴瘤 07.058

flat epithelial atypia of the breast 乳腺平坦型上皮非典
型性 06.276

FLC 纤维板层癌 02.555

focal neuroendocrine differentiation in prostatic adeno-
carcinoma 前列腺腺癌中局灶性神经内分泌分化
06.029

focal segmental glomerulosclerosis 局灶性节段性肾
小球硬化症 05.006

folicullar carcinoma of the thyroid 甲状腺滤泡癌
04.047

follicular bronchiolitis 滤泡性细支气管炎 03.046

follicular cholecystitis 滤泡性胆囊炎 02.603

follicular cyst of the ovary 卵巢滤泡囊肿 06.168

follicular dendritic cell sarcoma 滤泡树突状细胞肉
瘤 07.097

follicular lymphoma 滤泡性淋巴瘤 07.058

FOP 进行性骨化性纤维结构不良 08.170

foreign body giant cell 异物巨细胞 01.182

foreign body granuloma in lymph node 异物肉芽肿性
淋巴结炎 07.017

foreign body granuloma of the nose 鼻异物肉芽肿
03.010

foveolar hyperproliferation 隐窝过度增生 02.121

foveolar type adenoma 胃陷窝型腺瘤 02.612

fracture 骨折 08.167

fragmentation of myocardium 心肌断裂 01.323

FSGS 局灶性节段性肾小球硬化症 05.006

fulminant hepatitis *暴发性肝炎 02.401

fulminating meningococcemia 暴发型脑膜炎球菌败
血症 01.264

fundic gland polyp 胃底腺息肉 02.124

fungal esophagitis 真菌性食管炎 02.059

fungal infection of the liver 真菌感染性肝炎 02.415

fungal lymphadenitis 真菌性淋巴结炎 07.015

fungal osteomyelitis 真菌性骨髓炎 08.175

G

galactocele 积乳囊肿 06.252

galactosemia 半乳糖血症 02.498

α-galactosidase A deficiency α-半乳糖苷酶 A 缺乏症

02.505

gallbladder cholesterol polyp 胆囊胆固醇息肉
02.599

gangliocytic paraganglioma　节细胞性副神经节瘤
　　04.092

gangliocytoma　神经节细胞瘤　10.051

ganglioglioma　神经节细胞胶质瘤　10.056

ganglion cyst　腱鞘囊肿　08.159

ganglioneuroma　节细胞神经瘤，*神经节瘤　08.084

gangliosidosis　神经节苷脂贮积病　01.045

Gardner fibroma　加德纳纤维瘤　08.035

gas gangrene　气性坏疽　01.084

gastric adenocarcinoma　胃腺癌　02.146

gastric adenomatous polyp　胃腺瘤性息肉　02.127

gastric adenosquamous carcinoma　胃腺鳞癌　02.149

gastric cancer　胃癌　02.142

gastric carcinoma *in situ*　胃原位癌　02.141

gastric ciliated metaplasia　胃纤毛化生　02.115

gastric Crohn disease　胃克罗恩病　02.110

gastric diverticulum　胃憩室　02.091

gastric duplication　胃重复[畸形]　02.090

gastric ectopic pancreas　胃胰腺异位　02.089

gastric epithelial dysplasia　胃上皮异型增生　02.140

gastric foveolar type denocarcinoma　胃陷窝型腺癌
　　02.623

gastric glomus tumor　胃血管球瘤　02.160

gastric graft-versus-host disease　胃移植物抗宿主病
　　02.112

gastric granular cell tumor　胃颗粒细胞瘤　02.161

gastric hyperplastic polyp　胃增生性息肉　02.130

gastric inflammatory fibroid polyp　胃炎性纤维样息肉
　　02.128

gastric intestinal metaplasia　胃肠上皮化生，*肠化
　　02.113

gastric intraepithelial neoplasia　胃上皮内瘤　02.137

gastric intramucosal carcinoma　胃黏膜内癌　02.144

gastric juvenile polyp　胃幼年性息肉，*胃潴留性息肉
　　02.129

gastric leiomyoma　胃平滑肌瘤　02.156

gastric leiomyosarcoma　胃平滑肌肉瘤　02.157

gastric lipid island　*胃脂质小岛　02.125

gastric lipoma　胃脂肪瘤　02.159

gastric lymphoma　胃淋巴瘤　02.154

gastric mixed polyp　胃混合性息肉　02.126

gastric neuroendocrine neoplasm　胃神经内分泌肿瘤
　　02.153

gastric pancreatic acinar metaplasia　胃胰腺腺泡化生
　　02.116

gastric Peutz-Jeghers polyp　胃波伊茨–耶格息肉
　　02.123

gastric polyp　胃息肉　02.122

gastric polyp and spot syndrome　*胃黑斑息肉综合征
　　02.123

gastric polyposis　胃息肉病　02.131

gastric precancerous lesion　胃癌前病变　02.136

gastric pyloric metaplasia　胃幽门腺化生　02.114

gastric sarcoidosis　胃结节病　02.111

gastric schwannoma　胃神经鞘瘤　02.158

gastric secondary tumor　继发性胃肿瘤　02.162

gastric signet-ring cell carcinoma　胃印戒细胞癌
　　02.147

gastric squamous cell carcinoma　胃鳞状细胞癌
　　02.148

gastric undifferentiated carcinoma　胃未分化癌
　　02.150

gastric xanthomas　胃黄色瘤　02.125

gastrinoma　胃泌素瘤　04.089

gastroenterogenous cyst　胃肠源性囊肿　03.256

gastrointestinal neuroendocrine neoplasm　胃肠道神经
　　内分泌肿瘤　02.199

gastrointestinal polyposis syndrome　胃肠息肉病综合
　　征　02.133

gastrointestinal stromal tumor　胃肠道间质肿瘤
　　02.155

Gaucher disease　戈谢病　02.504

GCA　巨细胞性动脉炎　02.474

GCP　胆囊胆固醇息肉　02.599

GCRG　*巨细胞修复性肉芽肿　02.033

gelatinous degeneration of bone marrow　骨髓明胶样变
　　性　07.102

gelatinous transformation of bone marrow　*骨髓明胶
　　样转化　07.102

general pathology　病理学总论　01.007

genital leiomyoma　生殖道平滑肌瘤　08.058

genital wart　*生殖器疣　06.097

germ cell tumor of the sellar region　鞍区生殖细胞肿瘤
　　04.023

gestational trophoblastic tumor　滋养细胞肿瘤　06.155

Ghon complex　*贡氏综合征　01.272

giant cell angiofibroma　巨细胞血管纤维瘤　08.037

giant cell arteritis　巨细胞性动脉炎　02.474

giant cell carcinoma 巨细胞癌 03.123

giant cell fibroblastoma 巨细胞成纤维细胞瘤 11.112

giant cell granuloma 巨细胞肉芽肿 02.033

giant cell hepatitis *巨细胞性肝炎 02.435

giant cell lesion of small bone 小骨巨细胞病变 08.138

giant cell reparation granuloma *巨细胞修复性肉芽肿 02.033

giant cell tumor of soft tissue 软组织巨细胞瘤 08.054

giant cell tumor of the bone 骨巨细胞瘤 08.139

giant lympho node hyperplasia *巨大淋巴结增生症 07.028

gigantiform cementoma 巨大牙骨质瘤 02.039

GIN 胃上皮内瘤 02.137

gingiva fibrous hyperplasia 龈纤维增生 02.014

gingival cyst of adult 成人牙龈囊肿 02.045

gingival cyst of infant 婴儿牙龈囊肿 02.043

GIST 胃肠道间质肿瘤 02.155

gitter cell 格子细胞 01.318

glandular metaplasia *腺性化生 05.074

glandular odontogenic cyst *腺性牙源性囊肿 02.046

glandular papilloma 腺性乳头状瘤 03.136

glaucoma 青光眼 11.138

glioblastoma 胶质母细胞瘤 10.034

glioma [神经]胶质瘤 01.256

gliomatosis cerebri 大脑胶质瘤病 10.049

gliomatosis peritonei 腹膜神经胶质瘤病 02.696

global-maxillary cyst 球上颌窦囊肿 02.049

glomeruloid hemangioma 肾小球样血管瘤 11.093

glomus tumor 血管球瘤 08.060

glycogen-rich clear cell carcinoma of the breast 乳腺富于糖原的透明细胞癌 06.297

glycogen storage disease 糖原贮积病 01.053

glycolipidosis 糖脂贮积病 01.044

GNEN 胃神经内分泌肿瘤 02.153

Goodpasture syndrome *古德帕斯丘综合征 03.059

Gorham disease *戈勒姆病 08.184

Gorlin syndrome *戈林综合征 11.125

gout 痛风 08.197

granular cell tumor 颗粒细胞瘤 08.085

granular cell tumor of the breast 乳腺颗粒细胞瘤 06.326

granular cell tumor of the sellar region 鞍区颗粒细胞瘤 10.098

granulation tissue 肉芽组织 01.093

granuloma annulare 环状肉芽肿 11.008

granuloma inguinale 腹股沟肉芽肿 01.291

granulomatous gastritis 肉芽肿性胃炎 02.109

granulomatous inflammation 肉芽肿性炎 01.181

granulomatous lobular mastitis 肉芽肿性小叶性乳腺炎 06.247

granulomatous prostatitis 肉芽肿性前列腺炎 06.005

granulomatous salpingitis 肉芽肿性输卵管炎 06.138

granulomatous sialadenitis 肉芽肿性涎腺炎 02.348

granulomatous slack skin 肉芽肿性皮肤松弛症 11.076

granulomatous vulvitis 肉芽肿性外阴炎 06.098

granulosa cell tumor of the ovary 卵巢颗粒细胞瘤 06.201

gray matter ectopia 灰质异位 10.014

grey-zone between Hodgkin lymphoma and non-Hodgkin lymphoma of the mediastinum 纵隔霍奇金淋巴瘤与非霍奇金淋巴瘤之间的灰区淋巴瘤 03.213

grey-zone lymphoma 灰区淋巴瘤 07.076

GSD 糖原贮积病 01.053

Guarnieri inclusion body 瓜尔涅里包涵体 01.286

gumma 树胶样肿 01.298

gynecomastia 男性乳腺发育 06.235

H

hair cell leukemia 毛细胞白血病 07.049

halo naevus 晕痣 11.044

hamartoma 错构瘤 01.210

hamartoma of liver 肝错构瘤 02.543

hamartoma of the breast 乳腺错构瘤 06.255

HAML 血管平滑肌脂肪瘤 02.581

Hamman-Rich syndrome *阿曼–里奇综合征 03.076

Hashimoto disease *桥本病 04.032

Hashimoto thyroiditis 桥本甲状腺炎 04.032

HCA 肝细胞腺瘤 02.552

HCC 肝细胞癌 02.553

HCL 毛细胞白血病 07.049

HDN 肝细胞异型增生结节 02.547

healing 愈合 01.097

heart failure cell 心衰细胞 01.106

heavy chain disease 重链病 07.051

heavy metal nephropathy 重金属中毒性肾病 05.029

HEHE 肝上皮样血管内皮瘤 02.585

helicobacter gastritis 螺杆菌胃炎 02.100

hemangioblastoma 血管母细胞瘤 10.099

hemangioma 血管瘤 01.232

hemangioma of deep soft tissue 深部软组织血管瘤 08.064

hemangioma of infant 婴儿血管瘤 11.089

hemangioma of the bone 骨血管瘤 08.142

hemangioma of the breast 乳腺血管瘤 06.320

hemangioma of the salivary gland 涎腺血管瘤 02.382

hematocele 积血 01.113

hematoidin 橙色血质 01.065

hematoma 血肿 01.112

hematoxylin and eosin staining 苏木精–伊红染色，*HE 染色 01.331

hemochromatosis 血色素沉着病 01.064

hemophilic arthropathy 血友病性关节病 08.194

hemorrhage 出血 01.107

hemorrhagic fever with renal syndrome *肾综合征出血热 01.290

hemorrhagic infarct 出血性梗死 01.136

hemorrhagic inflammation 出血性炎 01.169

hemorrhagic pericarditis 出血性心包炎 09.014

hemorrhoid 痔 02.311

hemosiderin 含铁血黄素 01.061

hemosiderosis 含铁血黄素沉着症 01.062

hepar lobatum 分叶肝 01.299

hepatic actinomycosis 肝放线菌病 02.418

hepatic amebic abscess 阿米巴性肝脓肿 02.423

hepatic amyloidosis 肝淀粉样变性 02.515

hepatic angiomyolipoma 血管平滑肌脂肪瘤 02.581

hepatic angiosarcoma 肝血管肉瘤 02.586

hepatic ascariasis 肝蛔虫病 02.428

hepatic candidiasis 肝念珠菌病 02.416

hepatic carcinoid 肝类癌 02.579

hepatic carcinosarcoma 肝癌肉瘤 02.577

hepatic cavernous hemangioma 肝海绵状血管瘤 02.582

hepatic ciliated foregut cyst 肝纤毛性前肠囊肿 02.530

hepatic cirrhosis 肝硬化 02.462

hepatic cryptococcosis 肝隐球菌病 02.419

hepatic echinococcosis *肝包虫病 02.429

hepatic epithelioid hemangioendothelioma 肝上皮样血管内皮瘤 02.585

hepatic fibrosis 肝纤维化 02.458

hepatic focal nodular hyperplasia 肝脏局灶性结节增生 02.548

hepatic focal steatosis 肝局灶性脂肪变性 02.444

hepatic germ cell tumor 肝生殖细胞肿瘤 02.593

hepatic hamartoma 肝错构瘤 02.543

hepatic hemosiderosis 肝含铁血黄素沉着症 02.486

hepatic histoplasmosis 肝组织胞浆菌病 02.420

hepatic hydatid disease 肝棘球蚴病 02.429

hepatic kala-azar 肝黑热病 02.425

hepatic lymphangioma 肝淋巴管瘤[病] 02.584

hepatic lymphangiomatosis 肝淋巴管瘤[病] 02.584

hepatic lymphoepithelioma-like carcinoma 肝淋巴上皮样癌 02.570

hepatic metabolic disease 肝代谢性疾病 02.482

hepatic mitochondrial disorder 肝线粒体病 02.489

hepatic myelolipoma 肝髓脂肪瘤 02.588

hepatic neuroendocrine neoplasm 肝神经内分泌肿瘤 02.578

hepatic nodular regenerative hyperplasia 肝结节性再生性增生 02.549

hepatic partial nodular transformation 肝部分结节性转化 02.550

hepatic primary leiomyosarcoma 肝原发性平滑肌肉瘤 02.594

hepatic pseudolipoma 肝假性脂肪瘤 02.587

hepatic schistosomiasis 肝血吸虫病 02.427

hepatic sinusoidal dilation 肝窦扩张 02.481

hepatic solitary necrotic nodule 肝孤立性坏死结节 02.551

hepatic steatosis 肝脂肪变性 02.443

hepatic undifferentiated embryonal sarcoma 肝未分化胚胎性肉瘤 02.576

hepatic vein phlebitis 肝静脉炎 02.477

hepatic veno-occlusive disease 肝静脉阻塞症 02.472

hepatobiliary rhabdomyosarcoma 肝胆横纹肌肉瘤 02.589

hepatoblastoma　肝母细胞瘤　02.573

hepatocellular adenoma　肝细胞腺瘤　02.552

hepatocellular carcinoma　肝细胞癌　02.553

hepatocellular dysplastic nodule　肝细胞异型增生结节　02.547

hepatoid carcinoma of the pancreas　胰腺肝样癌　02.656

hepatolenticular degeneration　肝豆状核变性　02.485

hepatoportal sclerosis　肝门脉硬化　02.467

hepatosplenic T cell lymphoma　肝脾 T 细胞淋巴瘤　07.085

hereditary defect of the bilirubin metabolism　先天性胆红素代谢异常　02.484

hereditary diffuse gastric carcinoma　遗传性弥漫性胃癌　02.151

hereditary fibropolycystic disease of the liver　肝遗传性纤维多囊性疾病　02.524

hereditary fructose intolerance　遗传性果糖不耐受症　02.499

hereditary glomerular disease　遗传性肾小球疾病　05.019

hereditary hemochromatosis　遗传性血色素沉积症，*遗传性血色病　02.487

hereditary hemorrhagic telangiectasia　遗传性出血性毛细血管扩张　02.475

hereditary hyperferritinaemia　遗传性高铁蛋白血症　02.488

hereditary nonpolyposis colorectal cancer　*遗传性非息肉病性结直肠癌　02.254

hereditary pancreatitis　遗传性胰腺炎　02.639

hereditary tyrosinemia　遗传性酪氨酸血症　02.494

herpes simplex virus hepatitis　单纯疱疹病毒[性]肝炎　02.404

herpes zoster　带状疱疹　11.016

HE staining　苏木精-伊红染色，*HE 染色　01.331

heterotopia of the liver　肝内脏异位　02.542

heterotopic pancreas　异位胰腺组织　02.628

heterotopic salivary gland　异位涎腺　02.344

heterotopic thymus　异位胸腺　03.265

HFI　遗传性果糖不耐受症　02.499

HHC　遗传性血色素沉积症，*遗传性血色病　02.487

HHT　遗传性出血性毛细血管扩张　02.475

HHV-4　*人类疱疹病毒4　02.406

hibernoma　冬眠瘤，*蛰伏脂肪瘤　08.011

hidradenocarcinoma　汗腺癌　11.050

hidradenoma　汗腺瘤　11.060

hidradenoma papilliferum　乳头状汗腺瘤　11.066

hidrocystoma　汗囊瘤　11.056

high-grade B cell lymphoma　高级别 B 细胞淋巴瘤　07.075

high-grade endometrial stromal sarcoma　高级别子宫内膜间质肉瘤　06.130

high-grade gastric intraepithelial neoplasia　胃高级别上皮内瘤　02.139

high-grade serous carcinoma of the ovary　卵巢高级别浆液性癌　06.183

high-grade squamous intraepithelial lesion　高级别鳞状上皮内病变　06.136

high-grade surface osteosarcoma　高级别表面骨肉瘤　08.129

hilar cholangiocarcinoma　肝门部胆管细胞癌　02.562

hippocampal sclerosis　海马硬化　10.006

Hirschsprung disease　*希尔施普龙病　02.207

histiocytic necrotizing lymphadenitis　组织细胞性坏死性淋巴结炎　07.020

histiocytic sarcoma　组织细胞肉瘤　07.094

histiocytoid hemangioma of the bone　*骨组织细胞样血管瘤　08.143

histochemical or cytochemical stain　*组织化学与细胞化学染色　01.332

histopathology　*组织病理学　01.012

HIV-related anal disease　HIV 相关肛门疾病　02.337

HIV-related hepatic disease　HIV 相关肝脏疾病　02.438

HL　霍奇金淋巴瘤　07.032

HNPCC　*遗传性非息肉病性结直肠癌　02.254

hobnail hemangioma　靴钉样血管瘤　11.092

Hodgkin disease　*霍奇金病　07.032

Hodgkin-like anaplastic large cell lymphoma　*霍奇金样间变性大细胞淋巴瘤　07.076

Hodgkin lymphoma　霍奇金淋巴瘤　07.032

honeycomb lung　蜂窝肺　03.056

HPLMS　肝原发性平滑肌肉瘤　02.594

HPS　肝门脉硬化　02.467

HSIL　高级别鳞状上皮内病变　06.136

HSTL　肝脾 T 细胞淋巴瘤　07.085

human herpes virus 4　*人类疱疹病毒4　02.406

human pathology　人体病理学　01.006

Hurthle cell adenoma　许特莱细胞腺瘤　04.041

hyaline degeneration　玻璃样变性　01.050

hyaline thrombus　*透明血栓　01.120

hydatidiform mole　水泡状胎块，*葡萄胎　06.159

hydroa vacciniforme-like lymphoproliferative disorder　种痘水疱病样淋巴增殖性疾病　07.082

hydrocele　鞘膜积液　06.091

hydrocele of the canal of Nuck　外阴努克管囊肿　06.099

hydrocephalus　脑积水　01.146

hydrosalpinx　输卵管积水　01.147

hyperadrenocorticism　肾上腺皮质功能亢进　04.065

hyperbilirubinemia　高胆红素血症　02.483

hyperemia　充血　01.103

hyperlipoproteinemia　高脂蛋白血症　02.507

hyperparathyroidism　甲状旁腺功能亢进症　08.183

hyperplasia　增生　01.029

hypersensitive pneumonitis　*过敏性肺炎　03.070

hypersensitive purpura　过敏性紫癜　05.013

hypersensitive purpura nephritis　过敏性紫癜性肾炎　05.014

hypertensive heart disease　高血压心脏病　09.053

hyperthyroidism　甲状腺功能亢进症，*甲亢　04.039

hypertrophic cardiomyopathy　肥厚型心肌病　09.064

hypertrophic scar　肥厚性瘢痕　11.106

hypertrophied papillae　肥大性肛乳头　02.310

hypertrophy　肥大　01.025

hypoadrenocorticism　肾上腺皮质功能减退　04.066

hypoplasia　发育不全　01.312

IBC　肝内胆管囊腺癌　02.560

ICC　肝内胆管细胞癌　02.561

ichthyosis　鱼鳞病　11.018

ICP　妊娠期肝内胆汁淤积　02.520

IDCS　指突状树突状细胞肉瘤　07.098

I

idiopathic cirrhosis　*特发性肝硬化　02.465

idiopathic cystic chondromalacia　特发性囊性软骨软化　11.147

idiopathic fatty liver of pregnancy　*妊娠期特发性脂肪肝　02.519

idiopathic giant cell myocarditis　特发性巨细胞性心肌炎　09.004

idiopathic granuloma　特发性肉芽肿　03.011

idiopathic granulomatous testicular inflammation　特发性肉芽肿性睾丸炎　06.044

idiopathic hepatitis　*特发性肝炎　02.436

idiopathic interstitial pneumonia　特发性间质性肺炎　03.072

idiopathic portal hypertension　特发性门静脉高压　02.470

idiopathic pulmonary hemosiderosis　特发性肺含铁血黄素沉积症　03.060

idiopathic small bowel ulcer　*特发性小肠溃疡　02.175

IE　感染性心内膜炎　09.019

IgA nephropathy　IgA肾病　05.010

IHD　*缺血性心脏病　09.045

IHE　婴儿型血管内皮瘤　02.583

ileal Crohn disease　回肠克罗恩病　02.176

IM　传染性单核细胞增多症　07.018

image analysis system　图像分析系统　01.335

immunohistochemical stain　免疫组织化学染色　01.333

immunopathology　免疫病理学　01.014

immunoproliferative small intestinal disease　免疫增生性小肠病　02.204

impetigo　脓疱病　01.261

implantation of the tumor　肿瘤种植　01.222

incisural sclerosis　*切迹硬化　10.006

inclusion body fibromatosis　包涵体纤维瘤病　08.027

indeterminate leprosy　未定类麻风　01.284

indolent myeloma　*惰性骨髓瘤　07.054

infantile fibrosarcoma　婴儿型纤维肉瘤　08.045

infantile hemangioendothelioma　婴儿型血管内皮瘤　02.583

infantile paralysis　*小儿麻痹症　01.288

infarct　梗死　01.134

infarction of the breast　乳腺梗死　06.251

infection　感染　01.260

infectionassociated hemophagocytic syndrome　感染相关的嗜血综合征　02.522

infectious atypical pneumonia　*传染性非典型肺炎　03.066

infectious endocarditis　感染性心内膜炎　09.019

infectious esophagitis　感染性食管炎　02.056

infectious mononucleosis　传染性单核细胞增多症
　07.018

infectious salpingitis　感染性输卵管炎　06.137

infiltrating lobular carcinoma of the breast　乳腺浸润性
　小叶癌　06.283

infiltrating urothelial carcinoma of the bladder　膀胱浸
　润性尿路上皮癌　05.081

infiltration　浸润　01.219

inflammation　炎症　01.148

inflammatory carcinoma of the breast　炎性乳腺癌
　06.308

inflammatory myofibroblastic tumor　炎性肌成纤维细
　胞瘤　08.042

inflammatory polyp　炎性息肉　03.001

inflammatory pseudotumor　炎性假瘤　11.133

inflammatory pseudotumor of the bladder　膀胱炎性假
　瘤　05.075

inflammatory pseudotumor of the prostate　前列腺炎性
　假瘤　06.009

inflammatory pseudotumor of the salivary gland　涎腺
　炎性假瘤　02.352

injury　损伤　01.038

insular carcinoma　甲状腺岛状癌　04.049

interdigitating dendritic cell sarcoma　指突状树突状
　细胞肉瘤　07.098

internal hemorrhage　*内出血　01.107

intervertebral disc herniation　椎间盘突出症　08.199

intestinal duplication　肠重复[畸形]　02.163

intestinal gas cyst　肠气囊肿　02.177

intestinal gastric foveolar metaplasia　肠胃小凹化生
　02.172

intestinal intussusception　肠套叠　02.173

intestinal pancreatic heterotopia　肠胰腺异位　02.166

intestinal type adenocarcinoma　肠型腺癌　02.622

intestinal type adenoma　肠型腺瘤　02.611

intimal sarcoma　动脉内膜肉瘤　08.107

intra-abdominal desmoplastic small cell tumor　腹腔内
　促结缔组织增生性小细胞肿瘤　02.682

intracranial choriocarcinoma　颅内绒毛膜癌　10.094

intracranial embryonal carcinoma　颅内胚胎癌
　10.092

intracranial endodermal sinus tumor　*颅内内胚窦瘤
　10.093

intracranial epithelioid hemangioendothelioma　颅内上

皮样血管内皮瘤　10.087

intracranial germinoma　颅内生殖细胞瘤　10.091

intracranial/intraspinal teratoma　颅内/椎管内畸胎瘤
　10.095

intracranial mixed germ cell tumor　颅内混合性生殖细
　胞肿瘤　10.096

intra cranial schwannoma　颅内神经鞘瘤　10.069

intracranial yolk sac tumor　颅内卵黄囊瘤　10.093

intraductal carcinoma　*导管内癌　06.278

intraductal papillary carcinoma of the breast　乳腺导管
　内乳头状癌　06.269

intraductal papillary mucinous neoplasm of the pancreas
　胰腺导管内乳头状黏液性肿瘤　02.644

intraductal papillary mucinous neoplasm of the pancreas
　with associated invasive carcinoma　*伴浸润性癌的
　胰腺导管内乳头状黏液性肿瘤　02.644

intraductal papillary neoplasm of the bile duct　胆管内
　乳头状肿瘤　02.614

intraductal papilloma of the breast　乳腺导管内乳头状
　瘤　06.266

intraductal papilloma with atypical ductal hyperplasia
　导管内乳头状瘤伴导管上皮不典型增生　06.267

intraductal papilloma with ductal carcinoma *in situ*　导
　管内乳头状瘤伴导管内癌　06.268

intraductal tubulopapillary neoplasm　导管内管状乳头
　状肿瘤　02.645

intraepithelial neoplasia　上皮内瘤　01.209

intrahepatic bile duct adenoma　肝内胆管腺瘤　02.558

intrahepatic bile duct cystadenocarcinoma　肝内胆管
　囊腺癌　02.560

intrahepatic bile duct intraepithelial neoplasia　肝内胆
　管上皮内瘤　02.557

intrahepatic cholangiocarcinoma　肝内胆管细胞癌
　02.561

intrahepatic cholestasis　肝内胆汁淤积　02.455

intrahepatic cholestasis of pregnancy　妊娠期肝内胆
　汁淤积　02.520

intrahepatic lymphoepithelioma-like cholangiocarcinoma
　肝内胆管淋巴上皮样癌　02.569

intrahepatic mucinous cholangiocarcinoma　*肝内黏液
　性胆管癌　02.565

intrahepatic peribiliary cyst　肝内胆管周围囊肿
　02.537

intramuscular myxoma　肌内黏液瘤　08.089

intraneural perineurioma 神经内神经束膜瘤 10.071

intrapulmonary thymoma 肺内胸腺瘤 03.161

intrathoracic meningocele 胸腔内脊膜膨出 03.259

intravascular large B cell lymphoma 血管内大 B 细胞淋巴瘤 07.069

intravenous leiomyomatosis 静脉内平滑肌瘤病 06.126

invasive adenocarcinoma 浸润性腺癌 03.115

invasive breast carcinoma of no special type 非特殊型浸润性乳腺癌 06.280

invasive growth 侵袭性生长 01.220

invasive hydatidiform mole 侵蚀性水泡状胎块 06.162

invasive micropapillary carcinoma of the breast 乳腺浸润性微乳头状癌 06.292

invasive papillary carcinoma of the breast 乳腺浸润性乳头状癌 06.291

inverted papilloma of the bladder 膀胱内翻性乳头状瘤 05.077

IPH 特发性门静脉高压 02.470

IPSID 免疫增生性小肠病 02.204

iron dust lung *铁尘肺 03.086

ischemia 缺血 01.114

ischemic colitis 缺血性结肠炎 02.219

ischemic fasciitis 缺血性筋膜炎 08.020

ischemic heart disease *缺血性心脏病 09.045

isolated vasculitis of fallopian tube 输卵管孤立性血管炎 06.139

ITPN 导管内管状乳头状肿瘤 02.645

IVLBCL 血管内大 B 细胞淋巴瘤 07.069

J

Japanese B encephalitis *日本乙型脑炎 01.289

jaw brown tumor *颌骨棕色瘤 02.035

jaw fibrous dysplasia 颌骨纤维性结构不良 02.036

jaw Langerhans cell histiocytosis 颌骨朗格汉斯细胞组织细胞增生症 02.038

jaw osteitis fibrosa cystica 颌骨囊性纤维性骨炎 02.035

jaw osteomyelitis 颌骨骨髓炎 02.032

jaw Paget disease 颌骨佩吉特病 02.037

jejunal diverticulum 空肠憩室 02.171

jejunoileal hamartomatous polyp 空肠回肠错构瘤性息肉 02.191

juvenile aponeurotic fibroma *幼年型腱膜纤维瘤 08.031

juvenile fibroadenoma 幼年纤维腺瘤 06.317

juvenile granulosa cell tumor of the ovary 卵巢幼年型颗粒细胞瘤 06.203

juvenile hyaline fibromatosis 幼年型玻璃样纤维瘤病 08.026

juvenile hypertrophy of the breast 青春期女性乳腺肥大 06.236

juvenile xanthogranuloma 幼年型黄色肉芽肿 11.086

juxta-articular myxoma 关节旁黏液瘤 08.090

juxtacortical osteosarcoma *近皮质骨肉瘤 08.127

K

kala-azar 黑热病 01.304

Kaposi form hemangioendothelioma 卡波西型血管内皮瘤 08.067

Kaposi sarcoma 卡波西肉瘤 08.071

Kaposi sarcoma of the extrahepatic bile duct 肝外胆管卡波西肉瘤 02.607

karyolysis 核溶解 01.091

karyorrhexis 核碎裂 01.090

Kashin-Beck disease 大骨节病 08.193

Kawasaki disease 川崎病 02.534

keloid scar 瘢痕疙瘩 11.105

keratinous cyst of epidermal type of the salivary gland 涎腺表皮型角化性囊肿 02.350

keratoacanthoma 角化棘皮瘤 11.032

keratosis follicularis 毛囊角化病 11.004

keratosis senilis *老年角化病 11.027

Keshan disease 克山病 09.067

Kikuchi disease *菊池病 07.020

Kikuchi lymphadenitis *菊池淋巴结炎 07.020

Kimura disease 木村病 07.030

L

listerial lymphadenitis 李斯特菌淋巴结炎 07.008

listeriosis 李斯特菌病 07.007

lithiasis of the bladder 膀胱结石 05.069

liver cell dysplasia 肝细胞异型增生 02.546

liver disease of pregnancy 妊娠期肝病 02.518

liver transplantation-associated disease 肝移植相关疾病 02.540

livor mortis 尸斑 01.325

LN 狼疮[性]肾炎 05.017

lobar pneumonia 大叶性肺炎 03.063

lobular neoplasia of the breast 乳腺小叶瘤变 06.272

lobular pneumonia 小叶性肺炎 03.064

lobulated fiber 分叶状纤维 10.021

local hemodynamic disorder 局部血液循环障碍 01.102

localization 局限化 01.319

localized heterotopic ossification ＊局限性异位骨化 08.169

localized interdigital neuritis ＊局限性指（趾）间神经炎 08.077

localized intraneural neurofibroma 局限性神经内神经纤维瘤 10.070

localized type tenosynovial giant cell tumor 局限性腱鞘巨细胞瘤 08.050

low-grade adenosquamous carcinoma of the breast 乳腺低级别腺鳞癌 06.304

low-grade central osteosarcoma 低级别中心性骨肉瘤 08.126

low-grade endometrial stromal sarcoma 低级别子宫内膜间质肉瘤 06.129

low-grade fibromyxoid sarcoma 低级别纤维黏液样肉瘤 08.048

low-grade gastric intraepithelial neoplasia 胃低级别上皮内瘤 02.138

low-grade myofibroblastic sarcoma 低级别肌成纤维细胞肉瘤 08.043

low-grade serous carcinoma of the ovary 卵巢低级别浆液性癌 06.182

low-grade squamous intraepithelial lesion 低级别鳞状上皮内病变 06.135

LPL 淋巴浆细胞性淋巴瘤 07.050

LRCHL 富于淋巴细胞的经典型霍奇金淋巴瘤 07.036

LSIL 低级别鳞状上皮内病变 06.135

lung atypical carcinoid 肺不典型类癌 04.094

lung carcinoid 肺类癌 04.093

lupus nephritis 狼疮[性]肾炎 05.017

luteinized thecoma associated with sclerosing peritonitis 伴有硬化性腹膜炎的黄素化卵泡膜瘤 06.205

luteoma of pregnancy 妊娠黄体瘤 06.170

LYG 淋巴瘤样肉芽肿病 07.073

lymphadenitis 淋巴结炎，＊淋巴结反应性增生 01.308

lymphadenoma ＊淋巴腺瘤 02.363

lymphadenopathy in filariasis 丝虫病淋巴结改变 07.027

lymphadenopathy in kala-azar 黑热病淋巴结改变 07.026

lymphadenopathy of drug hypersensitivity 药物过敏性淋巴结病 07.031

lymphangioleiomyomatosis 淋巴管平滑肌瘤病 03.151

lymphangioma 淋巴管瘤 08.066

lymphangioma circumscriptum 局限性淋巴管瘤 11.100

lymphedema 淋巴水肿 01.141

lymphoblastic lymphoma 淋巴母细胞性淋巴瘤 07.039

lymphocyte-rich subtype of classical Hodgkin lymphoma 富于淋巴细胞的经典型霍奇金淋巴瘤 07.036

lymphocyte-rich thymoma ＊富于淋巴细胞胸腺瘤 03.180

lymphocytic colitis 淋巴细胞性结肠炎 02.224

lymphocytic gastritis 淋巴细胞性胃炎 02.101

lymphocytic hypophysitis 淋巴细胞性垂体炎 04.006

lymphocytic interstitial pneumonia 淋巴细胞性间质性肺炎 03.079

lymphocytic thyroiditis 淋巴细胞性甲状腺炎 04.033

lymphoepithelioma-like carcinoma of the bladder 膀胱淋巴上皮瘤样癌 05.087

lymphoepithelioma-like carcinoma of the salivary gland 涎腺淋巴上皮瘤样癌 02.380

lymphoepithelioma-like hepatocellular carcinoma ＊淋巴上皮瘤样肝细胞癌 02.570

lymphogranuloma venereum 性病[性]淋巴肉芽肿 07.014

lymphoid and hematopoietic tumor of the breast 乳腺淋巴造血系统肿瘤 06.332

lymphoid infiltrate of the skin mimicking lymphoma 类似淋巴瘤的皮肤淋巴组织浸润 11.084

lymphoma of the pancreas 胰腺淋巴瘤 02.660

lymphomatoid granulomatosis 淋巴瘤样肉芽肿病 07.073

lymphoplasmacytic lymphoma 淋巴浆细胞性淋巴瘤 07.050

lymphoplasmacytic sclerosing pancreatitis *淋巴浆细胞性硬化性胰腺炎 02.635

Lynch syndrome 林奇综合征 02.254

lytic necrosis 溶解性坏死 01.083

M

macrocystic serous cystadenoma *大囊型浆液性腺瘤 02.647

malakoplakia of the gallbladder 胆囊软斑 02.605

malakoplakia of the prostate 前列腺软斑 06.021

malaria 疟疾 02.426

malarial pigment 疟色素 01.068

male breast carcinoma 男性乳腺癌 06.313

malignant chang 恶变 01.206

malignant chondroid syringoma *恶性软骨样汗管瘤 11.047

malignant fibrohistiocytic tumor *恶性纤维组织细胞肿瘤 08.055

malignant glomus tumor 恶性血管球瘤 08.061

malignant lymphoma 恶性淋巴瘤 01.234

malignant lymphoma of the bone 骨恶性淋巴瘤 08.137

malignant lymphoma of the salivary gland 涎腺恶性淋巴瘤 02.381

malignant melanoma 恶性黑色素瘤 11.033

malignant melanoma of soft tissue *软组织恶性黑色素瘤 08.100

malignant mesenchymoma 恶性间叶瘤 08.105

malignant mesothelioma 恶性间皮瘤 01.233

malignant mesothelioma of the epididymis 附睾恶性间皮瘤 06.077

malignant mixed Müllerian tumour *恶性米勒混合瘤 06.134

malignant mixed tumor 恶性混合瘤 11.047

malignant peripheral nerve sheath tumor 恶性外周神经鞘瘤 08.087

malignant pleomorphic adenoma of the nose 鼻恶性多形性腺瘤 03.024

malignant pleomorphic adenoma of the salivary gland 涎腺恶性多形性腺瘤 02.356

malignant Sertoli cell tumor 睾丸恶性支持细胞瘤 06.058

malignant tenosynovial giant cell tumor 恶性腱鞘巨细胞瘤 08.162

malignant tumor 恶性肿瘤 01.187

malnutrition atrophy 营养不良性萎缩 01.033

mammary Paget disease 乳房佩吉特病 11.054

mammary-type myofibroblastoma 乳腺型肌成纤维细胞瘤 08.030

mantle cell lymphoma 套细胞淋巴瘤 07.062

marble bone disease *大理石骨病 08.182

MAS 纤维性骨营养不良综合征 08.154

massive osteolysis *大块骨溶解 08.184

mastocytosis 肥大细胞增多症 11.088

mature cystic teratoma *囊性成熟性畸胎瘤 06.226

mature solid teratoma *成熟性实性畸胎瘤 06.226

MCCHL 混合细胞型经典型霍奇金淋巴瘤 07.035

McCune-Albright syndrome 纤维性骨营养不良综合征 08.154

MCL 套细胞淋巴瘤 07.062

MCLS *皮肤黏膜淋巴结综合征 02.534

measles lymphadenitis 麻疹性淋巴结炎 07.019

Meckel diverticulum 梅克尔憩室 02.169

mediastinal anaplastic large cell lymphoma 纵隔间变性大细胞淋巴瘤 03.211

mediastinal angiomatoid fibrous histiocytoma 纵隔血管瘤样纤维组织细胞瘤 03.224

mediastinal Castleman disease 纵隔卡斯尔曼病 03.214

mediastinal chondroma 纵隔软骨瘤 03.235

mediastinal chondrosarcoma 纵隔软骨肉瘤 03.237

mediastinal chordoma 纵隔脊索瘤 03.238

mediastinal cystic lymphangioma 纵隔囊性淋巴管瘤 03.260

mediastinal elastofibrolipoma 纵隔弹力纤维脂肪瘤 03.223

mediastinal embryonal carcinoma 纵隔胚胎性癌 03.200

meningeal liposarcoma　脑膜脂肪肉瘤　10.076

meningeal malignant fibrous histiocytoma　＊脑膜恶性纤维组织细胞瘤　10.079

meningeal melanocytosis　脑膜黑色素细胞增生症　10.089

meningeal melanoma　脑膜黑色素瘤　10.090

meningeal osteochondroma　脑膜骨软骨瘤　10.086

meningeal osteoma　脑膜骨瘤　10.085

meningeal rhabdomyoma　脑膜横纹肌瘤　10.081

meningeal rhabdomyosarcoma　脑膜横纹肌肉瘤　10.082

meningeal solitary fibrous tumor/ hemangiopericytoma　脑膜孤立性纤维性肿瘤/血管外皮瘤　10.077

meningeal undifferentiated pleomorphic sarcoma　脑膜未分化多形性肉瘤　10.079

meningioma　脑膜瘤　10.072

meningitis　脑膜炎　10.011

meningococcal meningitis　脑膜炎球菌性脑膜炎　01.263

Merkel cell carcinoma　梅克尔细胞癌　11.121

mesangiocapillary glomerulonephritis　＊系膜毛细血管性肾小球肾炎　05.008

mesenchymal chondrosarcoma　间叶性软骨肉瘤　08.074

mesenchymal hamartoma of the liver　肝间叶性错构瘤　02.544

mesenchymal tissue tumor of the adrenal gland　肾上腺间叶组织肿瘤　04.083

mesenchymal tumor　间叶性肿瘤　04.024

mesenchymal tumor of the liver　肝间叶性肿瘤　02.580

mesenchymal tumor of the pancreas　胰腺间叶性肿瘤　02.665

mesenteric angiosarcoma　肠系膜血管肉瘤　02.710

mesenteric cystic lymphangioma　肠系膜囊性淋巴管瘤　02.708

mesenteric epithelioid hemangioendothelioma　肠系膜上皮样血管内皮瘤　02.709

mesenteric fibromatosis　肠系膜纤维瘤病　02.706

mesenteric gastrointestinal stromal tumor　肠系膜胃肠道间质瘤　02.704

mesenteric inflammatory myofibroblastic tumor　肠系膜炎性肌成纤维细胞瘤　02.705

mesenteric leiomyoma　肠系膜平滑肌瘤　02.702

mesenteric leiomyosarcoma　肠系膜平滑肌肉瘤　02.703

mesenteric metastatic carcinoma　肠系膜转移性癌　02.711

mesenteric panniculitis　肠系膜脂膜炎　02.701

mesenteric undifferentiated sarcoma　肠系膜未分化肉瘤　02.707

mesial temporal sclerosis　＊颞叶内侧硬化　10.006

mesonephric cyst　中肾管囊肿　06.101

metachromatic leukodystrophy　异染性脑白质营养不良　02.506

metanephric adenofibroma　后肾腺纤维瘤　05.051

metanephric adenoma　后肾腺瘤　05.050

metaplasia　化生　01.037

metaplastic carcinoma of the breast　乳腺化生性癌　06.301

metaplastic carcinoma with mesenchymal differentiation of the breast　乳腺伴间叶分化的化生性癌　06.302

metaplastic papillary tumor of fallopian tube　输卵管化生性乳头状肿瘤　06.144

metaplastic type thymoma　化生型胸腺瘤　03.184

metastaic hydatidiform mole　转移性水泡状胎块　06.163

metastatic calcification　转移性钙化　01.074

metastatic tumor of the breast　转移性乳腺肿瘤　06.333

metastatic tumor of the lung　肺转移性肿瘤　03.163

MF　蕈样肉芽肿病　07.087

MFH　＊恶性纤维组织细胞肿瘤　08.055

MHL　肝间叶性错构瘤　02.544

MI　心肌梗死　09.047

MIA　微浸润性腺癌　03.114

microcystic adenoma　＊微囊型腺瘤　02.647

microcystic adnexal carcinoma　微囊肿附属器癌　11.046

microcystic stromal tumor　微囊性间质瘤　06.214

microglandular adenosis of the breast　乳腺微腺腺病　06.260

microinvasive adenocarcinoma　微浸润性腺癌　03.114

microinvasive carcinoma of the breast　微浸润性乳腺癌　06.279

micronodular thymoma with lymphoid stroma　伴有淋巴样间质的微结节型胸腺瘤　03.183

microscopic colitis　显微镜下结肠炎　02.225

microscopic thymoma　显微镜下胸腺瘤　03.185

microthrombus　*微血栓　01.120

microvenular hemangioma　微静脉血管瘤　11.094

Mikulicz cell　鼻硬结[病]细胞　03.008

Mikulicz disease　米库利奇病　02.349

miliary tuberculosis　粟粒型结核　01.273

minimal change disease　*肾小球微小病变　05.004

minimal change glomerulopathy　微小病变性肾小球病　05.004

mitotically active leiomyoma of the uterus　子宫核分裂活跃的平滑肌瘤　06.120

mitotic figure　核分裂象　01.214

mitral insufficiency　二尖瓣关闭不全　09.082

mitral stenosis　二尖瓣狭窄　09.081

mitral valve prolapse syndrome　二尖瓣脱垂综合征　09.085

mixed acinar cell carcinoma　*混合性腺泡细胞癌　02.643

mixed cellularity of classical Hodgkin lymphoma　混合细胞型经典型霍奇金淋巴瘤　07.035

mixed exocrine-neuroendocrine tumor of the pancreas　胰腺混合性外分泌–神经内分泌肿瘤　02.653

mixed mesothelioma　*混合性间皮瘤　03.172

mixed metaplastic carcinoma of the breast　乳腺混合性化生性癌　06.303

mixed naevus　混合痣　11.038

mixed serous neuroendocrine neoplasm　*混合性浆液–神经内分泌肿瘤　02.647

mixed squamous cell and glandular papilloma　混合性鳞状细胞和腺性乳头状瘤　03.137

mixed thrombus　混合血栓　01.118

mixed tumor　*混合瘤　03.142

mixed tumor of soft tissue　软组织混合瘤　08.096

mixed tumor of sweat gland　*汗腺混合瘤　11.067

MLD　异染性脑白质营养不良　02.506

MO　多发性骨软骨瘤　08.109

moderately differentiated adenocarcinoma　中分化腺癌　02.650

molecular pathology　分子病理学　01.016

molluscum contagiosum　传染性软疣　11.002

Mondor disease　蒙多病　06.246

monomorphic epitheliotropic intestinal T cell lymphoma　单形性嗜上皮性肠 T 细胞淋巴瘤　07.084

morbid anatomy　病理解剖学　01.002

morphogenesis　形态发生学　01.022

Morton neuroma　莫顿神经瘤　08.077

MPGN　膜增生性肾小球肾炎　05.008

MPNST　恶性外周神经鞘瘤　08.087

MRS　梅–罗综合征　02.003

MTS　*颞叶内侧硬化　10.006

mucinous carcinoma　黏液癌　01.248

mucinous carcinoma of the breast　乳腺黏液癌　06.286

mucinous carcinoma of the intrahepatic bile duct　肝内胆管黏液癌　02.565

mucinous carcinoma of the skin　皮肤黏液癌　11.051

mucinous cystadenoma of intrahepatic bile duct　*肝内胆管黏液性囊腺瘤　02.559

mucinous cystic neoplasm of intrahepatic bile duct　肝内胆管黏液性囊性肿瘤　02.559

mucinous cystic neoplasm of the pancreas　胰腺黏液性囊性肿瘤　02.640

mucinous cystic neoplasm with associated invasive carcinoma　*黏液性囊性肿瘤伴有浸润性癌　02.640

mucinous cyst of vuval　外阴黏液性囊肿　06.100

mucinous degeneration　*黏液变性　01.049

mucinous noncystic carcinoma of the pancreas　胰腺黏液性非囊性癌　02.655

mucinous tubular and spindle cell carcinoma　黏液小管状和梭形细胞癌　05.055

mucious cystadenoma　黏液性囊腺瘤　03.141

mucocele-like lesion of the breast　乳腺黏液囊肿样病变　06.253

mucocele of the nose　鼻黏液囊肿　03.003

mucocutaneous lymph node syndrome　*皮肤黏膜淋巴结综合征　02.534

mucoepidermoid carcinoma　黏液表皮样癌　03.127

mucoepidermoid carcinoma of the breast　乳腺黏液表皮样癌　06.299

mucoepidermoid carcinoma of the intrahepatic bile duct　肝内胆管黏液表皮样癌　02.571

mucoepidermoid carcinoma of the nose　鼻黏液表皮样癌　03.022

mucoepidermoid carcinoma of the salivary gland　涎腺黏液表皮样癌　02.369

mucoid change　黏液样变　01.049

mucopolysaccharidosis　黏多糖贮积症　01.054

mucormycosis of the nose　鼻毛霉菌病　03.004

mucosal neuroma　黏膜神经瘤　08.078

mucous gland adenoma　黏液腺腺瘤　03.140

mucous membrane atrophy of the nose　鼻黏膜萎缩　03.016

Müllerian adenosarcoma of the peritoneum　腹膜米勒管腺肉瘤　02.686

multicystic renal dysplasia　多囊性肾发育不良　05.032

multilocular cystic renal neoplasm of low malignant potential　低度恶性潜能的多囊性肾肿瘤　05.053

multiple endocrine neoplasia　多发性内分泌肿瘤　04.084

multiple endocrine neoplasia-1　多发性内分泌肿瘤 1 型　04.085

multiple endocrine neoplasia-2　多发性内分泌肿瘤 2 型　04.086

multiple hamartoma syndrome　多发性错构瘤综合征　02.135

multiple hilar cysts of liver　*多发性肝门部囊肿　02.537

multiple myeloma　多发性骨髓瘤　07.052

multiple osteochondromas　多发性骨软骨瘤　08.109

multiple tumor　多发瘤　01.191

mycosis fungoides　蕈样肉芽肿病　07.087

mycotic laryngitis　霉菌性喉炎　03.037

mycotic mastitis　真菌性乳腺炎　06.240

myelolipoma　髓脂肪瘤　04.081

myeloma　*骨髓瘤　07.052

myocardial fatty infiltration　心肌脂肪浸润　01.042

myocardial fibrosis　心肌纤维化　09.051

myocardial infarction　心肌梗死　09.047

myocarditis　心肌炎　09.001

myoepithelial adenoma of the salivary gland　*涎腺肌上皮腺瘤　02.366

myoepithelial carcinoma of the salivary gland　涎腺肌上皮癌　02.367

myoepithelioma of soft tissue　软组织肌上皮瘤　08.097

myoepithelioma of the salivary gland　涎腺肌上皮瘤　02.366

myofibroblastoma of the breast　乳腺肌成纤维细胞瘤　06.323

myofibroma　肌纤维瘤　08.023

myofibromatosis　肌纤维瘤病　08.024

myolipoma　肌脂肪瘤　08.007

myopericytoma　肌周细胞瘤　08.062

myositis ossificans　骨化性肌炎　08.169

myositis ossificans circumscripta　*局限性骨化性肌炎　08.169

myositis ossificans progressiva　*进行性骨化性肌炎　08.170

myxofibrosarcoma　黏液纤维肉瘤　08.047

myxoid/ round cell liposarcoma　黏液性/圆细胞脂肪肉瘤　08.014

myxoinflammatory fibroblastic sarcoma　黏液炎性成纤维细胞肉瘤　08.044

myxoma　黏液瘤　01.228

myxopapillary ependymoma　黏液乳头状型室管膜瘤　10.044

myxosarcoma　黏液肉瘤　01.229

N

naevoid basal cell carcinoma syndrome　痣样基底细胞癌综合征　11.125

naevoid melanoma　痣样黑色素瘤　11.035

NAFLD　非酒精性脂肪性肝病　02.446

nasal carcinoid　鼻类癌　03.027

nasal glioma　鼻胶质瘤　03.013

nasal polyp　鼻息肉　03.012

NASH　非酒精性脂肪性肝炎　02.448

nasolabial cyst　鼻唇囊肿　02.048

nasopalatine duct cyst　鼻腭管囊肿　02.047

nasopharyngeal angiofibroma　鼻咽血管纤维瘤　03.015

nasopharyngeal carcinoma　鼻咽癌　03.025

NCPF　*非肝硬化性门脉纤维化　02.468

NCPH　非肝硬化性门静脉高压　02.468

necrobiosis　渐进性坏死　01.082

necrobiosis lipoidica　脂质渐进性坏死　11.009

necrosis　坏死　01.075

necrotizing arteriolitis　坏死性细动脉炎　09.057

necrotizing sialometaplasia　坏死性涎腺化生　02.017

neonatal hemochromatosis　新生儿血色素沉积症　02.490

neonatal hepatitis　新生儿肝炎　02.435

neonatal lupus erythematosus　新生儿红斑狼疮　02.536

neoplasm with perivascular epithelioid cell differentiation　伴血管周上皮样细胞分化的肿瘤　08.106

nephroblastoma　肾母细胞瘤　05.046

nephrocalcinosis　肾钙盐沉着症　05.031

nephrogenic adenoma　肾源性腺瘤　05.066

nephrolithiasis　肾结石　05.030

nerve sheath myxoma　神经鞘黏液瘤　11.120

neurilemmoma　神经鞘瘤　08.081

neurilemoma-like leiomyoma of the uterus　子宫神经鞘瘤样平滑肌瘤　06.123

neuritic plaque　轴突斑　10.015

neuroarthropathy　神经性关节病　08.187

neuroendocrine carcinoma　神经内分泌癌　01.250

neuroendocrine neoplasm of the throat　喉神经内分泌肿瘤　03.040

neurofibroma　神经纤维瘤　08.082

neurofibromatosis　神经纤维瘤病　10.097

neuromuscular choristoma　*神经肌肉迷芽瘤　08.079

neuromuscular hamartoma　神经肌肉错构瘤　08.079

neuronal degeneration　神经元变性　10.003

neuronal necrosis　神经元坏死　10.004

neuronophagia　噬神经细胞现象，*噬节现象　10.009

NH　新生儿血色素沉积症　02.490

Niemann-Pick disease　尼曼–皮克病　02.503

nipple ductal adenoma　乳头导管腺瘤　06.263

NLE　新生儿红斑狼疮　02.536

NLPHL　结节性淋巴细胞为主型霍奇金淋巴瘤　07.037

nodular decidual reaction of fallopian tube　输卵管结节性蜕膜反应　06.142

nodular fasciitis　结节性筋膜炎　08.017

nodular fasciitis of the salivary gland　涎腺结节性筋膜炎　02.351

nodular goiter　结节性甲状腺肿　04.037

nodular hyperplasia of the prostate　前列腺结节状增生，*前列腺增生症　06.007

nodular lymphocyte predominant Hodgkin lymphoma　结节性淋巴细胞为主型霍奇金淋巴瘤　07.037

nodular mesothelial hyperplasia of the epididymis　附睾结节性间皮细胞增生　06.080

nodular sclerosis of classical Hodgkin lymphoma　结节硬化型经典型霍奇金淋巴瘤　07.034

NOF　非骨化性纤维瘤　08.133

non-alcoholic cirrhosis　非酒精性肝硬化　02.449

non-alcoholic fatty liver disease　非酒精性脂肪性肝病　02.446

non-alcoholic steatohepatitis　非酒精性脂肪性肝炎　02.448

non-cirrhotic portal fibrosis　*非肝硬化性门脉纤维化　02.468

non-cirrhotic portal hypertension　非肝硬化性门静脉高压　02.468

nonfunctional adrenal cortical adenoma　无功能性肾上腺皮质腺瘤　04.072

nonfunctional adrenal cortical carcinoma　无功能性肾上腺皮质癌　04.073

nonfunctional adrenal cortical hyperplasia　无功能性肾上腺皮质增生　04.068

nonfunctional adrenal cortical tumor　无功能性肾上腺皮质肿瘤　04.071

nonfunctional parathyroid adenoma　无功能性甲状旁腺腺瘤　04.060

nonfunctional parathyroid carcinoma　无功能性甲状旁腺癌　04.061

non-invasive follicular thyroid neoplasm with papillary-like nuclear feature　具有乳头状核特征的非浸润性甲状腺滤泡性肿瘤　04.045

non-invasive high-grade papillary urothelial carcinoma of the bladder　非浸润性膀胱高级别尿路上皮乳头状癌　05.080

non-invasive low-grade papillary urothelial carcinoma of the bladder　非浸润性膀胱低级别尿路上皮乳头状癌　05.079

non-ossifying fibroma　非骨化性纤维瘤　08.133

non-secretory myeloma　非分泌性骨髓瘤　07.053

nonspecific bacterial colitis　非特异性细菌性结肠炎　02.217

nonspecific epididymitis　非特异性附睾炎　06.073

nonspecific interstitial pneumonia　非特异性间质性肺炎　03.074

nonspecific pyogenic lymphadenitis　非特异性化脓性淋巴结炎　07.001

nonspecific reactive hepatitis　非特异性反应性肝炎　02.476

nonspecific type chronic pericarditis　非特殊型慢性心

包炎 09.016

nontoxic goiter * 非毒性甲状腺肿 04.036

nontuberculous mycobacterial infection of the lung 肺非结核性分枝杆菌感染 03.088

nontuberculous mycobacterial lymphadenitis * 非结核性分枝杆菌淋巴结炎 07.010

not otherwise specified * 非特指弥漫大B细胞淋巴瘤 07.063

NSCHL 结节硬化型经典型霍奇金淋巴瘤 07.034

NSIP 非特异性间质性肺炎 03.074

nuchal-type fibroma 颈背型纤维瘤 08.034

O

OA 骨关节炎 08.186

obliterative portal venopathy 阻塞性门静脉病 02.469

obstructive colitis 梗阻性结肠炎 02.220

occult carcinoma 隐匿癌 01.197

OCTD 鸟氨酸氨甲酰基转移酶缺乏症 02.495

odontogenic keratocyst 牙源性角化囊肿 02.040

OFD 骨纤维结构不良 08.155

OI 成骨不全 08.181

olfactory neuroblastoma 嗅神经母细胞瘤 03.014

oligoastrocytoma 少突星形细胞瘤 10.040

oligodendroglioma 少突胶质细胞瘤 10.038

omental cystic lymphangioma 网膜囊性淋巴管瘤 02.698

omental hemorrhagic infarct 网膜出血性梗死 02.697

omental metastatic carcinoma 网膜转移性癌 02.700

omental myxoid or multicentric hamartoma 网膜黏液样或多中心性错构瘤 02.699

oncocytic adenoma * 嗜酸性细胞腺瘤 04.041

oncocytic carcinoma of the breast 乳腺嗜酸性细胞癌 06.294

oncocytic cell 嗜酸性细胞 06.295

oncocytic cyst of the throat 喉嗜酸细胞囊肿 03.032

oncocytoma of the salivary gland 涎腺嗜酸细胞腺瘤 02.357

optic glioma 视神经胶质瘤 11.134

OPV 阻塞性门静脉病 02.469

oral erythroplakia 口腔红斑 02.009

oral granular cell tumor 口腔颗粒细胞瘤 02.028

oral inflammatory papillary hyperplasia 口腔炎性乳头状增生 02.002

oral leukoedema 口腔白色水肿 02.010

oral leukoplakia 口腔白斑 02.008

oral lichen planus 口腔扁平苔藓 02.019

oral lymphoproliferative polyp 口腔淋巴组织增生性息肉 02.024

oral malignant lymphoma 口腔恶性淋巴瘤 02.025

oral mucocele 口腔黏液囊肿 02.016

oral pemphigus vulgaris 口腔寻常型天疱疮 02.020

oral plasmocytoma 口腔浆细胞瘤 02.026

oral small cell carcinoma 口腔小细胞癌 02.030

oral squamous cell carcinoma 口腔鳞状细胞癌 02.029

oral submucosal fibrosis 口腔黏膜下纤维化 02.015

oral Wegener granulomatosis 口腔韦格纳肉芽肿 02.004

oral white sponge nevus 口腔白色海绵状痣 02.001

organization 机化 01.096

organizing pneumonia 机化性肺炎 03.069

organoid thymoma * 器官样胸腺瘤 03.180

ornithine carbamoyl transferase deficiency 鸟氨酸氨甲酰基转移酶缺乏症 02.495

Osler-Weber-Rendu disease * 奥斯勒-韦伯-朗迪病 02.475

ossification 骨化 01.072

ossifying fibroma 骨化性纤维瘤 02.051

ossifying fibromyxoid tumor 骨化性纤维黏液样肿瘤 08.095

osteitis deformans * 畸形性骨炎 08.185

osteitis fibrosa cystica 囊性纤维性骨炎 08.177

osteoarthritis 骨关节炎 08.186

osteoblastoma 骨母细胞瘤 08.122

osteochondritis dissecans 剥脱性骨软骨炎 08.172

osteochondroma 骨软骨瘤 08.108

osteochondromyxoma 骨软骨黏液瘤 08.112

osteofibrous dysplasia 骨纤维结构不良 08.155

osteogenesis imperfecta 成骨不全 08.181

osteoid osteoma 骨样骨瘤 08.121

osteoma 骨瘤 08.120

osteomalacia 骨软化[症] 08.180

osteonecrosis 骨坏死 08.171

osteopetrosis 骨硬化症 08.182

osteoporosis 骨质疏松症 08.178

osteosarcoma 骨肉瘤 01.230

osteosarcoma of the breast 乳腺骨肉瘤 06.331

osteosclerotic myeloma 骨硬化性骨髓瘤 07.056

otosclerosis 耳硬化症 11.150

ovarian carcinoid of the ovary 卵巢类癌 06.230

ovarian clear cell tumor 卵巢透明细胞肿瘤 06.197

ovarian dysgerminoma 卵巢无性细胞瘤 06.219

ovarian embryonal carcinoma 卵巢胚胎性癌 06.221

ovarian endometrioid adenocarcinoma 卵巢子宫内膜样癌 06.194

ovarian endometrioid adenofibroma 卵巢子宫内膜样腺纤维瘤 06.193

ovarian endometrioid cystadenoma 卵巢子宫内膜样囊腺瘤 06.192

ovarian gonadoblastoma 卵巢性腺母细胞瘤 06.227

ovarian gynandroblastoma 卵巢两性母细胞瘤 06.216

ovarian immature teratoma 卵巢未成熟畸胎瘤 06.225

ovarian Leydig cell tumor 卵巢间质细胞瘤 06.211

ovarian malignant mesothelioma 卵巢恶性间皮瘤 06.232

ovarian malignant mixed Müllerian tumor 卵巢恶性米勒混合瘤 06.195

ovarian mature teratoma 卵巢成熟性畸胎瘤 06.226

ovarian mixed epithelial tumor 卵巢混合上皮性肿瘤 06.199

ovarian mixed germ cell tumor 卵巢混合性生殖细胞瘤 06.224

ovarian mucinous adenocarcinoma 卵巢黏液性腺癌 06.187

ovarian mucinous borderline tumor 卵巢黏液性交界性肿瘤 06.186

ovarian mucus adenofibroma 卵巢黏液性腺纤维瘤 06.185

ovarian mucus cystadenoma 卵巢黏液性囊腺瘤 06.184

ovarian non-gestational choriocarcinoma 卵巢非妊娠绒毛膜癌 06.223

ovarian polyembryoma 卵巢多胚瘤 06.222

ovarian serous adenocarcinoma 卵巢浆液性腺癌 06.181

ovarian serous borderline tumor with microinvasion 卵巢伴微浸润的浆液性交界性肿瘤 06.180

ovarian Sertoli cell tumor 卵巢支持细胞瘤 06.210

ovarian Sertoli-Leydig cell tumor 卵巢支持–间质细胞瘤 06.212

ovarian sex cord tumor with annular tubule 卵巢环状小管性索肿瘤 06.215

ovarian small cell carcinoma 卵巢小细胞癌 06.233

ovarian small cell carcinoma hypercalcaemic type *卵巢高钙型小细胞癌 06.233

ovarian small cell carcinoma pulmonary type *卵巢肺型小细胞癌 06.233

ovarian squamous cell carcinoma 卵巢鳞状细胞癌 06.198

ovarian steroid cell tumor 卵巢类固醇细胞瘤 06.218

ovarian tuberculosis 卵巢结核 06.166

ovarian undifferentiated carcinoma 卵巢未分化癌 06.200

ovarian undifferentiated sex cord-stromal tumor 卵巢未分类的性索间质肿瘤 06.217

ovarian yolk sac tumor 卵巢卵黄囊瘤 06.220

oxyphilic carcinoma of the salivary gland 涎腺嗜酸细胞癌 02.358

P

PA 银屑病关节炎 08.191

Paget disease of the bone 骨佩吉特病 08.185

Paget disease of the nipple 乳头佩吉特病 06.309

palisaded encapsulated neuroma *栅栏状包裹性神经瘤 08.080

palmar superficial fibromatosis 表浅性掌部纤维瘤病 08.038

PAN 结节性多动脉炎 02.473

pancolitis 全结肠炎 02.232

pancreas divisum 胰腺分裂 02.630

pancreatic disease related to cystic fibrosis 胰腺囊性纤维化 02.631

pancreatic intraepithelial neoplasm 胰腺导管上皮内肿瘤 02.646

pancreatic lymphoepithelial cyst 胰腺淋巴上皮囊肿 02.664

pancreatitis 胰腺炎 02.632

pancreatoblastoma 胰母细胞瘤 02.642

PanIN 胰腺导管上皮内肿瘤 02.646

papillary adenocarcinoma of the salivary gland 涎腺乳头状腺癌 02.377

papillary adenoma 乳头状腺瘤 03.139

papillary adenoma of the kidney 肾乳头状腺瘤 05.052

papillary carcinoma of the thyroid 甲状腺乳头状癌 04.046

papillary cystadenoma of spermatic cord 精索乳头状囊腺瘤 06.085

papillary cystadenoma of the epididymis 附睾乳头状囊腺瘤 06.079

papillary cystadenoma of the ovary 卵巢乳头状囊腺瘤 06.174

papillary intralymphatic angioendothelioma 乳头状淋巴管内血管内皮瘤 08.069

papillary renal cell carcinoma 乳头状肾细胞癌 05.044

papillary urothelial neoplasm of low malignant potential of the bladder 膀胱低度恶性潜能的尿路上皮乳头状瘤 05.078

papilloma 乳头状瘤 01.239

papilloma of fallopian tube 输卵管乳头状瘤 06.145

paraampullary duodenal wall cyst 壶腹旁十二指肠壁囊肿 02.662

parachordoma *副脊索瘤 08.097

parafollicular cell carcinoma *滤泡旁细胞癌 04.048

paraganglioma 副神经节瘤 01.257

paraganglioma of the gallbladder 胆囊副神经节瘤 02.608

paraneoplastic syndrome 副肿瘤综合征 01.188

parasites infection of the liver 肝寄生虫感染 02.422

parasitic embolism 寄生虫栓塞 01.132

parasitic lymphadenitis 寄生虫性淋巴结炎 07.024

parasitic mastitis 寄生虫性乳腺炎 06.241

parathyroid adenoma 甲状旁腺腺瘤 04.056

parathyroid carcinoma 甲状旁腺癌 04.058

parathyroid cyst 甲状旁腺囊肿 04.062

parathyroid hamartoma *甲状旁腺错构瘤 04.059

parathyroid lipoadenoma 甲状旁腺脂肪腺瘤 04.059

parenchyma of the neoplasm 肿瘤的实质 01.189

parosteal osteosarcoma 骨旁骨肉瘤 08.127

partial hydatidiform mole 部分性水泡状胎块 06.161

patent ductus arteriosus 动脉导管未闭 09.076

pathobiology 病理生物学 01.005

pathogenesis 发病机制 01.020

pathognomy 病征学 01.021

pathological anatomy 病理解剖学 01.002

pathologic calcification 病理性钙化 01.070

pathologic mitosis 病理性核分裂 01.215

pathologic pigmentation 病理性色素沉着 01.055

pathology 病理学 01.001

pathomorphology 病理形态学 01.003

pathophysiology 病理生理学 01.004

PBC 原发性胆汁性肝硬化 02.451

PCL 浆细胞白血病 07.055

PCLD 多囊肝病 02.538

pearly penile plaque 阴茎珍珠斑 06.090

PEComa *血管周上皮样细胞肿瘤 05.063

pediatric follicular lymphoma 儿童滤泡性淋巴瘤 07.059

pediatric melanoma 儿童黑色素瘤 11.034

pedunculated hepatocellular carcinoma 带蒂肝细胞癌 02.556

peliosis hepatis 肝紫癜症 02.480

perforation 穿孔 01.310

peria-denitis mucosa necrotica recurrens 复发性坏死性黏膜腺周围炎 02.013

perianal abscess 肛周脓肿 02.342

perianal melanocytic nevi 肛周黑色素细胞痣 02.325

periapical granuloma 根尖周肉芽肿 02.031

pericardial celomic cyst 心包体腔囊肿 03.257

pericardial effusion 心包积液 01.145

pericarditis 心包炎，*心外膜炎 09.005

perifascicular atrophy 束周萎缩 10.029

perinatal hemochromatosis *围产期血色素沉积症 02.490

perineurioma 神经束膜瘤 08.083

periosteal osteosarcoma 骨膜骨肉瘤 08.128

peripartum cardiomyopathy 围生期心肌病 09.070

peripheral T cell lymphoma of not otherwise specified 非特殊型外周 T 细胞淋巴瘤 07.090

perisinusoidal fibrosis 肝窦周围纤维化 02.461

peritesticular fibrosis 睾丸周围纤维化 06.093

peritoneal adenomatoid tumor 腹膜腺瘤样瘤 02.681

peritoneal angiosarcoma 腹膜血管肉瘤 02.689

peritoneal benign mesothelioma 腹膜良性间皮瘤 02.678

peritoneal ectopic decidua reaction　腹膜异位蜕膜反应　02.675

peritoneal endometriosis　腹膜子宫内膜异位症　02.674

peritoneal endosalpingiosis　腹膜输卵管内膜异位症　02.673

peritoneal epithelioid hemangioendothelioma　腹膜上皮样血管内皮瘤　02.688

peritoneal fibrosis　腹膜纤维化　02.667

peritoneal malignant mesothelioma　腹膜恶性间皮瘤　02.679

peritoneal malignant mixed mesodermal tumor　腹膜恶性混合性中胚叶肿瘤　02.687

peritoneal mesothelial hyperplasia　腹膜间皮增生　02.676

peritoneal mesothelial metaplasia　腹膜间皮化生　02.677

peritoneal papillary serous tumor　腹膜[乳头状]浆液性肿瘤　02.683

peritoneal splenosis　腹膜脾植入　02.672

peritoneal well-differentiated papillary mesothelioma　腹膜高分化乳头状间皮瘤　02.680

peritonitis　腹膜炎　02.666

perivascular epithelioid cell tumor　*血管周上皮样细胞肿瘤　05.063

persistent cloaca　*泄殖腔存留　02.343

persistent hyperplastic primary vitreous　初级玻璃体持续性增生症　11.140

petechia　瘀点　01.110

Peutz-Jeghers syndrome　波伊茨-耶格综合征　02.256

PFIC　进行性家族性肝内胆汁淤积　02.456

PH　原发性高草酸尿症　02.497

phacoanaphylaxis　晶状体过敏性眼炎　11.142

phagocytosis　吞噬作用　01.178

phakomatosis　斑痣性错构瘤病　11.139

P-HCC　带蒂肝细胞癌　02.556

pheochromocytoma　嗜铬细胞瘤　04.075

PHL　原发性肝脏淋巴瘤　02.592

phlegmonous inflammation　蜂窝[组]织炎　01.160

phthisis bulbi　眼球痨　11.143

phyllodes tumor of the breast　乳腺叶状肿瘤　06.318

physiological hypertrophy　生理性肥大　01.027

pigmented nevus of the skin　皮肤色素痣　01.255

pigmented spindle cell naevus　色素性梭形细胞痣　11.043

pigmented villonodular synovitis　*色素性绒毛结节性滑膜炎　08.051

pilar leiomyoma　毛发平滑肌瘤　11.102

pilar sheath acanthoma　毛鞘棘皮瘤　11.073

pilocytic astrocytoma　毛细胞型星形细胞瘤　10.035

pilomatrical carcinoma　毛母质癌　11.068

pilomatricoma　毛母质瘤　11.070

pilomatrixoma of the salivary gland　涎腺毛基质瘤　02.386

PIN　前列腺上皮内肿瘤　06.022

pineal parenchymal tumor of intermediate differentiation　中等分化松果体实质肿瘤　10.062

pineoblastoma　松果体母细胞瘤　10.061

pineocytoma　松果体细胞瘤　10.060

pinguecula　睑裂斑　11.135

pinocytosis　胞饮作用　01.179

Piringer's lymphadenitis　弓形体病性淋巴结炎　07.025

pituitary adenoma　垂体腺瘤　04.013

pituitary agenesis　垂体不发育　04.001

pituitary apoplexy　垂体卒中　04.005

pituitary carcinom　垂体癌　04.015

pituitary chordoma　垂体脊索瘤　04.020

pituitary gangliocytoma　垂体神经节细胞瘤　04.016

pituitary glioma　垂体胶质瘤　04.017

pituitary granular cell tumor　垂体颗粒细胞瘤　04.019

pituitary hypoplasia　*垂体发育不良　04.001

pituitary meningioma　垂体脑膜瘤　04.018

pituitary schwannoma　垂体神经鞘瘤　04.022

pityriasis rosea　玫瑰糠疹　11.015

pityriasis rubra pilaris　毛发红糠疹　11.005

PJS　波伊茨-耶格综合征　02.256

PLA　细菌性肝脓肿　02.424

placenta accreta　侵入性胎盘　06.152

placenta increta　植入性胎盘　06.150

placental infarction　胎盘梗死　06.154

placental infection　胎盘感染　06.153

placental site trophoblastic tumor　胎盘部位滋养细胞肿瘤　06.157

placenta percreta　穿透性胎盘　06.151

plantar superficial fibromatosis　表浅性跖部纤维瘤病　08.039

plasma cell leukemia　浆细胞白血病　07.055

plasmacytic myeloma　＊浆细胞性骨髓瘤　07.052

platelet thrombus　＊血小板血栓　01.117

PLD　多囊肝病　02.538

pleomorphic adenoma　多形性腺瘤　03.142

pleomorphic carcinoma　多形性癌　03.122

pleomorphic carcinoma of the breast　乳腺多形性癌　06.281

pleomorphic fibroma　多形性纤维瘤　11.111

pleomorphic hyalinizing angiectatic tumor of soft tissue　软组织多形性玻璃样变血管扩张肿瘤　08.092

pleomorphic liposarcoma　多形性脂肪肉瘤　08.015

pleomorphic rhabdomyosarcoma　多形性横纹肌肉瘤　01.238

pleomorphic xanthoastrocytoma　多形性黄色瘤型星形细胞瘤　10.036

pleomorphism　多形性　01.202

pleural calcified fibrotic tumor　胸膜钙化纤维性肿瘤　03.173

pleural effusion　胸腔积液　01.143

pleural malignant mesothelioma　胸膜恶性间皮瘤　03.168

pleural mesothelial hyperplasia　胸膜间皮增生　03.166

pleural plaque　胸膜斑　03.165

pleural solitary fibrous tumor　胸膜孤立性纤维性肿瘤　03.174

pleural well-differentiated papillary mesothelioma　胸膜高分化乳头状间皮瘤　03.167

pleuropulmonary blastoma　胸膜肺母细胞瘤　03.148

plexiform fibrohistiocytic tumor　丛状纤维组织细胞瘤　08.053

PMF　原发性骨髓纤维化　07.104

pneumoconiosis　肺尘埃沉着病　03.081

pneumocystis pseumonia　肺孢子菌肺炎　03.062

poliomyelitis　脊髓灰质炎　01.288

polyarteritis nodosa　结节性多动脉炎　02.473

polycystic liver disease　多囊肝病　02.538

polycystic ovary　多囊性卵巢　06.172

polycythemia vera　真性红细胞增多症　07.108

polymorphous low-grade adenocarcinoma of the salivary gland　涎腺多形性低级别腺癌　02.376

polyp　息肉　01.240

polyp and spot syndrome　＊黑斑息肉综合征　02.256

polyphenotypic small round cell tumor　＊多表型性小圆细胞肿瘤　08.103

polyposis syndrome　息肉病综合征　02.132

poorly differentiated adenocarcinoma　低分化腺癌　02.651

porocarcinoma　汗孔癌　11.048

porokeratosis　汗孔角化病　11.019

poroma　汗孔瘤　11.058

porphyria　卟啉症　02.493

portal cirrhosis　门脉性肝硬化　02.466

post hepatitis cirrhosis　肝炎后肝硬化　02.463

postmortem change　死后变化　01.322

postmortem clot　死后血凝块　01.124

post-operation spindle nodule in the prostate　前列腺手术后梭形细胞结节　06.008

post-transplant lymphoproliferative disorder　移植后淋巴细胞增生性疾病　07.099

post-transplant lymphoproliferative disorder of the small bowel　移植后小肠淋巴细胞增生性疾病　02.201

precancerous lesion　癌前病变　01.205

preeclampsia　＊先兆子痫　02.521

pregnancy choriocarcinoma　妊娠绒癌　06.156

preparation of the pathology slide　病理切片制作　01.330

presbycusis　老年性[耳]聋　11.151

pressure atrophy　压迫性萎缩　01.034

primary adenocarcinoma of the seminal vesicle　原发性精囊腺癌　06.036

primary adenoid cystic carcinoma　原发性腺样囊性癌　11.052

primary biliary cirrhosis　原发性胆汁性肝硬化　02.451

primary complex　原发复合征　01.272

primary cutaneous anaplastic large cell lymphoma　原发性皮肤间变性大细胞淋巴瘤　07.089

primary cutaneous CD30+ T cell lymphoproliferative disorder　原发性皮肤 CD30+ T 细胞淋巴增生性疾病　11.077

primary cutaneous diffuse large B cell lymphoma of leg type　腿型原发性皮肤弥漫大 B 细胞淋巴瘤　11.082

primary cutaneous follicular center lymphoma　原发性皮肤滤泡中心性淋巴瘤　07.061

primary cutaneous peripheral T cell lymphoma　原发性

皮肤外周 T 细胞淋巴瘤　11.078

primary diffuse large B cell lymphoma of the central
nervous system　原发性中枢神经系统弥漫大 B 细胞
淋巴瘤　07.065

primary effusion lymphoma　原发性渗出性淋巴瘤
07.072

primary glomerulonephritis　原发性肾小球肾炎
05.002

primary glomerulopathy　原发性肾小球病　05.001

primary granular atrophy of the kidney　原发性颗粒性
固缩肾　09.056

primary healing　一期愈合　01.098

primary hepatic lymphoma　原发性肝脏淋巴瘤
02.592

primary hyperoxaluria　原发性高草酸尿症　02.497

primary hyperparathyroidism　原发性甲状旁腺功能亢
进症　04.052

primary hyperplasia of the parathyroid gland　原发性甲
状旁腺增生　04.055

primary intestinal follicular lymphoma　原发性肠道滤
泡性淋巴瘤　07.060

primary lymphoma of the gallbladder　原发性胆囊淋巴
瘤　02.606

primary mediastinal large B cell lymphoma　原发性纵
隔大 B 细胞淋巴瘤　07.068

primary myelofibrosis　原发性骨髓纤维化　07.104

primary omental segmental infarct　*网膜原发性节段
性梗死　02.697

primary pulmonary hypertension　原发性肺动脉高压
03.103

primary sclerosing cholangitis　原发性硬化性胆管炎
02.453

primitive neuroectodermal tumor/extraskeletal Ewing
sarcoma　原始神经外胚叶肿瘤/骨外尤因肉瘤
08.102

primitive neuroectodermal tumor　原始神经外胚叶肿
瘤　11.118

progressive familial intrahepatic cholestasis　进行性家
族性肝内胆汁淤积　02.456

progressive lymphangioma　进展性淋巴管瘤　11.101

proliferative fasciitis　增生性筋膜炎　08.018

proliferative funiculitis　增生性精索炎　06.083

proliferative myositis　增生性肌炎　08.019

proliferative trichilemmal cyst　增生性外毛根鞘囊肿

11.069

proliferative trichilemmal tumor　*增生性外毛根鞘肿
瘤　11.069

prostate melanosis　*前列腺黑变病　06.014

prostate melanosis of the prostate　前列腺黑色素沉着
病　06.014

prostatic abscess　前列腺脓肿　06.002

prostatic adenocarcinoma　前列腺腺癌　06.023

prostatic atrophy　前列腺萎缩　06.019

prostatic basal cell carcinoma　前列腺基底细胞癌
06.027

prostatic carcinoid tumor　前列腺类癌　06.030

prostatic clear cell adenocarcinoma　前列腺透明细胞腺
癌　06.028

prostatic granuloma caused by tuberculosis and Bacillus
Calmette-Guérin　前列腺结核和卡介苗引起的肉芽
肿　06.004

prostatic intraepithelial neoplasia　前列腺上皮内肿瘤
06.022

prostatic small cell carcinoma　前列腺小细胞癌
06.031

prostatic squamous cell metaplasia　前列腺鳞状细胞化
生　06.020

prostatic squamous cell neoplasma　前列腺鳞状细胞肿
瘤　06.026

prostatic stromal proliferation of uncertain malignant
potential　恶性潜能未定的前列腺间质增生
06.032

prostatic stromal sarcoma　前列腺间质肉瘤　06.033

prostatic urothelial carcinoma　前列腺尿路上皮癌
06.025

prostatitis with eosinophillic cell　伴有嗜酸性细胞的前
列腺炎　06.006

PSC　原发性硬化性胆管炎　02.453

pseudoaneurysm　假性动脉瘤　09.060

pseudoangiomatous stromal hyperplasia of the breast
乳腺假血管瘤样间质增生　06.321

pseudocyst of the liver　肝假性囊肿　02.539

pseudocyst of the pancreas　胰腺假性囊肿　02.661

pseudohypertrophy　假性肥大　01.028

pseudomembranous colitis　假膜性结肠炎　02.218

pseudomembranous inflammation　假膜性炎　01.155

pseudomyxoma peritonei　腹膜假黏液瘤　02.695

pseudosarcomatous fasciitis　*假肉瘤性筋膜炎

08.017

pseudosarcomatous myofibroblastic proliferation　＊假肉瘤性肌成纤维细胞增生　06.009

pseudosarcomatous myofibroblastic proliferation of spermatic cord　＊精索假肉瘤性肌成纤维细胞增生　06.083

pseudotubercle　假结核结节　01.302

psoriasis　银屑病　11.006

psoriatic arthritis　银屑病关节炎　08.191

PSTT　胎盘部位滋养细胞肿瘤　06.157

pterygium　翼状胬肉　11.136

PTLD　移植后淋巴细胞增生性疾病　07.099

pulmonary adenocarcinoma　肺腺癌　03.113

pulmonary adenocarcinoma *in situ*　肺原位腺癌　03.133

pulmonary adenosquamous carcinoma　肺腺鳞癌　03.120

pulmonary allergic granulomatosis　＊肺变应性肉芽肿病　03.099

pulmonary alveolar microlithiasis　肺泡微结石病　03.107

pulmonary alveolar proteinosis　肺泡蛋白沉积症　03.061

pulmonary amyloidosis　肺淀粉样变　03.106

pulmonary arteriovenous fistula　肺动静脉瘘　03.102

pulmonary artery sarcoma　肺动脉肉瘤　03.155

pulmonary aspergillosis　肺曲菌病　03.094

pulmonary basaloid squamous cell carcinoma　肺基底细胞样鳞状细胞癌　03.111

pulmonary benign smooth muscle lesion　肺良性平滑肌病变　03.109

pulmonary berylliosis　肺铍沉积症　03.097

pulmonary blastoma　肺母细胞瘤　03.125

pulmonary blastomycosis　肺芽生菌病　03.092

pulmonary chondroma　肺软骨瘤　03.149

pulmonary clear cell tumor　肺透明细胞肿瘤　03.159

pulmonary coccidioidomycosis　肺球孢子菌病　03.093

pulmonary cryptococcosis　肺隐球菌病　03.090

pulmonary edema　肺水肿　03.058

pulmonary endometriosis　肺子宫内膜异位症　03.108

pulmonary eosinophilic granulomatosiswith polyangiitis　肺嗜酸性肉芽肿性多血管炎　03.099

pulmonary epitheloid hemangioendothelioma　肺上皮样血管内皮瘤　03.147

pulmonary extranodal marginal zone lymphoma of mucosa-associated lymphoid tissue　肺结外边缘区黏膜相关淋巴组织淋巴瘤　03.143

pulmonary giant cell arteritis　肺巨细胞动脉炎　03.105

pulmonary hamartoma　肺错构瘤　03.157

pulmonary histoplasmosis　肺组织胞浆菌病　03.089

pulmonary Langerhans cell histiocytosis　肺朗格汉斯细胞组织细胞增生症　03.146

pulmonary large cell carcinoma　肺大细胞癌　03.117

pulmonary large cell neuroendocrine carcinoma　肺大细胞神经内分泌癌　03.118

pulmonary leiomyoma　肺平滑肌瘤　03.152

pulmonary leiomyosarcoma　肺平滑肌肉瘤　03.153

pulmonary lymphangioleiomyomatosis　肺淋巴管平滑肌瘤病　03.057

pulmonary lymphomatoid granulomatosis　肺淋巴瘤样肉芽肿病　03.145

pulmonary melanoma　肺黑色素瘤　03.162

pulmonary minute meningothelioid nodule　肺微小脑膜上皮样结节　03.164

pulmonary mucormycosis　肺毛霉菌病　03.095

pulmonary necrotizing sarcoid granulomatosis　肺坏死性结节病样肉芽肿病　03.100

pulmonary non-small cell carcinoma with neuroendocrine feature　伴神经内分泌表现的非小细胞肺癌　03.126

pulmonary primary diffuse large B cell lymphoma　肺原发性弥漫性大 B 细胞淋巴瘤　03.144

pulmonary-renal syndrome　肺出血-肾炎综合征　03.059

pulmonary sarcoidosis　肺结节病　03.096

pulmonary sarcomatoid carcinoma　肺肉瘤样癌　03.121

pulmonary sclerosing hemangioma　＊肺硬化性血管瘤　03.158

pulmonary siderosis　肺铁末沉着病　03.086

pulmonary squamous cell carcinoma　肺鳞状细胞癌　03.110

pulmonary synovial sarcoma　肺滑膜肉瘤　03.154

pulmonary teratoma　肺畸胎瘤　03.160

pulmonary tuberculosis　肺结核　03.087

pulmonary vein sarcoma　肺静脉肉瘤　03.156

pulmonary Wegener granulomatosis　肺韦氏肉芽肿
　　03.098

purulent inflammation　化脓性炎　01.156

purulent pericarditis　化脓性心包炎　09.011

pus cell　脓细胞　01.158

PV　真性红细胞增多症　07.108

pyemia　脓血症　01.168

pyknosis　核固缩　01.089

pyloric gland type tubular adenoma　幽门腺型管状腺瘤
　　02.610

pyloric stenosis　幽门狭窄　02.092

pyogenic liver abscess　细菌性肝脓肿　02.424

pyogenic osteomyelitis　化脓性骨髓炎　08.173

pyopericardium　心包积脓　09.013

pyosalpinx　输卵管积脓　01.265

R

RA　类风湿[性]关节炎　08.189

radial scar of the breast　乳腺放射状瘢痕　06.261

radiation esophagitis　放射性食管炎　02.062

radiation gastritis　放射性胃炎　02.106

radiation nephropathy　放射性肾病　05.040

radicular cyst　根尖囊肿　02.050

ragged red fiber　不整红边纤维　10.020

rapidly progressive glomerulonephritis　*急进性肾小
　　球肾炎　05.009

Rathke cleft cyst　颅颊裂囊肿　04.009

RBAILD　呼吸性细支气管炎–间质性肺疾病　03.077

RDD　罗萨伊–多尔夫曼病　02.535

reactive foveolar hyperplasia　反应性隐窝增生
　　02.120

reactive gastropathy　反应性胃病　02.103

reactive hemophagocytic syndrome　*反应性嗜血综合
　　征　02.522

recanalization　再通　01.122

rectal barium granulomas　直肠钡肉芽肿　02.240

recurrent aphthous ulcer　*复发性阿弗他溃疡　02.012

recurrent oral ulcer　复发性口腔溃疡　02.012

red infarct　*红色梗死　01.136

red thrombus　红色血栓　01.119

reducing body　还原体　10.030

reflux esophagitis　反流性食管炎　02.055

reflux gastritis　反流性胃炎　02.105

regeneration　再生　01.100

Reiter syndrome　莱特尔综合征　08.192

relapsing polychondritis　复发性多软骨炎　11.148

renal amyloidosis　肾淀粉样变性　05.015

renal angiomyolipoma　肾血管平滑肌脂肪瘤　05.063

renal cell carcinoma　肾细胞癌，*肾[腺]癌　05.042

renal cell carcinoma associated with Xp11.2 transloca-
　　tion/*TFE3* gene fusion　Xp11.2 易位/*TFE3* 基因融合

　　相关性肾癌　05.054

renal disease of pregnancy　妊娠性肾病　05.041

renal juxtaglomerular cell tumor　肾球旁细胞瘤
　　05.064

renal medullary carcinoma　肾髓质癌　05.059

renal neuroendocrine tumor　肾神经内分泌肿瘤
　　05.062

renal oncocytoma　肾嗜酸细胞腺瘤　05.060

renal oncocytosis　肾嗜酸细胞瘤病　05.061

renal transplant rejection　肾移植排斥反应　05.039

reninoma　*肾素瘤　05.064

renomedullary interstitial cell tumor　肾髓质间质细胞
　　肿瘤　05.065

repair　修复　01.094

respiratory bronchiolitis　呼吸性细支气管炎　03.049

respiratory bronchiolitis-associatedinterstitial lung dis-
　　ease　呼吸性细支气管炎–间质性肺疾病　03.077

restrictive cardiomyopathy　限制型心肌病　09.065

rete testis adenocarcinoma　睾丸网腺癌　06.072

rete testis adenoma　睾丸网腺瘤　06.071

reticulohistiocytosis　网状组织细胞增多症　11.087

retiform hemangioendothelioma　网状血管内皮瘤
　　08.068

retinal dysplasia　视网膜发育异常　11.141

retinoblastoma　视网膜母细胞瘤　11.144

Reye syndrome　瑞氏综合征　02.533

rhabdoid tumor of the kidney　肾横纹肌样瘤　05.049

rhabdomyoma　横纹肌瘤　08.063

rhabdomyomatous mesenchymal hamartoma　横纹肌瘤
　　性间叶性错构瘤　11.104

rhabdomyosarcoma of the breast　乳腺横纹肌肉瘤
　　06.329

rheumatic arteritis　风湿性动脉炎　09.036

rheumatic arthritis　风湿性关节炎　09.033

rheumatic fever　风湿热　09.024

rheumatic granuloma　*风湿性肉芽肿　09.025

rheumatic heart disease　风湿性心脏病　09.029

rheumatic pericarditis　风湿性心包炎　09.031

rheumatism　风湿病　09.023

rheumatoid arthritis　类风湿[性]关节炎　08.189

rhexis hemorrhage　破裂性出血　01.109

rhinoscleroma　鼻硬结病　03.007

rhinosporidiosis　鼻孢子菌病　03.006

rickets　佝偻病　08.179

rickettsia infection of the liver　肝立克次体感染　02.421

Riedel thyroiditis　木样甲状腺炎　04.034

rigor mortis　尸僵　01.326

rimmed vacuole　镶边空泡　10.025

ring fiber　环状纤维　10.019

Rosai-Dorfman disease　罗萨伊-多尔夫曼病　02.535

Rosai-Dorfman disease of the salivary gland　涎腺罗萨伊-多尔夫曼病　02.354

RPGN　*急进性肾小球肾炎　05.009

RS　瑞氏综合征　02.533

RS　莱特尔综合征　08.192

rubella virus infectious hepatitis　风疹病毒感染性肝炎　02.409

rupture　破裂　01.309

Russell body　拉塞尔小体　01.052

S

saccular cyst of the throat　喉袋状囊肿　03.030

salivary duct carcinoma　涎腺导管癌　02.375

salivary intraductal papilloma　涎腺导管内乳头状瘤　02.373

salivary inverted ductal papilloma　涎腺内翻性导管乳头状瘤　02.372

salpingitis isthmica nodosa　结节性峡部输卵管炎　06.141

sampling of the pathology specimen　病理标本取材　01.329

sarcoidosis　结节病　02.179

sarcoidosis in lymph node　淋巴结结节病　07.011

sarcoidosis of the breast　乳腺结节病　06.242

sarcoma　肉瘤　01.196

sarcoma of the salivary gland　涎腺肉瘤　02.388

sarcomatoid carcinoma of the bladder　膀胱肉瘤样癌　05.089

sarcomatoid carcinoma of the liver　*肝肉瘤样癌　02.568

sarcomatoid hepatocellular carcinoma　肉瘤样肝细胞癌　02.568

sarcomatoid mesothelioma　肉瘤样间皮瘤　03.171

sarcomatous change　肉瘤变　01.213

sarcomatous intrahepatic cholangiocarcinoma　肝内胆管肉瘤样癌　02.567

sarcoplasmic mass　肌质块　10.024

SARS　严重急性呼吸综合征　03.066

satellitosis　卫星现象　10.010

SBC　继发性胆汁性肝硬化　02.452

SBC　单纯性骨囊肿　08.152

scar　瘢痕　01.095

schistosomal pigment　血吸虫色素　01.069

schwannoma　神经鞘瘤　08.081

schwannoma of the salivary gland　涎腺神经鞘瘤　02.384

scirrhous carcinoma　硬癌　01.247

SCLC　小细胞肺癌　03.116

scleroderma　硬皮病　11.011

sclerosing adenosis of the breast　乳腺硬化性腺病　06.256

sclerosing adenosis of the prostate　前列腺硬化性腺病　06.018

sclerosing epithelioid fibrosarcoma　硬化性上皮样纤维肉瘤　08.049

sclerosing fibroma　硬化性纤维瘤　11.108

sclerosing glomerulonephritis　硬化性肾小球肾炎　05.011

sclerosing lymphocytic lobulitis　硬化性淋巴细胞性小叶炎　06.248

sclerosing osteomyelitis　硬化性骨髓炎　08.176

sclerosing pneumocytoma　硬化性肺细胞瘤　03.158

sclerosing stromal tumor of the ovary　卵巢硬化性间质瘤　06.209

sclerosing sweat duct carcinoma　*硬化性汗腺导管癌　11.046

sclerosing thymoma　硬化性胸腺瘤　03.186

sclerosis　硬化　01.259

scrotal idiopathic calcinosis　阴囊特发性钙质沉着

06.092

scrotal sclerosing lipogranuloma 阴囊硬化性脂肪肉芽肿 06.094

sebaceous adenoma 皮脂腺腺瘤 11.075

sebaceous adenoma of the salivary gland 涎腺皮脂腺腺瘤 02.362

sebaceous carcinoma 皮脂腺癌 11.074

sebaceous carcinoma of the salivary gland 涎腺皮脂腺癌 02.364

sebaceous gland adenocarcinoma of the eyelid 眼睑皮脂腺腺癌 11.129

sebaceous gland adenoma of the eyelid 眼睑皮脂腺腺瘤 11.128

sebaceous lymphadenocarcinoma of the salivary gland 涎腺皮脂腺淋巴腺癌 02.365

sebaceous lymphadenoma of the salivary gland 涎腺皮脂腺淋巴瘤 02.363

sebaceous tumor of the ovary 卵巢皮脂腺肿瘤 06.231

secondary biliary cirrhosis 继发性胆汁性肝硬化 02.452

secondary glomerulopathy 继发性肾小球病 05.012

secondary healing 二期愈合 01.099

secondary hepatic fibrosis 继发性肝纤维化 02.460

secondary hyperparathyroidism 继发性甲状旁腺功能亢进症 04.053

secondary hypophysitis 继发性垂体炎 04.008

secondary tumor of the salivary gland 继发性涎腺肿瘤 02.389

secretory carcinoma of the breast 乳腺分泌性癌 06.293

segmental demyelination 节段性脱髓鞘 10.005

septic arthritis 脓毒性关节炎 08.195

septicemia 败血症 01.167

septic infarct 败血性梗死 01.135

sequestrum 死骨片 01.320

seromucinous adenofibroma of the ovary 卵巢浆-黏液性腺纤维瘤 06.189

seromucinous borderline tumor of the ovary 卵巢交界性浆-黏液性肿瘤 06.190

seromucinous carcinoma of the ovary 卵巢浆-黏液性癌 06.191

seromucinous cystadenoma of the ovary 卵巢浆-黏液性囊腺瘤 06.188

serous cystadenocarcinoma ＊浆液性囊腺癌 02.647

serous fat atrophy ＊浆液性脂肪萎缩 07.102

serous inflammation 浆液性炎 01.153

serous neoplasm of the pancreas 胰腺浆液性肿瘤 02.647

serous papillary cystadenoma ＊浆液性乳头状囊腺瘤 01.317

serous pericarditis 浆液性心包炎 09.008

serous tumor of the ovary 卵巢浆液性肿瘤 06.179

Sertoli cell only syndrome 纯睾丸支持细胞综合征 06.039

Sertoli cell tumor 睾丸支持细胞瘤 06.057

SETTLE 伴有胸腺分化的梭形细胞肿瘤 03.267

severe acute respiratory syndrome 严重急性呼吸综合征 03.066

severe hepatitis 重型[病毒性]肝炎 02.400

Sézary syndrome 塞扎里综合征 07.088

SFT 孤立性纤维性肿瘤 02.590

SHCC 肉瘤样肝细胞癌 02.568

Sheehan syndrome 希恩综合征 04.004

SHML ＊窦组织细胞增生伴巨大淋巴结病 02.535

sialadenoma papilliferum 乳头状涎腺瘤 02.374

sialoblastoma 涎腺母细胞瘤 02.387

sialolithiasis 涎石症 02.345

sialo-odontogenic cyst 涎腺牙源性囊肿 02.046

SICC 肝内胆管肉瘤样癌 02.567

siderotic nodule 含铁小结 01.063

signet-ring cell carcinoma of the intrahepatic bile duct 肝内胆管印戒细胞癌 02.566

signet-ring cell carcinoma of the pancreas 胰腺印戒细胞癌 02.652

signet-ring stromal tumor 印戒样间质瘤 06.213

siliconic nodule 硅结节 03.083

silicosis 硅沉着病，＊矽肺 03.082

simple bone cyst 单纯性骨囊肿 08.152

simple goiter 单纯性甲状腺肿，＊大脖子病 04.036

simple lentigo 单纯性雀斑样痣 11.040

simple nonspecific cecal ulcer ＊单纯性非特异性盲肠溃疡 02.235

simple solitary renal cyst 单纯性孤立性肾囊肿 05.038

simple steatosis of liver 单纯性脂肪肝 02.447

sinonasal papilloma of the nose 鼻乳头状瘤 03.017

sinus 窦道 01.162

sinus histiocytosis with massive lymphadenopathy ＊窦组织细胞增生伴巨大淋巴结病 02.535

sinusoidal hemangioma 窦状血管瘤 11.091

Skene gland cyst 尿道旁腺囊肿 06.102

SLL 小淋巴细胞性淋巴瘤 07.046

small bowel ulcer 小肠溃疡 02.175

small cell carcinoma of the bladder 膀胱小细胞癌 05.088

small cell carcinoma of the nose 鼻小细胞癌 03.026

small cell carcinoma of the salivary gland 涎腺小细胞癌 02.379

small cell lung carcinoma 小细胞肺癌 03.116

small cell neuroendocrine carcinoma of the small bowel 小肠小细胞神经内分泌癌 02.200

small cell osteosarcoma 小细胞骨肉瘤 08.125

small hepatic carcinoma 小肝癌 02.554

small intestinal adenocarcinoma 小肠腺癌 02.195

small intestinal adenosquamous carcinoma 小肠腺鳞癌 02.196

small intestinal anaplastic carcinoma 小肠间变性癌 02.197

small intestinal atresia 小肠闭锁 02.164

small intestinal chylous cyst 小肠乳糜囊肿 02.182

small intestinal endometriosis 小肠子宫内膜异位症 02.167

small intestinal giardiasis 小肠贾第虫病 02.183

small intestinal inflammatory fibroid polyp 小肠炎性纤维性息肉 02.189

small intestinal inflammatory myofibroblastic tumor 小肠炎性肌成纤维细胞瘤 02.188

small intestinal lymphangiectasia 小肠淋巴管扩张症 02.181

small intestinal lymphoid hyperplasia 小肠淋巴组织增生 02.193

small intestinal lymphoma 小肠淋巴瘤 02.202

small intestinal myoepithelial hamartoma 小肠肌上皮错构瘤 02.192

small intestinal neuromuscular and vascular hamartoma 小肠神经肌肉和血管错构瘤 02.190

small intestinal sarcoidosis 小肠结节病 02.180

small intestinal sarcomatoid carcinoma 小肠肉瘤样癌 02.198

small intestinal true histiocytic lymphoma 小肠真性组织细胞性淋巴瘤 02.203

small intestinal tuberculosis 小肠结核 02.184

small lymphocytic lymphoma 小淋巴细胞性淋巴瘤 07.046

small pox 天花 01.285

smoker brochiolitis ＊吸烟者细支气管炎 03.049

smouldering myeloma 冒烟性骨髓瘤,＊闷燃型骨髓瘤 07.054

SMZL 脾脏 B 细胞边缘区淋巴瘤 07.048

soft chancre 软下疳 01.266

soft tissue chondroma 软组织软骨瘤 08.073

solar keratosis ＊日光性角化病 11.027

solid cancer 实性癌 01.245

solid papillary carcinoma 实性乳头状癌 06.271

solid pseudopapillary neoplasm of the pancreas 胰腺实性–假乳头状瘤 02.641

solid serous adenoma ＊实性浆液性腺瘤 02.647

solitary bile-duct cyst 孤立性胆管囊肿 02.532

solitary circumscribed neuroma 孤立性局限性神经瘤 08.080

solitary cyst of the peritoneal cavity 腹膜腔孤立性囊肿 02.668

solitary fibrous tumor 孤立性纤维性肿瘤 02.590

solitary fibrous tumor of the peritoneal cavity 腹膜腔孤立性纤维性肿瘤 02.694

solitary fibrous tumor of the salivary gland 涎腺孤立性纤维性肿瘤 02.385

solitary plasmacytoma of the bone 骨孤立性浆细胞瘤 08.136

somatostatinoma 生长抑素瘤 04.090

SPB 骨孤立性浆细胞瘤 08.136

special pathology 病理学各论 01.008

special stain 特殊染色 01.332

spermatocele of the epididymis 附睾精子囊肿 06.075

spermatocytic arrest 生精停滞 06.040

sphingomyelin storage disease 神经磷脂贮积病 01.047

sphingon yelinosis ＊鞘磷脂沉积病 02.503

spindle cell carcinoma of the breast 乳腺梭形细胞癌 06.307

spindle cell hemangioma 梭形细胞血管瘤 11.096

spindle cell / pleomorphic lipoma 梭形细胞脂肪瘤/多形性脂肪瘤 08.010

spindle cell tumor with thymus-like differentiation 伴

有胸腺分化的梭形细胞肿瘤 03.267

spiradenocarcinoma 螺旋腺癌 11.049

spiradenoma 螺旋腺瘤 11.061

Spitz naevus 斯皮茨痣 11.042

splenic B cell marginal zone lymphoma 脾脏 B 细胞边缘区淋巴瘤 07.048

spreading of the tumor 肿瘤播散 01.221

SPTCL 皮下脂膜炎样 T 细胞淋巴瘤 07.086

squamous carcinoma *in situ* of the lung 肺原位鳞状上皮癌 03.131

squamous cell carcinoma 鳞状细胞癌 02.624

squamous cell carcinoma of salivary gland 涎腺鳞状细胞癌 02.378

squamous cell carcinoma of the bladder 膀胱鳞状细胞癌 05.082

squamous cell carcinoma of the breast 乳腺鳞状细胞癌 06.306

squamous cell carcinoma of the extrahepatic bile duct 肝外胆管鳞状细胞癌 02.627

squamous cell carcinoma of the intrahepatic bile duct 肝内胆管鳞状细胞癌 02.563

squamous cell carcinoma of the nose 鼻鳞状细胞癌 03.018

squamous cell carcinoma of the penis 阴茎鳞状细胞癌 06.089

squamous cell carcinoma of the throat 喉鳞状细胞癌 03.039

squamous cell carcinoma of the thyroid 甲状腺鳞状细胞癌 04.050

squamous cell papilloma of the lung 肺鳞状细胞乳头状瘤 03.135

squamous dysplasia of the lung 肺鳞状上皮异型增生 03.130

SS 塞扎里综合征 07.088

SSH 亚急性重型肝炎 02.402

steatohepatitis 脂肪性肝炎 02.445

steatosis 脂肪变性 01.041

stenosis 狭窄 01.315

stromal tumor with sex cord of the ovary 卵巢伴性索成分的间质肿瘤 06.208

stroma of the neoplasm 肿瘤的间质 01.190

struma ovarii 卵巢甲状腺肿 06.229

subacute granulomatous thyroiditis 亚急性肉芽肿性甲状腺炎 04.030

subacute infectious endocarditis 亚急性感染性心内膜炎 09.022

subacute inflammation 亚急性炎 01.151

subacute severe hepatitis 亚急性重型肝炎 02.402

subareolar abscess 乳晕下脓肿 06.238

subcutaneous nodule 皮下结节 09.035

subcutaneous panniculitis-like T cell lymphoma 皮下脂膜炎样 T 细胞淋巴瘤 07.086

subendocardial myocardial infarction 心内膜下心肌梗死 09.048

subependymal giant cell astrocytoma 室管膜下巨细胞型星形细胞瘤 10.037

subependymoma 室管膜下室管膜瘤 10.045

subungual exostosis 甲下外生骨疣 08.113

sudden coronary death 冠状动脉性猝死 09.052

sugar tumor *糖瘤 03.159

suppuration 化脓 01.157

suppurative pericarditis 化脓性心包炎 09.011

surface papilloma of the ovary 卵巢表面乳头状瘤 06.175

surgical pathology 外科病理学 01.012

sydenham chorea 小舞蹈症 09.037

syndrome of encephalopathy and fatty degeneration of the liver *脑病合并肝脂肪变性综合征 02.533

synovial chondromatosis 滑膜软骨瘤病 08.163

synovial chondrosarcoma 滑膜软骨肉瘤 08.164

synovial hemangioma 滑膜血管瘤 08.165

synovial lipoma 滑膜脂肪瘤 08.166

synovial sarcoma of the peritoneal cavity 腹膜腔滑膜肉瘤 02.690

syphilis 梅毒 01.295

syphilis infectious hepatitis 梅毒螺旋体感染性肝炎 02.414

syphilitic lymphadenitis 梅毒性淋巴结炎 07.012

syphiloma *梅毒瘤 01.298

syringocystadenoma papilliferum 乳头状汗管囊腺瘤 11.065

syringofibroadenoma 汗管纤维腺瘤 11.059

syringoma 汗管瘤 11.057

systematic pathology 病理学各论 01.008

systemic Epstein-Barr virus-positive T cell lymphoma of childhood 儿童系统性 EB 病毒阳性 T 细胞淋巴瘤 07.081

T

tabes dorsalis 脊髓痨 01.300

T-acute lymphoblastic leukemia 急性 T 淋巴[母]细胞白血病 07.043

Takayasu arteritis 大动脉炎 03.104

T-ALL 急性 T 淋巴[母]细胞白血病 07.043

Tangier disease 家族性高密度脂蛋白缺乏症 02.514

target fiber 靶纤维 10.017

target sample fiber 靶样纤维 10.018

T cell and histiocyte-rich large B cell lymphoma 富于 T 细胞和组织细胞的大 B 细胞淋巴瘤 07.064

T cell large granular lymphocytic leukemia T 细胞性大颗粒淋巴细胞白血病 07.078

T cell prolymphocytic leukemia T 细胞性幼淋巴细胞白血病 07.077

telangiectatic osteosarcoma 血管扩张型骨肉瘤 08.124

telepathology 远程病理 01.338

tertiary hyperparathyroidism 三发性甲状旁腺功能亢进症 04.054

testicular atrophy 睾丸萎缩 06.038

testicular carcinoid 睾丸类癌 06.065

testicular choriocarcinoma 睾丸绒毛膜癌 06.051

testicular cystic dysplasia 睾丸囊性发育不全 06.042

testicular embryonal carcinoma 睾丸胚胎性癌 06.049

testicular endodermal sinus tumor *睾丸内胚窦瘤 06.050

testicular epidermoid cyst 睾丸表皮样囊肿 06.043

testicular fibrothecoma 睾丸卵泡膜纤维瘤 06.060

testicular germ cell tumor 睾丸生殖细胞肿瘤 06.046

testicular gonadoblastoma 睾丸性腺母细胞瘤 06.061

testicular granulosa cell tumor 睾丸颗粒细胞瘤 06.059

testicular infarction 睾丸梗死 06.041

testicular intratubular germ cell neoplasia 睾丸小管内生殖细胞肿瘤 06.053

testicular Leydig cell tumor 睾丸间质细胞瘤 06.055

testicular malakoplakia 睾丸软斑 06.045

testicular malignant Leydig cell tumor 睾丸恶性间质细胞瘤 06.056

testicular malignant sex cord-gonadal stromal tumor 睾丸恶性性索间质肿瘤 06.064

testicular monodermal teratoma *睾丸单胚层畸胎瘤 06.052

testicular nephroblastoma 睾丸肾母细胞瘤 06.067

testicular seminoma 睾丸精原细胞瘤 06.047

testicular sex cord-gonadal stromal tumor 睾丸性索-性腺间质肿瘤 06.054

testicular sex cord-gonadal stromal tumor mixed type 睾丸混合型性索间质肿瘤 06.063

testicular sex cord-gonadal stromal tumor unclassified type 睾丸性索-性腺间质肿瘤未分类型 06.062

testicular spermatocytic germ cell tumor 睾丸精母细胞性生殖细胞肿瘤 06.048

testicular teratoma 睾丸畸胎瘤 06.052

testicular tumor of ovarian epithelial type 睾丸卵巢上皮型肿瘤 06.066

testicular yolk sac tumor 睾丸卵黄囊瘤 06.050

tetralogy of Fallot 法洛四联症 09.075

thecoma 卵泡膜细胞瘤 06.204

thin basement membrane disease *薄基底膜疾病 05.021

thin glomerular basement membrane disease 薄基底膜肾小球病 05.021

THRLBCL 富于 T 细胞和组织细胞的大 B 细胞淋巴瘤 07.064

thromboembolism 血栓栓塞 01.127

thrombosis 血栓形成 01.115

thrombus 血栓 01.116

thrombus softening 血栓软化 01.123

thymic atypical carcinoid 胸腺不典型类癌 03.205

thymic basaloid carcinoma 胸腺基底细胞样癌 03.187

thymic carcinoma with t[15;19] translocation 胸腺伴 t[15;19] 易位的癌 03.196

thymic clear cell carcinoma 胸腺透明细胞癌 03.192

thymic cyst 胸腺囊肿 03.258

thymic dysplasia 胸腺发育不良 03.261

thymic extranodal marginal zone B cell lymphoma of mucosa-associated lymphoid tissue 胸腺结外边缘区黏膜相关 B 细胞淋巴瘤 03.209

thymic follicular hyperplasia 胸腺滤泡增生 03.262

thymic large cell neuroendocrine carcinoma 胸腺大细胞神经内分泌癌 03.206

tubulocystic renal cell carcinoma　管状囊状肾细胞癌
05.056

tubulointerstitial nephritis　肾小管间质性肾炎　05.023

tufted hemangioma　丛状血管瘤　11.097

tularaemia lymphadenitis　土拉菌性淋巴结炎　07.003

tumor　肿瘤　01.185

tumor embolus　瘤栓　01.208

tumor giant cell　瘤巨细胞　01.212

tumor metastasis　肿瘤转移　01.207

tumor of rete ovarii　卵巢网肿瘤　06.228

Turcot syndrome　特科特综合征　10.103

type AB thymoma　AB 型胸腺瘤　03.178

type A thymoma　A 型胸腺瘤　03.177

type B thymoma　B 型胸腺瘤　03.179

type B1 thymoma　B1 型胸腺瘤　03.180

type B2 thymoma　B2 型胸腺瘤　03.181

type B3 thymoma　B3 型胸腺瘤　03.182

typhlitis　盲肠炎　02.234

typhoid　伤寒　01.270

typhoid cell　伤寒细胞　01.268

typhoid granuloma　* 伤寒肉芽肿　01.269

typhoid nodule　伤寒小结　01.269

typhus fever　斑疹伤寒　01.293

typhus nodule　斑疹伤寒小结　01.294

U

UDH　普通型导管上皮增生症　06.273

ulcer　溃疡　01.161

ulcerative colitis　溃疡性结肠炎　02.215

ulcerative proctitis　溃疡性直肠炎　02.237

ultrastructural pathology　超微病理学　01.015

undifferentiated carcinoma　未分化癌　01.252

undifferentiated carcinoma of the pancreas　胰腺未分化
癌　02.658

undifferentiated carcinoma of the thyroid　甲状腺未分
化癌　04.051

undifferentiated carcinoma with pancreatcc osteoclast-
like giant cell　胰腺伴破骨细胞样巨细胞未分化癌
02.654

undifferentiated high-grade pleomorphic sarcoma of the
bone　骨未分化高级别多形性肉瘤　08.150

undifferentiated sarcoma　未分化肉瘤　08.055

undifferentiated sarcoma of the peritoneal cavity　腹膜
腔未分化肉瘤　02.693

undifferentiated thymic　未分化胸腺癌　03.190

undifferentiated uterine sarcoma　未分化子宫肉瘤
06.131

urachal carcinoma of the bladder　膀胱脐尿管癌
05.086

urethral polyp in the prostate　前列腺尿道息肉
06.010

urothelial carcinoma　尿路上皮癌　01.243

urothelial hyperplasia　尿路上皮增生　05.072

urothelial metaplasia　尿路上皮化生　05.071

urothelial papilloma of the bladder　膀胱尿路上皮乳头
状瘤　05.076

urothelial reactive atypical hyperplasia　尿路上皮反应
性不典型增生　05.073

usual ductal hyperplasia　普通型导管上皮增生症
06.273

usual interstitial pneumonia　普通型间质性肺炎
03.073

V

vacuolar myelopathy　空泡性脊髓病　10.012

valvular heart disease　心[脏]瓣膜疾病　09.080

varicella-zoster virus lymphadenitis　水痘–带状疱疹病
毒淋巴结炎　07.023

vasculitis of the breast　乳腺血管炎　06.245

vasitis nodosa of spermatic cord　结节状输精管炎
06.082

vasodilatation　血管扩张　01.174

ventricular septal defect　室间隔缺损　09.074

verruca　疣　11.028

verruca plana　扁平疣　11.030

verruca plantaris　跖疣　11.031

verruca vulgaris　寻常疣　11.029

verruciform xanthoma　疣状黄瘤　02.023

verrucous squamous cell carcinoma of the bladder　膀胱
疣状鳞状细胞癌　05.083

verrucous vegetation　疣状赘生物　09.030

villous adenoma of the bladder　膀胱绒毛状腺瘤

W

X

Y

Z

汉 英 索 引

A

癌肉瘤　carcinosarcoma　03.124

艾滋病相关性淋巴结病　AIDS-associated lymphade-nopathy　07.021

鞍区颗粒细胞瘤　granular cell tumor of the sellar region　10.098

鞍区生殖细胞肿瘤　germ cell tumor of the sellar region　04.023

胺前体摄取及脱羧细胞　amine precursor uptake decarboxylation cell, APUD cell　01.253

胺前体摄取及脱羧细胞肿瘤　APUDoma　01.254

奥尔波特综合征　Alport syndrome　05.020

* 奥斯勒–韦伯–朗迪病　Osler-Weber-Rendu disease　02.475

* 阿曼–里奇综合征　Hamman-Rich syndrome　03.076

阿米巴病　amebiasis　01.303

阿米巴结肠炎　amebic colitis　02.227

阿米巴性肝脓肿　hepatic amebic abscess　02.423

阿尼齐科夫细胞　Anitschkow cell　09.026

阿绍夫小体　Aschoff body　09.025

埃德海姆–切斯特病　Erdheim-Chester disease, ECD　08.157

埃克病毒感染性肝炎　Echovirus infectious hepatitis　02.411

癌　carcinoma　01.192

癌变　carcinomatous change　01.193

癌前病变　precancerous lesion　01.205

B

巴德–吉亚利综合征　Budd-Chiari syndrome, BCS　02.471

巴雷特食管　Barrett esophagus　02.063

巴氏腺囊肿　Bartholin cyst　06.103

靶纤维　target fiber　10.017

靶样纤维　target sample fiber　10.018

白癜风　vitiligo　11.022

白喉　diphtheria　01.267

白塞结肠炎　Behçet colitis　02.228

白塞综合征　Behçet syndrome　02.005

* 白色梗死　white infarct　01.137

白色血栓　white thrombus　01.117

败血性梗死　septic infarct　01.135

败血症　septicemia　01.167

斑马体　zebra body　10.031

斑疹伤寒　typhus fever　01.293

斑疹伤寒小结　typhus nodule　01.294

斑痣性错构瘤病　phakomatosis　11.139

瘢痕　scar　01.095

瘢痕疙瘩　keloid scar　11.105

α-半乳糖苷酶 A 缺乏症　α-galactosidase A deficiency

02.505

半乳糖血症　galactosemia　02.498

* 伴浸润性癌的胰腺导管内乳头状黏液性肿瘤　intraductal papillary mucinous neoplasm of the pancreas with associated invasive carcinoma　02.644

伴破骨细胞样巨细胞的乳腺癌　breast carcinoma with osteoclast like giant cell　06.282

伴神经内分泌表现的非小细胞肺癌　pulmonary non-small cell carcinoma with neuroendocrine feature　03.126

伴血管周上皮样细胞分化的肿瘤　neoplasm with perivascular epithelioid cell differentiation　08.106

伴有淋巴样间质的微结节型胸腺瘤　micronodular thymoma with lymphoid stroma　03.183

伴有嗜酸性细胞的前列腺炎　prostatitis with eosinophillic cell　06.006

伴有胸腺分化的梭形细胞肿瘤　spindle cell tumor with thymus-like differentiation, SETTLE　03.267

伴有胸腺分化的异位胸腺癌　carcinoma showing thymus-like differentiation, CASTLE　03.268

伴有硬化性腹膜炎的黄素化卵泡膜瘤　luteinized

thecoma associated with sclerosing peritonitis 06.205

伴有造血恶性肿瘤的纵隔生殖细胞肿瘤 mediastinal germ cell tumor with associated hematologic malignancy 03.208

包裹 encapsulation 01.101

包裹性乳头状癌 encapsulated papillary carcinoma 06.270

包涵体纤维瘤病 inclusion body fibromatosis 08.027

胞吐作用 exocytosis 01.180

胞吞作用 endocytosis 01.177

胞饮作用 pinocytosis 01.179

胞质体 cytosome 10.023

*薄基底膜疾病 thin basement membrane disease 05.021

薄基底膜肾小球病 thin glomerular basement membrane disease 05.021

鲍恩病 Bowen disease 11.025

鲍恩样丘疹病 Bowenoid papulosis 11.026

暴发型脑膜炎球菌败血症 fulminating meningococcemia, Waterhouse-Friderichsen syndrome 01.264

*暴发性肝炎 fulminant hepatitis 02.401

*贝格尔病 Berger disease 05.010

鼻孢子菌病 rhinosporidiosis 03.006

鼻不典型类癌 atypical carcinoid of the nose 03.028

鼻唇囊肿 nasolabial cyst 02.048

鼻大细胞神经内分泌癌 large cell neuroendocrine carcinoma of the nose 03.029

鼻恶性多形性腺瘤 malignant pleomorphic adenoma of the nose 03.024

鼻腭管囊肿 nasopalatine duct cyst 02.047

鼻胶质瘤 nasal glioma 03.013

鼻类癌 nasal carcinoid 03.027

鼻鳞状细胞癌 squamous cell carcinoma of the nose 03.018

鼻毛霉菌病 mucormycosis of the nose 03.004

鼻黏膜萎缩 mucous membrane atrophy of the nose 03.016

鼻黏液表皮样癌 mucoepidermoid carcinoma of the nose 03.022

鼻黏液囊肿 mucocele of the nose 03.003

鼻曲菌病 aspergillosis of the nose 03.005

鼻乳头状瘤 sinonasal papilloma of the nose 03.017

鼻息肉 nasal polyp 03.012

鼻腺癌 adenocarcinoma of the nose 03.019

鼻腺鳞癌 adenosquamous carcinoma of the nose 03.020

鼻腺泡细胞癌 acinic cell carcinoma of the nose 03.023

鼻腺样囊性癌 adenoid cystic carcinoma of the nose 03.021

鼻小细胞癌 small cell carcinoma of the nose 03.026

鼻咽癌 nasopharyngeal carcinoma 03.025

鼻咽血管纤维瘤 nasopharyngeal angiofibroma 03.015

鼻异物肉芽肿 foreign body granuloma of the nose 03.010

鼻硬结病 rhinoscleroma 03.007

鼻硬结[病]细胞 Mikulicz cell 03.008

比较病理学 comparative pathology 01.013

闭锁 atresia 01.316

扁平湿疣 condyloma lata 01.297

扁平苔藓 lichen planus 11.007

扁平疣 verruca plana 11.030

变性 degeneration 01.039

变应性皮肤血管炎 allergic cutaneous vasculitis 11.013

变质 alteration 01.170

表浅性掌部纤维瘤病 palmar superficial fibromatosis 08.038

表浅性跖部纤维瘤病 plantar superficial fibromatosis 08.039

髌软骨软化症 chondromalacia patellae 08.188

丙型病毒性肝炎 viral hepatitis C 02.395

EB 病毒 Epstein-Barr virus, EBV 02.406

EB 病毒感染性肝炎 Epstein-Barr virus infectious hepatitis 02.407

病毒性食管炎 viral esophagitis 02.058

病毒性心肌炎 viral myocarditis 09.002

EB 病毒阳性弥漫大 B 细胞淋巴瘤 Epstein-Barr virus positive diffuse large B cell lymphoma 07.066

病理标本取材 sampling of the pathology specimen 01.329

病理解剖学 pathological anatomy, morbid anatomy 01.002

病理切片制作 preparation of the pathology slide 01.330

病理生理学 pathophysiology 01.004

病理生物学 pathobiology 01.005

病理形态学　pathomorphology　01.003
病理性钙化　pathologic calcification　01.070
病理性核分裂　pathologic mitosis　01.215
病理性色素沉着　pathologic pigmentation　01.055
病理学　pathology　01.001
病理学各论　special pathology, systematic pathology　01.008
病理学总论　general pathology　01.007
病因学　etiology　01.019
病征学　pathognomy　01.021
波伊茨–耶格综合征　Peutz-Jeghers syndrome, PJS　02.256
玻璃样变性　hyaline degeneration　01.050
剥脱性骨软骨炎　osteochondritis dissecans　08.172

播散型结核　disseminated tuberculosis　01.274
伯基特淋巴瘤　Burkitt lymphoma, BL　07.074
卟啉症　porphyria　02.493
不典型垂体腺瘤　atypical pituitary adenoma　04.014
* 不典型胸腺瘤　atypical thymoma　03.182
不典型增生　atypical hyperplasia　01.203
不发育　aplasia　01.311
不整红边纤维　ragged red fiber　10.020
布鲁恩巢　Brunn nest　05.074
布鲁氏菌病　brucellosis　07.004
布鲁氏菌性淋巴结炎　brucella lymphadenitis　07.005
* 布伦纳腺腺瘤　duodenal gland adenomas　02.187
* 布伦纳腺增生　Brunner gland hyperplasia　02.186
部分性水泡状胎块　partial hydatidiform mole　06.161

C

肠病相关性 T 细胞淋巴瘤　enteropathy-associated T cell lymphoma, EATL　07.083
肠重复[畸形]　intestinal duplication　02.163
*肠化　gastric intestinal metaplasia　02.113
肠气囊肿　intestinal gas cyst　02.177
肠套叠　intestinal intussusception　02.173
肠胃小凹化生　intestinal gastric foveolar metaplasia　02.172
肠系膜囊性淋巴管瘤　mesenteric cystic lymphangioma　02.708
肠系膜平滑肌瘤　mesenteric leiomyoma　02.702
肠系膜平滑肌肉瘤　mesenteric leiomyosarcoma　02.703
肠系膜上皮样血管内皮瘤　mesenteric epithelioid hemangioendothelioma　02.709
肠系膜未分化肉瘤　mesenteric undifferentiated sarcoma　02.707
肠系膜胃肠道间质瘤　mesenteric gastrointestinal stromal tumor　02.704
肠系膜纤维瘤病　mesenteric fibromatosis　02.706
肠系膜血管肉瘤　mesenteric angiosarcoma　02.710
肠系膜炎性肌成纤维细胞瘤　mesenteric inflammatory myofibroblastic tumor　02.705
肠系膜脂膜炎　mesenteric panniculitis　02.701
肠系膜转移性癌　mesenteric metastatic carcinoma　02.711
肠型腺癌　intestinal type adenocarcinoma　02.622
肠型腺瘤　intestinal type adenoma　02.611

肠胰腺异位　intestinal pancreatic heterotopia　02.166
常染色体显性遗传多囊肾病　autosomal dominant polycystic kidney disease, ADPKD　05.033
常染色体隐性遗传多囊肾病　autosomal recessive polycystic kidney disease, ARPKD　05.035
超微病理学　ultrastructural pathology　01.015
* 尘肺　dust lung　03.081
成骨不全　osteogenesis imperfecta, OI　08.181
成人型常染色体显性遗传多囊肾病　autosomal dominant polycystic kidney disease of adult type　05.034
成人型纤维肉瘤　adult fibrosarcoma, AFS　08.046
成人牙龈囊肿　gingival cyst of adult　02.045
* 成熟性实性畸胎瘤　mature solid teratoma　06.226
成纤维细胞/肌成纤维细胞肿瘤　fibroblastic/myofibroblastic tumor　08.016
成釉细胞瘤　ameloblastoma　02.053
橙色血质　hematoidin　01.065
充血　hyperemia　01.103
* 充血性心肌病　congestive cardiomyopathy　09.063
出血　hemorrhage　01.107
出血性梗死　hemorrhagic infarct　01.136
出血性心包炎　hemorrhagic pericarditis　09.014
出血性炎　hemorrhagic inflammation　01.169
初级玻璃体持续性增生症　persistent hyperplastic primary vitreous　11.140
川崎病　Kawasaki disease　02.534
穿孔　perforation　01.310
穿透性胎盘　placenta percreta　06.151

传染性单核细胞增多症　infectious mononucleosis, IM　07.018

* 传染性非典型肺炎　infectious atypical pneumonia　03.066

传染性软疣　molluscum contagiosum　11.002

* 创伤性肝囊肿　traumatic cyst of liver　02.539

创伤性神经瘤　traumatic neuroma　08.076

垂体癌　pituitary carcinom　04.015

垂体不发育　pituitary agenesis　04.001

* 垂体发育不良　pituitary hypoplasia　04.001

垂体脊索瘤　pituitary chordoma　04.020

垂体胶质瘤　pituitary glioma　04.017

垂体颗粒细胞瘤　pituitary granular cell tumor　04.019

垂体脑膜瘤　pituitary meningioma　04.018

垂体神经节细胞瘤　pituitary gangliocytoma　04.016

垂体神经鞘瘤　pituitary schwannoma　04.022

垂体腺瘤　pituitary adenoma　04.013

垂体卒中　pituitary apoplexy　04.005

纯睾丸支持细胞综合征　Sertoli cell only syndrome　06.039

丛状纤维组织细胞瘤　plexiform fibrohistiocytic tumor　08.053

丛状血管瘤　tufted hemangioma　11.097

促纤维增生性成纤维细胞瘤　desmoplastic fibroblastoma　08.029

错构瘤　hamartoma　01.210

D

* 大脖子病　simple goiter　04.036

* 大肠腺癌　large intestinal adenocarcinoma　02.267

大动脉炎　Takayasu arteritis　03.104

大动脉移位　transposition of the great artery　09.078

大骨节病　Kashin-Beck disease　08.193

大汗腺癌　apocrine carcinoma　11.053

* 大块骨溶解　massive osteolysis　08.184

* 大理石骨病　marble bone disease　08.182

* 大囊型浆液性腺瘤　macrocystic serous cystadenoma　02.647

大脑胶质病病　gliomatosis cerebri　10.049

大疱性表皮松解症　epidermolysis bullosa　11.020

大叶性肺炎　lobar pneumonia　03.063

代偿性肥大　compensatory hypertrophy　01.026

带蒂肝细胞癌　pedunculated hepatocellular carcinoma, P-HCC　02.556

带状疱疹　herpes zoster　11.016

丹毒　erysipelas　01.262

单纯疱疹病毒[性]肝炎　herpes simplex virus hepatitis　02.404

* 单纯性非特异性盲肠溃疡　simple nonspecific cecal ulcer　02.235

单纯性孤立性肾囊肿　simple solitary renal cyst　05.038

单纯性骨囊肿　simple bone cyst, SBC　08.152

单纯性甲状腺肿　simple goiter　04.036

单纯性雀斑样痣　simple lentigo　11.040

单纯性脂肪肝　simple steatosis of liver　02.447

单形性嗜上皮性肠 T 细胞淋巴瘤　monomorphic epitheliotropic intestinal T cell lymphoma　07.084

胆道型腺癌　biliary type adenocarcinoma　02.621

胆道型腺瘤　biliary type adenoma　02.613

胆固醇酯累积病　cholesterol ester storage disease, CESD　02.511

胆固醇贮积病　cholesterosis　01.048

胆管内乳头状肿瘤　intraductal papillary neoplasm of the bile duct　02.614

* 胆管乳头状瘤病　biliary papillomatosis　02.614

胆管微错构瘤　biliary microhamartoma　02.545

胆管腺癌　adenocarcinoma of the bile duct　02.620

胆管炎　cholangitis　02.430

胆囊癌　carcinoma of the gallbladder　02.617

胆囊癌肉瘤　carcinosarcoma of the gallbaldder　02.625

胆囊胆固醇息肉　gallbladder cholesterol polyp, GCP　02.599

胆囊副神经节瘤　paraganglioma of the gallbladder　02.608

胆囊软斑　malakoplakia of the gallbladder　02.605

胆囊腺癌　adenocarcinoma of the gallbladder　02.618

胆囊腺肌瘤　adenomyoma of the gallbladder　02.601

* 胆囊腺肌瘤性增生　adenomyomatous hyperplasia of the gallbladder　02.601

胆囊腺瘤　adenoma of the gallbladder　02.609

胆囊炎　cholecystitis　02.596

胆囊炎性息肉　cholecystitis polyp　02.600

胆石症　cholelithiasis　02.595

胆汁性肝硬化　biliary cirrhosis　02.450

胆汁淤积　cholestasis　02.454

* 导管内癌　intraductal carcinoma　06.278

导管内管状乳头状肿瘤　intraductal tubulopapillary neoplasm, ITPN　02.645

导管内乳头状瘤伴导管内癌　intraductal papilloma with ductal carcinoma *in situ*　06.268

导管内乳头状瘤伴导管上皮不典型增生　intraductal papilloma with atypical ductal hyperplasia　06.267

* 导管破坏性慢性胰腺炎　duct destructive chronic pancreatitis　02.635

* 导管上皮内瘤　ductal intraepithelial neoplasia　06.278

导管潴留囊肿　ductal retention cyst　02.663

低度恶性潜能的多囊性肾肿瘤　multilocular cystic renal neoplasm of low malignant potential　05.053

低分化腺癌　poorly differentiated adenocarcinoma　02.651

低级别肌成纤维细胞肉瘤　low-grade myofibroblastic sarcoma, LGMFS　08.043

低级别鳞状上皮内病变　low-grade squamous intraepithelial lesion, LSIL　06.135

低级别纤维黏液样肉瘤　low-grade fibromyxoid sarcoma　08.048

低级别中心性骨肉瘤　low-grade central osteosarcoma　08.126

低级别子宫内膜间质肉瘤　low-grade endometrial stromal sarcoma　06.129

地方性心肌病　endemic cardiomyopathy　09.068

第三脑室脊索瘤样胶质瘤　chordoid glioma of the third ventricle　10.050

淀粉样变性　amyloid degeneration, amyloidosis　01.051

* 淀粉样变性肾病　amyloidosis nephropathy　05.015

丁型病毒性肝炎　viral hepatitis D　02.396

耵聍腺瘤　ceruminoma　11.149

冬眠瘤　hibernoma　08.011

* 动静脉畸形　arteriovenous malformation　11.098

动静脉血管瘤　arteriovenous hemangioma　11.098

动脉导管未闭　patent ductus arteriosus　09.076

动脉瘤　aneurysm　09.058

动脉瘤性骨囊肿　aneurysmal bone cyst, ABC　08.151

动脉瘤样纤维组织细胞瘤　aneurysmal fibrous histiocytoma　11.115

动脉内膜肉瘤　intimal sarcoma　08.107

动脉硬化　arteriosclerosis　09.038

动脉粥样硬化　atherosclerosis　09.039

窦道　sinus　01.162

窦状血管瘤　sinusoidal hemangioma　11.091

* 窦组织细胞增生伴巨大淋巴结病　sinus histiocytosis with massive lymphadenopathy, SHML　02.535

毒血症　toxemia　01.166

* 多表型性小圆细胞肿瘤　polyphenotypic small round cell tumor　08.103

多发瘤　multiple tumor　01.191

多发性错构瘤综合征　multiple hamartoma syndrome　02.135

* 多发性肝门部囊肿　multiple hilar cysts of liver　02.537

多发性骨软骨瘤　multiple osteochondromas, MO　08.109

多发性骨髓瘤　multiple myeloma　07.052

多发性内分泌肿瘤　multiple endocrine neoplasia, MEN　04.084

多发性内分泌肿瘤 1 型　multiple endocrine neoplasia-1, MEN-1　04.085

多发性内分泌肿瘤 2 型　multiple endocrine neoplasia-2, MEN-2　04.086

多囊肝病　polycystic liver disease, PCLD, PLD　02.538

多囊性卵巢　polycystic ovary　06.172

多囊性肾发育不良　multicystic renal dysplasia　05.032

多形性　pleomorphism　01.202

多形性癌　pleomorphic carcinoma　03.122

多形性横纹肌肉瘤　pleomorphic rhabdomyosarcoma　01.238

多形性黄色瘤型星形细胞瘤　pleomorphic xanthoastrocytoma　10.036

多形性纤维瘤　pleomorphic fibroma　11.111

多形性腺瘤　pleomorphic adenoma　03.142

多形性脂肪肉瘤　pleomorphic liposarcoma　08.015

* 惰性骨髓瘤　indolent myeloma　07.054

E

恶变　malignant chang　01.206

恶性黑色素瘤　malignant melanoma　11.033

恶性混合瘤　malignant mixed tumor　11.047

恶性间皮瘤　malignant mesothelioma　01.233

恶性间叶瘤　malignant mesenchymoma　08.105

恶性腱鞘巨细胞瘤　malignant tenosynovial giant cell tumor　08.162

恶性淋巴瘤　malignant lymphoma　01.234

*恶性米勒混合瘤　malignant mixed Müllerian tumour　06.134

恶性潜能未定的前列腺间质增生　prostatic stromal proliferation of uncertain malignant potential　06.032

*恶性软骨样汗管腺瘤　malignant chondroid syringoma　11.047

恶性外周神经鞘瘤　malignant peripheral nerve sheath tumor, MPNST　08.087

*恶性纤维组织细胞肿瘤　malignant fibrohistiocytic tumor, MFH　08.055

恶性血管球瘤　malignant glomus tumor　08.061

恶性肿瘤　malignant tumor　01.187

儿童黑色素瘤　pediatric melanoma　11.034

儿童滤泡性淋巴瘤　pediatric follicular lymphoma　07.059

儿童系统性 EB 病毒阳性 T 细胞淋巴瘤　systemic Epstein-Barr virus-positive T cell lymphoma of childhood　07.081

耳硬化症　otosclerosis　11.150

二尖瓣关闭不全　mitral insufficiency　09.082

二尖瓣脱垂综合征　mitral valve prolapse syndrome　09.085

二尖瓣狭窄　mitral stenosis　09.081

二期愈合　secondary healing　01.099

二羟焦磷酸钙沉积病　calcium pyrophosphate dehydrate deposition disease　08.198

F

发病机制　pathogenesis　01.020

发育不全　hypoplasia　01.312

法布里病　Fabry disease　05.022

法洛四联症　tetralogy of Fallot　09.075

反流性食管炎　reflux esophagitis　02.055

反流性胃炎　reflux gastritis　02.105

*反应性嗜血综合征　reactive hemophagocytic syndrome　02.522

反应性胃病　reactive gastropathy　02.103

反应性隐窝增生　reactive foveolar hyperplasia　02.120

房间隔缺损　atrial septal defect, ASD　09.073

放射性肾病　radiation nephropathy　05.040

放射性食管炎　radiation esophagitis　02.062

放射性胃炎　radiation gastritis　02.106

非典型分枝杆菌淋巴结炎　atypical mycobacterial lymphadenitis　07.010

非典型畸胎样/横纹肌样肿瘤　atypical teratoid/rhabdoid tumor, AT/RT　10.068

非典型性痣　atypical naevus　11.041

非典型脂肪瘤性肿瘤/分化良好型脂肪肉瘤　atypical lipomatous tumor/ well differentiated liposarcoma, ALT/WDL　08.012

*非毒性甲状腺肿　nontoxic goiter　04.036

非分泌性骨髓瘤　non-secretory myeloma　07.053

非肝硬化性门静脉高压　non-cirrhotic portal hypertension, NCPH　02.468

*非肝硬化性门脉纤维化　non-cirrhotic portal fibrosis, NCPF　02.468

非骨化性纤维瘤　non-ossifying fibroma, NOF　08.133

*非结核性分枝杆菌淋巴结炎　nontuberculous mycobacterial lymphadenitis　07.010

非浸润性膀胱低级别尿路上皮乳头状癌　non-invasive low-grade papillary urothelial carcinoma of the bladder　05.079

非浸润性膀胱高级别尿路上皮乳头状癌　non-invasive high-grade papillary urothelial carcinoma of the bladder　05.080

非酒精性肝硬化　non-alcoholic cirrhosis　02.449

非酒精性脂肪性肝病　non-alcoholic fatty liver disease, NAFLD　02.446

非酒精性脂肪性肝炎　non-alcoholic steatohepatitis, NASH　02.448

*非韧带样型婴幼儿纤维瘤病　lipofibromatosis　08.041

非特殊型浸润性乳腺癌　invasive breast carcinoma of no special type　06.280

非特殊型慢性心包炎　nonspecific type chronic pericarditis　09.016

非特殊型外周 T 细胞淋巴瘤　peripheral T cell lymphoma of not otherwise specified　07.090

非特异性反应性肝炎　nonspecific reactive hepatitis

02.476

非特异性附睾炎　nonspecific epididymitis　06.073

非特异性化脓性淋巴结炎　nonspecific pyogenic lymphadenitis　07.001

非特异性间质性肺炎　nonspecific interstitial pneumonia, NSIP　03.074

非特异性细菌性结肠炎　nonspecific bacterial colitis　02.217

*非特指弥漫大 B 细胞淋巴瘤　diffuse large B cell lymphoma, not otherwise specified, DLBCL-NOS　07.063

肥大　hypertrophy　01.025

肥大细胞增多症　mastocytosis　11.088

肥大性肛乳头　hypertrophied papillae　02.310

肥厚型心肌病　hypertrophic cardiomyopathy　09.064

肥厚性瘢痕　hypertrophic scar　11.106

肺孢子菌肺炎　pneumocystis pseumonia　03.062

*肺变应性肉芽肿病　pulmonary allergic granulomatosis　03.099

*肺变应性肉芽肿性血管炎　Churg-Strauss vasculitis of the lung　03.099

肺不典型类癌　lung atypical carcinoid　04.094

肺不典型腺瘤样增生　atypical adenomatous hyperplasia of the lung　03.132

肺尘埃沉着病　pneumoconiosis　03.081

肺出血–肾炎综合征　pulmonary-renal syndrome　03.059

肺错构瘤　pulmonary hamartoma　03.157

肺大细胞癌　pulmonary large cell carcinoma　03.117

肺大细胞神经内分泌癌　pulmonary large cell neuroendocrine carcinoma　03.118

肺淀粉样变　pulmonary amyloidosis　03.106

肺动静脉瘘　pulmonary arteriovenous fistula　03.102

肺动脉肉瘤　pulmonary artery sarcoma　03.155

肺非结核性分枝杆菌感染　nontuberculous mycobacterial infection of the lung　03.088

肺黑色素瘤　pulmonary melanoma　03.162

肺滑膜肉瘤　pulmonary synovial sarcoma　03.154

肺坏死性结节病样肉芽肿病　pulmonary necrotizing sarcoid granulomatosis　03.100

肺基底细胞样鳞状细胞癌　pulmonary basaloid squamous cell carcinoma　03.111

肺畸胎瘤　pulmonary teratoma　03.160

肺结核　pulmonary tuberculosis　03.087

肺结节病　pulmonary sarcoidosis　03.096

肺结外边缘区黏膜相关淋巴组织淋巴瘤　pulmonary extranodal marginal zone lymphoma of mucosa-associated lymphoid tissue　03.143

肺静脉肉瘤　pulmonary vein sarcoma　03.156

肺巨细胞动脉炎　pulmonary giant cell arteritis　03.105

肺朗格汉斯细胞组织细胞增生症　pulmonary Langerhans cell histiocytosis　03.146

肺类癌　lung carcinoid　04.093

肺良性平滑肌病变　pulmonary benign smooth muscle lesion　03.109

肺淋巴管平滑肌瘤病　pulmonary lymphangioleiomyomatosis　03.057

肺淋巴瘤样肉芽肿病　pulmonary lymphomatoid granulomatosis　03.145

肺鳞状上皮异型增生　squamous dysplasia of the lung　03.130

肺鳞状细胞癌　pulmonary squamous cell carcinoma　03.110

肺鳞状细胞乳头状瘤　squamous cell papilloma of the lung　03.135

肺毛霉菌病　pulmonary mucormycosis　03.095

肺母细胞瘤　pulmonary blastoma　03.125

肺内胸腺瘤　intrapulmonary thymoma　03.161

肺泡蛋白沉积症　pulmonary alveolar proteinosis　03.061

肺泡微结石病　pulmonary alveolar microlithiasis　03.107

肺铍沉积症　pulmonary berylliosis　03.097

肺平滑肌瘤　pulmonary leiomyoma　03.152

肺平滑肌肉瘤　pulmonary leiomyosarcoma　03.153

肺气肿　emphysema　03.055

肺球孢子菌病　pulmonary coccidioidomycosis　03.093

肺曲菌病　pulmonary aspergillosis　03.094

肺肉瘤样癌　pulmonary sarcomatoid carcinoma　03.121

肺软骨瘤　pulmonary chondroma　03.149

肺上皮样血管内皮瘤　pulmonary epitheloid hemangioendothelioma　03.147

肺嗜酸性肉芽肿性多血管炎　pulmonary eosinophilic granulomatosiswith polyangiitis　03.099

肺水肿　pulmonary edema　03.058

肺铁末沉着病　pulmonary siderosis　03.086

肺透明细胞肿瘤　pulmonary clear cell tumor　03.159

肺微小脑膜上皮样结节　pulmonary minute meningotheliod nodule　03.164

肺韦氏肉芽肿　pulmonary Wegener granulomatosis　03.098

肺腺癌　pulmonary adenocarcinoma　03.113

肺腺鳞癌　pulmonary adenosquamous carcinoma　03.120

肺腺泡状腺瘤　alveolar adenoma of the lung　03.138

肺芽生菌病　pulmonary blastomycosis　03.092

肺隐球菌病　pulmonary cryptococcosis　03.090

* 肺硬化性血管瘤　pulmonary sclerosing hemangioma　03.158

肺原发性弥漫性大 B 细胞淋巴瘤　pulmonary primary diffuse large B cell lymphoma　03.144

肺原位鳞状上皮癌　squamous carcinoma *in situ* of the lung　03.131

肺原位腺癌　pulmonary adenocarcinoma *in situ*　03.133

肺转移性肿瘤　metastatic tumor of the lung　03.163

肺子宫内膜异位症　pulmonary endometriosis　03.108

肺组织胞浆菌病　pulmonary histoplasmosis　03.089

分化　differentiation　01.199

* 分化不良痣　dysplastic naevus　11.041

分叶肝　hepar lobatum　01.299

分叶状纤维　lobulated fiber　10.021

分子病理学　molecular pathology　01.016

风湿病　rheumatism　09.023

风湿热　rheumatic fever　09.024

风湿性动脉炎　rheumatic arteritis　09.036

风湿性关节炎　rheumatic arthritis　09.033

* 风湿性肉芽肿　rheumatic granuloma　09.025

风湿性心包炎　rheumatic pericarditis　09.031

风湿性心脏病　rheumatic heart disease　09.029

风疹病毒感染性肝炎　rubella virus infectious hepatitis　02.409

蜂窝肺　honeycomb lung　03.056

蜂窝[组]织炎　phlegmonous inflammation, cellulitis　01.160

* 冯迈恩堡复合体　von Meyenburg complex　02.545

腐蚀性食管炎　caustic esophagitis　02.061

附睾恶性间皮瘤　malignant mesothelioma of the epididymis　06.077

附睾结核　tuberculosis of the epididymis　06.074

附睾结节性间皮细胞增生　nodular mesothelial hyperplasia of the epididymis　06.080

附睾精子囊肿　spermatocele of the epididymis　06.075

附睾乳头状囊腺瘤　papillary cystadenoma of the epididymis　06.079

附睾腺癌　adenocarcinoma of the epididymis　06.078

附睾腺瘤样瘤　epididymal adenomatous tumor of the epididymis　06.076

* 复发性阿弗他溃疡　recurrent aphthous ulcer　02.012

复发性多软骨炎　relapsing polychondritis　11.148

复发性坏死性黏膜腺周围炎　periadenitis mucosa necrotica recurrens　02.013

复发性口腔溃疡　recurrent oral ulcer　02.012

复合性大细胞神经内分泌癌　combined large cell neuroendocrine carcinoma　03.119

复合性小细胞癌　combined small cell carcinoma　03.112

复合痣　combined naevus　11.039

复杂性纤维腺瘤　complex fibroadenoma　06.316

* 副脊索瘤　parachordoma　08.097

副神经节瘤　paraganglioma　01.257

副肾上腺　accessory suprarenal gland　04.064

副阴囊　accessory scrotum　06.095

副肿瘤综合征　paraneoplastic syndrome　01.188

富于淋巴细胞的经典型霍奇金淋巴瘤　lymphocyte-rich subtype of classical Hodgkin lymphoma, LRCHL　07.036

* 富于淋巴细胞胸腺瘤　lymphocyte-rich thymoma　03.180

富于 T 细胞和组织细胞的大 B 细胞淋巴瘤　T cell and histiocyte-rich large B cell lymphoma, THRLBCL　07.064

富于细胞性细支气管炎　cellular bronchiolitis　03.047

富于细胞性纤维组织细胞瘤　cellular fibrous histiocytoma　11.117

富于细胞性血管纤维瘤　cellular angiofibroma　08.033

腹股沟肉芽肿　granuloma inguinale　01.291

腹膜播散性平滑肌瘤病　leiomyomatosis peritonealis disseminata　02.684

腹膜恶性混合性中胚叶肿瘤　peritoneal malignant mixed mesodermal tumor　02.687

G

肝血管肉瘤　hepatic angiosarcoma　02.586

肝血吸虫病　hepatic schistosomiasis　02.427

肝炎后肝硬化　post hepatitis cirrhosis　02.463

肝移植相关疾病　liver transplantation-associated disease　02.540

肝遗传性纤维多囊性疾病　hereditary fibropolycystic disease of the liver　02.524

肝隐球菌病　hepatic cryptococcosis　02.419

肝硬化　cirrhosis, hepatic cirrhosis　02.462

肝原发性平滑肌肉瘤　hepatic primary leiomyosarcoma, HPLMS　02.594

肝脏局灶性结节增生　hepatic focal nodular hyperplasia　02.548

肝脂肪变性　hepatic steatosis　02.443

肝紫癜症　peliosis hepatis　02.480

肝组织胞浆菌病　hepatic histoplasmosis　02.420

感染　infection　01.260

感染相关的嗜血综合征　infectionassociated hemophagocytic syndrome　02.522

感染性食管炎　infectious esophagitis　02.056

感染性输卵管炎　infectious salpingitis　06.137

感染性心内膜炎　infectious endocarditis, IE　09.019

肛管部位异位前列腺组织　anal canal ectopic prostatic tissue　02.308

肛管鳞状细胞乳头状瘤　anal canal squamous cell papilloma　02.313

* 肛管–直肠瘘　anal-rectal fistula　02.305

* 肛裂　anal fissure　02.303

肛瘘　anal fistula　02.305

* 肛门癌　anal carcinoma　02.315

肛门鲍恩病　anal Bowen disease　02.316

肛门闭锁　anal atresia　02.328

肛门表皮样囊肿　anal epidermoid cyst　02.332

肛门部原发的恶性淋巴造血系统肿瘤　anal tumor of the hematopoietic and lymphoid tissue　02.336

肛门恶性黑色素瘤　anal malignant melanoma　02.324

肛门发育缺陷　anal embryologic defect　02.330

肛门基底细胞癌　anal basal cell carcinoma　02.323

肛门尖锐湿疣　anal condyloma acuminatum　02.312

* 肛门胶样腺癌　anal colloid adenocarcinoma　02.322

肛门角化棘皮瘤　anal keratoacanthoma　02.338

肛门颗粒细胞瘤　anal granular cell tumor　02.333

肛门溃疡　anal ulcer　02.304

肛门类癌　anal carcinoid　02.326

肛门裂隙　anal fissure　02.303

肛门鳞状细胞癌　anal squamous cell carcinoma　02.315

肛门黏液癌　anal mucinous adenocarcinoma　02.322

肛门胚胎性横纹肌肉瘤　anal embryonal rhabdomyosarcoma　02.335

肛门佩吉特病　anal Paget disease　02.319

* 肛门皮赘　anal acrochordon　02.329

肛门平滑肌肉瘤　anal leiomyosarcoma　02.334

* 肛门肉瘤样癌　anal sarcomatoid carcinoma　02.318

肛门乳头状汗腺腺瘤　anal hidradenoma papilliferum　02.331

肛门软斑　anal malacoplakia　02.339

肛门软纤维瘤　anal soft fibroma　02.329

肛门上皮异型增生　anal epithelial dysplasia　02.314

* 肛门上皮原位癌　anal epithelial carcinoma *in situ*　02.316

肛门生殖器乳腺样腺体腺癌　anogenital mammary-like gland adenocarcinoma　02.341

肛门生殖器乳腺样腺体腺瘤　anogenital mammary-like gland adenoma　02.340

肛门梭形细胞癌　anal spindle cell carcinoma　02.318

肛门腺癌　anal adenocarcinoma　02.321

肛门小细胞癌　anal small cell carcinoma　02.327

肛门性病淋巴肉芽肿　anal lymphogranuloma venereum　02.306

肛门炎性泄殖腔源性息肉　anal inflammatory cloacogenic polyp　02.309

肛门移行上皮癌　anal transitional carcinoma　02.317

肛门疣状癌　anal verrucous carcinoma　02.320

肛门子宫内膜异位症　anal endometriosis　02.307

肛周黑色素细胞痣　perianal melanocytic nevi　02.325

肛周脓肿　perianal abscess　02.342

高胆红素血症　hyperbilirubinemia　02.483

高分化腺癌　well-differentiated adenocarcinoma　02.649

* 高分化胸腺癌　well-differentiated thymic carcinoma　03.182

高级别表面骨肉瘤　high-grade surface osteosarcoma　08.129

高级别鳞状上皮内病变　high-grade squamous intraepithelial lesion, HSIL　06.136

高级别 B 细胞淋巴瘤　high-grade B cell lymphoma　07.075

骨化性纤维瘤　ossifying fibroma　02.051

骨化性纤维黏液样肿瘤　ossifying fibromyxoid tumor　08.095

骨坏死　osteonecrosis　08.171

骨痂　callus　08.168

骨巨细胞瘤　giant cell tumor of the bone　08.139

骨朗格汉斯细胞组织细胞增生症　Langerhans cell histiocytosis of the bone　08.156

骨良性纤维组织细胞瘤　benign fibrous histiocytoma of the bone　08.134

骨瘤　osteoma　08.120

骨膜骨肉瘤　periosteal osteosarcoma　08.128

骨母细胞瘤　osteoblastoma　08.122

骨旁骨肉瘤　parosteal osteosarcoma　08.127

骨佩吉特病　Paget disease of the bone　08.185

骨平滑肌肉瘤　leiomyosarcoma of the bone　08.146

骨肉瘤　osteosarcoma　01.230

骨软骨瘤　osteochondroma　08.108

骨软骨黏液瘤　osteochondromyxoma　08.112

骨软化[症]　osteomalacia　08.180

骨上皮样血管瘤　epithelioid hemangioma of the bone　08.143

骨上皮样血管内皮瘤　epithelioid hemangioendothelioma of the bone　08.144

骨髓坏死　bone marrow necrosis　07.103

* 骨髓瘤　myeloma　07.052

骨髓明胶样变性　gelatinous degeneration of bone marrow　07.102

* 骨髓明胶样转化　gelatinous transformation of bone marrow　07.102

骨髓转移性肿瘤　bone marrow metastatic tumor　07.109

骨外骨肉瘤　extraskeletal osteosarcoma　08.075

骨外黏液样软骨肉瘤　extraskeletal myxoid chondrosarcoma　08.101

骨外尤因肉瘤　extraskeletal Ewing sarcoma　11.119

骨未分化高级别多形性肉瘤　undifferentiated high-grade pleomorphic sarcoma of the bone　08.150

骨纤维结构不良　osteofibrous dysplasia, OFD　08.155

骨纤维肉瘤　fibrosarcoma of the bone　08.131

骨血管瘤　hemangioma of the bone　08.142

骨血管肉瘤　angiosarcoma of the bone　08.145

骨样骨瘤　osteoid osteoma　08.121

骨硬化性骨髓瘤　osteosclerotic myeloma　07.056

骨硬化症　osteopetrosis　08.182

骨折　fracture　08.167

骨脂肪瘤　lipoma of the bone　08.147

骨脂肪肉瘤　liposarcoma of the bone　08.148

骨质疏松症　osteoporosis　08.178

* 骨组织细胞样血管瘤　histiocytoid hemangioma of the bone　08.143

瓜尔涅里包涵体　Guarnieri inclusion body　01.286

关节旁黏液瘤　juxta-articular myxoma　08.090

* 关节外色素性绒毛结节性滑膜炎　extra-articular pigmented villonodular synovitis　08.051

* 冠心病　coronary artery heart disease, CHD　09.045

冠状动脉性猝死　sudden coronary death　09.052

冠状动脉性心脏病　coronary artery heart disease, CHD　09.045

冠状动脉粥样硬化　coronary atherosclerosis　09.044

冠状动脉粥样硬化性心脏病　coronary atherosclerotic heart disease　09.046

管状大汗腺腺瘤　tubular apocrine adenoma　11.045

管状囊状肾细胞癌　tubulocystic renal cell carcinoma　05.056

管状乳头状腺瘤　tubular papillary adenoma　11.064

管状腺瘤　tubular adenoma　11.063

* 光化性角化病　actinic keratosis　11.027

光线性角化病　actinic keratosis　11.027

胱氨酸病　cystinosis　02.496

硅沉着病　silicosis　03.082

硅结节　siliconic nodule　03.083

腘窝囊肿　Baker cyst　08.160

过渡型肝细胞癌　transitional liver cell tumor, TLCT　02.574

* 过敏性肺炎　hypersensitive pneumonitis　03.070

过敏性结肠炎　allergic colitis　02.222

过敏性直肠炎　allergic proctitis　02.239

过敏性紫癜　hypersensitive purpura　05.013

过敏性紫癜性肾炎　hypersensitive purpura nephritis　05.014

H

海马硬化　hippocampal sclerosis　10.006

含铁小结　siderotic nodule　01.063

含铁血黄素　hemosiderin　01.061

含铁血黄素沉着症　hemosiderosis　01.062

含牙囊肿　dentigerous cyst　02.041

汗管瘤　syringoma　11.057

汗管纤维腺瘤　syringofibroadenoma　11.059

汗孔癌　porocarcinoma　11.048

汗孔角化病　porokeratosis　11.019

汗孔瘤　poroma　11.058

汗囊瘤　hidrocystoma　11.056

汗腺癌　hidradenocarcinoma　11.050

* 汗腺混合瘤　mixed tumor of sweat gland　11.067

汗腺瘤　hidradenoma　11.060

核分裂象　mitotic figure　01.214

核固缩　pyknosis　01.089

核溶解　karyolysis　01.091

核碎裂　karyorrhexis　01.090

颌骨骨髓炎　jaw osteomyelitis　02.032

颌骨朗格汉斯细胞组织细胞增生症　jaw Langerhans cell histiocytosis　02.038

颌骨囊性纤维性骨炎　jaw osteitis fibrosa cystica　02.035

颌骨佩吉特病　jaw Paget disease　02.037

颌骨纤维性结构不良　jaw fibrous dysplasia　02.036

* 颌骨棕色瘤　jaw brown tumor　02.035

褐色萎缩　brown atrophy　01.036

褐色硬变　brown induration　01.105

* 黑斑息肉综合征　polyp and spot syndrome　02.256

黑变病　melanosis　01.059

黑热病　kala-azar　01.304

黑热病淋巴结改变　lymphadenopathy in kala-azar　07.026

黑色素母细胞　melanoblast　01.057

黑色素细胞　melanocyte　01.056

横纹肌瘤　rhabdomyoma　08.063

横纹肌瘤性间叶性错构瘤　rhabdomyomatous mesenchymal hamartoma　11.104

红斑狼疮　erythematosus　11.010

* 红色梗死　red infarct　01.136

红色血栓　red thrombus　01.119

喉扁桃体囊肿　tonsillar cyst of the throat　03.033

喉袋状囊肿　saccular cyst of the throat　03.030

喉导管囊肿　ductal cyst of the throat　03.031

喉结核　tuberculosis of the larynx　03.036

喉鳞状细胞癌　squamous cell carcinoma of the throat　03.039

喉神经内分泌肿瘤　neuroendocrine neoplasm of the throat　03.040

喉嗜酸细胞囊肿　oncocytic cyst of the throat　03.032

后肾腺瘤　metanephric adenoma　05.050

后肾腺纤维瘤　metanephric adenofibroma　05.051

后天性前列腺囊肿　acquired prostate cyst　06.012

呼吸性细支气管炎　respiratory bronchiolitis　03.049

呼吸性细支气管炎–间质性肺疾病　respiratory bronchiolitis-associatedinterstitial lung disease, RBAILD　03.077

壶腹旁十二指肠壁囊肿　paraampullary duodenal wall cyst　02.662

滑膜软骨瘤病　synovial chondromatosis　08.163

滑膜软骨肉瘤　synovial chondrosarcoma　08.164

滑膜血管瘤　synovial hemangioma　08.165

滑膜脂肪瘤　synovial lipoma　08.166

化疗性胃炎　chemotherapy gastritis　02.107

化脓　suppuration　01.157

化脓性骨髓炎　pyogenic osteomyelitis　08.173

化脓性心包炎　purulent pericarditis, suppurative pericarditis　09.011

化脓性炎　purulent inflammation　01.156

化生　metaplasia　01.037

化生型胸腺瘤　metaplastic type thymoma　03.184

* 化学性胃病　chemical gastropathy　02.103

化学性胃炎　chemical gastritis　02.104

坏死　necrosis　01.075

坏死性细动脉炎　necrotizing arteriolitis　09.057

坏死性涎腺化生　necrotizing sialometaplasia　02.017

还原体　reducing body　10.030

环境病理学　environmental pathology　01.018

环状梗死　circumferential infarction　09.050

环状红斑　erythema annulare　09.034

环状肉芽肿　granuloma annulare　11.008

环状纤维　ring fiber　10.019

环状胰腺　annular pancreas　02.629

黄斑瘤　xanthelasma　01.067

黄热病　yellow fever　02.412

黄色瘤　xanthoma　01.066

黄色瘤样垂体炎　xanthomatous hypophysitis　04.007

黄色肉芽肿性胆囊炎　xanthogranulomatous cholecystitis, XGC　02.602

灰区淋巴瘤　grey-zone lymphoma　07.076
灰质异位　gray matter ectopia　10.014
回肠克罗恩病　ileal Crohn disease　02.176
惠普尔病　Whipple disease　02.185
*混合瘤　mixed tumor　03.142
混合细胞型经典型霍奇金淋巴瘤　mixed cellularity of classical Hodgkin lymphoma, MCCHL　07.035
混合性肝细胞-胆管细胞癌　combined hepatocellular-cholangiocarcinoma, CHC　02.572
*混合性间皮瘤　mixed mesothelioma　03.172
*混合性浆液-神经内分泌肿瘤　mixed serous neuro-endocrine neoplasm　02.647
混合性鳞状细胞和腺性乳头状瘤　mixed squamous cell and glandular papilloma　03.137
*混合性腺泡细胞癌　mixed acinar cell carcinoma　02.643
混合性胸腺上皮性肿瘤　combined thymic epithelial neoplasm　03.197
混合血栓　mixed thrombus　01.118
混合痣　mixed naevus　11.038
*活检　biopsy　01.328
活体组织检查　biopsy　01.328
获得性肾囊肿病　acquired renal cystic kidney disease　05.037
*霍奇金病　Hodgkin disease　07.032
霍奇金淋巴瘤　Hodgkin lymphoma, HL　07.032
*霍奇金样间变性大细胞淋巴瘤　Hodgkin-like anaplastic large cell lymphoma　07.076

J

机化　organization　01.096
机化性肺炎　organizing pneumonia　03.069
肌内黏液瘤　intramuscular myxoma　08.089
肌纤维比例失常　abnormal myofiber proportion　10.027
肌纤维瘤　myofibroma　08.023
肌纤维瘤病　myofibromatosis　08.024
肌纤维群组化　fiber-type grouping　10.028
肌脂肪瘤　myolipoma　08.007
肌质块　sarcoplasmic mass　10.024
肌周细胞瘤　myopericytoma　08.062
积乳囊肿　galactocele　06.252
积血　hematocele　01.113
基底细胞癌　basal cell carcinoma　11.023
*畸形性骨炎　osteitis deformans　08.185
激光捕获显微切割　laser capture microdissection, LCM　01.336
激素合成障碍性甲状腺肿　dyshormonogenetic goiter　04.038
*急进性肾小球肾炎　rapidly progressive glomerulo-nephritis, RPGN　05.009
急性病毒性肝炎　acute viral hepatitis　02.391
急性出血性胃炎　acute hemorrhagic gastritis　02.095
急性胆囊炎　acute cholecystitis　02.597
急性非化脓性胆管炎　acute non-suppurative cholangitis　02.432
急性肝炎　acute hepatitis　02.390
*急性感染性结肠炎　acute infectious colitis　02.217

急性感染性心内膜炎　acute infectious endocarditis　09.020
急性过敏性肾小管间质性肾炎　acute allergic tubulointerstitial nephritis　05.027
急性喉炎　acute laryngitis　03.035
急性化脓性胆管炎　acute suppurative cholangitis　02.431
急性化脓性乳腺炎　acute suppurative mastitis　06.237
急性甲状腺炎　acute thyroiditis　04.029
急性间质性肺炎　acute interstitial pneumonia, AIP　03.076
急性阑尾炎　acute appendicitis　02.284
急性淋巴[母]细胞白血病　acute lymphoblastic leukemia, ALL　07.042
急性T淋巴[母]细胞白血病　T-acute lymphoblastic leukemia, T-ALL　07.043
急性B淋巴[母]细胞白血病　B-acute lymphoblastic leukemia, B-ALL　07.044
急性卵巢炎　acute oophoritis　06.164
*急性弥漫增生性肾小球肾炎　acute diffuse proliferative glomerulonephritis　05.003
急性糜烂性胃炎　acute erosive gastritis　02.094
急性肾小管坏死　acute tubular necrosis　05.024
急性肾盂肾炎　acute pyelonephritis　05.025
急性髓细胞性白血病　acute myelogenous leukemia, AML　07.100
急性胃溃疡　acute gastric ulcer　02.117
急性胃炎　acute gastritis　02.093

假膜性结肠炎　pseudomembranous colitis　02.218

假膜性炎　pseudomembranous inflammation　01.155

* 假肉瘤性肌成纤维细胞增生　pseudosarcomatous myofibroblastic proliferation　06.009

* 假肉瘤性筋膜炎　pseudosarcomatous fasciitis　08.017

假性动脉瘤　false aneurysm, pseudoaneurysm　09.060

假性肥大　pseudohypertrophy　01.028

尖锐湿疣　condyloma acuminatum　11.001

间变　anaplasia　01.200

间变性少突胶质细胞瘤　anaplastic oligodendroglioma　10.039

间变性少突星形细胞瘤　anaplastic oligoastrocytoma　10.041

间变性神经节细胞胶质瘤　anaplastic ganglioglioma　10.057

间变性室管膜瘤　anaplastic ependymoma　10.043

间变性星形细胞瘤　anaplastic astrocytoma　10.033

间变性肿瘤　anaplastic tumor　01.201

间叶性软骨肉瘤　mesenchymal chondrosarcoma　08.074

间叶性肿瘤　mesenchymal tumor　04.024

睑板腺囊肿　chalazion　11.127

睑裂斑　pinguecula　11.135

渐进性坏死　necrobiosis　01.082

腱鞘囊肿　ganglion cyst　08.159

腱鞘纤维瘤　fibroma of tendon sheath　08.028

浆细胞白血病　plasma cell leukemia, PCL　07.055

* 浆细胞性骨髓瘤　plasmacytic myeloma　07.052

浆液纤维蛋白性心包炎　fibrinous and serofibrinous pericarditis　09.010

* 浆液性囊腺癌　serous cystadenocarcinoma　02.647

* 浆液性乳头状囊腺瘤　serous papillary cystadenoma　01.317

浆液性心包炎　serous pericarditis　09.008

浆液性炎　serous inflammation　01.153

* 浆液性脂肪萎缩　serous fat atrophy　07.102

交界瘤　borderline tumor　01.211

* 胶样癌　colloid carcinoma　01.248

胶原性结肠炎　collagenous colitis　02.223

* 胶原性纤维瘤　collagenous fibroma　08.029

胶质母细胞瘤　glioblastoma　10.034

角化棘皮瘤　keratoacanthoma　11.032

接触性溃疡　contact ulcer　03.038

节段性脱髓鞘　segmental demyelination　10.005

节细胞神经瘤　ganglioneuroma　08.084

节细胞性副神经节瘤　gangliocytic paraganglioma　04.092

结肠富于帕内特细胞的乳头状腺癌　colonic Paneth cell-rich papillary adenocarcinoma　02.274

结肠克罗恩病　colonic Crohn disease　02.216

结缔组织增生性小圆细胞肿瘤　desmoplastic small round cell tumor　08.103

结核病　tuberculosis　01.271

结核杆菌感染性肝炎　tuberculosis infectious hepatitis　02.413

结核结节　tubercle　01.258

* 结核瘤　tuberculoma　01.276

结核球　tuberculoma　01.276

结核性骨髓炎　tuberculous osteomyelitis　08.174

结核性关节炎　tuberculous arthritis　08.196

结核性淋巴结炎　tuberculous lymphadenitis　07.009

* 结核性肉芽肿　tuberculous granuloma　01.258

结核性乳腺炎　tuberculous mastitis　06.239

结核样型麻风　tuberculoid leprosy　01.280

结节病　sarcoidosis　02.179

结节性多动脉炎　polyarteritis nodosa, PAN　02.473

结节性红斑　erythema nodosum　11.014

结节性甲状腺肿　nodular goiter　04.037

结节性筋膜炎　nodular fasciitis　08.017

结节性淋巴细胞为主型霍奇金淋巴瘤　nodular lymphocyte predominant Hodgkin lymphoma, NLPHL　07.037

结节性峡部输卵管炎　salpingitis isthmica nodosa　06.141

结节性硬化复合症　tuberous sclerosis complex　10.101

结节硬化型经典型霍奇金淋巴瘤　nodular sclerosis of classical Hodgkin lymphoma, NSCHL　07.034

结节状输精管炎　vasitis nodosa of spermatic cord　06.082

结外 NK/T 细胞淋巴瘤鼻型　extranodal NK/T cell lymphoma of nasal type　11.079

结直肠波伊茨-耶格息肉　colorectal Peutz-Jeghers polyp　02.246

结直肠肠扭转　colorectal volvulus　02.210

结直肠杵状微腺管腺瘤　colorectal pestle-like microglandular adenoma　02.266

结直肠子宫内膜异位症　colorectal endometriosis　02.208

* 截断性神经瘤　amputation neuroma　08.076

* 进行性骨化性肌炎　myositis ossificans progressiva　08.170

进行性骨化性纤维结构不良　fibrodysplasia ossificans progressiva, FOP　08.170

进行性家族性肝内胆汁淤积　progressive familial intrahepatic cholestasis, PFIC　02.456

进展期胃癌　advanced gastric carcinoma　02.145

进展性淋巴管瘤　progressive lymphangioma　11.101

* 近皮质骨肉瘤　juxtacortical osteosarcoma　08.127

浸润　infiltration　01.219

浸润性腺癌　invasive adenocarcinoma　03.115

经典型霍奇金淋巴瘤　classical Hodgkin lymphoma, CHL　07.033

晶状体过敏性眼炎　phacoanaphylaxis　11.142

精囊腺囊腺瘤　cystadenoma of the seminal vesicle　06.035

* 精索假肉瘤性肌成纤维细胞增生　pseudosarcomatous myofibroblastic proliferation of spermatic cord　06.083

精索扭转　torsion of spermatic cord　06.081

精索乳头状囊腺瘤　papillary cystadenoma of spermatic cord　06.085

精索血管黏液脂肪瘤　angiomyxolipoma of spermatic cord　06.084

颈背型纤维瘤　nuchal-type fibroma　08.034

颈纤维瘤病　fibromatosis colli　08.025

静脉内平滑肌瘤病　intravenous leiomyomatosis　06.126

酒精性肝病　alcoholic liver disease, ALD　02.439

酒精性肝炎　alcoholic hepatitis　02.440

酒精性肝硬化　alcoholic cirrhosis　02.442

酒精性心肌病　alcoholic cardiomyopathy　09.069

酒精性脂肪肝　alcoholic steatosis　02.441

局部血液循环障碍　local hemodynamic disorder　01.102

局限化　localization　01.319

* 局限性骨化性肌炎　myositis ossificans circumscripta　08.169

局限性腱鞘巨细胞瘤　localized type tenosynovial giant cell tumor　08.050

局限性淋巴管瘤　lymphangioma circumscriptum　11.100

局限性神经内神经纤维瘤　localized intraneural neurofibroma　10.070

* 局限性异位骨化　localized heterotopic ossification　08.169

* 局限性指（趾）间神经炎　localized interdigital neuritis　08.077

局灶性节段性肾小球硬化症　focal segmental glomerulosclerosis, FSGS　05.006

* 菊池病　Kikuchi disease　07.020

* 菊池淋巴结炎　Kikuchi lymphadenitis　07.020

* 巨大淋巴结增生症　giant lympho node hyperplasia　07.028

巨大牙骨质瘤　gigantiform cementoma　02.039

巨细胞癌　giant cell carcinoma　03.123

* 巨细胞包涵体病　cytomegalic inclusion disease, CID　01.287

巨细胞病毒感染　cytomegalovirus infection　01.287

巨细胞病毒感染性肝炎　cytomegalovirus infectious hepatitis　02.405

巨细胞病毒性结肠炎　cytomegaloviral colitis　02.226

巨细胞病毒性淋巴结炎　cytomegaloviral lymphadenitis　07.022

巨细胞成纤维细胞瘤　giant cell fibroblastoma　11.112

巨细胞肉芽肿　giant cell granuloma　02.033

巨细胞性动脉炎　giant cell arteritis, GCA　02.474

* 巨细胞性肝炎　giant cell hepatitis　02.435

* 巨细胞修复性肉芽肿　giant cell reparation granuloma, GCRG　02.033

巨细胞血管纤维瘤　giant cell angiofibroma　08.037

具有大汗腺分化的乳腺癌　carcinoma with apocrine differentiation of the breast　06.288

具有乳头状核特征的非浸润性甲状腺滤泡性肿瘤　non-invasive follicular thyroid neoplasm with papillary-like nuclear feature　04.045

具有神经内分泌特点的乳腺癌　carcinoma with neuroendocrine feature of the breast　06.290

具有髓样癌特点的乳腺癌　carcinoma with medullary feature of the breast　06.289

具有印戒细胞分化的乳腺癌　carcinoma with signet-ring-cell differentiation of the breast　06.287

军团菌性肺炎　legionella pneumonia　03.065

菌血症　bacteriemia　01.165

K

卡波西肉瘤　Kaposi sarcoma　08.071

卡波西型血管内皮瘤　Kaposi form hemangioendothe-
lioma　08.067

* 卡罗利病　Caroli disease　02.531

卡纳达-克朗凯特综合征　Canada-Cronkhite syndrome,
CCS　02.257

卡尼综合征　Carney complex　11.126

卡斯尔曼病　Castleman disease　07.028

α₁ 抗胰蛋白酶缺乏症　α_1-antitrypsin deficiency
02.500

* 考登综合征　Cowden syndrome　02.135

柯萨奇病毒感染性肝炎　Coxsackie virus infectious
hepatitis　02.410

颗粒细胞瘤　granular cell tumor　08.085

克山病　Keshan disease　09.067

空肠回肠错构瘤性息肉　jejunoileal hamartomatous
polyp　02.191

空肠憩室　jejunal diverticulum　02.171

空洞形成　cavitation　01.277

空泡蝶鞍　empty sella turcica　04.003

空泡性脊髓病　vacuolar myelopathy　10.012

空气栓塞　air embolism　01.129

口腔白斑　oral leukoplakia　02.008

口腔白色海绵状痣　oral white sponge nevus　02.001

口腔白色水肿　oral leukoedema　02.010

口腔扁平苔藓　oral lichen planus　02.019

口腔恶性淋巴瘤　oral malignant lymphoma　02.025

口腔红斑　oral erythroplakia　02.009

口腔浆细胞瘤　oral plasmocytoma　02.026

口腔颗粒细胞瘤　oral granular cell tumor　02.028

口腔淋巴组织增生性息肉　oral lymphoproliferative
polyp　02.024

口腔鳞状细胞癌　oral squamous cell carcinoma
02.029

口腔黏膜良性淋巴组织增生病　benign lymphoadeno-
sis of oral mucosa　02.011

口腔黏膜下纤维化　oral submucosal fibrosis　02.015

口腔黏液囊肿　oral mucocele　02.016

口腔韦格纳肉芽肿　oral Wegener granulomatosis
02.004

口腔小细胞癌　oral small cell carcinoma　02.030

口腔寻常型天疱疮　oral pemphigus vulgaris　02.020

口腔炎性乳头状增生　oral inflammatory papillary
hyperplasia　02.002

溃疡　ulcer　01.161

溃疡性结肠炎　ulcerative colitis　02.215

溃疡性直肠炎　ulcerative proctitis　02.237

扩张型心肌病　dilated cardiomyopathy　09.063

L

拉塞尔小体　Russell body　01.052

蜡样坏死　waxy necrosis, Zenker degeneration　01.076

* 莱尔米特–杜克洛病　Lhermitte-Duclos disease
10.052

莱特尔综合征　Reiter syndrome, RS　08.192

* 阑尾杯状细胞类癌　appendiceal goblet cell carcinoid
02.301

阑尾杯状细胞腺癌　appendiceal goblet cell adenocar-
cinoma　02.301

阑尾管状绒毛状腺瘤　appendiceal tubulovillous ade-
noma　02.292

阑尾管状腺瘤　appendiceal tubular adenoma　02.290

阑尾混合性神经内分泌–非神经内分泌肿瘤　appen-
diceal mixed neuroendocrine-nonneuroendocrine neo-
plasm　02.302

* 阑尾混合性腺–神经内分泌癌　appendiceal mixed
adeno-neuroendocrine carcinoma　02.302

阑尾结肠型腺癌　appendiceal colonic adenocarcinoma
02.295

* 阑尾锯齿状息肉　appendiceal serrated polyp　02.288

阑尾锯齿状腺瘤　appendiceal serrated adenoma
02.293

阑尾类癌　appendiceal carcinoid　02.300

阑尾黏液腺癌　appendiceal mucinous adenocarcinoma
02.297

阑尾黏液性囊腺癌　appendiceal mucinous cystadeno-
carcinoma　02.296

阑尾黏液性囊腺瘤　appendiceal mucinous cystadeno-
ma　02.289

阑尾绒毛状腺瘤　appendiceal villous adenoma

02.291

* 阑尾神经内分泌瘤 appendiceal neuroendocrine tumor 02.300

阑尾神经内分泌肿瘤 appendiceal neuroendocrine neoplasm 02.299

阑尾腺癌 appendiceal adenocarcinoma 02.294

阑尾异位组织 appendiceal heterotopic tissue 02.287

阑尾印戒细胞癌 appendiceal signetring cell carcinoma 02.298

阑尾增生性息肉 appendiceal hyperplastic polyp 02.288

蓝痣 blue naevus 11.037

狼疮[性]肾炎 lupus nephritis, LN 05.017

朗格汉斯细胞肉瘤 Langerhans cell sarcoma, LCS 07.096

朗格汉斯细胞组织细胞增生症 Langerhans cell histiocytosis, LCH 07.095

朗汉斯巨细胞 Langhans giant cell 01.183

* 老年角化病 keratosis senilis 11.027

老年性[耳]聋 presbycusis 11.151

泪囊炎 dacryocystitis 11.131

泪小管炎 canaliculitis 11.130

类癌 carcinoid 04.091

类风湿[性]关节炎 rheumatoid arthritis, RA 08.189

类似淋巴瘤的皮肤淋巴组织浸润 lymphoid infiltrate of the skin mimicking lymphoma 11.084

离心性肥大 eccentric hypertrophy 09.055

李斯特菌病 listeriosis 07.007

李斯特菌淋巴结炎 listerial lymphadenitis 07.008

利–杜小体 Leishman-Donovani body 01.305

利–弗劳梅尼综合征 Li-Fraumeni syndrome 10.102

良性复发性肝内胆汁淤积 benign recurrent intrahepatic cholestasis, BRIC 02.457

良性脊索细胞肿瘤 benign notochordal cell tumor, BNCT 08.140

* 良性家族性血尿 benign familial hematuria 05.021

* 良性淋巴上皮病变 benign lymphoepithelial lesion 02.349

* 良性蝾螈瘤 benign Triton tumor 08.079

良性肿瘤 benign tumor 01.186

良性转移性平滑肌瘤 benign metastasizing leiomyoma 06.124

林奇综合征 Lynch syndrome 02.254

临床病理学 clinical pathology 01.010

淋巴管瘤 lymphangioma 08.066

淋巴管平滑肌瘤病 lymphangioleiomyomatosis, LAM 03.151

淋巴浆细胞性淋巴瘤 lymphoplasmacytic lymphoma, LPL 07.050

* 淋巴浆细胞性硬化性胰腺炎 lymphoplasmacytic sclerosing pancreatitis 02.635

* 淋巴结反应性增生 lymphadenitis 01.308

淋巴结结节病 sarcoidosis in lymph node 07.011

淋巴结慢性肉芽肿性疾病 chronic granulomatous disease of lymph node 07.016

* 淋巴结嗜酸性肉芽肿 eosinophilic lymphogranuloma of lymph node 07.030

淋巴结炎 lymphadenitis 01.308

淋巴瘤样肉芽肿病 lymphomatoid granulomatosis, LYG 07.073

淋巴母细胞性淋巴瘤 lymphoblastic lymphoma, LBL 07.039

T 淋巴母细胞性淋巴瘤 T-lymphoblastic lymphoma, T-LBL 07.040

B 淋巴母细胞性淋巴瘤 B-lymphoblastic lymphoma, B-LBL 07.041

* 淋巴上皮瘤样肝细胞癌 lymphoepithelioma-like hepatocellular carcinoma 02.570

淋巴水肿 lymphedema 01.141

淋巴细胞性垂体炎 lymphocytic hypophysitis 04.006

淋巴细胞性甲状腺炎 lymphocytic thyroiditis 04.033

淋巴细胞性间质性肺炎 lymphocytic interstitial pneumonia, LIP 03.079

淋巴细胞性结肠炎 lymphocytic colitis 02.224

淋巴细胞性胃炎 lymphocytic gastritis 02.101

* 淋巴腺瘤 lymphadenoma 02.363

鳞状细胞癌 squamous cell carcinoma 02.624

流行性出血热 epidemic hemorrhagic fever, EHF 01.290

流行性乙型脑炎 epidemic encephalitis type B 01.289

APUD 瘤 APUDoma 01.254

瘤巨细胞 tumor giant cell 01.212

瘤栓 tumor embolus 01.208

瘤型麻风 lepromatous leprosy 01.279

隆乳相关性病变 lesion associated with breast augmentation 06.243

隆凸性皮肤纤维肉瘤 dermatofibrosarcoma protuber-

卵巢黏液性囊腺瘤　ovarian mucus cystadenoma　06.184

卵巢黏液性腺癌　ovarian mucinous adenocarcinoma　06.187

卵巢黏液性腺纤维瘤　ovarian mucus adenofibroma　06.185

卵巢胚胎性癌　ovarian embryonal carcinoma　06.221

卵巢皮脂腺肿瘤　sebaceous tumor of the ovary　06.231

卵巢乳头状囊腺瘤　papillary cystadenoma of the ovary　06.174

卵巢透明细胞肿瘤　ovarian clear cell tumor　06.197

卵巢网肿瘤　tumor of rete ovarii　06.228

卵巢未成熟畸胎瘤　ovarian immature teratoma　06.225

卵巢未分化癌　ovarian undifferentiated carcinoma　06.200

卵巢未分类的性索间质肿瘤　ovarian undifferentiated sex cord-stromal tumor　06.217

卵巢无性细胞瘤　ovarian dysgerminoma　06.219

卵巢纤维瘤　fibroma of the ovary　06.206

卵巢纤维肉瘤　fibrosarcoma of the ovary　06.207

卵巢腺纤维瘤　adenofibroma of the ovary　06.176

卵巢小细胞癌　ovarian small cell carcinoma　06.233

卵巢性腺母细胞瘤　ovarian gonadoblastoma　06.227

卵巢硬化性间质瘤　sclerosing stromal tumor of the ovary　06.209

卵巢幼年型颗粒细胞瘤　juvenile granulosa cell tumor of the ovary　06.203

卵巢支持–间质细胞瘤　ovarian Sertoli-Leydig cell tumor　06.212

卵巢支持细胞瘤　ovarian Sertoli cell tumor　06.210

卵巢子宫内膜样癌　ovarian endometrioid adenocarcinoma　06.194

卵巢子宫内膜样间质肉瘤　endometrioid stromal sarcoma of the ovary　06.196

卵巢子宫内膜样囊腺瘤　ovarian endometrioid cystadenoma　06.192

卵巢子宫内膜样腺纤维瘤　ovarian endometrioid adenofibroma　06.193

卵巢子宫内膜异位症　endometriosis of the ovary　06.171

* 卵黄肠管瘘　yolk sac-enteric fistula　02.168

卵泡膜细胞瘤　thecoma　06.204

罗萨伊–多尔夫曼病　Rosai-Dorfman disease, RDD　02.535

螺杆菌胃炎　helicobacter gastritis　02.100

螺旋腺癌　spiradenocarcinoma　11.049

螺旋腺瘤　spiradenoma　11.061

* 滤泡旁细胞癌　parafollicular cell carcinoma　04.048

滤泡树突状细胞肉瘤　follicular dendritic cell sarcoma, FDCS　07.097

滤泡性胆囊炎　follicular cholecystitis　02.603

滤泡性淋巴瘤　follicular lymphoma, FL　07.058

滤泡性细支气管炎　follicular bronchiolitis　03.046

M

麻风　leprosy　11.003

麻风细胞　leprosy cell　01.278

麻风性淋巴结炎　leprous lymphadenitis　07.013

麻疹性淋巴结炎　measles lymphadenitis　07.019

脉络丛癌　choroid plexus carcinoma　10.047

脉络丛乳头状瘤　choroid plexus papilloma　10.046

慢性鼻窦炎　chronic sinusitis　03.002

慢性病毒性肝炎　chronic viral hepatitis　02.392

慢性代谢性胰腺炎　chronic metabolic pancreatitis　02.637

慢性胆管炎　chronic cholangitis　02.434

慢性胆囊炎　chronic cholecystitis　02.598

慢性肥厚性胃炎　chronic hypertrophic gastritis　02.099

慢性感染性心内膜炎　chronic infectious endocarditis　09.021

慢性喉炎　chronic laryngitis　03.034

慢性结节性耳轮软骨皮炎　chondrodermatitis nodularis chronic helicis　11.146

慢性阑尾炎　chronic appendicitis　02.285

慢性淋巴细胞白血病　chronic lymphocytic leukemia, CLL　07.045

慢性卵巢炎　chronic oophoritis　06.165

慢性膀胱炎　chronic cystitis　05.070

慢性前列腺炎　chronic prostatitis　06.003

慢性浅表性胃炎　chronic superficial gastritis　02.097

慢性热带性胰腺炎　chronic tropic pancreatitis　02.638

* 慢性肾小球肾炎　chronic glomerulonephritis

05.011

慢性肾盂肾炎 chronic pyelonephritis 05.026

慢性髓细胞性白血病 chronic myelogenous leukemia, CML 07.101

* 慢性特发性骨髓纤维化 chronic idiopathic myelofibrosis 07.104

慢性萎缩性胃炎 chronic atrophic gastritis 02.098

慢性胃溃疡 chronic gastric ulcer 02.118

慢性胃炎 chronic gastritis 02.096

* 慢性纤维性甲状腺炎 chronic fibrous thyroiditis 04.034

慢性涎腺炎 chronic sialadenitis 02.347

慢性心包炎 chronic pericarditis 09.007

慢性炎 chronic inflammation 01.150

慢性胰腺炎 chronic pancreatitis 02.634

慢性再生障碍性贫血 chronic aplastic anemia, CAA 07.107

慢性支气管炎 chronic bronchitis 03.051

慢性重型肝炎 chronic severe hepatitis, CSH 02.403

慢性自然杀伤细胞淋巴增生性疾病 chronic lymphoproliferative disorder of natural killer cell 07.079

盲肠孤立性溃疡 cecal solitary ulcer 02.235

盲肠憩室 cecal diverticula 02.206

盲肠炎 typhlitis 02.234

猫抓病 cat-scratch disease 01.292

猫抓病性淋巴结炎 cat-scratch disease lymphadenitis 07.002

毛虫细胞 caterpillar cell 09.028

毛发红糠疹 pityriasis rubra pilaris 11.005

毛发平滑肌瘤 pilar leiomyoma 11.102

毛母质癌 pilomatrical carcinoma 11.068

毛母质瘤 pilomatricoma 11.070

毛囊角化病 keratosis follicularis 11.004

毛囊瘤 trichofolliculoma 11.072

毛鞘棘皮瘤 pilar sheath acanthoma 11.073

毛细胞白血病 hair cell leukemia, HCL 07.049

毛细胞型星形细胞瘤 pilocytic astrocytoma 10.035

毛细血管内增生性肾小球肾炎 endocapillary proliferative glomerulonephritis 05.003

冒烟性骨髓瘤 smouldering myeloma 07.054

玫瑰糠疹 pityriasis rosea 11.015

梅毒 syphilis 01.295

* 梅毒瘤 syphiloma 01.298

梅毒螺旋体感染性肝炎 syphilis infectious hepatitis

02.414

梅毒性淋巴结炎 syphilitic lymphadenitis 07.012

梅克尔憩室 Meckel diverticulum 02.169

梅克尔细胞癌 Merkel cell carcinoma 11.121

梅-罗综合征 Melkersson-Rosenthal syndrome, MRS 02.003

霉菌性喉炎 mycotic laryngitis 03.037

门脉性肝硬化 portal cirrhosis 02.466

* 闷燃型骨髓瘤 smouldering myeloma 07.054

萌出期囊肿 eruption cyst 02.042

蒙多病 Mondor disease 06.246

弥漫大 B 细胞淋巴瘤 diffuse large B cell lymphoma, DLBCL 07.063

弥漫性恶性间皮瘤 diffuse malignant mesothelioma 03.169

弥漫性泛细支气管炎 diffuse panbronchiolitis 03.048

弥漫性肺淋巴管瘤病 diffuse pulmonary lymphangiomatosis 03.150

弥漫性肺泡损伤 diffuse alveolar damage, DAD 03.071

弥漫性腱鞘巨细胞瘤 diffuse type tenosynovial giant cell tumor 08.051

弥漫性神经内分泌肿瘤 diffuse neuroendocrine tumor 04.087

弥漫性特发性肺神经内分泌细胞增生 diffuse idiopathic pulmonary neuroendocrine cell hyperplasia 03.134

弥漫性系膜增生性肾小球肾炎 diffuse mesangioproliferative glomerulonephritis 05.005

弥漫性星形细胞瘤 diffuse astrocytoma 10.032

弥漫性轴索损伤 diffuse axonal injury 10.013

弥散性血管内凝血 disseminated intravascular coagulation, DIC 01.121

迷走甲状腺 aberrant thyroid gland 04.028

糜烂 erosion 01.164

米库利奇病 Mikulicz disease 02.349

米勒源性囊肿 cyst of Müllerian origin 02.670

免疫病理学 immunopathology 01.014

免疫增生性小肠病 immunoproliferative small intestinal disease, IPSID 02.204

免疫组织化学染色 immunohistochemical stain 01.333

* 膜性肾病 membranous nephropathy 05.007

膜性肾小球肾炎　membranous glomerulonephritis　05.007

膜增生性肾小球肾炎　membranoproliferative glomerulonephritis, MPGN　05.008

莫顿神经瘤　Morton neuroma　08.077

母细胞瘤　blastoma　01.224

母细胞性浆细胞样树突状细胞肿瘤　blastic plasmacytoid dendritic cell neoplasm, BPDCN　07.038

* 母细胞性自然杀伤细胞淋巴瘤　blastic natural killer cell lymphoma　07.038

木村病　Kimura disease　07.030

木样甲状腺炎　Riedel thyroiditis　04.034

N

男性乳腺癌　male breast carcinoma　06.313

男性乳腺发育　gynecomastia　06.235

囊腺癌　cystadenocarcinoma　01.249

囊腺瘤　cystadenoma　01.317

* 囊性成熟性畸胎瘤　mature cystic teratoma　06.226

* 囊性化生　cystica metaplasia　05.074

囊性卵泡　cystic follicle　06.167

囊性深在性结肠炎　colitis cystica profunda　02.229

囊性纤维化　cystic fibrosis, CF　02.502

囊性纤维性骨炎　osteitis fibrosa cystica　08.177

囊肿　cyst　01.313

* 脑病合并肝脂肪变性综合征　syndrome of encephalopathy and fatty degeneration of the liver　02.533

脑肝肾综合征　cerebrohepatorenal syndrome　02.492

脑苷脂贮积病　cerebrosidosis　01.046

脑积水　hydrocephalus　01.146

脑腱黄[色]瘤病　cerebrotendinous xanthomatosis, CTX　02.513

脑膜冬眠瘤　meningeal hibernoma　10.075

* 脑膜恶性纤维组织细胞瘤　meningeal malignant fibrous histiocytoma　10.079

脑膜孤立性纤维性肿瘤/血管外皮瘤　meningeal solitary fibrous tumor/ hemangiopericytoma　10.077

脑膜骨瘤　meningeal osteoma　10.085

脑膜骨软骨瘤　meningeal osteochondroma　10.086

脑膜黑色素瘤　meningeal melanoma　10.090

脑膜黑色素细胞增生症　meningeal melanocytosis　10.089

脑膜横纹肌瘤　meningeal rhabdomyoma　10.081

脑膜横纹肌肉瘤　meningeal rhabdomyosarcoma　10.082

脑膜瘤　meningioma　10.072

脑膜平滑肌肉瘤　meningeal leiomyosarcoma　10.080

脑膜软骨瘤　meningeal chondroma　10.083

脑膜软骨肉瘤　meningeal chondrosarcoma　10.084

脑膜未分化多形性肉瘤　meningeal undifferentiated pleomorphic sarcoma　10.079

脑膜纤维肉瘤　meningeal fibrosarcoma　10.078

脑膜血管脂肪瘤　meningeal angiolipoma　10.074

脑膜炎　meningitis　10.011

脑膜炎球菌性脑膜炎　meningococcal meningitis　01.263

脑膜脂肪瘤　meningeal lipoma　10.073

脑膜脂肪肉瘤　meningeal liposarcoma　10.076

脑软化　cerebromalacia　01.139

* 脑视网膜血管瘤病　cerebroretinal angiomatosis　10.100

* 内出血　internal hemorrhage　01.107

内分泌性萎缩　endocrine atrophy　01.035

内皮细胞失代偿　endothelial decompensation　11.137

内生软骨瘤　enchondroma　08.110

内生软骨瘤病　enchondromatosis　08.111

内生性生长　endophytic growth　01.218

* 内脏利什曼病　visceral leishmaniasis　01.304

尼曼-皮克病　Niemann-Pick disease　02.503

黏多糖贮积症　mucopolysaccharidosis　01.054

黏膜神经瘤　mucosal neuroma　08.078

黏膜相关淋巴组织结外边缘区淋巴瘤　extranodal marginal zone cell lymphoma of mucosa-associated lymphoid tissue　07.057

黏液癌　mucinous carcinoma　01.248

* 黏液变性　mucinous degeneration　01.049

黏液表皮样癌　mucoepidermoid carcinoma　03.127

黏液瘤　myxoma　01.228

黏液肉瘤　myxosarcoma　01.229

黏液乳头型室管膜瘤　myxopapillary ependymoma　10.044

黏液纤维肉瘤　myxofibrosarcoma　08.047

黏液腺腺瘤　mucous gland adenoma　03.140

黏液小管状和梭形细胞癌　mucinous tubular and spindle cell carcinoma　05.055

黏液性囊腺瘤　mucious cystadenoma　03.141

*黏液性囊性肿瘤伴有浸润性癌 mucinous cystic neoplasm with associated invasive carcinoma 02.640

黏液性/圆细胞脂肪肉瘤 myxoid/ round cell liposarcoma 08.014

黏液炎性成纤维细胞肉瘤 myxoinflammatory fibroblastic sarcoma 08.044

黏液样变 mucoid change 01.049

念珠菌病 candidiasis 02.417

鸟氨酸氨甲酰基转移酶缺乏症 ornithine carbamoyl transferase deficiency, OCTD 02.495

尿道旁腺囊肿 Skene gland cyst 06.102

尿路上皮癌 urothelial carcinoma 01.243

尿路上皮反应性不典型增生 urothelial reactive atypical hyperplasia 05.073

尿路上皮化生 urothelial metaplasia 05.071

尿路上皮增生 urothelial hyperplasia 05.072

*颞叶内侧硬化 mesial temporal sclerosis, MTS 10.006

凝固性坏死 coagulative necrosis 01.078

脓毒性关节炎 septic arthritis 08.195

脓疱病 impetigo 01.261

脓细胞 pus cell 01.158

脓血症 pyemia 01.168

脓肿 abscess 01.159

疟疾 malaria 02.426

疟色素 malarial pigment 01.068

P

膀胱低度恶性潜能的尿路上皮乳头状瘤 papillary urothelial neoplasm of low malignant potential of the bladder 05.078

膀胱结石 lithiasis of the bladder 05.069

膀胱浸润性尿路上皮癌 infiltrating urothelial carcinoma of the bladder 05.081

膀胱淋巴上皮瘤样癌 lymphoepithelioma-like carcinoma of the bladder 05.087

膀胱鳞状细胞癌 squamous cell carcinoma of the bladder 05.082

膀胱内翻性乳头状瘤 inverted papilloma of the bladder 05.077

膀胱尿路上皮乳头状瘤 urothelial papilloma of the bladder 05.076

膀胱脐尿管癌 urachal carcinoma of the bladder 05.086

膀胱憩室病 diverticulosis of the bladder 05.068

膀胱绒毛状腺瘤 villous adenoma of the bladder 05.084

膀胱肉瘤样癌 sarcomatoid carcinoma of the bladder 05.089

膀胱外翻 exstrophy of the bladder 05.067

膀胱腺癌 adenocarcinoma of the bladder 05.085

膀胱小细胞癌 small cell carcinoma of the bladder 05.088

膀胱炎性假瘤 inflammatory pseudotumor of the bladder 05.075

膀胱疣状鳞状细胞癌 verrucous squamous cell carcinoma of the bladder 05.083

胚胎发育不良性神经上皮肿瘤 dysembryoplastic neuroepithelial tumor 10.055

*胚胎型脂肪瘤 embryonal lipoma 08.004

胚胎性横纹肌肉瘤 embryonal rhabdomyosarcoma 01.236

膨胀性生长 expansive growth 01.216

皮病性淋巴结炎 dermatopathic lymphadenitis 07.029

皮肤边缘区 B 细胞淋巴瘤 cutaneous marginal zone B cell lymphoma 11.080

皮肤不确定型细胞组织细胞增生症 cutaneous indeterminate cell histiocytosis 11.085

皮肤淀粉样变性 amyloidosis cutis 11.017

皮肤肌纤维瘤 dermatomyofibroma 11.107

皮肤颗粒细胞瘤 cutaneous granular cell tumor 11.122

皮肤鳞状细胞癌 cutaneous squamous cell carcinoma 11.024

皮肤弥漫大 B 细胞淋巴瘤 cutaneous diffuse large B cell lymphoma 11.081

*皮肤黏膜淋巴结综合征 mucocutaneous lymph node syndrome, MCLS 02.534

皮肤黏液癌 mucinous carcinoma of the skin 11.051

皮肤平滑肌肉瘤 cutaneous leiomyosarcoma 11.103

皮肤色素痣 pigmented nevus of the skin 01.255

皮肤纤维瘤 dermatofibroma 11.114

皮肤血管内大 B 细胞淋巴瘤 cutaneous intravascular large B cell lymphoma 11.083

皮肤血管肉瘤 cutaneous angiosarcoma 11.099

皮革样胃　linitis plastica　02.152
皮肌炎　dermatomyositis　11.012
皮下结节　subcutaneous nodule　09.035
皮下脂膜炎样 T 细胞淋巴瘤　subcutaneous panniculi-
　　tis-like T cell lymphoma, SPTCL　07.086
* 皮样囊肿　dermoid cyst　04.011
皮脂腺癌　sebaceous carcinoma　11.074
皮脂腺腺瘤　sebaceous adenoma　11.075
皮质发育不良　cortical dysplasia　10.007
* 皮质型胸腺瘤　cortical thymoma　03.181
* 铍病　beryllium disease　03.097
脾脏 B 细胞边缘区淋巴瘤　splenic B cell marginal
　　zone lymphoma, SMZL　07.048
偏结核样型界线类麻风　borderline tuberculoid leprosy

01.281
偏瘤型界线类麻风　borderline lepromatous leprosy
　　01.283
贫血性梗死　anemic infarct　01.137
平滑肌瘤　leiomyoma　01.235
平滑肌肉瘤　leiomyosarcoma　08.059
破裂　rupture　01.309
破裂性出血　rhexis hemorrhage　01.109
* 葡萄胎　hydatidiform mole　06.159
普通型导管上皮增生症　usual ductal hyperplasia,
　　UDH　06.273
普通型骨肉瘤　conventional osteosarcoma　08.123
普通型间质性肺炎　usual interstitial pneumonia
　　03.073

Q

奇形性骨旁骨软骨瘤性增生　bizarre parosteal oste-
　　ochondromatous proliferation, BPOP　08.114
脐肠瘘　enteroumbilical fistula　02.168
起源于 HHV 8 相关的多中心卡斯尔曼病的大 B 细胞淋
　　巴瘤　large B cell lymphoma arising in HHV-8- asso-
　　ciated multicentric Castleman disease　07.071
气管食管瘘　tracheoesophageal fistula　03.045
气管食管囊肿　tracheoesophageal cyst　03.254
气管支气管囊肿　tracheobronchial cyst　03.253
气性坏疽　gas gangrene　01.084
* 器官样胸腺瘤　organoid thymoma　03.180
前列腺不典型腺瘤样增生　atypical adenomatous hy-
　　perplasia of the prostate　06.015
前列腺导管腺癌　ductal adenocarcinoma of the prostate
　　06.024
* 前列腺黑变病　prostate melanosis　06.014
前列腺黑色素沉着病　prostate melanosis of the pros-
　　tate　06.014
前列腺基底细胞癌　prostatic basal cell carcinoma
　　06.027
前列腺基底细胞增生　basal cell hyperplasia of the
　　prostate　06.016
前列腺间质肉瘤　prostatic stromal sarcoma　06.033
前列腺结核和卡介苗引起的肉芽肿　prostatic granu-
　　loma caused by tuberculosis and Bacillus Calmette-
　　Guérin　06.004
前列腺结节状增生　nodular hyperplasia of the prostate
　　06.007

前列腺蓝痣　blue nevus of the prostate　06.013
前列腺类癌　prostatic carcinoid tumor　06.030
前列腺鳞状细胞化生　prostatic squamous cell meta-
　　plasia　06.020
前列腺鳞状细胞肿瘤　prostatic squamous cell neo-
　　plasma　06.026
前列腺囊腺瘤　cyst adenoma of the prostate　06.034
前列腺尿道息肉　urethral polyp in the prostate
　　06.010
前列腺尿路上皮癌　prostatic urothelial carcinoma
　　06.025
前列腺脓肿　prostatic abscess　06.002
前列腺软斑　malakoplakia of the prostate　06.021
前列腺上皮内肿瘤　prostatic intraepithelial neoplasia,
　　PIN　06.022
前列腺手术后梭形细胞结节　post-operation spindle
　　nodule in the prostate　06.008
前列腺透明细胞筛状增生　clear cell cribriform hyper-
　　plasia of the prostate　06.017
前列腺透明细胞腺癌　prostatic clear cell adenocarci-
　　noma　06.028
前列腺萎缩　prostatic atrophy　06.019
前列腺腺癌　prostatic adenocarcinoma　06.023
前列腺腺癌中局灶性神经内分泌分化　focal neuroen-
　　docrine differentiation in prostatic adenocarcinoma
　　06.029
前列腺小细胞癌　prostatic small cell carcinoma
　　06.031

前列腺炎性假瘤　inflammatory pseudotumor of the prostate　06.009

前列腺硬化性腺病　sclerosing adenosis of the prostate　06.018

* 前列腺增生症　nodular hyperplasia of the prostate　06.007

强直性脊柱炎　ankylosing spondylitis, AS　08.190

* 桥本病　Hashimoto disease　04.032

桥本甲状腺炎　Hashimoto thyroiditis　04.032

* 巧克力囊肿　chocolate cyst　06.171

* 鞘磷脂沉积病　sphingon yelinosis　02.503

鞘膜积液　hydrocele　06.091

* 切迹硬化　incisural sclerosis　10.006

侵入性胎盘　placenta accreta　06.152

侵蚀性水泡状胎块　invasive hydatidiform mole　06.162

侵袭性生长　invasive growth　01.220

侵袭性自然杀伤细胞白血病　aggressive natural killer cell leukemia　07.080

青春期女性乳腺肥大　juvenile hypertrophy of the breast　06.236

青光眼　glaucoma　11.138

轻链沉积症　light chain deposition disease, LCDD　02.516

* 轻链肾病　light chain nephropathy　05.018

球上颌窦囊肿　global-maxillary cyst　02.049

趋化性　chemotaxis　01.176

去分化软骨肉瘤　dedifferentiated chondrosarcoma, DCS　08.118

去分化脂肪肉瘤　dedifferentiated liposarcoma　08.013

去神经性萎缩　atrophy due to loss of the innervation　01.032

全结肠炎　pancolitis　02.232

全切片图像　whole slide image　01.340

全身性水肿　anasarca　01.142

缺损　defect　01.314

缺血　ischemia　01.114

缺血性结肠炎　ischemic colitis　02.219

缺血性筋膜炎　ischemic fasciitis　08.020

*缺血性心脏病　ischemic heart disease, IHD　09.045

R

HE 染色　hematoxylin and eosin staining, HE staining　01.331

* 人类疱疹病毒 4　human herpes virus 4, HHV-4　02.406

人体病理学　human pathology　01.006

韧带样纤维瘤病　desmoid-type fibromatosis　08.040

妊娠哺乳期乳腺癌　breast carcinoma in pregnancy and lactation　06.312

妊娠毒血症　toxemia of pregnancy　02.521

妊娠黄体瘤　luteoma of pregnancy　06.170

妊娠期肝病　liver disease of pregnancy　02.518

妊娠期肝内胆汁淤积　intrahepatic cholestasis of pregnancy, ICP　02.520

妊娠期急性脂肪肝　acute fatty liver of pregnancy, AFLP　02.519

* 妊娠期特发性脂肪肝　idiopathic fatty liver of pregnancy　02.519

妊娠绒癌　pregnancy choriocarcinoma　06.156

妊娠性肾病　renal disease of pregnancy　05.041

* 日本乙型脑炎　Japanese B encephalitis　01.289

* 日光性角化病　solar keratosis　11.027

绒毛心　cor villosum　09.032

溶解性坏死　lytic necrosis　01.083

肉瘤　sarcoma　01.196

肉瘤变　sarcomatous change　01.213

肉瘤样肝细胞癌　sarcomatoid hepatocellular carcinoma, SHCC　02.568

肉瘤样间皮瘤　sarcomatoid mesothelioma　03.171

肉芽肿性唇炎　cheilitis granulomatosa　02.007

肉芽肿性皮肤松弛症　granulomatous slack skin　11.076

肉芽肿性前列腺炎　granulomatous prostatitis　06.005

肉芽肿性输卵管炎　granulomatous salpingitis　06.138

肉芽肿性外阴炎　granulomatous vulvitis　06.098

肉芽肿性胃炎　granulomatous gastritis　02.109

肉芽肿性涎腺炎　granulomatous sialadenitis　02.348

肉芽肿性小叶性乳腺炎　granulomatous lobular mastitis　06.247

肉芽肿性炎　granulomatous inflammation　01.181

肉芽组织　granulation tissue　01.093

乳房佩吉特病　mammary Paget disease　11.054

乳房外佩吉特病　extramammary Paget disease　11.055

乳头导管腺瘤　nipple ductal adenoma　06.263

S

cytoma 08.052

深部平滑肌瘤 deep leiomyoma 08.057

深部侵袭性血管黏液瘤 deep aggressive angiomyxoma 08.091

深部软组织血管瘤 hemangioma of deep soft tissue 08.064

神经肌肉错构瘤 neuromuscular hamartoma 08.079

* 神经肌肉迷芽瘤 neuromuscular choristoma 08.079

[神经]胶质瘤 glioma 01.256

神经节苷脂贮积病 gangliosidosis 01.045

* 神经节瘤 ganglioneuroma 08.084

神经节细胞胶质瘤 ganglioglioma 10.056

神经节细胞瘤 gangliocytoma 10.051

神经磷脂贮积病 sphingomyelin storage disease 01.047

神经内分泌癌 neuroendocrine carcinoma 01.250

神经内神经束膜瘤 intraneural perineurioma 10.071

神经鞘瘤 neurilemmoma, schwannoma 08.081

神经鞘黏液瘤 nerve sheath myxoma 11.120

神经束膜瘤 perineurioma 08.083

神经纤维瘤 neurofibroma 08.082

神经纤维瘤病 neurofibromatosis 10.097

神经性关节病 neuroarthropathy 08.187

神经元变性 neuronal degeneration 10.003

神经元坏死 neuronal necrosis 10.004

神经脂肪瘤病 lipomatosis of nerve 08.003

IgA 肾病 IgA nephropathy 05.010

肾淀粉样变性 renal amyloidosis 05.015

肾钙盐沉着症 nephrocalcinosis 05.031

肾横纹肌样瘤 rhabdoid tumor of the kidney 05.049

肾集合管癌 carcinoma of collecting duct of Bellini 05.058

肾结石 nephrolithiasis 05.030

肾母细胞瘤 nephroblastoma 05.046

肾轻链沉积症 light chain deposition disease of the kidney 05.018

肾球旁细胞瘤 renal juxtaglomerular cell tumor 05.064

肾乳头状腺瘤 papillary adenoma of the kidney 05.052

肾上腺间叶组织肿瘤 mesenchymal tissue tumor of the adrenal gland 04.083

肾上腺节细胞神经瘤 adrenal ganglioneuroma 04.078

肾上腺囊肿 adrenal gland cyst 04.082

肾上腺皮质癌 adrenocortical carcinoma 04.070

肾上腺皮质功能减退 hypoadrenocorticism 04.066

肾上腺皮质功能亢进 hyperadrenocorticism 04.065

肾上腺皮质腺瘤 adrenocortical adenoma 04.069

肾上腺皮质增生 adrenal cortical hyperplasia 04.067

肾上腺神经节神经母细胞瘤 adrenal ganglioneuroblastoma 04.077

肾上腺神经母细胞瘤 adrenal neuroblastoma 04.076

肾上腺髓质增生 adrenal medullary hyperplasia 04.074

肾上腺外髓脂肪瘤 extra-adrenal myelolipoma 08.009

肾神经内分泌肿瘤 renal neuroendocrine tumor 05.062

肾嗜酸细胞瘤病 renal oncocytosis 05.061

肾嗜酸细胞腺瘤 renal oncocytoma 05.060

* 肾素瘤 reninoma 05.064

肾髓质癌 renal medullary carcinoma 05.059

肾髓质间质细胞肿瘤 renomedullary interstitial cell tumor 05.065

肾透明细胞肉瘤 clear cell sarcoma of the kidney 05.048

肾外横纹肌样瘤 extra renal rhabdoid tumor 08.104

肾细胞癌 renal cell carcinoma 05.042

肾嫌色细胞癌 chromophobe renal cell carcinoma 05.045

* 肾[腺]癌 renal cell carcinoma 05.042

肾小管间质性肾炎 tubulointerstitial nephritis 05.023

* 肾小球微小病变 minimal change disease 05.004

肾小球样血管瘤 glomeruloid hemangioma 11.093

肾血管平滑肌脂肪瘤 renal angiomyolipoma 05.063

肾移植排斥反应 renal transplant rejection 05.039

肾源性腺瘤 nephrogenic adenoma 05.066

* 肾综合征出血热 hemorrhagic fever with renal syndrome 01.290

渗出 exudation 01.171

渗出物 exudate 01.172

渗出性炎 exudative inflammation 01.152

生精停滞 spermatocytic arrest 06.040

生理性肥大 physiological hypertrophy 01.027

生长抑素瘤 somatostatinoma 04.090

生殖道平滑肌瘤 genital leiomyoma 08.058

* 生殖器疣 genital wart 06.097

噬神经细胞现象　neuronophagia　10.009
输卵管癌　carcinoma of fallopian tube　06.149
输卵管孤立性血管炎　isolated vasculitis of fallopian tube　06.139
输卵管化生性乳头状肿瘤　metaplastic papillary tumor of fallopian tube　06.144
输卵管积脓　pyosalpinx　01.265
输卵管积水　hydrosalpinx　01.147
输卵管结节性蜕膜反应　nodular decidual reaction of fallopian tube　06.142
输卵管囊腺瘤　cystadenoma of fallopian tube　06.146
输卵管囊[性]腺纤维瘤　cystadenofibroma of fallopian tube　06.148
输卵管妊娠　tubal pregnancy of fallopian tube　06.140
输卵管乳头状瘤　papilloma of fallopian tube　06.145
输卵管腺瘤样瘤　adenomatoid tumor of fallopian tube　06.143
输卵管腺纤维瘤　adenofibroma of fallopian tube　06.147
束周萎缩　perifascicular atrophy　10.029
树胶样肿　gumma　01.298
栓塞　embolism　01.126
栓子　embolus　01.125
双侧乳腺癌　bilateral breast carcinoma　06.310
双相性间皮瘤　biphasic mesothelioma　03.172
水痘–带状疱疹病毒淋巴结炎　varicella-zoster virus lymphadenitis　07.023
水泡状胎块　hydatidiform mole　06.159
水肿　edema　01.140
丝虫病淋巴结改变　lymphadenopathy in filariasis　07.027
斯皮茨痣　Spitz naevus　11.042
死骨片　sequestrum　01.320
死后变化　postmortem change　01.322
死后血凝块　postmortem clot　01.124
松果体母细胞瘤　pineoblastoma　10.061
松果体细胞瘤　pineocytoma　10.060
苏木精–伊红染色　hematoxylin and eosin staining, HE staining　01.331
粟粒型结核　miliary tuberculosis　01.273
酸性脂酶缺乏症　acid lipase deficiency　02.510
髓母细胞瘤　medulloblastoma　10.065
髓上皮瘤　medulloepithelioma　10.063
髓样癌　medullary carcinoma　01.246
髓脂肪瘤　myelolipoma　04.081
损伤　injury　01.038
梭形细胞血管瘤　spindle cell hemangioma　11.096
梭形细胞脂肪瘤/多形性脂肪瘤　spindle cell / pleomorphic lipoma　08.010
缩窄闭塞性细支气管炎　constrictive obliterans bronchiolitis　03.050
缩窄性心包炎　constrictive pericarditis　09.018

T

* 胎儿型脂肪瘤　fetal lipoma　08.004
胎盘部位滋养细胞肿瘤　placental site trophoblastic tumor, PSTT　06.157
胎盘感染　placental infection　06.153
胎盘梗死　placental infarction　06.154
弹力纤维瘤　elastofibroma　08.021
炭末沉着病　anthracosis　03.080
唐氏综合征　Down syndrome　02.523
* 糖瘤　sugar tumor　03.159
糖尿病肾病　diabetic nephropathy　05.016
糖原贮积病　glycogen storage disease, GSD　01.053
糖脂贮积病　glycolipidosis　01.044
套细胞淋巴瘤　mantle cell lymphoma, MCL　07.062
特发性肺含铁血黄素沉积症　idiopathic pulmonary hemosiderosis　03.060
* 特发性肝炎　idiopathic hepatitis　02.436
* 特发性肝硬化　idiopathic cirrhosis　02.465
特发性间质性肺炎　idiopathic interstitial pneumonia　03.072
特发性巨细胞性心肌炎　idiopathic giant cell myocarditis　09.004
特发性门静脉高压　idiopathic portal hypertension, IPH　02.470
特发性囊性软骨软化　idiopathic cystic chondromalacia　11.147
特发性肉芽肿　idiopathic granuloma　03.011
特发性肉芽肿性睾丸炎　idiopathic granulomatous testicular inflammation　06.044
* 特发性小肠溃疡　idiopathic small bowel ulcer　02.175
特科特综合征　Turcot syndrome　10.103
特殊染色　special stain　01.332

天花　small pox　01.285

* 铁尘肺　iron dust lung　03.086

听神经瘤　acoustic neurinoma　11.152

痛风　gout　08.197

透壁性心肌梗死　transmural myocardial infarction　09.049

透明细胞管状乳头状肾细胞癌　clear cell tubulopapillary renal cell carcinoma　05.057

透明细胞软骨肉瘤　clear cell chondrosarcoma, CCCS　08.119

透明细胞肾细胞癌　clear cell renal cell carcinoma　05.043

* 透明血栓　hyaline thrombus　01.120

图顿巨细胞　Touton giant cell　01.184

图像分析系统　image analysis system　01.335

土拉菌性淋巴结炎　tularaemia lymphadenitis　07.003

腿型原发性皮肤弥漫大 B 细胞淋巴瘤　primary cutaneous diffuse large B cell lymphoma of leg type　11.082

吞噬作用　phagocytosis　01.178

脱屑性间质性肺炎　desquamative interstitial pneumonia, DIP　03.078

W

* 外出血　external hemorrhage　01.107

外科病理学　surgical pathology　01.012

[外]毛根鞘瘤　tricholemmoma　11.071

外生性生长　exophytic growth　01.217

外阴慢性单纯性苔藓　lichen simplex chronicus of vulva　06.096

外阴黏液性囊肿　mucinous cyst of vuval　06.100

外阴努克管囊肿　hydrocele of the canal of Nuck　06.099

外阴湿疣　vulval condyloma　06.097

外源性变应性肺泡炎　extrinsic allergic alveolitis　03.070

完全性水泡状胎块　complete hydatidiform mole　06.160

腕管综合征　carpal tunnel syndrome　08.161

网膜出血性梗死　omental hemorrhagic infarct　02.697

网膜附件　appendix epiploica　02.671

网膜囊性淋巴管瘤　omental cystic lymphangioma　02.698

网膜黏液样或多中心性错构瘤　omental myxoid or multicentric hamartoma　02.699

* 网膜原发性节段性梗死　primary omental segmental infarct　02.697

网膜转移性癌　omental metastatic carcinoma　02.700

网状血管内皮瘤　retiform hemangioendothelioma　08.068

网状组织细胞增多症　reticulohistiocytosis　11.087

* 威尔逊病　Wilson disease　02.485

微浸润性乳腺癌　microinvasive carcinoma of the breast　06.279

微浸润性腺癌　microinvasive adenocarcinoma, MIA　03.114

微静脉血管瘤　microvenular hemangioma　11.094

* 微囊型腺瘤　microcystic adenoma　02.647

微囊性间质瘤　microcystic stromal tumor　06.214

微囊肿附属器癌　microcystic adnexal carcinoma　11.046

微小病变性肾小球病　minimal change glomerulopathy　05.004

* 微血栓　microthrombus　01.120

韦氏肉芽肿病　Wegener granulomatosis　03.009

* 围产期血色素沉积症　perinatal hemochromatosis　02.490

围生期心肌病　peripartum cardiomyopathy　09.070

* 维尔姆斯瘤　Wilms tumor　05.046

萎缩　atrophy　01.030

卫星现象　satellitosis　10.010

未定类麻风　indeterminate leprosy　01.284

未分化癌　undifferentiated carcinoma　01.252

未分化肉瘤　undifferentiated sarcoma　08.055

未分化胸腺癌　undifferentiated thymic　03.190

未分化子宫肉瘤　undifferentiated uterine sarcoma　06.131

胃癌　gastric cancer　02.142

胃癌前病变　gastric precancerous lesion　02.136

胃波伊茨-耶格息肉　gastric Peutz-Jeghers polyp　02.123

胃肠道间质肿瘤　gastrointestinal stromal tumor, GIST　02.155

胃肠道弥漫性神经内分泌肿瘤　diffuse neuroendocrine tumor of the gastrointestinal tract　04.088

胃肠道神经内分泌肿瘤　gastrointestinal neuroendo-

X

腺瘤　adenoma　01.241

*腺泡细胞囊腺癌　acinar cell cystadenocarcinoma　02.643

腺泡状横纹肌肉瘤　alveolar rhabdomyosarcoma　01.237

腺泡状软组织肉瘤　alveolar soft part sarcoma　08.099

*腺性化生　glandular metaplasia　05.074

腺性乳头状瘤　glandular papilloma　03.136

*腺性牙源性囊肿　glandular odontogenic cyst　02.046

腺样囊性癌　adenoid cystic carcinoma　03.128

HIV 相关肝脏疾病　HIV-related hepatic disease　02.438

HIV 相关肛门疾病　HIV-related anal disease　02.337

镶边空泡　rimmed vacuole　10.025

向心性肥大　concentric hypertrophy　09.054

枭眼细胞　awl-eye cell　09.027

消失性骨病　disappearing bone disease　08.184

小肠闭锁　small intestinal atresia　02.164

小肠肌上皮错构瘤　small intestinal myoepithelial hamartoma　02.192

小肠贾第虫病　small intestinal giardiasis　02.183

小肠间变性癌　small intestinal anaplastic carcinoma　02.197

小肠结核　small intestinal tuberculosis　02.184

小肠结节病　small intestinal sarcoidosis　02.180

小肠溃疡　small bowel ulcer　02.175

小肠淋巴管扩张症　small intestinal lymphangiectasia　02.181

小肠淋巴瘤　small intestinal lymphoma　02.202

小肠淋巴组织增生　small intestinal lymphoid hyperplasia　02.193

小肠肉瘤样癌　small intestinal sarcomatoid carcinoma　02.198

小肠乳糜囊肿　small intestinal chylous cyst　02.182

小肠神经肌肉和血管错构瘤　small intestinal neuromuscular and vascular hamartoma　02.190

小肠腺癌　small intestinal adenocarcinoma　02.195

小肠腺鳞癌　small intestinal adenosquamous carcinoma　02.196

小肠小细胞神经内分泌癌　small cell neuroendocrine carcinoma of the small bowel　02.200

小肠炎性肌成纤维细胞瘤　small intestinal inflammatory myofibroblastic tumor　02.188

小肠炎性纤维性息肉　small intestinal inflammatory fibroid polyp　02.189

小肠真性组织细胞性淋巴瘤　small intestinal true histiocytic lymphoma　02.203

小肠子宫内膜异位症　small intestinal endometriosis　02.167

小动脉硬化　arteriolosclerosis　09.040

*小儿麻痹症　infantile paralysis　01.288

小肝癌　small hepatic carcinoma　02.554

小骨巨细胞病变　giant cell lesion of small bone　08.138

小管聚集　tubular aggregate　10.022

*小梁状纤维　trabeculated fiber　10.021

小淋巴细胞性淋巴瘤　small lymphocytic lymphoma, SLL　07.046

小脑发育不良性神经节细胞瘤　dysplastic cerebellar gangliocytoma　10.052

小脑脂肪神经细胞瘤　cerebellar liponeurocytoma　10.059

小舞蹈症　chorea minor, sydenham chorea　09.037

小细胞肺癌　small cell lung carcinoma, SCLC　03.116

小细胞骨肉瘤　small cell osteosarcoma　08.125

小叶性肺炎　lobular pneumonia　03.064

*泄殖腔存留　persistent cloaca　02.343

泄殖腔畸形　cloacal malformation　02.343

*泄殖腔源性癌　cloacogenic carcinoma　02.317

心包积脓　pyopericardium　09.013

心包积液　pericardial effusion　01.145

心包体腔囊肿　pericardial celomic cyst　03.257

*心包填塞　cardiac tamponade　09.015

心包炎　pericarditis　09.005

心房黏液瘤　atrial myxoma　09.079

心肌病　cardiomyopathy　09.062

心肌断裂　fragmentation of myocardium　01.323

心肌梗死　myocardial infarction, MI　09.047

心肌纤维化　myocardial fibrosis　09.051

心肌炎　myocarditis　09.001

心肌脂肪浸润　myocardial fatty infiltration　01.042

心内膜下心肌梗死　subendocardial myocardial infarction　09.048

心衰细胞　heart failure cell　01.106

*心外膜炎　pericarditis　09.005

心源性肝硬化　cardiac cirrhosis　02.464

心[脏]瓣膜疾病　valvular heart disease　09.080

心脏压塞　cardiac tamponade　09.015

新生儿肝炎　neonatal hepatitis　02.435

新生儿红斑狼疮　neonatal lupus erythematosus, NLE　02.536

新生儿血色素沉积症　neonatal hemochromatosis, NH　02.490

新月体性肾小球肾炎　crescentic glomerulonephritis　05.009

星形母细胞瘤　astroblastoma　10.048

形态发生学　morphogenesis　01.022

A 型胸腺瘤　type A thymoma　03.177

AB 型胸腺瘤　type AB thymoma　03.178

B 型胸腺瘤　type B thymoma　03.179

B1 型胸腺瘤　type B1 thymoma　03.180

B2 型胸腺瘤　type B2 thymoma　03.181

B3 型胸腺瘤　type B3 thymoma　03.182

性病[性]淋巴肉芽肿　lymphogranuloma venereum　07.014

*胸壁错构瘤　chest wall hamartoma　08.158

胸膜斑　pleural plaque　03.165

胸膜恶性间皮瘤　pleural malignant mesothelioma　03.168

胸膜肺母细胞瘤　pleuropulmonary blastoma　03.148

胸膜钙化纤维性肿瘤　pleural calcified fibrotic tumor　03.173

胸膜高分化乳头状间皮瘤　pleural well-differentiated papillary mesothelioma　03.167

胸膜孤立性纤维性肿瘤　pleural solitary fibrous tumor　03.174

胸膜间皮增生　pleural mesothelial hyperplasia　03.166

胸腔积液　pleural effusion　01.143

胸腔内脊膜膨出　intrathoracic meningocele　03.259

胸腺伴 t[15;19]易位的癌　thymic carcinoma with t[15;19] translocation　03.196

胸腺不典型类癌　thymic atypical carcinoid　03.205

胸腺大细胞神经内分泌癌　thymic large cell neuroendocrine carcinoma　03.206

胸腺典型类癌　thymic typical carcinoid　03.204

胸腺发育不良　thymic dysplasia　03.261

胸腺非乳头样腺癌　thymic non-papillary adenocarcinoma　03.195

胸腺基底细胞样癌　thymic basaloid carcinoma　03.187

胸腺结外边缘区黏膜相关 B 细胞淋巴瘤　thymic extranodal marginal zone B cell lymphoma of mucosa-associated lymphoid tissue　03.209

胸腺淋巴上皮瘤样癌　thymic lymphoepithelioma-like carcinoma　03.189

胸腺瘤　thymoma　03.176

胸腺滤泡增生　thymic follicular hyperplasia　03.262

胸腺囊肿　thymic cyst　03.258

胸腺黏液表皮样癌　thymic mucoepidermoid carcinoma　03.188

胸腺肉瘤样癌　thymic sarcoid carcinoma　03.191

胸腺乳头状腺癌　thymic papillary adenocarcinoma　03.194

胸腺神经内分泌肿瘤　thymic neuroendocrine tumor　03.203

胸腺透明细胞癌　thymic clear cell carcinoma　03.192

胸腺小细胞癌　thymic small cell carcinoma　03.207

胸腺脂肪瘤　thymolipoma　03.215

胸腺脂肪纤维腺瘤　thymic lipofibroadenoma　03.193

胸腺肿瘤　thymic tumor　03.175

修复　repair　01.094

嗅神经母细胞瘤　olfactory neuroblastoma　03.014

虚拟显微镜术　virtual microscopy　01.339

许特莱细胞腺瘤　Hurthle cell adenoma　04.041

靴钉样血管瘤　hobnail hemangioma　11.092

血管肌成纤维细胞瘤　angiomyofibroblastoma　08.032

血管扩张　vasodilatation　01.174

血管扩张型骨肉瘤　telangiectatic osteosarcoma　08.124

*血管淋巴组织增生伴嗜酸性细胞浸润　angiolymphoid hyperplasia with eosinophilia　11.095

血管瘤　hemangioma　01.232

血管瘤病　angiomatosis　08.065

血管瘤样纤维组织细胞瘤　angiomatoid fibrous histiocytoma　08.094

血管免疫母细胞性 T 细胞淋巴瘤　angioimmunoblastic T cell lymphoma, AITL　07.091

血管母细胞瘤　hemangioblastoma　10.099

血管内大 B 细胞淋巴瘤　intravascular large B cell lymphoma, IVLBCL　07.069

血管平滑肌瘤　angioleiomyoma　08.056

血管平滑肌脂肪瘤　hepatic angiomyolipoma, HAML　02.581

血管球瘤　glomus tumor　08.060

血管肉瘤　angiosarcoma　10.088

血管脂肪瘤　angiolipoma　08.006

* 血管周上皮样细胞肿瘤　perivascular epithelioid cell tumor, PEComa　05.063

血色素沉着病　hemochromatosis　01.064

血栓　thrombus　01.116

血栓软化　thrombus softening　01.123

血栓栓塞　thromboembolism　01.127

血栓形成　thrombosis　01.115

血吸虫色素　schistosomal pigment　01.069

血细胞渗出　diapedesis　01.108

* 血小板血栓　platelet thrombus　01.117

血友病性关节病　hemophilic arthropathy　08.194

血肿　hematoma　01.112

寻常疣　verruca vulgaris　11.029

蕈样肉芽肿病　mycosis fungoides, MF　07.087

Y

压迫性萎缩　pressure atrophy　01.034

牙骨质化纤维瘤　cementifying fibroma　02.052

牙源性角化囊肿　odontogenic keratocyst　02.040

芽生菌病　blastomycosis　03.091

亚急性感染性心内膜炎　subacute infectious endocarditis　09.022

亚急性肉芽肿性甲状腺炎　subacute granulomatous thyroiditis　04.030

亚急性炎　subacute inflammation　01.151

亚急性重型肝炎　subacute severe hepatitis, SSH　02.402

严重急性呼吸综合征　severe acute respiratory syndrome, SARS　03.066

炎性肌成纤维细胞瘤　inflammatory myofibroblastic tumor　08.042

炎性假瘤　inflammatory pseudotumor　11.133

炎性乳腺癌　inflammatory carcinoma of the breast　06.308

炎性息肉　inflammatory polyp　03.001

炎症　inflammation　01.148

眼睑皮脂腺腺癌　sebaceous gland adenocarcinoma of the eyelid　11.129

眼睑皮脂腺腺瘤　sebaceous gland adenoma of the eyelid　11.128

眼球痨　phthisis bulbi　11.143

羊水栓塞　amniotic fluid embolism　01.133

ALK 阳性大 B 细胞淋巴瘤　ALK-positive large B cell lymphoma　07.070

ALK 阳性的间变性大细胞淋巴瘤　ALK-positive anaplastic large cell lymphoma, ALK⁺ ALCL　07.092

药物过敏性淋巴结病　lymphadenopathy of drug hypersensitivity　07.031

* 药物性急性小管间质性肾炎　drug-induced acute tubulointerstitial nephritis　05.027

药物性心肌病　drug-induced cardiomyopathy　09.071

耶尔森菌肠系膜淋巴结炎　yersinial mesenteric lymphadenitis　07.006

液化性坏死　liquefactive necrosis　01.080

一期愈合　primary healing　01.098

胰母细胞瘤　pancreatoblastoma　02.642

胰腺伴破骨细胞样巨细胞未分化癌　undifferentiated carcinoma with pancreatcc osteoclast-like giant cell　02.654

胰腺导管内乳头状黏液性肿瘤　intraductal papillary mucinous neoplasm of the pancreas　02.644

胰腺导管上皮内肿瘤　pancreatic intraepithelial neoplasm, PanIN　02.646

胰腺导管腺癌　ductal adenocarcinoma of the pancreas　02.648

* 胰腺分化不良性癌　anaplastic carcinoma of the pancreas　02.658

胰腺分裂　pancreas divisum　02.630

胰腺肝样癌　hepatoid carcinoma of the pancreas　02.656

胰腺混合性外分泌–神经内分泌肿瘤　mixed exocrine-neuroendocrine tumor of the pancreas　02.653

胰腺假性囊肿　pseudocyst of the pancreas　02.661

胰腺间叶性肿瘤　mesenchymal tumor of the pancreas　02.665

胰腺浆液性肿瘤　serous neoplasm of the pancreas　02.647

胰腺淋巴瘤　lymphoma of the pancreas　02.660

胰腺淋巴上皮囊肿　pancreatic lymphoepithelial cyst　02.664

胰腺囊性纤维化　pancreatic disease related to cystic fibrosis　02.631

胰腺黏液性非囊性癌 mucinous noncystic carcinoma of the pancreas 02.655

胰腺黏液性囊性肿瘤 mucinous cystic neoplasm of the pancreas 02.640

胰腺实性–假乳头状瘤 solid pseudopapillary neoplasm of the pancreas 02.641

胰腺髓样癌 medullary carcinoma of the pancreas 02.657

胰腺未分化癌 undifferentiated carcinoma of the pancreas 02.658

胰腺腺鳞癌 adenosquamous carcinoma of the pancreas 02.659

胰腺腺泡细胞癌 acinic cell carcinoma of the pancreas 02.643

胰腺炎 pancreatitis 02.632

胰腺印戒细胞癌 signet-ring cell carcinoma of the pancreas 02.652

* 移行细胞癌 transitional cell carcinoma 01.243

移植后淋巴细胞增生性疾病 post-transplant lymphoproliferative disorder, PTLD 07.099

移植后小肠淋巴细胞增生性疾病 post-transplant lymphoproliferative disorder of the small bowel 02.201

遗传性出血性毛细血管扩张 hereditary hemorrhagic telangiectasia, HHT 02.475

* 遗传性非息肉病性结直肠癌 hereditary nonpolyposis colorectal cancer, HNPCC 02.254

遗传性高铁蛋白血症 hereditary hyperferritinaemia 02.488

遗传性果糖不耐受症 hereditary fructose intolerance, HFI 02.499

遗传性酪氨酸血症 hereditary tyrosinemia 02.494

遗传性弥漫性胃癌 hereditary diffuse gastric carcinoma 02.151

遗传性肾小球疾病 hereditary glomerular disease 05.019

* 遗传性血色病 hereditary hemochromatosis, HHC 02.487

遗传性血色素沉积症 hereditary hemochromatosis, HHC 02.487

遗传性胰腺炎 hereditary pancreatitis 02.639

乙型病毒性肝炎 viral hepatitis B 02.394

异染性脑白质营养不良 metachromatic leukodystrophy, MLD 02.506

异位错构性胸腺瘤 ectopic hamartomatous thymoma 08.093

异位肝组织 ectopic hepatic tissue 02.541

异位甲状腺组织 ectopic thyroid gland tissue 04.027

异位脑膜瘤 ectopic meningioma 08.086

异位乳腺组织 ectopic breast tissue 06.234

异位肾上腺 ectopic adrenal gland 04.063

异位涎腺 heterotopic salivary gland 02.344

异位腺垂体 ectopic adenohypophysis 04.002

* 异位性室管膜瘤 ectopic ependymoma 08.088

异位胸腺 heterotopic thymus 03.265

异位胸腺瘤 ectopic thymoma 03.266

异位胰腺组织 heterotopic pancreas 02.628

异物巨细胞 foreign body giant cell 01.182

异物肉芽肿性淋巴结炎 foreign body granuloma in lymph node 07.017

异型性 atypia 01.198

异型增生 dysplasia 01.204

Xp11.2 易位/TFE3 基因融合相关性肾癌 renal cell carcinoma associated with Xp11.2 translocation/TFE3 gene fusion 05.054

翼状胬肉 pterygium 11.136

阴茎白斑 leukoplakia of the penis 06.087

阴茎鲍恩病 Bowen disease of the penis 06.088

阴茎尖锐湿疣 condyloma acuminatum of the penis 06.086

阴茎鳞状细胞癌 squamous cell carcinoma of the penis 06.089

阴茎珍珠斑 pearly penile plaque 06.090

阴囊特发性钙质沉着 scrotal idiopathic calcinosis 06.092

阴囊硬化性脂肪肉芽肿 scrotal sclerosing lipogranuloma 06.094

ALK 阴性的间变性大细胞淋巴瘤 ALK-negative anaplastic large cell lymphoma, ALK⁻ ALCL 07.093

银屑病 psoriasis 11.006

银屑病关节炎 psoriatic arthritis, PA 08.191

龈纤维增生 gingiva fibrous hyperplasia 02.014

隐睾症 cryptorchidism 06.037

隐匿癌 occult carcinoma 01.197

隐窝过度增生 foveolar hyperproliferation 02.121

隐源性肝炎 cryptogenic hepatitis 02.436

隐源性肝硬化 cryptogenic cirrhosis, CC 02.465

隐源性机化性肺炎 cryptogenic organizing pneumonia

03.075

印戒样间质瘤 signet-ring stromal tumor 06.213

婴儿促纤维增生性神经节细胞胶质瘤 desmoplastic infantile ganglioglioma, DIG 10.054

婴儿促纤维增生性星形细胞瘤 desmoplastic infantile astrocytoma, DIA 10.053

婴儿纤维性错构瘤 fibrous hamartoma of infancy 08.022

婴儿型常染色体隐性遗传多囊肾病 autosomal dominant polycystic kidney disease of infantile type 05.036

婴儿型纤维肉瘤 infantile fibrosarcoma 08.045

婴儿型血管内皮瘤 infantile hemangioendothelioma, IHE 02.583

婴儿血管瘤 hemangioma of infant 11.089

婴儿牙龈囊肿 gingival cyst of infant 02.043

樱桃状血管瘤 cherry hemangioma 11.090

营养不良性钙化 dystrophic calcification 01.073

营养不良性萎缩 malnutrition atrophy 01.033

硬癌 scirrhous carcinoma 01.247

硬化 sclerosis 01.259

硬化萎缩性苔藓 lichen sclerosus et atrophicus 11.021

硬化性肺细胞瘤 sclerosing pneumocytoma 03.158

硬化性骨髓炎 sclerosing osteomyelitis 08.176

* 硬化性汗腺导管癌 sclerosing sweat duct carcinoma 11.046

硬化性淋巴细胞性小叶炎 sclerosing lymphocytic lobulitis 06.248

硬化性上皮样纤维肉瘤 sclerosing epithelioid fibrosarcoma 08.049

硬化性肾小球肾炎 sclerosing glomerulonephritis 05.011

硬化性纤维瘤 sclerosing fibroma 11.108

硬化性胸腺瘤 sclerosing thymoma 03.186

硬皮病 scleroderma 11.011

幽门狭窄 pyloric stenosis 02.092

幽门腺型管状腺瘤 pyloric gland type tubular adenoma 02.610

尤因肉瘤 Ewing sarcoma 08.135

疣 verruca 11.028

疣状黄瘤 verruciform xanthoma 02.023

疣状赘生物 verrucous vegetation 09.030

游出 emigration 01.175

有多层菊形团的胚胎性肿瘤 embryonal tumor with multilayered rosettes, ETMR 10.064

* 有肌纤维膜特征的自噬泡 autophagic vacuole 10.026

幼年纤维腺瘤 juvenile fibroadenoma 06.317

幼年型玻璃样纤维瘤病 juvenile hyaline fibromatosis 08.026

幼年型黄色肉芽肿 juvenile xanthogranuloma 11.086

* 幼年型腱膜纤维瘤 juvenile aponeurotic fibroma 08.031

釉质瘤 adamantinoma 08.149

* 淤胆 cholestasis 02.454

淤血 congestion 01.104

瘀斑 ecchymosis 01.111

瘀点 petechia 01.110

鱼鳞病 ichthyosis 11.018

与慢性感染相关的弥漫大 B 细胞淋巴瘤 diffuse large B cell lymphoma-associated with chronic inflammation 07.067

愈合 healing 01.097

原发复合征 primary complex 01.272

原发性肠道滤泡性淋巴瘤 primary intestinal follicular lymphoma 07.060

原发性胆囊淋巴瘤 primary lymphoma of the gallbladder 02.606

原发性胆汁性肝硬化 primary biliary cirrhosis, PBC 02.451

原发性肺动脉高压 primary pulmonary hypertension 03.103

原发性肝脏淋巴瘤 primary hepatic lymphoma, PHL 02.592

原发性高草酸尿症 primary hyperoxaluria, PH 02.497

原发性骨髓纤维化 primary myelofibrosis, PMF 07.104

原发性甲状旁腺功能亢进症 primary hyperparathyroidism 04.052

原发性甲状旁腺增生 primary hyperplasia of the parathyroid gland 04.055

原发性精囊腺腺癌 primary adenocarcinoma of the seminal vesicle 06.036

原发性颗粒性固缩肾 primary granular atrophy of the kidney 09.056

原发性皮肤 CD30$^+$ T 细胞淋巴增生性疾病 primary

cutaneous CD30⁺ T cell lymphoproliferative disorder 11.077

原发性皮肤间变性大细胞淋巴瘤 primary cutaneous anaplastic large cell lymphoma, C-ALCL 07.089

原发性皮肤滤泡中心性淋巴瘤 primary cutaneous follicular center lymphoma 07.061

原发性皮肤外周 T 细胞淋巴瘤 primary cutaneous peripheral T cell lymphoma 11.078

原发性肾小球病 primary glomerulopathy 05.001

原发性肾小球肾炎 primary glomerulonephritis 05.002

原发性渗出性淋巴瘤 primary effusion lymphoma 07.072

原发性腺样囊性癌 primary adenoid cystic carcinoma 11.052

原发性硬化性胆管炎 primary sclerosing cholangitis, PSC 02.453

原发性中枢神经系统弥漫大 B 细胞淋巴瘤 primary diffuse large B cell lymphoma of the central nervous system 07.065

原发性纵隔大 B 细胞淋巴瘤 primary mediastinal large B cell lymphoma 07.068

原始神经外胚叶肿瘤/骨外尤因肉瘤 primitive neuroectodermal tumor/extraskeletal Ewing sarcoma 08.102

原始神经外胚叶肿瘤 primitive neuroectodermal tumor 11.118

原位癌 carcinoma *in situ* 01.194

* 原因不明性髓样化生 agnogenic myeloid metaplasia 07.104

圆柱瘤 cylindroma 11.062

远程病理 telepathology 01.338

晕痣 halo naevus 11.044

Z

载黑色素细胞 melanophore 01.058

再生 regeneration 01.100

再生障碍性贫血 aplastic anemia, AA 07.105

再通 recanalization 01.122

早期浸润癌 early invasive carcinoma 01.195

早期食管癌 early esophageal carcinoma 02.078

早期胃癌 early gastric carcinoma 02.143

* 造釉细胞瘤 ameloblastoma 02.053

* 泽尔韦格综合征 Zellweger syndrome 02.492

增生 hyperplasia 01.029

增生性肌炎 proliferative myositis 08.019

增生性筋膜炎 proliferative fasciitis 08.018

增生性精索炎 proliferative funiculitis 06.083

增生性外毛根鞘囊肿 proliferative trichilemmal cyst 11.069

* 增生性外毛根鞘肿瘤 proliferative trichilemmal tumor 11.069

* 栅栏状包裹性神经瘤 palisaded encapsulated neuroma 08.080

粘连性纵隔心包炎 adhesive mediastinal pericarditis 09.017

* 蛰伏脂肪瘤 hibernoma 08.011

真菌感染性肝炎 fungal infection of the liver 02.415

真菌性骨髓炎 fungal osteomyelitis 08.175

真菌性淋巴结炎 fungal lymphadenitis 07.015

真菌性乳腺炎 mycotic mastitis 06.240

真菌性食管炎 fungal esophagitis 02.059

真性动脉瘤 true aneurysm 09.059

真性红细胞增多症 polycythemia vera, PV 07.108

真性胸腺增生 true thymic hyperplasia 03.263

* 镇痛药性肾病 analgesic nephropathy 05.028

镇痛药性肾炎 analgesic nephritis 05.028

支气管肺隔离症 bronchopulmonary sequestration 03.041

* 支气管肺炎 bronchopneumonia 03.064

支气管结石症 broncholithiasis 03.053

支气管扩张 bronchiectasis 03.052

* 支气管囊肿 bronchial cyst 03.042

支气管源性囊肿 bronchogenic cyst 03.042

支气管中心性肉芽肿病 bronchcentric granulomatosis 03.101

* 肢端黏液样炎性成纤维细胞肉瘤 acral myxoinflammatory fibroblastic sarcoma 08.044

β-脂蛋白缺乏症 abetalipoproteinemia, ABL 02.508

脂肪变性 fatty degeneration, steatosis 01.041

脂肪坏死 fatty necrosis 01.081

脂肪瘤 lipoma 08.001

脂肪瘤病 lipomatosis 08.002

脂肪母细胞瘤 lipoblastoma 08.004

脂肪母细胞瘤病 lipoblastomatosis 08.005

脂肪肉瘤　liposarcoma　01.231
脂肪栓塞　fatty embolism　01.128
脂肪纤维瘤病　lipofibromatosis　08.041
脂肪性肝炎　steatohepatitis　02.445
脂褐素　lipofuscin　01.060
脂纹　fatty streak　09.041
脂性肺炎　lipoid pneumonia　03.068
*脂质黑色素性网状细胞增生症　lipomelanotic reticular hyperplasia　07.029
脂质渐进性坏死　necrobiosis lipoidica　11.009
脂质贮积病　lipoidosis　01.043
直肠钡肉芽肿　rectal barium granulomas　02.240
植入性胎盘　placenta increta　06.150
跖疣　verruca plantaris　11.031
指（趾）黏液囊肿　digital mucous cyst　11.109
指（趾）纤维角皮瘤　digital fibrokeratoma　11.110
指突状树突状细胞肉瘤　interdigitating dendritic cell sarcoma, IDCS　07.098
致癌作用　carcinogenesis　01.223
[致心律失常性]右室心肌病　arrhythmogenic right ventricular cardiomyopathy　09.066
痔　hemorrhoid　02.311
痣样黑色素瘤　naevoid melanoma　11.035
痣样基底细胞癌综合征　naevoid basal cell carcinoma syndrome　11.125
中等分化松果体实质肿瘤　pineal parenchymal tumor of intermediate differentiation　10.062
中毒性巨结肠　toxic megacolon　02.233
中耳腺瘤　adenoma of the middle ear　11.153
中分化腺癌　moderately differentiated adenocarcinoma　02.650
[中间]界线类麻风　borderline leprosy　01.282
中肾管囊肿　mesonephric cyst　06.101
中枢神经系统神经节细胞神经母细胞瘤　central neural system ganglioneuroblastoma　10.067
中枢神经系统神经母细胞瘤　central neural system neuroblastoma　10.066
中枢神经细胞瘤　central neurocytoma　10.058
中央轴空　central core　10.016
肿瘤　tumor　01.185
肿瘤播散　spreading of the tumor, dissemination of the tumor　01.221
肿瘤的间质　stroma of the neoplasm　01.190
肿瘤的实质　parenchyma of the neoplasm　01.189

肿瘤种植　implantation of the tumor　01.222
肿瘤转移　tumor metastasis　01.207
*中毒性结肠扩张　toxic dilation of the colon　02.233
种痘水疱病样淋巴增殖性疾病　hydroa vacciniforme-like lymphoproliferative disorder　07.082
重金属中毒性肾病　heavy metal nephropathy　05.029
重链病　heavy chain disease　07.051
重型[病毒性]肝炎　severe hepatitis　02.400
*粥瘤　atheroma　09.043
粥样斑块　atheromatous plaque　09.043
轴索变性　axonal degeneration　10.002
轴突斑　neuritic plaque　10.015
蛛网膜囊肿　arachnoid cyst　10.008
主动脉瓣关闭不全　aortic insufficiency　09.083
主动脉瓣狭窄　aortic stenosis　09.084
主动脉缩窄　coarctation of aorta　09.077
柱状细胞变　columnar cell change　06.274
柱状细胞增生　columnar cell hyperplasia　06.275
转移性钙化　metastatic calcification　01.074
转移性乳腺肿瘤　metastatic tumor of the breast　06.333
转移性水泡状胎块　metastaic hydatidiform mole　06.163
椎间盘突出症　intervertebral disc herniation　08.199
着色性干皮病　xeroderma pigmentosum　11.124
滋养细胞肿瘤　gestational trophoblastic tumor　06.155
子宫癌肉瘤　carcinosarcoma of the uterus　06.134
子宫富于细胞性平滑肌瘤　cellular leiomyoma of the uterus　06.119
子宫核分裂活跃的平滑肌瘤　mitotically active leiomyoma of the uterus　06.120
*子宫良性平滑肌母细胞瘤　benign leiomyoblastoma of the uterus　06.121
子宫弥漫性平滑肌瘤病　diffuse leiomyomatosis of the uterus　06.125
子宫内膜非典型息肉样腺肌瘤　endometrial atypical polypoid adenomyoma　06.109
子宫内膜混合型腺癌　endometrial mixed adenocarcinoma　06.114
子宫内膜间质结节　endometrial stromal nodule　06.128
子宫内膜浆液性腺癌　endometrial serous adenocarcinoma　06.112
子宫内膜结核　endometrial tuberculosis　06.105

（R-8827.31）

ISBN 978-7-03-066077-0

9 787030 660770 >

定价：148.00 元